암을 극복하는 항암생활

6가지 통합치료로 당신의 삶과 건강을 변화시키기

암을 극복하는 항암생활

6가지 통합치료로 당신의 삶과 건강을 변화시키기

로렌조 코헨, 앨리슨 제프리스 지음 유화승, 박지혜 옮김

Anticancer Living

Transform Your Life and Health with the Mix of Six

아침사과

추천사

암이 국소질환인지 전신질환인지를 규정하는 것은 매우 중요한 문제이다. 왜냐하면 이 규정에 따라 치료전략과 방침이 달라지기 때문이다.

현재의 의학은 암을 국소질환이라는 전제로 문제를 해결하려 노력해 왔다고 할 수 있다. 그런데 만약 이 전제가 달라진다면 치료방법도 달라져야 할 것이다. 그래서 암이 어떤 질병인지를 규명하는 것은 암 치료의 출발점이 된다.

현대의학적인 표준치료는 수술, 항암치료, 방사선 치료이며, 이들 치료는 암을 국소질환으로 규정하고 암을 없애려는데 모든 노력을 경주하고 있는 형국이다. 그런데 암이 국소질환이 아니라 전신질환이라면 '무엇이 암을 유발하였는가'라는 질문은 논리적인 순서에 입각한 당연한 문제 제기일 것이다.

최근까지의 발표에 따르면 암의 원인에 유전적인 요소는 5%에 불과하며, 나머지는 전부 환경, 그중에서도 먹거리, 감염, 비만 등이 큰 영향을 미치는 것으로 나타났다. 그렇다. 암은 생활환경 및 미세세포환경의 영향으로 발생하고 진행하기 때문에 그 원인 요소를 잘 관리하는 것이 가장 우선시 되어야 할 것으로 생각되며, 그것은 바로 식사, 운동, 환경을 잘 조절하는 것과, 적절한 휴식과 충분한 수면, 자연친화적 의식주 소재와 친환경 위생용품 등이 될 것이다.

이 책은 MD 앤더슨 암센터 통합의학부서의 수장인 로렌조 코헨 교수가 사회적 지지, 스트레스, 휴식, 운동, 음식, 환경이라는 6가지 통합치료 방식들을 결합시켜, 이를 우리의 삶 속에 적용하게 되면 암 예방 및 관리에 강력한 도움을 줄 수 있는 표준치료가 될 수 있음을 역설하고 있다. 아직까지 기존 의학에서는 이러한 생활습관 관리가 보조적인 역할의 의미라는 의견이 지배적이지만, 그가 이 책에서 제시하고 있는 수많은 근거는 보조적 역할을 뛰어넘어 암 발생률 및 사망률을 줄이고 생존율과 삶의 질을 높인다는 사실을 보여주고 있다.

이 책은 대한민국의 한국형 통합암치료를 이끌고 있는 사단법인 대한통합암학회의 유화승 회장과 박지혜 연수이사가 공동 번역하여 국내 의료계 및 암 환자들에게 암치료 관점의 변화를 촉구하는 메시지를 던지고 있다.

암 환자분들과 보호자들에게는 필독서가 될 것이며, 통합암치료를 연구하고 있는 의사, 한의사, 그리고 의대 및 한의대생들은 물론, 암 치료에 관심 있는 모든 분에게 널리 읽히길 바란다. 전신질환인 암을 효과적으로 제압하기 위한 통합치료의 이론과 실제에 대해 잘 이해하는 데 큰 도움이 될 것으로 확신하며 이 책을 추천하는 바이다.

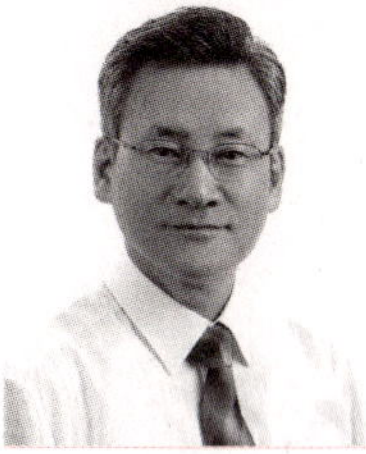

사단법인 대한통합암학회 이사장 김진목
신경외과전문의, 파인힐병원 병원장

추천사

대전대학교 서울한방병원 유화승 병원장과 박지혜 교수가 이번에 번역하여 출간하게 된 《암을 극복하는 항암생활》이라는 책을 접하면서 매우 흥분이 되었습니다. 이 책은 매우 적절한 시기에 충분한 근거를 가진 책으로 암 환자 뿐 아니라 모든 사람들이 이 책이 전달하고자 하는 의미를 잘 이해하였으면 하는 마음이 들었습니다.

암은 유전자의 문제라고 생각하고 있습니다. 그러나 유전자라는 것은 필요에 따라 풀려서 일을 합니다. 어떤 유전자를 어떤 시기에 어느 정도를 풀 것인지는 매 순간마다의 환경에 의해서 정해집니다. 즉, 환경이 어떤지에 따라 유전자의 발현이 달라집니다. 우리가 하는 생활자체가 유전자의 발현에 계속 영향을 주기 때문에 암 치료에서도 암 환자를 둘러싸고 있는 환경이 매우 중요합니다.

최근 말기암 환자에 대해 아직은 일부이기는 하지만 면역치료가 매우 놀라운 효과를 보이고 있습니다. 면역치료가 주는 의미는 암 치료의 패러다임을 바꾸고 있습니다. 예전의 암치료는 암세포를 없애자는 암세포를 표적으로 하는 치료였습니다. 그러나 면역치료의 표적은 내 면역세포입니다. 내 면역세포가 작용을 잘하지 못해서 암이 생겼으니, 일을 잘하도록 하여주면 암은 면역세포에 의해 알아서 없어진다는 의미입니다. 즉 스스로를 건강하고 일을 잘하도록 만들면 암은 통제될 수 있다는 것을 실증하여 보여줍니다.

이제 암의 치료는 암을 없애는 소극적인 자세가 아니라 내가 건강해져서 암이 스스로 없어지는 치료를 지향해야 합니다. 이를 실천하기 위해서 이 책《암을 극복하는 항암생활》이 주는 메시지는 매우 유용할 것으로 생각됩니다. 현명한 항암생활의 지침을 제공해 줄 것이며 암치료의 통합의학적 패러다임 전환에 기여를 해 줄 것입니다. 이 책으로 많은 분들이 도움을 받기를 기원합니다. 그리고 이런 좋은 책을 기술해주신 MD 앤더슨 암센터의 로렌조 코헨과 그의 부인 앨리슨 제프리스에게도 감사를 드립니다.

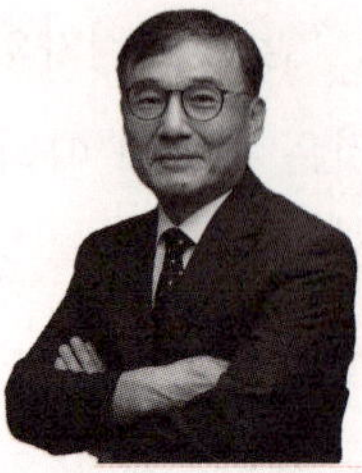

대한요양병원협회 회장/사단법인 대한통합암학회 공동회장 기평석
정신건강의학과전문의, 가은병원 병원장

대표역자 서문

세계 최고 암센터인 MD 앤더슨 암센터, 그리고 로렌조 코헨과의 만남

역자가 MD 앤더슨 암센터의 로렌조 코헨과 처음 만난 것은 지금으로부터 약 17년 전인 2004년 미국 뉴욕에서 개최된 제 1회 국제 통합암학회Society for Integrative Oncology. SIO에서였다. 미국의 3대 암센터인 MD 앤더슨, 하버드 다나파버, 메모리얼 슬론 캐터링을 중심으로 구성이 된 SIO에서의 발표 내용들은 역자를 흥분시키기에 충분하였고, 특히 삼성 이건희 전회장의 폐암치료로 국내에 널리 알려져 있는 MD 앤더슨 암센터에서 온 로렌조 코헨과의 만남은 이후 통합암치료의 여정에 있어서 많은 영향을 주었다. 그의 책을 번역하여 국내에 소개한 것은 이번이 처음은 아니다. 로렌조 코헨과 마

우리 마크만의 공저인 《Integrative Oncology (HUMANA, 2008)》를 《통합암치료—보완의학과 최신 임상종양학의 결합》(이퍼블릭, 2010)이라는 제목으로 국내에 소개한 적이 있었다.

휴스턴 MD 앤더슨 암센터에서 경험한 6가지 통합치료

역자는 2012년 1년간 MD 앤더슨 암센터 통합의학부서에 방문교수로 있었는데 이 역시 코헨과의 인연으로 맺어졌다. 휴스턴에 머무는 동안 특히 기억에 남는 것은 그의 가족들(앨리슨, 알레산드로, 루카, 치아라)을 휴일 동안 우리 가족이 사는 집에 초청하여 함께 식사를 했을 때이다. 그는 아마도 한국의 김치 등 발효음식을 포함한 전통적인 식단에 관심이 있었을 것으로 생각된다. 그의 자녀들도 함께 왔기에 별생각 없이 근처 마트에서 구매했던 오렌지쥬스(유기농 착즙이 아닌 일반)를 아이들에게 주어 마시게 했더니 코헨과 앨리슨이 당황하며 깜짝 놀라는 표정을 지었다. 당시에는 왜 저렇게 과도하게 반응을 하는지 이해가 잘 안 갔었는데 이 책을 번역하면서 "아! 이래서 그때 두 사람이 그런 반응을 보였었구나."하는 생각이 들었다. 그들은 그때부터 이미 이 책에서 제시하고 있는 6가지 통합치료의 항암생활을 적용하고 있었기에 각종 첨가물이 들어가 있는 인공 음료수에 대해 그렇게 반응을 했던 것이었다. 또 한국에 들어오기 전 그와 마지막 점심식사를 위해 MD 앤더슨 내의 뷔페식당에 함께 간 적이 있었는데, 그는 주로 견과류, 샐러드 등을 위주로 이 책의 11장 〈음식이 약이다〉에서 언급된 대로 건강식품을 중심으로 식단을 만들어 식사를 하는 습관을 그대로 보여주었다. 또 그는 10장 〈건강을 위한 움직임〉에서 말한 것처럼 사무실에서 스탠딩 컴퓨터 책상에서 서서 작업을 하는 모습을 보였는데 당시 역자는 아마도 허리가 아파서 그러지 않나 생각했었지만, 이 역시 생활 속에서 앉아있는 자세를 최소화하려는 그의 의지였음을 지금에서야 알게 되었다. MD 앤더슨 암센터 통합의학부서에 교환교수로 있었을 때의 일들은 《미국으로 간 허준, 그리고 그후》(도서출판 행복에너지, 2015)에 자세히 기술해 놓았다. 2018년 그가 악성흑색종에 걸렸다는 사실을 알게 되었고 걱정을 했지만, 2019년 뉴욕에서 열린 제16회 SIO에서 만난 그는 그의 질병에 통합암치료의 항암생활을 적용하면서 훌륭히 극복하였고, 그가 이 책에서 말한 대로 데이비드 세르반 슈라이버(2011년 악성뇌종양으로 사망)의 정신을 물려받아 생활습관 중심 통합암치료를 표준치료로 만들기 위한 미션을 달성하기 위해 계속 열심히 학술활동을 하는 중이다.

대한민국 통합암치료의 새로운 지평이 열리길 기대하며

아직까지 기존 의학에서는 이러한 생활습관 관리가 보조적인 역할의 의미라는 의견이 지배적이지만, 그가 이 책에서 제시하고 있는 수많은 근거들은 보조적 역할을 뛰어넘어 암 발생률 및 사망률을 줄이고 생존율과 삶의 질을 높인다는 사실을 보여주고 있다. 또한 항암생활을 표준화시킨 프로토콜을 통해 이것이 의미 있게 작용한다는 것을 입증하기 위한 유방암 환자에 대한 무작위배정 임상연구가 진행 중이다(Integrative Cancer Therapies, 16(1) 3–20, 2017).

이 번역서가 대한민국에서 통합암치료를 한층 더 성숙시키고 일반인들에게는 암 예방을 위한, 현재 표준치료를 받고 있는 많은 암 환자들에게는 증상완화와 삶의 질 개선을 위한, 그리고 치료를 마친 암 생존자들에게는 전이재발 방지를 위한 지침서로 널리 활용되기를 바란다. 또한 대한민국의 통합암치료 보급에 힘쓰고 있는 보건복지부 사단법인 대한통합암학회의 여러 회원분들에게도 암 환자 진료를 위한 교과서의 역할을 해주었으면 한다.

이 책의 초벌 번역을 담당하고 전반적 번역을 도와준 곽은빈 선생, 함께 공동 번역을 진행해준 박지혜 교수, 중간교정을 도와준 하수정, 송시연 선생에게 감사를 표한다. 또 번역 기간 내내 이 번역서의 활용 방향성을 함께 고민해주신 대한통합암학회 최낙원 명예이사장님과 국민대 경영학부 이동희 교수님께도 감사를 표한다. 마지막으로 어려운 여건 속에서도 이 책의 출간을 결정해주신 범문에듀케이션 유성권 대표님께도 감사를 표하는 바이다.

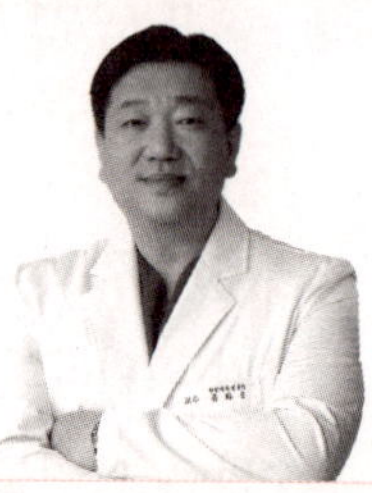

대표역자 유화승

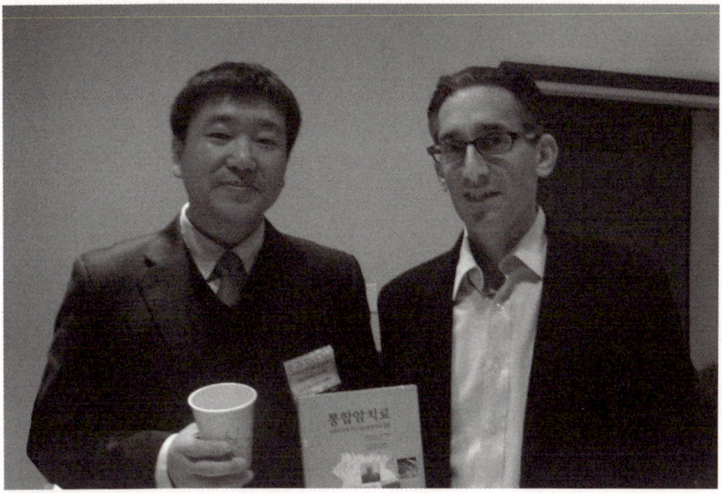

2010년 뉴욕 국제통합암학회(SIO)에서 《통합암치료》(범문 에듀케이션) **번역판을 함께 들고**

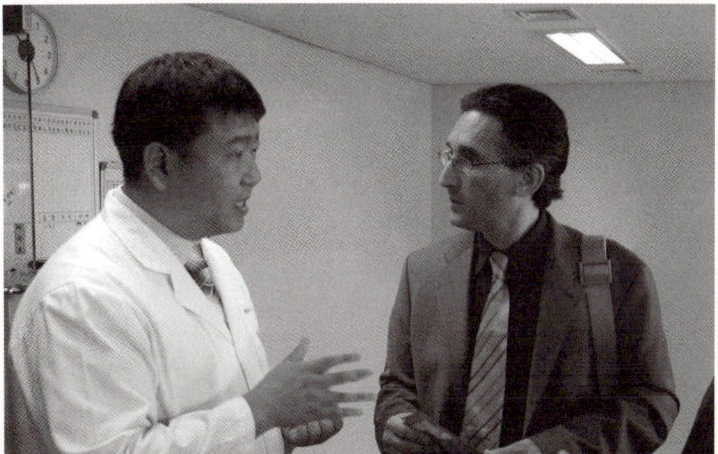

2009년 코헨의 대전대학교 한방병원 방문 시 전통 항암약물을 설명 중

좌 유화승 교수, 우 로렌조 코헨 박사

한국어판 저자 서문

매일마다 전 세계 여러 곳에서 대부분의 암은 예방 가능하며 암에 걸린 수백만 명의 삶을 개선할 수 있다는 근거가 계속 늘어나고 있습니다. 이 모든 것은 우리가 6가지 통합치료라고 부르는 것들에서 시작됩니다. 이 책의 첫 영어출판본 이후, 생활습관 요인과 암 사이의 관련성을 보여주는 연구들이 더 많아졌습니다. 중요한 것은 이러한 요인들이 암 진단을 받은 후에도 치료와 예후에 여전히 영향을 미친다는 것입니다. 이 책에 설명된 조언과 권고사항은 근거를 기반으로 하였고, 6가지 통합치료를 지지하는 압도적인 수의 연구에서 나온 몇가지 예를 포함합니다. 이 연구는 6가지 통합치료를 받아들인 암 환자와 생존자들의 영감을 주는 이야기들로 구성되어 있습니다. 이 책 《암을 극복하는 항암생활》의 각 장에서 설명하는 바와 같이, 사랑과 지원, 스트레스관리, 건강한 수면, 신체활동, 좋은 영양섭취,

환경독소 노출감소가 연합하여 협업을 이룰 때 최고의 건강상 이점을 얻을 수 있습니다. 6가지 통합치료를 더욱더 많이 실천할수록, 각각의 영역 또한 성공적으로 수행할 수 있습니다.

6가지 통합치료는 심장질환, 뇌졸중, 당뇨, 알츠하이머, 대사증후군 등과 같은 다른 만성질환들의 위험도 줄여줄 것입니다. 왜냐하면 6가지 통합치료는 염증, 면역기능, 신진대사와 같은 중요한 생물학적 과정에 영향을 미치기 때문입니다. 6가지 통합치료가 각각 여러분의 면역체계에 영향을 미치므로, 이 책에 요약된 조언을 따르면 또한 코로나 바이러스(Covid-19)와 같은 바이러스 감염과 관련된 합병증의 위험을 줄일 수도 있습니다.

이 책이 한국어로 번역되게 되어 영광입니다. 우리는 이 책이 암의 발병위험을 줄이고자 하는 사람들, 그리고 삶의 질과 치료결과를 개선하고자 하는 암 환자들에게 귀중한 자료를 제공한다고 믿습니다. 이 한국어 번역본이 독자들에게 6가지 통합치료에 참여하도록 영감을 주길 바랍니다. 현재 여러분이 항암생활을 어느정도 실천하고 있는지 와는 상관없이, 긍정적인 시도들은 여러분의 건강을 증진시키기 위한 변화를 만들 수 있습니다. 항암생활은 스스로를 돌보는 것이 건강관리의 시작이며 우리 모두에게 더 큰 건강을 제공한다는 전제를 기반으로 합니다.

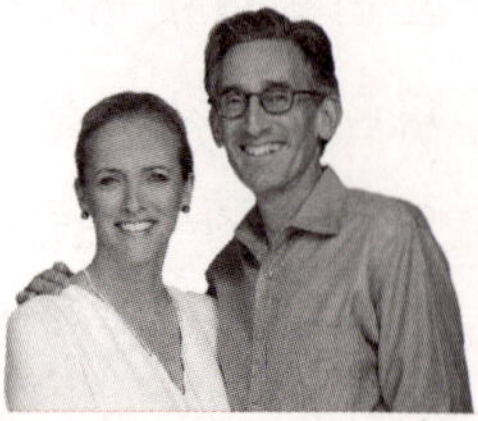

로렌조 코헨 PhD, 앨리슨 제프리스 Med

모든 암 환자 및 암 생존자, 그리고 그들을 돌보는 사람들에게.
당신들은 우리가 현재 살아가는 것에 집중하고
목적이 있는 삶을 살 수 있는 영감을 줍니다.
우리를 올바르게 갈 수 있도록 이끌어준 우리의 부모님—
파올라Paola, 존Jon, 수잔Susan, 로버트Robert, 그리고 인생의 우선순위에
집중하는 법을 알려준 우리 아이들—알레산드로Alessandro,
루카Luca 그리고 치아라Chiara에게 사랑과 감사를 표합니다.

추천의 글

"건강관리의 혁명은 놀라운 책과 함께 계속됩니다… 실행 가능하고 과학적인 접근법을 담은 귀중한 자료입니다."

— 앤드류 웨일 Andrew Weil, MD

"의료 분야 전문가들과 일반 대중들 모두에게 매우 귀중한 가이드가 되어줄 책입니다… 믿을 수 있는 작가가 쓴 글입니다."

— 데팍 초프라 Deepak Chopra, MD

"《암을 극복하는 항암생활》은 많은 사람들이 암을 피할 수 있고 또 암 진단에서 살아남을 수 있도록 하게 해줄 것 입니다. 강력하게 추천합니다!"

— 더 스펙트럼 The Spectrum의 저자 딘 오니쉬 Dean Ornish, MD

"《암을 극복하는 항암생활》…전문가들의 통찰력, 실제적인 경험들, 깊은 공감, 그리고 삶을 바꿀 수 있는 명확한 지침들 – 꼭 기억해두어야 할 것들입니다. 아주 중요하고, 우리에게 힘을 줄 수 있는 책입니다."

— 암 증명 Disease-Proof의 저자 데이비드 카츠 David L. Katz, MD

"《암을 극복하는 항암생활》은 암 발병 위험을 줄이고 암 관련 치료를 받고 있는 사람들의 삶의 질을 높일 수 있는 행동들에 대한 훌륭한 가이드를 제공합니다."

— 미국 암 학회 American Cancer Society 전 회장 데이비드 로센탈 David S. Rosenthal, MD

"이 책은 대중과 의사 모두에게 필독 도서입니다."

— 닐 바나드의 당뇨 되돌리기 프로그램Neal Barnard's Program for Reversing Diabetes의 저자 닐 바나드 Neal D. Barnard, MD

"어른, 아이, 남녀 공히 코헨과 제프리스의 믿을만한 조언들과 따르기 쉬운 가이드 라인으로부터 얻을 수 있는 것이 많을 것입니다."

— 암 없는 세상 A World Without Cancer의 저자 마가렛 쿠오모 Margaret I. Cuomo, MD

"《암을 극복하는 항암생활》은 우리의 삶의 방식을 바꿈으로써 암과 다른 주요 질병들의 사망률을 낮출 수 있다는 과학적 근거들을 제시합니다. 매일 더 건강하게 느끼는 목표를 성취하려면 어떻게 생활방식을 바꾸어야 하는지 보여줍니다. 이 책은 열정적으로 우리를 돕기 원하는 믿을만한 전문가들을 통해 더 건강해지고 싶은 우리들에게 꼭 필요한 정보를 제공합니다."

— 미국 암 학회 전 회장 존 멘델손 John Mendelsohn, MD

"로렌조 코헨과 앨리슨 제프리스는 데이비드 세르반 슈라이버의 주장을 아주 적절한 시기에 바통을 이어받았습니다. 이 책은 암의 재발 위험을 낮추고 애초에 암이 발병할 위험을 낮추는데 중요한 안내서가 될 것입니다."

— 수잔 러브의 유방 책 Dr. Susan Love's Breast Book의 저자
수잔 엠 러브 Susan M. Love, MD, MBA

"가장 저렴하고 효과적인 건강 관리법은 애초에 병에 걸리지 않는 것입니다. 암 환자들 또는 앞으로 암 진단을 피하고 싶으신 분들에게 이 책은 항암생활을 하기 위한 실용적이고 실천 가능한 지침서가 될 것입니다."

— 스토니필드 팜 Stoneyfiled Farm의 회장이자 공동 창설자 게리 허쉬버그 Gary Hirshberg

"저는 예방과 치유에 대한 코헨과 제프리스의 접근을 완전히 믿습니다. 또한 많은 사람들이 읽어야 하는 중요한 책이라고 생각합니다."

— 요그리쉬 스와미 람데브 Yogrishi Swami Ramdev

"내 동생이 쓴 책《항암Anticancer》은 이미 전 세계의 많은 환자들을 도와주었습니다." 《암을 극복하는 항암생활》은 최근의 연구 결과들을 알려주고 영감을 주는 이야기들을 말해주며, 실제적인 조언들을 제공합니다. 이 책은 우리 모두에게 필수적인 책입니다."

— 프랭클린 세르반 슈라이버 Franklin Servan-Schreiber

"이 책이 사람들이 간절히 원하는 책이라는 것은 과장이 아닙니다. 놀라운 수의 미국인들은 살면서 암으로 진단받을 것입니다. 암 연구에 쓰이는 돈은 대부분 치료법이나 관해 또는 이 책의 묘사를 인용하자면 암 진단을 받고 '소탕하는' 것에만 사용됩니다. 《암을 극복하는 항암생활》은 구체적이고 근거에 기반하여 '물줄기를 잠그는' 방법을 제공합니다. 바로 염증을 줄여 애초에 암에 걸리지 않게 하는 것이죠."

— 항암생활 협회 Anticancer Lifestyle Foundation 창시자
메그 카우덕스 허쉬버그 Meg Cadoux Hirshberg

"암 환자를 돌보는 사람들과 암 환자들이 필수로 읽어야 할 책입니다. 유용한 정보들과 영감을 얻을 수 있습니다."

— 휴스턴 의학 저널 Houston Medical Journal

"코헨과 제프리스는 신선한 관점과 근거들을 제공합니다… 암의 예방 또는 암의 어떤 단계를 겪고있던 간에 암을 다룰 수 있는 매우 기본적이고, 유지 가능하며, 긍정적으로 상호 작용할 수 있는 생활방식들의 변화들입니다… 당신을 살려줄 수도 있습니다."

— 갈베스턴 카운티 데일리 뉴스 Galveston County Daily News

목차

추천사 _ v, ix | 대표역자 서문 _ xi | 한국어판 저자 서문 _ xvii
추천의 글 _ xx | 서문 _ xxv | 서론 _ xxxi

제1부 항암시대

1 항암 혁명 _ 3
2 우리의 치유력 _ 25
3 그래서, 암의 원인은 무엇입니까? _ 58
4 암세포의 불멸에 대한 탐구 _ 71
5 후생 유전학과 암의 예방 _ 91
6 6가지 통합치료 그리고 시너지 _ 106

제2부 6가지 통합치료

7 사랑과 사회적 지지가 바탕이 됩니다 _ 127
8 스트레스와 회복성 _ 191
9 휴식과 회복의 필요성 _ 253
10 건강을 위한 움직임 _ 304
11 음식이 약이다 _ 343
12 환경과 건강을 위한 노력 _ 409

책을 마치며 _ 451

부록 부록 A 암의 특징들 요약 _ 465 | 부록 B 새로운 패턴: 종류별로 음식 먹기 _ 480
부록 C 없애버려야 할 환경독소들 목록 _ 490 | 부록 D 행동변화를 위해 극복해야 하는 장애물들 _ 500 | 부록 E 여행 중 건강 지키기 _ 513

감사의 글 _ 523 | 번역을 마치며 _ 533 | 참고문헌 _ QR코드

서문

2018년 3월 8일은 앨리슨과 제가 이 책의 마지막 버전을 완성한 날입니다. 이제 제본할 일만 남아있었습니다. 다음에 이 책을 보게 될 때는 이미 인쇄된 책으로 나와있을 것입니다. 몇 년 동안의 작업이 마무리된 것처럼 느껴졌지만 우리는 마냥 축하할 수만은 없었습니다.

같은 날 저는 조직검사를 위해 병원을 방문했습니다. 2주 전 아침, 요가를 하던 중 왼쪽 겨드랑이에 미미한 통증을 느꼈습니다. 그리고는 림프절이 부어있음을 발견했습니다. 그 림프절은 점점 커졌고, 무엇인가 잘못되었다고 느꼈습니다. 조직검사를 마친 후 저를 안타깝게 여기는 병리과 의사가 방에 들어왔습니다. 저는 아직 조직검사를 한 침대에 누워있었고 앨리슨은 제 옆에 앉아있었습니다.

그 의사는 우리에게 조직샘플에서 악성종양을 발견했고, 어떤 종류의 악성종양인지 확신할 수는 없다고 말했습니다, 하지만 저에게 암이 생겼다는 사실은 너무나도 확실했습니다.

그 후 5일 동안 그 세포가 어디서부터 유래했는지 찾기 위해 철저한 병리학적 검사를 받았습니다. 그리고 그 악성종양은 바로 흑색종이라는 진단을 받았습니다. 그 순간 저는 미국에서 일평생 중 한번 암 진단을 받는 남자 2명 중 1명, 여자 3명 중 1명의 그룹에 속하게 되었습니다. 그리고 늘어나고 있는 흑색종 환자들의 그룹에 속하게 되었습니다. 항암생활에 대해 공부하고, 공동저자로서 항암생활에 대한 책을 쓴 이후에 암에 걸리는 이 기막힌 현실은 제게 큰 영향을 주었습니다. 흑색종의 주요 위험요소가 어린 시절의 과도한 햇빛 노출이므로, 제가 어렸을 적에 종종 햇볕에 그을리곤 했기 때문에, 최근 들어서 이 병의 시작과 관련되어 할 수 있는 것은 별로 없었을 것입니다. 하지만 어린 시절 이후의 제 생활습관들이 이 질병이 생기는데 영향을 주었을 가능성은 높습니다.

저는 지난 10년 동안 항암 생활방식의 규칙을 지키려고 노력했습니다. 하지만 항상 잘한 것만은 아니었습니다. 스트레스를 조절하고 안정된 상태를 유지하는 것은 저에게도 힘든 일이었습니다. 저는 제 직업인 암 연구에 대해 매우 헌신적인 사람입니다. 그리고 종종 몸의 한계를 넘어 일하곤 했습니다. 우리는 식단과 운동의 중요성을 알고, 스트레스를 조절하고 건강한 수면습관을 가지는 것도 매우 중요하다는 것 또한 알고 있습니다. 저는 제 스트레스 정도가 제 면역계가 감당할 수 있는 적절한 수준을 넘어섰을 것이라고 확신합니다.

충격적인 며칠을 보내고, 앨리슨과 저는 우리의 삶의 새로운 현실을 받아들이려고 노력했습니다. 생명을 위협하는 질병을 가지고 있다는 사실은 정말로 정신을 번쩍들게 해줍니다. 종양외과 의사들 그리고 의료계에 있는 제 동료들과 암 치료 선택에 대해 의논한 후 저는 선행 면역요법neoadjuvant immunotherapy을 접목시키기 시작했습니다. 암 치료에 수반되는 피해는 매우 컸습니다. 정말로 고통스러운 구내염부터 만성 구강건조증, 갑상선기능 저하증까지 이러한 부작용들은 제 일상의 삶에 나쁜 영향을 미쳤습니다. 통상암치료의 부작용을 줄여준 것은 통합적 접근을 접목시키는 방법들이었습니다. 예를 들면 특별한 식품, 향신료, 침 치료, 기공, 운동, 다양한 심신수련 수행, 물리치료 등이었습니다.

복합면역치료 3회차가 지나고, 제 종양 크기는 줄어들었습니다. 6월 중순 경 액와림프절 절제술을 받았습니다. 수술 후 병리학적 결과에 따르면 저는 '더 이상 암의 증거가 없음'으로 분류되었습니다. 수술 전 면역치료에 잘 반응했기 때문에, 저는 면역치료를 1년 더 받을 예정입니다.

앨리슨과 저는 더 이상 암을 가지고 있지 않다는 결과가 예전처럼 살아도 된다는 의미가 아니라는 것을 알고 있습니다. 흑색종은 면역계로 인해 조절되는 암입니다. 사실, 암중 가장 면역원성immunogenic인 암 입니다. 이것이 바로 흑색종을 관리하는 가장 좋은 방법이 바로 면역력을 높이는 것인 이유입니다. 이는 스트레스, 운동, 식단, 사회적 지지, 수면 같은 삶의 요소들이 매우 중요하지만 각각의 요소들이 개별적으로 또 복합적으로 면역력에 영향을 미침을 의미합니다.

암 진단 및 치료는 우리를 잘 포장된 도로에서 이탈하여 구불거리고 험한 도로로 가게 만듭니다. 우리가 구불구불한 길을 어떻게 운전하냐에 따라 그 여정의 의미가 달라집니다. 하지만, 이는 또한 우리가 한정된 시간과 에너지를 어디에 써야 하는지를 선택하는 힘든 결정을 의미하기도 합니다. 암에 걸렸기 때문에 이전에 한번도 해본 적이 없는 방식으로 저 자신을 돌볼 수 있는 권한이 주어졌습니다.

저는 이제 매일 운동하는 것과 심신단련 훈련을 하는 것을 제 인생의 우선순위로 삼고 있습니다. 제가 지금까지 하려고 했지만 해내지 못했던 일입니다. 사실, 저는 200시간 동안 교육받아야 하는 요가강사 자격증 과정도 시작했습니다. 저는 솔직히 지금처럼 건강하다고 느낀 적이 없습니다. 신체적으로도, 정신적으로도, 영적으로도 말입니다. 비록 여러분들이 이 글을 읽고 저를 안타깝게 여기거나 제 암 진단이 비극적이라고 느낄지 몰라도, 저는 그렇게 생각하지 않습니다. 오히려 이렇게 좋은 상황에 처해 있는 것에 감사하다고 느낍니다. 그리고 저를 위한 당신들의 선한 마음, 긍정적인 에너지, 기도에 감사드립니다. 결국 사랑과 지지가 항암생활의 가장 기초적인 요소이기 때문입니다.

비록 저는 이 책 《암을 극복하는 항암생활Anticancer Living》에 적혀 있는 항암생활 원칙들을 따르는 것이 제 건강과 안녕에 중요하다는 걸 알고 있었지만, 암에 걸리면 원칙들을 따라야 할 필요성이 완전히 달라집니다. 우리가 책에서 말한 것처럼 항암생활은 스스로를 돌보는 것이 건강을 돌보는 것이고, 우리 모두에게 더 나은 복지를 가져다 줄 수 있다는 믿음으로부터 시작됩니다. 우리가 항암생활의 어느 단계에 있는지 상관없이 항상 스스로를 발전시키려고 노력해야합니다.

스스로를 돌보고 진정한 목표를 찾는 것이 생명을 위협하는 질병에 걸려야만 할 수 있는 것은 아닙니다. 우리는 언제나 스스로를 돌보아도 된다는 사실을 알고 있어야 합니다. 제가 암 치료를 받는 짧은 기간 동안 통합의학은 제게 아주 많은 도움이 되었으므로, 저는 통합의학이 암의 부작용을 관리하고 실제로 보다 나은 임상적 결과를 도출하는데 중요한 역할을 한다는 사실을 기록하는 일에 어느 때보다 헌신적이 되었습니다. 저는 통합의학과 항암생활에 대한 제 연구를 지속하고 이 치료법이 모두에게 표준 치료법이 되도록 노력할 것입니다. 《항암: 새로운 삶의 방식Anticancer: A New way of life》의 저자이자 제 친한 동료인 데이비드 세르반 슈라이버David Servan-Schreiber는 그의 심오하고 개인적인 암에 대한 경험을 세상과 나누었습니다. 저 또한 이제 나눌 수 있는 저의 경험이 생겼습니다. 제 암 진단 후 종이책 버전의 《암을 극복하는 항암생활: 6가지 통합치료로 당신의 삶과 건강을 변화시키기Anticancer living: transform your life and health with the mix of six》가 출판되기까지는 시간이 많이 지나지 않았기에, 이 책의 내용은 제가 암 진단을 받기 전과 동일합니다. 하지만 이 메시지는 저와 앨리슨에게 어느 때보다도 가장 소중하다고 말할 수 있습니다.

서론

만약 쉽고, 지속 가능한 생활습관의 변화로 암의 발병을 늦추거나 암을 예방할 수 있다면 어떨까요? 암 환자가 삶의 방식을 바꿈으로써 재발의 위험성을 줄이고 생존기간을 연장하여 건강하고 활기찬 삶을 살 수 있는 방법이 있다면요? 암 예방과 치료에 있어서 우리가 아직 발견하지 못한 퍼즐 조각이 최신 신약 개발이나 멋진 과학적 발견이 아니라, 매일 우리가 선택하는 것들이라면요? 그리고 그 선택들이 우리가 살고 있는 방식을 변화시켜 암에 걸릴 확률을 낮추고 암으로 진단받았더라도, 암을 이길 수 있는 가능성을 최대화시켜 살아가거나 평생 동안 암이 없는 상태를 유지하는데 도움을 준다면요? 저는 제 평생을 이 질문들에 대답하는데 헌신했습니다.

이제 우리는 암에 대한 연구, 치료법 그리고 예방의 측면에서 가장 중요한 시기에 도달했습니다. 이제는 우리의 몸 안에서, 또 공동체 안에서, 크게는 세상 가운데서 어떻게 살아가는지가–무엇을 먹고, 자고, 일하고, 놀고, 어떻게 스트레스를 조절하는지–우리의 건강한 삶에 그리고 특별히 암에 막대한 영향을 미친다는 것이 과학적인 근거들을 바탕으로 입증되었습니다.[1-9]

이 책의 기반을 이루는 많은 것들은 데이비드 세르반 슈라이버가 집필한《항암: 새로운 삶의 방식 그리고 생활습관과 암의 연결점을 보여주는 임무를 가진 개척자Anticancer: A New Way of Life and a true pioneer in the quest to demonstrate the links between life style and cancer》라는 책에서 영감을 얻었습니다.[10] 데이비드와 저는 미국 텍사스 휴스턴에 있는 MD 앤더슨 암센터MD Anderson Cancer Center에서 삶의 선택들과 건강에 대한 깊은 연구를 하기 위해, 선구적인 연구 프로그램을 디자인하고 시작했습니다. 이러한 연구결과를 통해 암 환자들 그리고 앞으로도 계속 증가할 것이라고 생각되는 암을 예방하고 싶으신 분들에게 과학적 근거를 바탕으로 한 조언을 드리고자 하는 목적에서입니다.[11]

저의 연구와 데이비드의 연구는 몇 십 년 동안 같은 선상에 있었습니다. 하지만 그와 저 사이에는 중요한 차이점이 있었습니다. 데이비드는 31살에 뇌종양을 진단받고 살아가는 환자라는 것입니다. 데이비드의 뇌종양은 수술을 통해 "성공적으로" 치료되었지만, 5년 후에 재발했고 예후는 좋지 않았습니다. 평균적으로 재발된 뇌종양의 생존기간은 별로 길지 않습니다. 보통 12개월에서 18개월 정도이고, 5년이 최대로 간주됩니다. 데이비드는 또 한번 위험한 수술과 1년 동안의 항암 및 방사선 치료를 받을 수 밖에 없었습니다.

이러한 경험이 그의 책인《항암: 새로운 삶의 방식》을 쓰게된 계기가 되었습니다. 제목에서 알 수 있듯이, 그에게는 이 방법이 암과 함께 하는 새로운 삶의 방식이 되었습니다. 데이비드는 그의 몸의 신호에 귀를 기울이기 시작했습니다. 그는 몸의 신호에 맞추어 반응하는 법을 배웠고, 그 신호를 신뢰하기까지 깊숙이 몸을 느끼고 결정을 내렸습니다. 그는 당시에 얻을 수 있었던 모든 과학적 근거들을 모아 새로운 삶을 위해 어떻게 결정해야 하는지를 알아보는데 사용했습니다. 그러다가 그는 우리의 일상적인 행동과 선택들이 어떻게 자신의 유전자, 세포 및 조절 시스템인 암이 살아가는 "환경"에 영향을 미치는지에 대해 호기심을 가지게 되었습니다. 그리고 생물학적으로 면역력이 염증을 감소시키고, 암세포의 증식하는 특성을 억제하면서, 동시에 삶의 질을 향상시키는 과정들에 우리가 어떤 영향을 미칠 수 있는지 관심을 가지기 시작했습니다. 데이비드는 이 질문에 대답하기 위해 출발했습니다. 그는 삶의 보다 나은 선택들 하나하나를 통해 그가 기분이 좋아지고, 건강해지고, 현재에 집중할 수 있다는 것을 빠르게 깨달았습니다. 이는 몸의 변화뿐만 아니라 마음과 정신적 상태에도 영향을 미쳤습니다.

사람들과의 관계, 무엇을 먹는지, 그리고 우리가 어떻게 자신들을 돌보는지가 정말 암의 진행과정에 영향을 미칠까요? 그는 이 질문에 대해 답을 찾기로 마음먹었습니다. 그는 암이 있는 상태에서도, 정교하게 설계된 신체가 건강을 유지하는 방법을 이해하는데 남은 삶을 바쳤습니다. 그는 일상생활에서 행동하는 방식을 수정하는 것이 암을 예방하고, 관해 상태를 연장시키고 삶의 질을 개선하는 것에 영향을 미친다는 사실에 대해 알아 보고 싶었습니다. 그 결과, 스스로 만든 변화들을 통해 그는 19년 동안이나 풍부하고 생산적인 삶을 살 수 있었습니다. 통계적 예후보다 4배나 더 살았던 것이죠.

2009년, 데이비드는 자신의 저서인 《항암》을 발간한 후 저와 함께 다른 환자들에 대한 효과를 조사하기 위한 임상시험 설계를 위해 자금을 모으는 계획을 세웠습니다. 데이비드는 2기 및 3기 여성 유방암 환자들의 포괄적인 생활방식에 대한 연구의 초기단계를 설계하는데 도움을 주었으며, 현재 이 연구는 휴스턴에서 진행 중입니다. 공식적인 결과는 연구가 끝나면 발표될 예정이지만, 우리는 이미 이 연구에 참여하고 있는 암 환자들의 삶에서 중대한 변화들을 관찰 중입니다. 그들은 이 책을 쓰는데 정말 많은 영감을 주었습니다. 또한 환자, 의사, 간병인, 연구자 및 과학자로 구성된 다학제 그룹에서도 영감을 얻었습니다. 이들 모두는 생활방식이 어떻게 치유되는지에 대한 근거를 구축하고 있습니다.

우연히도 이 책 《암을 극복하는 항암생활》은 《항암》의 첫 출판으로부터 10주년을 기념하는 출판이 되었습니다. 그리고 또한 데이비드의 성취들과 우리가 그 동안 얼마나 많은 것을 발견해 왔는지에 대한 축하이기도 합니다. 10년 후에는 생활방식에 대한 치료가 수술, 항암, 방사선, 면역요법, 그리고 새로운 표적치료와 같은 통상적인 제일선의 암 치료들처럼 종합암치료comprehensive cancer treatment의 중요한 요소가 될 것이라는 믿음에는 의심의 여지가 없습니다. 심지어 생활방식의 요소들과 암의 진행 상태의 연결점을 찾는 연구들의 진행은 점점 더 빨라지고 있습니다. 그리고 우리는 전문적인 의학적 치료와 삶의 방식의 변화가 함께 이루어졌을 때 협업 효과를 내어 가장 좋은 결과를 보인다는 사실 또한 발견하는 중입니다. 하지만 항암생활을 실천하는 커뮤니티가 원하는 대답은 완벽하고 쉬운 "항암적 삶"에 대한 단순한 계획입니다. 이 책은 항암적 삶에 대한 길잡이가 되어 줄 것이고 과학적인 근거들이 계속 발견됨에 따라 개개인이 어떻게 의료진과 함께 건강을 지키는 일들을 할 수 있는지 알려줄 것입니다. 쌓여가는 연구결과들은 우리가 삶에서 만드는 선택들과 건강의 연관성을 명확히 제시합니다. 그리고 우리는 그 과학들을 삶에 적용시키기 위해 이 책에 나오는 암 환자들의 이야기들을 과학적인 근거들과 함께 공유할 것입니다. 개개인의 여정은 다 다르지만, 쌓이는 결과들이 우리를 명백한 길로 이끌어 줄 것이라고 생각합니다.

이 책의 제1부는 암에 대한 개요를 제시하고 각 단계마다 암이 있는 사람이든 없는 사람이든 상관 없이 우리가 건강을 위해 할 수 있는 역할들을 알려줍니다. 제2부의 각각의 장에는 최근의 연구결과들을 제시하고 영감이 되는 이야기들과 치료경험들을 넣었습니다. 그리고 과학적 근거를 기반으로 한 항암생활의 6가지 지침을 적용한 추천들로 마무리했습니다. 이 책에서 가장 중요하게 얻어 가야 하는 핵심은 다음과 같습니다: 우리의 매일의 선택들이 직접적이고 의미 있게 암이나 다른 만성질환에 영향을 미친다는 것입니다. 만약 이것이 어렵게 들리거나 당신을 포기하게 만든다면, 이 책을 통해 당신의 역할을 받아들이고, 받아들임을 통해 스스로의 건강을 책임지는 권한을 부여하는 사람이 되시길 바랍니다. 우리 모두는 스스로가 암에 걸릴 확률을 줄이고 병에서 살아남게 할 수 있는 능력이 있습니다. 이 책은 이러한 메시지를 공유하고 또 전파하기 위한 우리의 노력입니다. 또한 우리가 사랑하는 사람들을 위해 단계적으로 건강을 유지하도록 계획하고, 건강을 지키기 위한 방법들을 제공합니다.

암은 독립적으로 자라지 않습니다. 암은 우리가 하루하루 우리 몸에서 만들어낸 환경–스트레스 관리, 몸의 건강, 우리를 지지해주는 공동체들, 수면의 질, 환경 노출 등의 도움을 받으면서 형성됩니다. 우리는 우리가 발견한 가장 중요하다고 여겨지는 6가지 요소에 집중하여 그것들이 어떻게 함께 시너지를 내는지를 살펴볼 것입니다. 이 삶의 방식들을 "6가지 통합치료Mix of Six"라고 부르며, 그것들은 우리의 병이 자라날 건지 아닌지, 이 병으로부터 내가 살아남을 수 있을지 아닌지에 대해 영향을 미칩니다.

제 아내이자 이 책의 공동 저자이며 항암적 삶에 대한 계획을 함께 고민하는 제 파트너인 앨리슨과 저는 과학에 기초한 항암적 삶에 대한 계획을 소개하고자 합니다. 그 계획은 우리를 건강하게 만들어줄 삶의 방식들이고 암의 발병 확률을 줄이고 병을 조절할 수 있는 방법들입니다. 앨리슨은 제가 오랫동안 연구했던 변화들을 우리 가족들에게 놀랍게 적용시킬 수 있는 엄청난 에너지를 가지고 있습니다. 교사로서의 긴 생활 후에 그녀는 우리집과 공동체 안에서 항암생활을 할 수 있는 생활방식을 시도하는 특별한 방법을 배웠습니다. 그리고 그녀는 또한 제가 이 주제에 대해 미국 전역을 돌아다니며 이야기 할 때 제 공동 발표자가 되주었습니다. 만약 제가 우리의 생활방식이 생물학적으로 암을 줄인다는 확실한 근거를 제시하면, 앨리슨은 그것을 실용적으로 삶에서 어떻게 적용할 수 있는지 보여주어 우리의 건강을 좋게 만들고 사랑하는 사람들의 건강을 돌볼 수 있는 방법을 제시해 줍니다.

우리는 데이비드 세르반 슈라이버가 《항암》 책에서 항암적 삶에 대해 강력하게 전한 메시지를 실제로 적용하는데 도움이 되는 지지 시스템을 함께 만들었습니다. 이 책의 목적은 현재 암 진단을 받은 모든 사람들뿐만 아니라 지금까지 다행히도 암을 겪지 않은 사람들 모두에게 매일의 습관을 바꾸는 것이 어떻게 건강상 큰 이점을 가져다 줄 수 있는지를 보여주기 위함입니다.[12,13] 항암적 삶은 큰 비용을 들이지 않고도 유해한 부작용 없이 건강에 큰 영향을 줄 수 있는 선택들로 이루어져 있습니다. 그러나 그 혜택은 엄청나게 대단할 수도 있습니다.

이 책이 하루하루가 도전적인 이 세상에서 보다 건강하고 행복하고 강하고 탄력적이며 더 나은 지지와 격려를 받는데 풍부한 영감을 주기 바랍니다. 항암생활은 자기관리 자체가 바로 건강관리이며 우리 모두가 보다 건강한 삶을 누릴 수 있다는 사실에 기초합니다. 이 책에서 자신의 이야기를 나눈 수많은 사례들은 모두 실제 사례들입니다. 자신의 건강을 보호하고 증진시키는데 적극적으로 참여하는 것은 우리가 건강과 복지에 대한 통제능력을 가지고 있다는 강력한 느낌뿐만 아니라 삶에 큰 기쁨을 가져다 줄 것입니다.

저는 앨리슨과 이 책을 쓰며 데이비드를 종종 떠올렸습니다. 그는 항암생활을 훌륭하게 하고 항암생활에 대해 강력한 메시지를 주는 삶을 살았습니다. 그의 삶을 예시로 여러 사람들이 더 오래 살 뿐만 아니라 더 보람있게 살게 되었습니다. 또한 데이비드의 핵심 메시지를 검증하고 강화하는 과학적 근거를 공유하는 과정은 제겐 매우 기뻤습니다. 즉, 우리의 삶의 방식을 변화시켜 암 위험을 줄이거나 암 진단에서 살아남을 가능성을 개선하는 것이 우리의 능력 안에 있다는 것입니다. 이제는 그 어느 때보다도 이 메시지를 마음에 새기는 것이 매우 중요합니다.

암을 극복하는 항암생활

제1부

항암시대

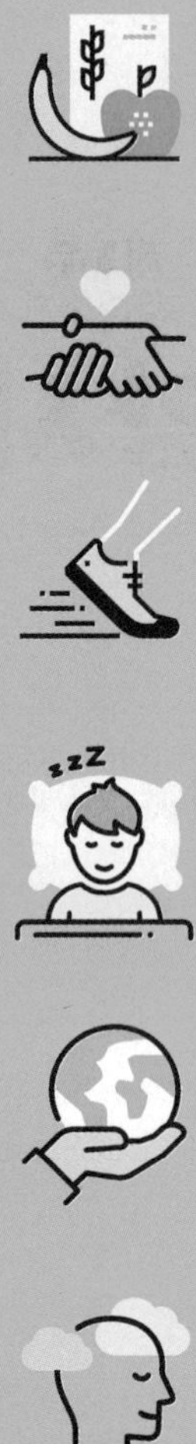

1

항암 혁명

저는 휴스턴의 MD 앤더슨 암센터에 있는 통합의학 프로그램Integrative Medicine Program의 책임자로서, 근거를 기반으로 한 새로운 치료법과 생활방식의 변화를 의료계의 통상적인 치료방식과 융합하기 위해 노력 중입니다. 우리의 정신적, 육체적 상태 및 생활방식들과 암 등 기타 질병을 피하고 생존할 수 있는 능력 간에 명확한 연관성을 보여주는 보다 많은 연구가 등장함에 따라, 의료계 내에서 새로운 치료법에 대해 회의적이었던 사람들조차도 이제는 여기에 주목하기 시작했습니다. 수 년에 걸쳐, 셀 수 없이 많은 다양한 분야의 암 전문의들은 제게 "환자의 정신 상태와 생활방식이 암 선고를 받은 순간부터 생존 및 자신을 회복시키는 능력에 대해 중요한 역할을 한다는 것에 오랫동안 의구심을 품어왔다."고 말했습니다.

이제는 삶의 방식 변화에 의한 생물학적 변화들을 측정하고 기록할 수 있게됨에 따라 이것이 더 명백해 졌습니다. 종합적 생활방식의 변화와 기존 암 치료가 합쳐지면 강력한 의료가 되고, 암을 통제하고 심지어 예방까지 할 수 있다는 것입니다.[1-3]

암과 함께 산다는 것

과거에 암을 진단받는다는 것은 일종의 사형 선고였습니다. 비록 다양한 의학적 치료를 통해 암을 약하게 만들 수는 있었지만, 완전히 이겨버리는 경우는 거의 없었습니다. 그러나 지난 수십 년 동안 이러한 상황은 변하기 시작했습니다. 이제 많은 사람들에게 암은 심각한 만성 질환으로 여겨지고 있습니다. 이것이 실제로 의미하는 것은, 많은 환자들이 암과 함께 오래 살고 있다는 것입니다.[4] 이는 매우 좋은 소식입니다. 그러나 암과 함께하는 생존은 새로운 문제를 제기합니다. 완벽히 치료되지 않은 암을 가지고도 건강하고 균형 잡힌 삶을 살 수 있을까요?

일부 종양 전문의들은 어차피 환자가 암을 가지고도 죽지 않고 살아가기만 한다면 이런 질문을 던질 필요도 없다고 생각 할 수 있습니다. 제 전문 분야인 통합의학에서는 이 질문이 전부라고 할 수 있습니다. 저는 매일매일 암 환자들이 더 나은 선택들을 통해 더 건강하게 느끼도록 도와줍니다. 비록 그들이 힘겨운 치료들을 겪고 때로는 쇠약해지더라도, 그 소소한 삶의 선택들을 통해 생존 가능성을 높일 수 있기 때문입니다. 제가 그들의 삶의 질에 초점을 맞추는 동안, 제 동료들은 암세포가 어떻게 작동하는지 고민하고, 하나로 모든 것을 다 해결해버리는one-size-fits-all 치료법보다는, 보다 정밀하고 개별화된 치료법을 개발해냅니다. "강하고 빠르게 없애 버리기" 사고 방식에서 "정밀하게"로 많은 인식의 변화가 일어나고 있는 이유는, 최근에 유전자와 세포의 작동 방식을 이해하는데 있어 돌파구가 된 연구들 때문입니다.[5] 또한 많은 암을 조기에 발견할 수 있는 기술이 개발되고 활용되고 있습니다. 암은 조기에 발견될수록 예후와 치료 결과가 더 좋기 때문입니다.[4]

이러한 혁명은 엄청나게 중요합니다. 그리고 이러한 발전이 실험실의 과학자나 수술실의 외과 의사가 아닌 우리의 부엌과 집에서, 산책길에서, 식료품점에서, 요가 스튜디오, 건강센터 등에서 일반인들에 의해 이루어진다는 점이 매우 흥미롭습니다. 매일매일 우리가 선택하는 일상생활은 암 진단의 과정과 발암 위험도에 대한 놀라운 통제력과 영향력을 가집니다. 생활방식의 간단한 변화를 통해 우리는 기존 암 치료의 부작용을 줄이고 생존율을 높이며(종종 생존율 통계를 산산조각 내버리고), 질병의 재발 가능성을 감소시키고 잠재적으로 암 발병을 예방할 수 있습니다.[1,6-9] 통합치료의 영역은 매우 흥미롭지만 이 시점에 도달하는 데까지 오랜 시간이 걸렸으며, 생활방식의 변화가 정말로 효과적으로 암을 예방하고 통제할 수 있다는 것을 널리 알리는 데도 시간이 걸릴 것입니다.

정말 우리에게 승산이 있을까요?

지난 50년 동안 수술, 항암 화학요법 및 방사선 요법과 같은 최첨단 치료법들이 비약적으로 발전했습니다. 이 치료법들은 표적치료법(암 성장을 조절하는 비정상 단백을 목표로 함)과 면역요법의 혁신적인 발전과 함께 수백만 명의 생명을 구하거나 연장했습니다.[4] 사실, 암 진단 후 생존하게 하는 성공률은 그 어느 때 보다 좋습니다.[4]

그러나 이러한 의료적 발전에도 불구하고 2017년에는 약 170만 명의 미국인이 암 진단을 받을 것으로 예상됩니다.[4] 그리고 동일한 12개월 동안 미국에서 60만 명 이상의 사람이 암으로 사망할 것입니다.[4] 전 세계적으로 암은 주요 사망 원인이며 앞으로 20년간 새로운 사례가 70% 증가할 것으로 예상됩니다.[10] 2015년에는 전 세계적으로 880만 명이 암으로 인해 사망했습니다.[10]

현재의 추세로 보면, 총 미국 여성 인구 중 3분의 1과 미국 남성 중 절반이 살아가는 동안 암 진단을 받을 것입니다.[4] 전 세계적으로는 6명 중 1명이 암으로 죽습니다.[10] 이것은 당신과 저도 언젠가는 현재 암과 함께 살고 있는 전 세계 1억 5천5백만 이상의 미국인들, 그리고 전 세계의 수백만 명의 암 생존자 중 한 명이 될 확률이 아주 높다는 얘기입니다.[11]

이러한 엄청난 숫자를 감안할 때, 우리가 빠른 시일 내에 암을 아예 없애 버릴 수 있는 확률은 거의 없습니다. 물론 시도해볼 수는 있지만 말입니다. 또한 점점 더 복잡해지는 이 암을 근절 할 수 있는 단 하나의 약물이나 치료법(마법의 탄환)도 발견되지는 않을 것입니다. 지금 우리가 겪고 있는 추세처럼 앞으로 벌어질 보다 가능성이 높은 일은 우리가 계속해서 암세포가 다양한 자극에 어떻게 반응하는지를 이해하고, 암의 진행 속도를 늦추거나 스위치를 '끄는' 방법을 배우는 것입니다. 마찬가지로, 우리가 암의 성장을 유발하는 과정을 더 잘 이해하고 효과적으로 암세포를 공격할 수 있기를 희망합니다. 우리는 이미 생활방식 요소가 기존 암 치료 모델에서 누락된 요소일 수 있다는 강력한 증거들을 확인하고 있습니다.

암은 다른 무엇보다도 노화의 질병입니다. 대부분의 암에 걸릴 확률은 50세 이후 10년마다 크게 증가합니다.[12] 현대의학의 발전으로 점차 더 오래 살게 된 우리에게는 좀 곤란한 상황입니다. 암과 같은 질병의 발생은 원래도 힘든 노화에 더 부담을 줍니다. 세포가 더 잘 손상되고 죽게 되기 때문입니다.

비록 대부분의 암이 노화가 진행됨에 따라 발병하지만, 일부 유형(결장직장암 및 유방암 포함)은 점점 더 젊은 사람들에게 발병하는 양상을 보이고 있습니다. 이러한 암들은 종종 치료에 대하여 매우 강하고 완고한 내성을 가지기도 합니다. 사실, 최근 데이터에 따르면 젊은 사람들은 그 어느때 보다 많이 대장암 진단을 받을 뿐만 아니라 점점 더 많은 젊은 인구가 암으로 사망하고 있습니다.[13] 몇몇 유년기 암의 발병률도 점점 높아지고 있습니다.[11]

지금까지 의료계의 발전된 변화로서는, 젊은층에게 조기검진을 받게 하는 것입니다. 시작을 좀 더 견고하게 할 수 있는거죠. 그러나 조기검진은 가장 최선도, 유일한 방법도 아닙니다. 초기 단계의 저위험군 전립선암 및 유방암과 같은 일부 암이 조기 발견되었을 때 명백히 이득없이 과잉진료로 이어진 사례들이 있습니다.[14,15] 심지어 최근에는 권고사항이 "50세 이상의 모든 남성은 전립선암 검사를 받으세요."에서 "50세 이상의 모든 남성은 전립선 검사에 대해 의사와 상의해보세요."로 바뀌었습니다. 그렇다면, 젊은 사람까지도 위협하는 공격적인 암들을 포함해서, 암 발생을 예방하거나 지연시키는 더 나은 방법이 있을 수 있을까요? 저는 그럴 수 있다고 대답합니다.

현재의 암 통계는 냉정하고 심지어 두려울 수 있지만 한발짝 물러나서 보면 오히려 좋은 소식일 수 있습니다. 암 생존율에 대한 급격하고 긍정적인 변화가 보이기 때문입니다. 50년 전에는 미국인 4명 중 1명의 암 환자만이 10년 이상 살아남았습니다. 현재는 2명 중 1명입니다. 생존율이 2배로 개선된 것입니다. 암에 대한 치료 기술이 향상되었기 때문일까요? 부분적으로는 전적으로 동의합니다. 하지만, 우리는 그것만이 유일한 이유는 아니라는 것을 서서히 이해하기 시작했습니다.

그럼에도 불구하고 암의 본질은 아직도 예측할 수 없기에 우리를 종종 무력하게 만들곤 합니다. 우리가 암의 연구 및 치료에 사용한 모든 비용에도 불구하고, 암은 우리의 기대를 무시하고 암에 걸릴 확률이 가장 낮을 것으로 보이는 사람들까지도 위협하고 있습니다. 어떤 가수는 평생 한 번도 담배를 피운 적이 없는데도 폐암에 걸렸습니다. 또한 평생 동안 날씬한 채식주의자로 자신의 "깨끗한" 식단에 자부심을 느끼며 꾸준히 달리기를 하며 살았던 어떤 남성은 4기 대장암에 걸렸습니다. 그리고 너무 잔인하게도, 어떤 아기들은 자신의 고통을 설명하는 단어들을 배우기도 전에 공격적인 백혈병과 싸워야하곤 합니다. 우린 대체 사람의 몸에서 왜 이런 일이 일어나야만 하는지 궁금해할 수 밖에 없습니다. 도대체 우리에게 이렇게 끔찍한 질병을 유발하는 원인은 무엇일까요?

이런 생각과 감정들이 복잡하게 얽혀있는 것은 아주 정상적입니다. 하지만 보다 심각한 상황은 우리가 스스로를 질책하며 아예 포기해버리거나, 수동적이 되어 대처하지 않을 때 발생합니다. 메그 허쉬버그Meg Hirshberg는 제 친구이자 유방암 생존자이며, 암 환자들을 위한 비영리 단체인 "근거를 기반으로 한 항암 생존법 프로그램"의 설립자입니다. 그녀는 최근에 암에 걸렸을 때 스스로를 비난하지 않는 것이 왜 그렇게 중요한지에 대해 내게 말해주었습니다. "우리의 구호는 '뒤를 돌아보지말고 지금부터 시작하십시오.'입니다. 우리는 암을 유발한 원인이 무엇인지 전혀 모르고, 앞으로도 모를 것입니다. 하지만 우리는 당신이 느끼는 방식에 근본적인 변화를 가져올 다르게 할 수 있는 일들이 있다는 것을 알고 있습니다. 또한 이러한 생활방식의 변화가 치료 결과에 긍정적인 영향을 미친다는 과학적 근거도 있습니다." 메그를 포함해 프로그램에 등록한 사람들에게 앞으로의 초점은, 생활방식의 변화가 가진 치유력과 사랑하는 공동체로부터 오는 치유의 혜택에 대한 적극적인 교육입니다. 그녀는 계속해서 "암에 대해 걱정을 하고 있다면 암에 대한 지식이 힘이 되고, 그 지식은 암 생존자에게 있어서 암 재발 가능성을 낮출 수 있는 힘을 부여합니다. 이를 뒷받침할 근거가 있으며, 사람들이 더 희망적이고, 더 강력하고, 더 영감을 주고, 더 살아있게끔 느끼도록 이러한 과학을 우리 사회와 공유하고 싶습니다."고 말합니다.

암이 걱정된다면 매일의 선택에 더 신경 쓰세요

건강한 삶의 선택들로 인해 암 사망률은 최소 50% 낮아질 수 있고, 건강한 삶의 선택들을 통해 암 예방 확률도 높일 수도 있습니다.[1,9] 생활습관 변화의 전문가이자 진정한 건강 실천 협회True Health Initiative의 설립자인 데이비드 카츠David Katz 박사는 만성질환으로 일찍 사망한 80%의 사람들이 만일 건강한 삶의 선택들을 했더라면 오래 살수 있었을 것이라고 믿습니다.[16-18] 2016년에 하버드 연구원들은 담배를 피지 않고, 과음하지 않고, 적정체중을 유지하며 규칙적으로 운동한 135,000명 이상의 사람들을 40년 동안 추적 조사했는데, 여성 인구 중 암 진단은 41%, 암으로 인한 사망은 59% 낮아졌고, 남성 중 3분의 2는 암 진단과 사망을 예방할 수 있었습니다.[19] 정확한 통계는 연구마다 다를 수 있습니다. 그러나 일관된 메시지는, 암 진단과 사망의 절반 이상을 예방할 수 있다는 것입니다. 역학 교수이자 하버드 연구의 공동 저자였던 그레햄 콜리츠Graham Colditz는 다음과 같은 결론을 내렸습니다. "공동체로서 우리는 암과 싸우기 위해 새로운 의학적 발전이 꼭 필요하다는 잘못된 인식 속에서 생활방식을 바꾸려는 노력을 미루고 있습니다. 그보다는 효과적인 예방 전략을 적용시키고 생활방식을 바꾸어, 총 암 환자수를 줄일 수 있는 기회를 만들어야만 합니다."[20]

서구사회에 만연해 있는 우리의 행동과 습관의 위험성에 대한 대중의 인식을 높이는 동안, 항암 생활방식이 완전히 기존 의료의 틀에서 벗어나는 것이 아니라는 것을 인식시키는 것도 중요합니다. 데이비드 세르반 슈라이버David Servan-Schreiber는 공격적인 암 치료가 암을 효과적으로 치료할 수 있는 "핵심"이라고 생각했습니다. 그는 수술, 항암 화학요법 또는 방사선 요법을 거부한다는 생각을 절대 하지 않았습니다. 심지어 그는 처음으로 암 진단을 받고 나서, "대체" 의학을 시도하자는 제안을 거부했습니다. 하지만 그에게 가장 중요했던 것은 그가 함께 하기로 선택한 의료 전문가들이 무엇보다도 데이비드 자신을, 단순히 암의 숙주가 아닌 사람 자체로 여겨주는 것이었습니다. 그는 의사들이 진정으로 자신의 건강을 최선으로 생각해 줄 것이라고 믿었습니다. 결과적으로 이 믿음은 그의 목표를 이루게 해줬습니다. 암 진단으로 인해 자신을 환자로만 제한하지 않고 온전한 인간으로서 생활하겠다는 결심은 그의 접근 방식의 토대가 되었습니다.

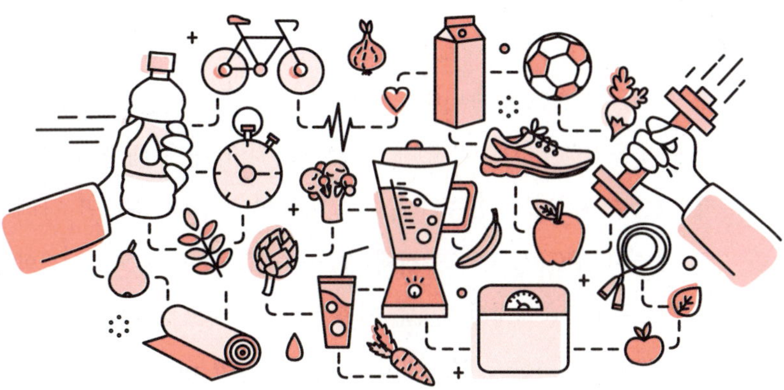

담배로부터의 교훈

건강에 대한 우리의 생활방식의 영향을 의심하는 사람들은 폐암과 흡연 사이의 연관성에 대해 그리 오래되지 않은 과거로부터 배운 것을 되돌아보면 됩니다. 1960년대 초, 미국 폐 협회, 미국 심장 협회, 미국 결핵 협회 및 미국 공중 보건 협회를 포함한 여러 기관들의 연합은 담배로 인한 공중 보건 위기를 해결하기 위해 존 F. 케네디 대통령을 압박했습니다. 케네디 대통령은 이에 협조했고, 1962년 2년이 넘는 기간 동안 7천 건의 과학 연구와 기사를 조사하는 광범위한 전문가들로 구성된 그룹을 만들었습니다.[21] 1964년 외과의사인 루터 엘 테리Luther L. Terry는 흡연자가 비흡연자에 비해 사망률이 70% 증가했다는 연구 결과를 발표했습니다. 그 이후로, 일반 외과 의사, 공중보건 옹호 단체, 담배 회사에 대한 소송에 성공한 널리 알려진 활동가들에 의해 암과 흡연(씹는 담배, 피우는 담배 둘 다)의 통상적인 관련성을 유지하기 위한 지칠 줄 모르는 작업이 계속되고 있습니다.[22] 그러나 미국 인구의 15%가 여전히 담배를 피우고, 많은 아시아, 아프리카, 유럽, 중동 국가는 미국보다 훨씬 더 높은 흡연율을 가지고 있습니다.[23] 미국과 비슷한 흡연율을 가진 호주는 흡연율을 0%로 낮추기 위해 2025년까지 담배에 대한 세금을 지속적으로 증가시키고 있습니다.[24,25] 미국의 경험에 따르면 담배 한 갑의 가격이 10% 상승하면 전체 흡연율이 2.5%에서 5% 감소합니다.[25] 대부분의 연구에서는 4% 가량 감소한 것으로 나타났습니다. 담배가 훨씬 저렴한 러시아에서는 남성의 평균 60%, 전체 인구

의 거의 40%가 담배를 피웁니다.[26]

한발 더 나아가, 담배 산업은 전자담배vaping의 출현으로 담배 산업을 재창출했습니다. 전자담배는 암과 관련된 화학물질을 포함해 검사되지 않은 많은 화학물질들이 포함되어 있습니다.[27] 따라서 비록 담배를 피우는 청소년의 비율은 줄어들었지만 십대들은 이제 새로운 방법, 즉 전자담배로 니코틴을 섭취하는 것으로 나타났습니다(원래 전자담배는 담배를 끊기 위한 대안으로 발명된 것인데 말이죠).[28]

또한 미국 남성들 사이에서는 폐암 발생률이 줄고 있지만, 상대적으로 남성보다 늦게 공개적으로 담배를 피우기 시작한 미국 여성들 사이에서 폐암 발생률은 2000년까지 계속 증가했으며, 최근에야 약간 감소하기 시작했습니다. 폐, 인후, 식도 및 기타 담배 관련 암은 노인들에게 가장 흔하기 때문에, 1960년대와 70년대에 흡연을 시작한 여성들은 이제야 이와 관련한 암 문제에 직면했다고 볼 수 있습니다. 불행하게도 담배는 단지 폐암의 원인만이 아니라 14종의 다른 암과도 관련이 있다고 여겨집니다.[29]

이러한 발견, 즉 담배 소비가 피할 수 있는(비록 중독적이지만) 암의 직접적인 원인이라는 것은 우리의 행동과 암 사이의 연관성에 대해 대중이 인식하게 된 혁명적인 발견입니다. 암과 관련해 우리의 선택들이 중요하다는 것을 부인하는 사람은 그다지 많지 않습니다. 이러한 인식은 암의 발병과 관련된 다른 생활방식 또는 환경 요인에 대한 탐색이라는 새로운 암 예방 분야에 관심을 가지게 만들었습니다.

또한 암 연구 자금이 증가하기 시작했으며 이는 오늘날까지도 이어지고 있습니다. 그러나 다소 어리석게도, 이러한 자금의 대부분은 치료법을 찾는데 투자됩니다. 예방 연구를 위한 자금은 치료제 개발과 암 예방을 위한 신약 시험 투자에 비해 1/10밖에 안됩니다.[30] 저는 이렇게 모순된 상황을 거의 매일 직면합니다. 생활방식과 암에 대한 관계가 매우 명백함에도 불구하고 말입니다. 반면 담배와 폐암의 연관성에 대한 예시는 우리가 원인에 집중하고 투자했을 때 어떤 결과를 얻을 수 있는지를 예상하게 해줍니다. 만약 우리가 국제 암 연구소에서 발암 물질로 분류한 가공 육류(베이컨 및 핫도그 등)에 대해 동일한 수준으로 공개 항의를 한다면 어떻게 될까요?[31] 정크 푸드와 설탕이 들어간 음료에 대한 세금이 높으면 어떻게 될까요? 만연한 질환인 비만, 암을 포함한 수많은 만성 질환을 설탕과 가공 식품의 과도한 소비에 연결시켜 경고하는 공공 단체의 발표가 있다면 어떨까요?[32-34] 아마도 우리는 매우 다른 세계에 살고 있을 것입니다.

우리의 생명은 단순한 통계 그 이상입니다

생명을 위협하는 질병이 있다고 진단 받았을 때, 그 질병에 대한 통계와 확률을 이해해야 할 뿐만 아니라, 과연 나에게도 적용 되는 것인지, 언제 적용되는지를 아는 것은 매우 어려운 과제입니다. 데이비드 카츠는 대부분의 종양 전문의가 환자의 결과를 예측하는데 의존하는 "생존 통계 모델"에 도전장을 내밀었습니다. 과연 일련의 숫자로만 개인의 삶의 독특하고 복잡한 세부 사항을 구성하는 인간 변수들을 어떻게 설명할 수 있을까요? 우리가 "생활방식"이라고 생각하는 모든 힘과 선택들이 어떻게 암의 진단에 작용하지 않을 수 있을까요? 투지, 살겠다는 의지, 또는 더 높은 존재에 대한 믿음과 같은 것도 마찬가지입니다. 식단과 운동은요? 희망과 감사와 같은 심리적 측면은 어떨까요? 우리가 잘 알고있는 석탄 먼지, 석면, 담배 또는 태양 광선과 같은 발암 물질에 노출되는 것은 어떨까요? 데이비드 카츠는 이러한 모든 요소들을 더 잘 이해하고 싶었습니다. 그는 생활방식이 암의 발달과 성장 능력에 어떤 영향을 미칠 수 있는지에 대한 3차원적 이해를 갈망했습니다.

이 접근 방식은 그때도 지금도 여전히 혁신적입니다. 데이비드는 자신의 몸에 있는 암과 함께 잘 사는 법을 배워야한다는 사실을 받아들였습니다. 그가 "받아들였다"는 사실은 우리에게 혁신적인 모델이 되었습니다. 그는 암이 그를 구성하는 일부분이 되었다는 것을 받아들였으며, 이런 수용으로 인해 병과 함께 힘차게 목적을 가지고 살 수 있었습니다.

저는 데이비드 카츠가 실제 그랬던 것처럼, 확률을 무시하고 암을 극복한다는 목표를 가지고 삶을 살았는지는 잘 알지 못합니다. 그렇지만 그는 그렇게 살았을 때 확률이라는 것이 얼마나 유동적일 수 있는지에 대해서 우리가 이해하는데는 큰 도움이 되어 주었습니다. 책 《항암Anticancer》의 "확률에서 벗어나기"라는 장에서 전설적인 과학자이자 작가 스테판 제이 고울드Stephen Jay Gould의 암 투병 경험에 대한 이야기가 나옵니다. 그는 40살에 복부 악성중피종mesothelioma

이라는 석면 노출과 연관된 희귀한 암을 진단받았습니다. 그는 즉시 수술을 받았습니다. 하지만 곧 그는 그의 주치의가 생존율에 대한 정확한 통계를 제시해 줄 수 없다는 것을 깨달았습니다. 그는 위대한 과학자답게 그가 할 수 있는 일을 시작했습니다–바로 연구였습니다. 그는 그가 가지고 있는 암이 "치료 불가능한" 암에 속한다는 것을 배웠고, 평균 생존기간이 8개월이라는 것을 알아냈습니다.[35] 그는 충격을 받았습니다. 하지만 다행스러웠던 것은 그가 종모양 확률 그래프를 읽는 법을 찾았다는 것입니다. 그는 복부 악성중피종 환자중 절반은 생존기간이 길지 않았다는 것을 알아냈습니다(0~8개월의 생존기간). 그래서 그는 살 수 있는 날을 즐기며 생존율을 늘려 평균보다 오래 살았던 곡선의 오른쪽 끝에 있는 다른 부류에 집중하기로 했습니다. 오른쪽 끝에 있는 가장 오래 산 사람들, "꼬리"에 있는 사람들은 무려 3~4년을 살았습니다. 8개월보다 훨씬 좋은 결과였으며, 그 3~4년이라는 시간은 그에게 어떻게 생존율을 더 늘려 갈수 있는지 찾아 나가기에 충분한 시간이었습니다. 그는 아웃라이어(끝의 예외적인 사람들) 중에서도 아웃라이어, 예외 중에서도 예외가 되기로 마음먹었습니다.[36]

그는 원래 긍정적이고 호기심이 많은 사람이었지만, 확률 숫자들이 암 환자의 심리에 미치는 위험성을 인지하고 있었습니다. 냉정한 숫자들은 환자들의 태도와 시야를 가려버릴 가능성이 있었습니다. 그는 그의 글에서 "평균은 중요한 것이 아니다."라고 했습니다. 또한 "암과 싸우는데 있어서 삶의 자세는 아주 중요한 역할을 한다. 왜인지는 모른다. 하지만 같은 암을 가지고 있고 같은 나이, 직위, 건강, 재산을 가졌더라도, 긍정적이고 강한 의지를 가지고 살려고 하는 사람들, 이기려고 하는 사람들, 능동적으로 치료를 하는 사람들이 그냥 소극적으로 의사의 말을 받아들이는 사람보다 오래 산다."고 말했습니다.[36]

그는 암 진단 후 20년이나 더 살면서 이러한 사실을 몸으로 입증했습니다. 그와 데이비드 카츠 두 사람은 서로 다른 종류의 암을 가지고 있었지만, 저는 이게 단지 행운의 연속이나 무작위로 당첨된 기적이 아니라고 생각합니다. 둘 다 모두 과학을 알았고, 저와 같은 결론에 도달했습니다. 건강한 삶의 변화가 암을 예방하는것과 생존기간을 연장하는데 가장 핵심이라는 것 말입니다.

몰리Molly 의 적극적인 항암치료 여정

매년 여름마다 앨리슨과 저는 매년 가족순례 여행으로 토론토Toronto 북부 조지아 만Georgian Bay에 있는 섬의 소박한 오두막으로 갑니다. 페리 사운드Perry Sound 마을 근처인 그곳은 자연을 즐길 수 있고, 바쁜 삶을 피할 수 있으며, 휴대전화와 컴퓨터를 포함한 모든 문제와 걱정을 버릴 수 있는 마법같은 여름을 보낼 수 있는 장소 중 하나입니다. 조용한 저녁을 방해하는 유일한 것은 유리같이 잔잔한 호수로부터 들리는 새소리이고, 그 지역 전체는 스트로브 잣나무white pine와 삼나무의 향이 나곤 합니다. 수 년에 걸쳐 우리는 50대 후반의 맑은 눈을 가진 몰리와 가까운 친구가 되었습니다. 그녀의 직계 가족들은 1900년대 초부터 이 지역에서 여름을 보냈습니다. 그녀는 멋있는 삶의 경험들을 가지고 열정적으로 야외 활동을 즐길 줄 아는 여성입니다. 어린 시절, 만에 위치한 섬에서 거의 1년을 혼자 보낸 그녀는 하이아틱High Artic이라는 고등학교의 선생님이었고 100마일(약 160km) 스키 경주를 완주한 최초의 여성이었습니다. 이 지역은 그녀의 손바닥 안에 있었습니다. 지난 18년 동안 우리는 함께 식사를 하고, 카누 경주를 하고, 산호초에서 석양을 보았습니다.

그녀는 18년 반 동안 가장 공격적인 뇌종양인 다형성 교모세포종glioblastoma multiforme을 가지고 살았습니다. 그 암은 데이비드 세르반 슈라이버의 삶을 앗아간 것으로, 만성이고 치료 불가능한 암으로 알려져 있습니다. 1999년 5월 그녀가 40세의 고등학교 과학교사였을 당시 피로, 편두통, 두통, 시력 문제 등등의 증상으로 인해 고통 받기 시작했고, 나중에 그것이 뇌종양 때문이라는 사실을 알게 되었습니다. 어느 날 오후, 집으로 돌아가기 위해 한 시간 동안 운전한 후 그녀는 큰 발작을 일으켰습니다. 그녀는 지역 병원에서 뇌졸중과 간질 진단을 받았고, 원했음에도 불구하고 병원에서는 MRI를 찍어주지 않았습니다. 한 달 후 몇 차례 더 발작을 겪은 그녀는 대도시 병원의 한 전문의를 만나 MRI 검사를 통해 의사에게 즉시 제거해야 하는 뇌종양이 있다는 진단을 받았습니다. 그녀는 수술을 받으면 그녀를 힘들게 하는 편두통이 없어질 것이라고 예측했습니다. 그녀는 그날 밤 자신이 채점하게 되지 못할 것을 알면서도, 시험문제의 답변을 작성했습니다. 함께 있던 레지던트도 눈물을 터뜨렸습니다.

그녀는 3개월 동안 C(암Cancer)로 시작하는 단어를 사용하지 않고,

대신 방사선 치료를 받을 수 있는 최고의 시설을 찾기 시작했습니다. 그녀가 사랑하는 직업인 교사로서 학생들을 다시 가르치기 위해 직장으로 돌아가기를 바랐지만, 의사는 휴식해야만 하는 시간을 6개월에서 1년으로, 그리고 영구적으로 점차 늘려갔습니다. 결국 그녀는 6개월에서 18개월까지만 살 수 있다는 진단을 받았습니다. 잔인한 세 가지 항암 약물이 방사선 치료 후에 스테로이드와 함께 따라왔습니다.

6개월의 여명을 선고 받은 그녀는, 항암 클리닉의 간호사들에게 자신이 왜 이 세상에 태어난 건지 모르겠다고 말했습니다. 그들의 반응은 이러했습니다. "당신은 기적이 될 수도 있어요. 기적은 매일 일어나요." 그녀는 이를 마음에 기억하고 통계수치 중 한 명이 되지 않기로 결심했습니다. 그러나 거의 정확히 6개월 후 암이 재발했습니다. 몰리는 두 번째 수술을 받았습니다. 첫 번째 수술과 달리 두 번째 수술은 사실상 의미가 없었고, 새로 승인된 항암 화학요법을 받기 시작했습니다. 그녀는 "내가 죽던지 암이 죽던지간에 약물 치료를 끝까지 받을 것이다."라고 했습니다. 동시에, 그녀는 보완 치료법을 연구하기 시작했고 항암약초 전문가와 함께 의논했습니다. 최근에 그녀와 대화를 나눴을 때, 그녀는 수업을 할 수 없도록 강요당하는 것이 쉽지 않았음을 상기시켜주었습니다. "나는 이미 많은 것을 잃었습니다. 여러 번 유산을 겪었습니다. 아이를 가질 수 없었던 나에게 학교의 아이들은 내 삶이었습니다. 간질 발작과 암에 시달려 그들을 떠나는 것이 너무 싫었습니다. 교육자로서 큰 발걸음을 내딛고 있었는데 말입니다."

몰리는 자신의 모든 관심과 시간을 건강하게 만드는데 집중해야 한다는 사실을 깨달았습니다. 그녀가 말했듯이, "당신은 상황을 현실로 받아들여야 합니다. 비록 이 상황이 정말 최악이라고 해도요. 암은 정말 최악이에요, 진짜예요. 나는 4가지 다른 종류의 항암치료를 해야 했고 그건 정말 내 몸을 힘들게 했어요. 잠시 삶을 멈추고 강제로 내 몸이 하는 말을 들어야했기 때문에, 하루에 한 가지씩 사는 방식을 바꾸기 시작했습니다." 몰리는 그녀가 살기 어렵다는 통계를 들은 적이 있었습니다. 암 진단 후 6개월에서 18개월 사이에 죽을 것이라는 것을 말이죠. 그녀는 그 예후를 믿지 않기로 결심했습니다. "나는 의사의 차트에 적혀있는 단순한 숫자가 아닙니다. 나는 사람입니다. 스스로를 교육하고 내가 할 수 있는 한 최선을 다해 그 가능성을 무시하고 가능한 오래 살기 위해 최선을 다하겠다고 결심했습니다."

그렇게 할 수 있도록 몰리는 삶의 거의 모든 측면을 바꾸었습니다. 먹는 방식에서 생각하는 방식(부정적인 생각을 바꾸어 생각하기), 친구들을 유지하는 방식에 이르기까지 말입니다. 뉴스는 독이 되는 요소도 있고 중독성이 있기에, 혼자 있을 때는 거의 뉴스를 틀지 않았습니다. 그녀는 명상과 시각적 이미지를 통해 아침을 시작했고, 만족스럽고 놀라운 방법으로 그녀의 몸의 말을 듣는 법을 배웠습니다. 몰리는 항암 생활방식이 단순히 우리의 삶을 연장 시킬 뿐만 아니라 우리가 가진 시간을 더 잘 즐길 수 있도록 우리의 영혼을 유지하고 키워준다는 사실을 발견했습니다.

몰리가 새로운 사고 방식을 설명하는 방법은 다음과 같습니다.

"당신 스스로가 다르게 살겠다고 결심해야 합니다. 이런 종류의 결심은 포기하는 것의 반대입니다. 당신이 정말 살고 싶다고 결정하는 것입니다." 그녀는 지금까지 18년 넘게 공격적인 뇌종양과 함께 살고 있습니다. 저는 올 여름에도 그녀를 다시 만날 수 있기를 기대합니다.

몰리의 예는 특히 여러 사람들(우리가 사랑하는 사람들 포함)이 암으로 고통받고 있는 이 시대에 더욱 영감을 줍니다. 2016년 암과 함께 사는 미국인의 수는 1,550만 명이 넘었습니다.[37] 그 수는 2026년까지 2천만을 넘어설 것으로 예상됩니다.[37] 세계 보건기구WHO는 향후 20년 내에 전 세계적으로 새롭게 진단될 암의 수가 2천2백만 건으로 70%가 증가할 것이라고 예측합니다.[10] 이 암의 대부분(60%)은 현재 전 세계 암 사망률 중 70%를 차지하는 아프리카, 아시아 미국 중부 및 남미 지역에서 발생할 것이라고 추측됩니다.[10] 미국에서는 유방암 발생률이 2015년에서 2030년 사이에 50% 이상 증가할 것으로 예상됩니다.[38] 이러한 수치는 전 세계 사람들에게 이와 같은 교육을 시작해야 함을 분명히 알려줍니다. 건강한 생활방식을 채택함으로써 암의 예방 및 치유 효과가 있다는 것을 설명하고, 항암생활 계획을 채택하고 장려한다면, 저는 제가 살아 있는 동안 암 발생률이 감소하는 것을 볼 수 있다고 생각합니다. 그렇게 된다면, 개인적으로는, 우리가 암 또는 다른 치명적인 만성 질환에 대한 진정한 치료법을 알아가고 있다는 중요한 지표가 될 것이라고 생각합니다.

새로운 종 곡선 모양

더 많은 종양 전문의, 외과 의사 및 기타 의료 제공자들은 생활방식이 기존 암 치료의 효능을 향상시킨다는 것을 점차 이해한 후 환자들에게 생활방식을 바꾸도록 장려하기 시작했습니다. 그 후에 다양한 암에 대해 사망률을 측정해 보았는데, 사망 예상 그래프의 오른쪽 끝이 점점 연장되고 있습니다. 그러나 몇몇 환자들에게는 첫 진단일에서부터 사망일까지를 나타내는 왼쪽 끝은 정지 상태를 유지하고 있습니다.

여기서 잠깐 멈추어, 새로운 종류의 종 곡선을 상상해 봅시다. 이 통계 그래프는 인생의 어느 시점에서는 우리의 절반 정도에게는 암 진단이 불가피하다는 생각을 완전히 바꿔놓을 것입니다. 우리가 애초에 암 발병을 예방할 수 있는 방법을 찾아 수치화 했었다면 어땠을까요?

그런 그래프는 어떻게 생겼을지 많이 생각을 해보았습니다. 이 그래프에서, "곡선의 절정"은 암이 생긴 날짜, 또는 보다 정확하게는 초기에 진단된 날짜입니다. 암이 일반적으로 매우 느리게 성장하고 충분히 커지기까지 몇 년, 심지어 수십 년이 걸릴 수 있기 때문입니다. 우리의 새로운 그래프는 진단 시점부터 생존 그래프를 개선시켜 생존 기간을 오른쪽으로 연장하는 것을 보여주고, 예방 그래프에서는 왼쪽으로 연장하는 것을 보여줍니다.

우리가 건강, 신체, 그리고 이 모두에 대한 통제를 생각하여 예방(초기 진단, 재발 또는 진행)에 중점을 두기로 결정하게 되면 그래

암의 예방과 관리의 새로운 곡선을 상상해보기

최초 암 발생 연령 감소

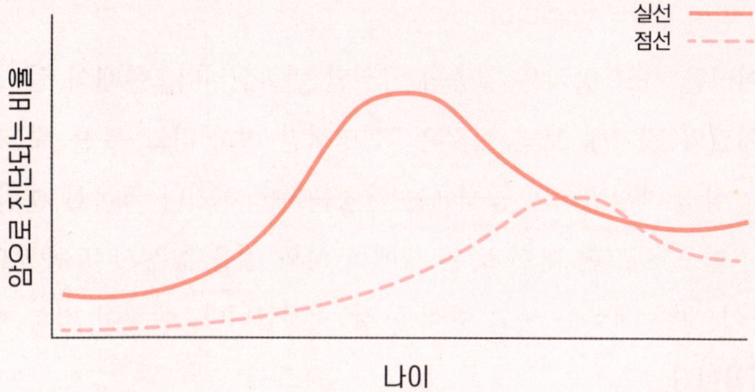

실선은 현재 60세인 최초 암 발병 평균 연령을 나타냅니다. 우리가 노년까지 발병을 늦추고 전반적인 암 발병률을 줄일 수 있다고 상상해보십시오(점선).

암 진단과 관련된 사망 지연

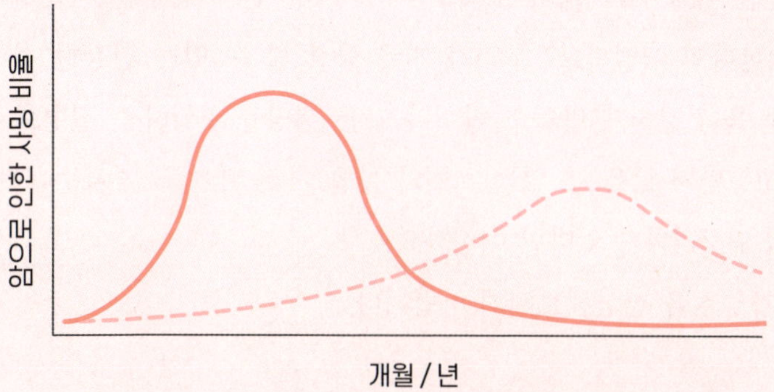

실선은 진단 후 예후가 나쁘고, 1년 또는 2년 안에 사망률이 높은 암을 나타냅니다. 사망률을 늦추고 암으로 사망할 가능성 자체를 줄일 수 있다고 상상해보십시오(점선).

프는 새롭고 흥미로운 방식으로 역동적인 모양으로 변합니다.

암으로 더 오래 살 수 있는 가능성만 있는 것이 아닙니다. 이제 우리는 더 먼 미래로 암 진단 시점을 밀어 낼 수 있는 가능성을 열거나, 암 예방과 관련된 큰 꿈을 꿔본다면, 무기한으로 암 진단을 점점 밀어 낼 수 있습니다.

이러한 사고 방식은 일종의 극적인 변화입니다. 현재의 암 진단과 치료와 비교해 보면 이것은 "혁명적인 변화"라고 부를 수 있습니다. 항암 생활방식의 중심에는 질병을 예방하거나 극복할 뿐만 아니라, 앞으로 길던 짧던 남은 생애의 삶의 질을 향상시킬 목적으로 건강에 대한 새로운 사고 방식을 갖는 것입니다. 이것이 바로 항암 혁명입니다.

이러한 새로운 사고 방식을 가지고, 암 진단을 받은 후에 생활방식을 조절했던 데이비드, 스테판 제이 고울드, 몰리 그리고 제가 만난 다른 많은 암 환자들처럼, 우리도 지금부터 그렇게 살기로 결정한다면 어떨까요? 병이 오기 전에 우리가 먼저 행동을 시작하기로 결정한다면 어떨까요? 우리가 지금 당장 할 수 있는 건강한 선택들이 몸을 건강하게 만들고 암이나 다른 생명을 위협하는 질병으로부터 고통받지 않을 수 있는 노년의 삶을 가질 확률을 높여준다는 과학적 연구결과가 있다면 어떨까요?

가능성을 상상해보시기 바랍니다.

2

우리의 치유력

암. 누구도 듣고 싶지 않은 단어지만, 대부분의 사람들은 살아가면서 한번쯤은 들어보게 될 단어 입니다. 암은 분명 제 몇몇 가족들에게도 영향을 미쳤습니다. 10년 전 제 아버지는 전립선암으로 진단을 받았습니다. 초기 단계의 다른 전립선암 환자들과 마찬가지로, 아버지는 의사로부터 정상적인 일상생활을 추구하라는 말을 들었을 뿐 생활습관의 변화에 대한 조언은 얻지 못했습니다. "딱히 특별하게 할 건 없어요."라면서 "1년 후에 다시 검사하세요."라고 말했습니다.

심지어 2008년에도 앨리슨과 저는 이것들이 최신 연구 동향에 부합하지 않는다는 것을 너무나 잘 알고 있었습니다. 1년 전 유명한 의사이자 영양학자인 딘 오니쉬Dean Ornish는 1년간 식이요법과 생활방식을 바꾼 초기 단계의 전립선암 환자는 질병의 진행이 늦어지고 수술의 필요성이 줄어든다는 무작위 대조군 임상시험의 결과를 얻은 바 있습니다.[1] 명확한 연구 결과들은 특히 조기에 진단된 환자들에게 생활방식의 변화가 암의 진행 과정에 많은 변화를 줄 수 있다는 점을 강조하고 있습니다. 저는 아버지에게 이러한 변화를 받아들이도록 설득했고, 아버지는 명상을 시작하고, 활동량을 증가시키고, 육류 및 유제품 섭취를 줄이고 녹차를 마시기 시작했습니다. 저는 또한 토마토 페이스트 2티스푼과 브라질 너트 1개씩 섭취하기를 권장했습니다(브라질 너트에는 다량의 미네랄인 셀레늄이 들어 있습니다. 그것은 전립선암의 위험도를 줄인다는 연구결과가 있습니다. 토마토 페이스트의 라이코펜은 세포 및 동물 연구에서 암세포의 성장을 늦추는 것으로 나타났습니다). 아버지는 저의 조언을 어느정도 받아들였습니다. 그리고 최종적으로는 수술을 받기로 결정했습니다. 아버지는 계속해서 건강 식이요법을 유지하고, 채소와 식이 섬유가 많고 육류와 유제품이 적은 식단을 실천하고, 매일 운동하고 기공을 시행합니다. 이러한 일상은 신체의 건강을 유지하고 긍정적인 전망을 유지하는데 도움을 줍니다.

암이라는 단어를 생각해 볼 때

아버지는 암 진단을 심각하게 받아들였지만, 그의 암은 조기에 발견되어 예후가 좋았습니다. 사람들에게 암의 진단이 주는 심리적 영향은 환자뿐만 아니라 가족과 친구들에게도 치명적일 수 있습니다. 저는 심리학자로서 암에 대한 우리의 깊은 두려움 때문에 우리가 이 질병에 걸렸다는 소식에 직면했을 때 무력감을 느끼게 될까 걱정합니다. 사실 우리는 절대 무기력하지 않습니다. 우리는 암의 신비에 대한 베일을 계속 벗기고 있고, 유전자 작동 방식에 대한 새로운 이해 덕분에 우리 몸은 본질상 강력한 질병 퇴치기이며, 우리의 일상생활 선택과 습관을 통해 몸이 원래 할 일을 하게 하도록 도와주는 것이 우리의 임무임을 잘 알고 있습니다. 그 임무란 바로 스스로를 치료하는 것이죠.

그러나 우리가 행동을 취하기 전에 잠시 멈춰, 나와 우리가 사랑하는 사람들이 진단을 받게 될 때 생겨날 어려운 질문들을 인식하는 것이 중요합니다. 많은 암 환자들은 궁금해 할 수 밖에 없습니다. 어떻게 내 몸에 그렇게 파괴적인 것이 자라나도록 허락할 수 있었을까요? 이런 생물학적 배신에 어떻게 대처해야 할까요? 내가 뭘 잘못했나요? 이렇게 암이 생겼을 때 제시되는 역설은, 우리가 가장 온전하고 통합된 자아로서 정확한 정보를 선택할 수 있어야만 하는 순간에 교활하게도 우리를 육체적으로, 정신적으로, 그리고 영적으로 방해하는 역할을 한다는 것입니다.

암으로 인해 우리는 자신과 몸에 대한 신뢰를 잃는 경향이 있으며, 이는 스스로의 자연적인 방어시스템을 유지하고 치유 능력을 증진시키는 일상적인 일들을 어렵게 만들 수 있습니다. 불가피하게 중요한 치료 결정을 내려야 하는 경우만 아니라면, 일정한 호기심만을 가지고 진단을 받아들이는 것이 중요합니다. 우리가 치료에 참여할 능력이 없다고 스스로를 설득시키기보다는, 데이비드David, 글라우드Gould, 그리고 제 친구 몰리Molly의 예와 같이 우리의 몸과 소리에 귀를 기울이고 몸을 치료하는데 필요한 것을 제공하겠다고 결정하는 것은 어떨까요? 한 걸음 더 나아가 아직 건강할 때 그러한 행동을 취한다면 어떨까요?

새로운 치료의 기준 그려보기

암의 예방 또는 극복에 도움을 줄 수 있는 우리 몸의 모든 선천적 잠재력의 존재에 대해 알리고 의사들에게 교육을 시도함에도 불구하고, 일부 의사들이 여전히 모든 암 환자에게 건강한 식습관, 규칙적인 신체활동 및 스트레스 관리를 권장하지 않는 이유는 무엇일까요? 진실은 생활습관이 암 위험, 재발 및 생존에 중요한 역할을 한다는 근거가 증가하고 있음에도 불구하고, 많은 의사들의 교육에 이 분야가 포함되지 않았기 때문에 예방이나 치료의 일부로 생활습관 변화를 제안하는 것을 꺼려한다는 것입니다.[2-8] 여러 최고의 외과 의사들, 방사선 종양 전문의들 및 종양내과 전문의들에게, 생활방식은 여전히 나중에 생각해볼 "보완적인" 치료에 불과합니다. 그들의 관심과 역할은 종양을 잘라내기 전에 축소시키는 방법, 그리고 그들이 놓친 것을 확인하기 위해 종양 부위를 검사하는 것 뿐입니다. 환자가 이러한 첨단의 전문 의료 과정 중 매우 끔찍한 영향을 받을 수 있다는 사실이 기존 의학에서는 상당히 과소평가되었습니다.

이러한 치료와 생활방식의 단절 정도를 설명하기 위해, 살고있는 지역에서 항암 화학요법을 받은 후 MD 앤더슨에서 유방암 방사선 치료를 받고 있던, 제가 얼마 전에 만난 여성에 대해 말씀 드리겠습니다. 33세이고 두 아이의 어머니인 엘레인Elaine W.은 진행성 2기 유방암 진단을 받았습니다. 그녀는 건강한 몸매를 가지고 있었고, 건강식이라고 생각하는 음식을 먹었고 활동적인 사람이었습니다. 보통의 루이지애나 주민들과 마찬가지로 엘레인은 1주일에 한 번 갈비를 굽고 대부분의 미국인들이 그러하듯 피자와 치즈 버거를 정기적으로 먹었습니다. 그러나 그녀는 거의 모든 저녁식사에 채소 또는 샐러드를 곁들였고, 군것질 섭취를 제한하기 위해 열심히 노력했습니다(다이커리daiquiris*를 제외하면 말이죠). 신체활동 측면에서, 엘레인은 TV를 보거나 비디오 게임을 즐기며 앉아있지만은 않았습니다. 자녀들이 그녀를 충분히 바쁘게 했기 때문이고, 또 남편 헨리와 함께 크로스핏 게임을 하고, 장애물 코스를 달리고, 타이어를 뒤집고, 밧줄타기를 했습니다.

유방암 진단 후 처음 종양 전문의에게 방문하는 동안 엘레인은 식이요법의 중요성에 대해 물었습니다. "선생님, 말해주세요. 제가 온라인 기사로 몇 년 동안 접했는데, 설탕이 암을 키운다는 사실을 알고 있습니다. 지금 말해주시면 더 정제된 설탕을 먹지 않을 거예요."이라고 그녀는 말했습니다. "먹지 말라고 하는 것들 지금부터 당장 안 먹을 거예요."

* 럼주에 과일 주스나 설탕 등을 섞은 칵테일

그녀의 종양 전문의는 대답했습니다. “그거 알아요 엘레인? 암은 모든 것을 먹습니다. 당신이 원하는 것을 먹으세요. 항암치료는 정말 최악이에요. 당신은 지금 힘든 시간을 겪고 있고 편안해야 합니다.” 의사의 이러한 태도는 드문 일이 아닙니다. 사실, 미국에서는 치료와 생활방식을 분리하는 것이 암 치료의 표준이었습니다.

엘레인은 의사의 말을 기쁘게 받아들였습니다. 의사와의 상담 후, 그녀는 패스트푸드 식당으로 곧장 가서 큰 소다를 주문했습니다. 그날 밤, 요리하기에는 너무 피곤해서 가족 모두가 좋아하는 편리하고 편안한 음식인 피자를 주문했습니다. 다음날 아침, 눈의 피곤함을 느꼈지만, 불쌍한 자신을 위해, 직장에서 누군가가 준 도넛 한 개를 먹었고, 한밤중에는 초콜릿 컵케이크에 빠졌습니다.

그녀는 6개월간의 항암치료 기간을 보내는 동안 “앉은 자리에서 계속 먹는” 생활이 유지되었고, 과자와 정크 푸드는 그녀가 겪고 있는 것에 대한 보상처럼 느껴졌습니다. “그건 6개월간의 불쌍한 나를 위한 파티였어요.” 엘레인은 고개를 저으며 반복적으로 말했습니다.

종양을 줄이기 위한 집중적 항암 화학요법에도 불구하고, 6개월 동안 치료를 마친 엘레인의 종양 크기는 거의 두 배로 증가했습니다. 항암 화학요법 뒤에도 엘레인은 양쪽 유방 절제술을 받아야 했고, 수술에도 불구하고 종양 전문의는 엘레인이 가지고 있는 유형이 3중 음성으로 재발 가능성이 33%라고 말했으며, 3중 음성 유방암 환자는 매일 약을 복용하며 여성호르몬을 막을 수 있는 방법은 없었습니다. 엘레인은(“당신이 원하는 것을 먹으세요.”라고 말했던 종양 전문의를 통해서) "그녀가 할 수 있는 일이 많지 않다."는 말을 들었습니다.

"내가 할 수 있는 일이 정말로 없나요?" 그녀는 불신에 차 되물었습니다. 항상 능동적으로 살아온 그녀였습니다. 아무것도 할 수 없다는 것은 그녀와 잘 어울리지 않았습니다.

"음, 뭔가가 있긴 한데요……." 그녀의 종양 전문의는 밖을 살펴보며 누가 들으면 안되는 비밀이 있는 것처럼 행동했습니다. "이건 공식적으로 조언하는게 아닙니다." 그리고 그는 그녀에게 데이비드 세르반 슈라이버의 《항암》책을 찾아 보라고 말했습니다. "지금 말하는 것은 당신의 주치의로서가 아니라 친구로서 찾아보라고 말하고 있는 거에요."라고 그는 말했습니다. "이건 의대에서 가르치는 것은 아닌데, 뭔가가 있다고 믿겨져요."라고 했습니다.

이 이야기는 제가 말하는 의사들이 알고 있는 것과 환자들에게 말하는 조언 사이의 "차이"를 설명하는 정확한 예입니다. 종양학자 자신은 식단이 만성 질환의 위험에 영향을 미친다는 신념에 기초하여 완전 채식주의자가 되었지만, 그 신념을 "문서상"으로 공유하는 것은 꺼려했습니다. 영양과 암 사이의 연관성이 의학적인 근거 표준에 부합한다고 생각하지 않았기 때문입니다. 저는 항상 이런 이야기를 듣습니다. 그토록 답답한 것은 우리가 그 근거를 가지고 있다는 것입니다. 누적된 근거는 압도적입니다. 생활습관과 질병의 관계를 환자와 공유하기를 꺼려하는 종양 전문의는 환자들에게 해가 되고, 더 나아가 환자의 생존 가능성을 낮추고 있습니다.

그날 밤 엘레인의 남편 헨리는 자신을 위해, 엘레인을 위해, 각자의 부모님들을 위해, 마지막으로 가까운 가족 친구를 위해 5권의 《항암》 책을 주문했습니다. 책이 도착하자 헨리는 즉시 읽기 시작했고, 밑줄을 치고, 메모를 남기고, 포스트잇 메모를 붙였습니다. 47시간 후 그는 선언했습니다. "우리는 생활방식을 바꿔야 해." 얼마 후, 엘레인과 헨리는 와인 한 병과 디저트로 완성된 멋진 세 코스로 이루어진 저녁 식사로 결혼 7주년을 축하했습니다. 또한 자신과 자녀의 삶과 함께하는 희망, 꿈, 목표에 대해 친밀한 대화를 나누었습니다.

다음날 아침 헨리는 모든 상자, 항아리 및 가공 식품 캔의 식료품 저장실과 냉장고를 청소했습니다. "이제 끝이야. 이제 하루에 세 잔의 녹차를 마셔야 해." 그는 작은 양념병을 들고 말했습니다. "이건 강황이야. 이제 이게 우리가 가장 좋아하는 향신료야."

엘레인은 그 순간을 누군가가 그녀를 위해 해준 일들 중 가장 낭만적이었다고 표현했습니다. 또 그녀는 헨리가 그녀를 얼마나 많이 염려하는지 깨달았습니다. 그는 함께 살면서 암 생존에 도움이 될 수 있는 변화를 돕고자 했으며, 동시에 어린 자녀들이 암 진단에 직면할 가능성을 줄여주었습니다.

아직 방사선 요법을 받고 있는 엘레인은 현재 대부분 식물성 식이요법을 하고 또 새로운 크로스핏 도전을 위해 헨리와 훈련하고 있습니다. 그녀는 10분의 명상 침묵으로 하루를 시작하며, 그 시간 동안 호흡에 집중합니다. "이 방법을 통해, 나는 암으로부터 오는 중압감에서 벗어나 남은 하루를 보냅니다."라고 그녀는 말했습니다. 그녀는 이제 아침에 덜 피곤하고 약에 의존하지 않고 수면을 개선하기 위한 노력을 기울이고 있습니다. 이러한 변화로 인해 그녀는 16파운드(약 7.3kg)가 빠졌습니다. 또한 피부가 좋아지는데도 도움이 되었습니다. 더 중요한 것은 그녀가 건강을 관리하고 유지하는데 있어 자신이 능동적으로 선택할 수 있는 힘을 느낀다는 점입니다.

"저는 6개월 전 화학요법과 의사가 나를 고쳐 주겠지 하고 의지할 때와는 완전히 다른 평화로운 상태입니다."라고 그녀는 설명합니다. "누군가가 처방전을 쓰거나 내 가슴에 있는 케모포트*에 무언가를 넣어 주기를 기다리지 않습니다. 나는 매일 나에게 도움이 되는 결정을 내릴 수 있습니다."

엘레인의 치료 이야기는 많은 영감을 주지만, 그녀의 종양 전문의와의 첫 만남과 환자의 질문－생활방식이 암에 어떻게 영향을 미치는지－에 대한 의사의 반응은 아주 보편적인 일입니다.

데이비드David는 자신의 뇌암과 관련하여 마비되는 증상을 느꼈던 불안을 "가망 없는 희망"이라고 정의했습니다. 대부분의 종양 전문의와 외과의는 "치료"에 중점을 둔 나머지 불안 해소까지는 환자에게 도움을 주지 못합니다. 엘레인과 마찬가지로 데이비드는 그의 주치의가 데이비드 스스로가 자신의 생명을 구하기 위해 할 수 있는 일과 관련해서는 어떤 조언이나 격려도 할 수 없다는 사실에 엄청난 충격을 받았습니다. 엘레인의 이야기에서 알 수 있듯이, 많은 선한 의도를 가지고 있는 종양 전문 의사들은 오늘날에도 같은 패턴으로 일을 합니다. 그들은 의학적 치료 계획을 세우고 환자에게 "우리는 최

* 항암치료제를 중심 정맥에 투여하는 데 사용되는 중심정맥관의 일종

선을 다하겠습니다. 당신은 삶으로 돌아가 항상 살던 대로 사세요."라고 합니다. 이 메시지에 담긴 의도하지 않은 실망은 삶과 죽음의 차이를 만들 수 있습니다.

저와 앨리슨은, 의료계가 과학적 발견들을 좇아가기만을 기다리지는 않았습니다. 우리는 가정에서 항암 생활방식을 채택하여 지인들과 지역 사회에 적극적으로 퍼뜨리고 있습니다. 쉽지만은 않은 길이었습니다. 저는 파스타를 포기해야 했습니다(이탈리아의 국경 안에서는 신성모독적인 행동이죠). 그러나 그것은 담배를 포기하는 것만큼 어렵지는 않았습니다(대학을 졸업한 후에야 금연에 성공했습니다). 우리는 점차 채소를 더 많이 섭취하는 식단으로 변화해갔습니다(아버지가 암 진단을 받은 후부터 시작했습니다). 우리는 아이들에게 정제된 설탕을 주지 않기 위해 노력했고, 건강한 수면 패턴을 유지하기 위해 규칙적인 취침 시간을 갖도록 하기 위해 노력했습니다. 우리는 완벽하지는 않지만 항상 최선을 다하고 있습니다. 왜일까요? 간단하고 명백한 이유는 바로 이것입니다–저는 너무도 많은 사람들이 암 때문에 고통 받고 죽는 것을 보았습니다. 저는 제 아이들이 암을 피하거나 암에서 생존할 수 있는 습관을 만들어 주고 싶습니다. 그리고 저는 이 병이 환자에게 어떤 영향을 주는지 잘 알고 있으며 생존자와 그 가족에게는 투병 과정이 얼마나 어려울 수 있는지도 잘 알고 있습니다. 암은 삶 자체를 바꿔버리고 모든 부분들을 말라 비틀어지게 합니다. 모든 측면에 우리가 상상할 수 있는 모든 방법으로 영향을 미칩니다. 만약 우리가 살아가는 방식을 바꿔서 암 진단을 피할 수만 있다면, 그러한 변화를 만들기 위해 최선을 다해야하지 않겠습니까? 우리의 생활방식이 우리 아이들의 암 위험도에 영향을 줄 수 있다면 온 힘을 다해 건강해지려고 하고, 암에 대항하는 삶을 이끌기 위해 노력해야 하지 않을까요? 암을 예방하는 것 뿐만 아니라 더 중요하게는 당신의 삶을 더 좋아지게 만든다는 의미입니다.

학습된 무력감 극복하기

여전히 의료계의 대다수는 더 건강한 삶을 살 수 있는 이 메시지에 주의를 기울이지는 않지만, 저는 치료 계획에 생활방식을 통합하는 방법이 적극적으로 적용되고 있는 기관(MD 앤더슨 암센터)에서 일하게 되어 다행이라고 생각합니다. MD 앤더슨에서조차도 길고 느린 학습을 통한 성장이었지만, 현재 우리는 정상 상태에 접근하고 있다고 생각합니다. 좋은 연구 결과들과 데이터를 수집하고 이 정보가 의료 커뮤니티 및 공공 커뮤니티에 모두 제공되도록 하는 것이 중요합니다. 그러나 먼저 우리는 특히 생활방식과 건강 관리와 관련하여 만연해 보이는 "학습된 무력감"을 극복해야 합니다.

불행하게도, 자신을 잘 돌보는 것은 우리 사회에서 중요하게 여기는 행동이 아닙니다. 우리는 성공하기 위해 과로해야 한다고 생각합니다(연구 결과가 정반대 임에도 불구하고 말이죠). 일찍 잠자리에 든다거나 잠을 잔다는 것은 나약한 것이라고 해석됩니다(그렇지만 잠자는 것이야 말로 우리가 스스로 면역력을 키우는데 참여할 수 있는 방법 중 제일 중요한 치유 과정이죠). 춤이나 노래, 즉흥 연주 등을 배우기 위해 시간을 내는 것이 바보 같다고 생각하지만, 실제로 그런 모

든 행동이 몸과 건강에 유익할 뿐만 아니라 추가적으로 인간 관계도 좋아지게 만들죠.[9,10]

이제 우리는 건강과 질병이 교차하는 지점이 존재하고 있다는 것을 이해해야 합니다. 그 지점이 바로 생활방식들을 통해 암으로 진행하는 힘을 억누를 수 있음을 발견할 수 있는 곳입니다. 이곳이 바로 제가 생활하고 일하는 복잡하고도 매력적인 공간입니다.

MD 앤더슨 암센터에서의 제 일상은, 화학요법이나 방사선, 줄기 세포 이식 또는 기타 엄격한 치료를 받으며 신체적, 정신적으로 많은 어려움을 겪고 있는 환자들에게, 기존 의료 시스템과는 구분되는 단순하고 저렴한 생활방식을 가르치기 위해 우리 팀과 함께 일하는 것입니다. 우리는 암 환자들이 성공적으로 치료를 받고, 치료 효과를 극대화하기 위한 필수적인 생활방식을 조절하고, 질병으로부터 건강을 보호할 수 있도록 합니다.

예를 들어, 우리는 환자가 면역 체계를 강화하고 피로를 방지하며, 강력한 치료들에 견디고 암이 살지못하는 몸을 만들기 위해 규칙적으로 신체활동을 하는 것을 권장합니다.[11-15] 우리는 환자가 보다 편안하고 불안이나 우울증이 없이 전반적인 치료효과를 최대화하고 극대화할 수 있도록 도와줍니다. 가장 무섭고 어려운 질병 진단을 받았지만, 이는 “웰빙”을 경험하고, 좋은 건강상태를 유지하고, 또 쉼을 느끼도록 하기 위함입니다. 가장 중요한 것은 환자가 자신의 신체와 의미있는 방식으로 다시 연결되어서 그들에게 필요한 생활방식의 변화를 이루도록 하는 것 입니다. 우리가 그들에게 계속 교육하고, 스스로 지속적으로 상기시키는 사실은, 매일의 생활방식을 건강하게 선택하는 것이 전반적 건강을 극적으로 개선할 수 있다는 사실입니다.

암 위험을 감소시키고자 할 때, 이것은 여러 영역에서 생활방식을 바꾸는 것을 의미하고 또 여러가지를 함께 했을 때 시너지 효과를 내게 됩니다. 우리는 앞에서 언급했듯이 6가지에 중점을 두었습니다.[16-18] 많은 종양 학자들이 여전히 생활방식을 암 진단 후에야 비로소 변화시켜야 하는 것으로 취급하지만, 생활방식 변화의 힘을 증명하는 연구결과들이 점차 쌓여 가고 있으며 일부 주요 암관련 기관들은 이에 주목하고 있습니다. 미국 암 학회American Cancer Society와 미국 암 연구소American Institute for Cancer Research는 체중, 식이 및 신체활동 분야에서 암 예방 및 암 생존에 대한 명확한 지침을 가지고 있습니다.[19,20] 지난 몇 년 동안 발표된 많은 대규모 연구에 따르면 암 생활방식 지침을 지켰을 때 암 발병률과 사망률은 현저히 감소했습니다.[21,22] 예를 들어, 지침 중 0~2개까지만 따르는 사람들과 비교했을 때, 7~8가지 권장 사항을 따르는 사람들에게는 암 발생 위험은 12% 감소하고 사망률은 20% 감소했습니다.[5] 특정 암들에 대한 위험 감소율은 특히 높았는데, 7~8가지를 지키는 경우 대장암 발생률이 50% 감소했습니다.[5] 두경부암의 경우에는 63%의 감소율을 보였습니다. 자궁내막암의 경우 59%, 유방암의 경우는 22%입니다. 암 사망률도 마찬가지입니다. 암 예방 및 관리에 대한 지침을 열심히 지킬수록 암으로 인한 사망 감소율이 높아집니다. 일부 암의 경우 영향이 미미하지만(난소암의 경우 10%), 훨씬 영향이 큰 다른 암들도 있습니다(유방암 33%, 결장직장암 61%).

더 많은 생활방식 지침을 따를수록 암 발생과 암 관련 사망 위험이 낮아집니다.

지침 수행 전체 암 위험률

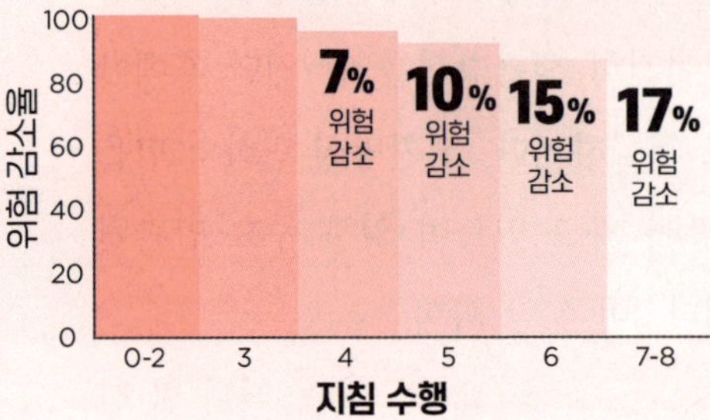

지침 수행 전체 암 사망률

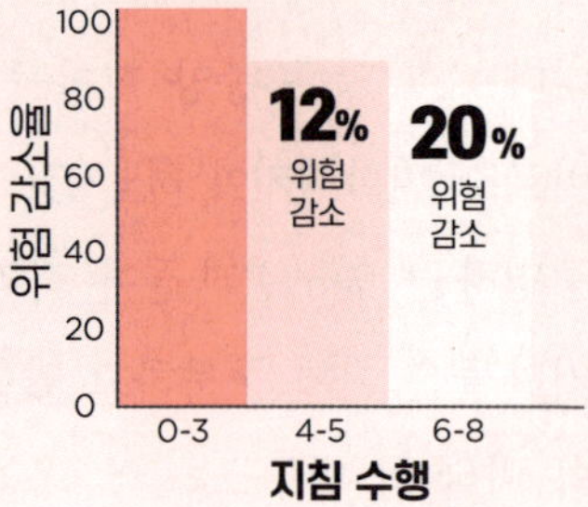

지침 수행 대장암 사망률

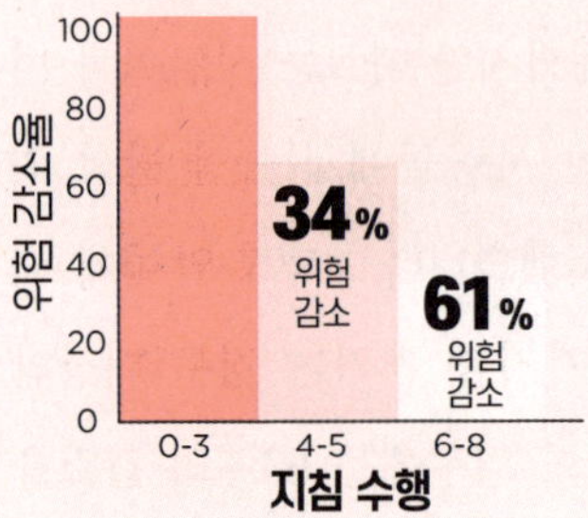

지침 수행 유방암 사망률

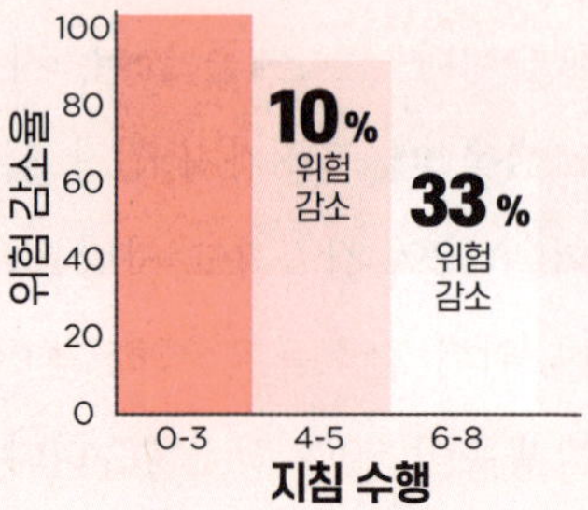

체중 관리, 규칙적인 운동, 앉아있는 행동 제한, 건강식 섭취, 식이요법, 붉은 육류 및 가공 육류 제한, 그리고 적당한 알코올 섭취를 통해 전반적인 암 위험 및 사망률이 감소합니다. 대장암 및 유방암의 경우 위험 감소율이 더 높습니다.

C. A. Thomson, M. L. McCullough, B. C. Wertheim 등. “여성 건강 조치에 대한 영양과 육체적 활동의 암 예방 지침, 암 위험 그리고 사망” 암 예방연구 7, no. 1 (January 2014): 42–53. 로라 벡맨Laura Beckman 출판사와의 협력에 의해 인용

사회적 지지, 스트레스, 수면, 식이요법, 운동 그리고 환경의 6가지 생활방식은 서로 연결되어 있습니다. 새로운 연구결과들은 그중 하나만 성공하면, 다른 영역에도 그 성공이 영향을 미친다는 사실을 보여줍니다.[23]

여러 연구에 따르면 스트레스가 모든 건강하려고 하는 의지를 방해할 수 있는 것으로 나타났습니다.[24-26] 마음 챙김, 명상과 식이조절을 결합한 프로그램은 단순한 식이 변화보다 효과적입니다. 생활방식 변화를 유지하고 질병 또는 질병 재발의 위험을 줄일 수 있는 가능성을 높이기 위해 여러 영역을 발전시키는 것이 중요하다는 사실을 과학적 연구에서 명확히 보여주고 있습니다.[22,28,29]

암 환자들은 항암 생활방식의 시너지 효과를 자신들의 삶에서 직접 경험하곤 합니다. 암 환자들은 건강한 생활습관 조정이 치료와 예후에 긍정적인 영향을 미친다는 사실을 알기 때문에 건강한 삶과 기분 좋은 삶을 연결시켜 생각합니다. 예를 들어, 어떤 유방암 환자는 자신의 인생에서 안좋았던 관계들과는 거리를 두고 이제는 자신의 핵심가치를 따라 행동하면서 인생에서 처음으로 "자유롭고 진정으로 살아있다"고 느끼게 됩니다. 채식 요법을 시작하고 정기적으로 운동을 하고 스트레스를 관리하는 환자는 자신이 현재 더 잘 자고 더 에너지가 충만하며 암을 진단받기 전보다 "무한하게 더 나은" 삶을 산다고 표현합니다. 비록 수술을 받았고 6개월의 항암 화학요법 및 6주의 방사선 요법을 받은 후에도 말입니다.

생활방식 요소들이 어떻게 이렇게 극적인 영향을 미칠 수 있는지 이해하려면 단순한 용어로만이 아닌 암을 정말로 이해해야만 합니다. 또한 과거로부터 암 치료가 어떻게 행해졌는지를 파악하는 것이 도움이 됩니다. 그럼으로써, 왜 대부분의 의학 및 과학적 자료들이 사람을 전체적으로 치료하고 예방에 집중하기보다는 암 자체만을 치료하는 것을 목적으로 삼았는지 보다 잘 이해할 수 있기 때문입니다.

희망을 위한 처방전

20년 이상 통합 종양학 분야에서 일하면서, 여러 환자들이 한 순간의 "치료되었습니다"라는 말을 듣기 위해 잔인하지만 소위 의료계에서 필수적이라고 하는 치료들을 받는 것을 많이 보았습니다. 그게 끝인 줄 알고 말이죠. 저는 이 사람들이 건강과 웰빙이 심각하게 훼손된 상태에서, 또 그들이 이제 필요한 정보 또는 활용할 수 있는 선택이 부족한 상태에서 의학적으로 중대한 암 치료의 초기 경험을 마무리하는 것을 봅니다. 그 치료로 인한 후유증이나 2차 질병으로 고통받고, 우울증, 쇠약, 만성통증을 가지며 전혀 건강하지 않게 살아가게 됩니다. 그렇지만 대부분의 사람들에게 있어서 이제야말로 치유의 실제 작업이 시작됩니다.

치료 후이지만 아직 건강하다고 볼 수 없는 이 순간은 대부분의 사람들이 중대한 갈림길에 도달했을 때입니다. 그들은 진정한 치유와 앞으로의 건강이 실제로 자신들에게 달려있음을 인식하거나, 아니면 암과 그 치료의 여파로 인해 마치 분쇄기에 갈려버리는 듯한 결과를 갖게 됩니다.

우리 몸은 도려내거나 화학물질에 노출되거나 방사선에 노출되어도 심각한 결과가 초래되지 않게끔 설계되지는 않았습니다. 하지만 반대로, 우리의 몸은 균형을 유지하고 통제를 유지하며 질병에 생물학적으로 저항하도록 설계되었습니다. 이 자연적인 측면을 촉진하는 선택들을 우리가 해준다면 말이죠.

자신의 몸을 고칠 수 있는 신체의 고유한 능력은 항암생활의 전부라고 말할 수 있습니다. 초점을 바꾸어 우리가 사는 방식이 몸의 치유능력을 촉진하는지 아닌지에 주목하는 것이 중요합니다. 암이 있던지 없던지 간에 말이죠.

의학은 어디에나 있습니다:
다이애나 린지의 놀라운 치유 경험

생활방식 변화의 치유력에 대한 생생한 예를 살펴보려면, 25년 동안 암과 함께 살았던 건강 관리 전문가인 다이애나 린지Diana Lindsay의 이야기를 들어봐야합니다. 그녀는 25년 중 거의 12년을 폐암 4기 환자로 살았습니다. 다이애나는 41세 때 암 진단을 처음 받았습니다. 1993년이었고, 그녀의 진단명은 1기 직장암이었습니다. 결론적으로 여러차례 수술을 받았고 "완치"가 되었습니다.

그 후 2006년 54세의 나이에 다이애나는 4기 폐암 진단을 받았습니다. 이번에는 암이 진행되어 폐에서 림프절, 뇌, 그리고 심장 주위 내벽까지 퍼졌습니다. 그녀는 수술이 불가능하며 치료법이 없다는 말을 듣고 호스피스 치료를 받기도 했습니다. 그러나 그녀의 주치의는 본인의 판단에 따라 전이성 비소세포폐암을 치료하는데 사용되는 표적항암제인 타세바Tarceva 치료를 하였습니다. 이 약은 표준 프로토콜이 아닌 당시에는 임상시험을 하고 있던 약이었습니다. 그녀는 또한 감마나이프 뇌 방사선 치료를 받았습니다. 다이애나는 그 두가지 치료 모두에 좋은 반응을 보였지만, 18개월후 CT 검사에서 암이 다시 자라고 있는 것이 밝혀졌습니다. 그런 다음 실험적인 정위 방사선 치료(현재는 표준 치료 옵션의 일부)를 시도하여 암의 진행 없이 9개월을 더 살았습니다. 그녀는 또한 기공과 레이키(기 치료법)reiki를 9개월 동안 시행한 결과, 마침내 수술이 가능하다는 소식을 들었습니다.

진단을 받은 순간부터 다이애나는 그녀의 생활방식에 대해 중대한 변화를 주기 시작했습니다. 무엇보다도, 그녀와 그녀의 남편이 소유한 마이크로소프트Microsoft와 같은 다국적 회사를 지원하는 마케팅 커뮤니케이션 회사를 처분했습니다. 따라서 그녀는 건강에 집중할 수 있었고 건강 보험도 유지할 수 있었습니다(당시에는 기저질환이 있으면 건강 보험을 들 수 없었습니다). 그녀는 결국 자신에게 자유를 선물해 준다는 의미로 회사를 팔았고, 그녀와 비슷한 상황에 있는 다른 사람들이 평범하게 누리지 못하는 자금을 가지게 됐습니다. 나중에 알게 되겠지만, 그녀는 이 자금을 그녀 스스로의 배움에 활용했고 더 나아가 그녀의 공동체를 위해 사용했습니다.

사업을 포기하기 전에 다이애나는 스트레스를 많이 받았으며, 하루 20시간 동안 일을 하면서 수면 시간을 줄였고, 과로를 하거나 출장을 많이 다녔고, 잘 먹고 운동하는 등의 일들을 우선 순위에서 제쳐두었습니다. 그녀는 그녀가 할 수 있는 모든 일, 즉 회사를 운영하고, 새로 태어난 손녀와 시간을 보내며, 지역 사회에 봉사하는 등을 모두 할 수 있다는 능력에 자부심을 느꼈습니다. 하지만 거의 하룻밤 만에 그녀는 아예 일에서 초연한 사람으로 변신했습니다. 계획, 실행 및 관리의 정신적 부담에서 벗어난 그녀는 열심히 몸에 대해 연구해 본 결과 이제 자신의 꿈, 몸, 그리고 치유에 필요한 행동에 대한 직관을 더 잘 이해할 수 있음을 알게 되었습니다. 그녀는 최근 제게 "나는 치유에 전적으로 헌신하고 모든 것을 포기했습니다. 나는 내 몸이 하는 말을 듣고 내게 필요한 것이 무엇인지, 더 나아지기 위해 어떻게 해야 하는지 알아내는 법을 배웠습니다."라고 했습니다. 그리고 제가 배운것은 치료방법은 어디에나 존재한다는 것입니다.

다이애나의 주치의 관점에서 볼 때, 그녀에게 적용할 수 있는 의학적 선택은 제한되어 있었습니다. 다이애나는 치유되기 위해서는 처음부터 끝까지 통상적인 서양 의학만이 치료의 모든 것이라고 믿었습니다. 그녀는 의사들을 믿었고 건강에 대한 그들의 권위를 존중했지만, 그들에게 충분한 해답이 없다는 사실을 깨닫자마자 그 벽을 넘어서기 시작했습니다. "나는 깨달았습니다. '가족과 친구도 약이고 충분한 산책과 깨끗한 공기도 약이고, 편안하고 스트레스가 없는 느낌도 약일 수도 있는 거잖아!' 약이라고 인식되는 것들이 늘어남에 따라 나는 미지의 세계를 탐험하기 시작했습니다." 의사들이 최고라고 발견해낸 의학에 이것들을 반드시 추가해야 한다는 사실을 깨달았습니다.

다이애나는 "이것이 나를 기분좋게 하는지?"라는 간단하고 직접적인 기준에 따라 일상생활방식을 선택하기 시작했습니다. 시간이 지남에 따라 그녀의 몸이 그녀에게 말하고 있는 것을 들을 수 있었고 그녀를 건강하고 강하게 하는데 필요한 것을 제공해 줄 수 있다는 사실을 발견했습니다.

4기 암 진단을 받았을 때 5년 동안 생존할 수 있는 확률은 1%였습니다. 주치의는 그녀가 3개월 안에 죽을 것이라고 생각했습니다. 다이애나는 그 확률을 무시하고 4기 폐암에서 살아남은 1%가 되려면, 자신을 치료하는 방법에 대해 가능한 모든 것을 배워야 한다는 사실을 알았습니다. 그녀는 "나는 그 시간을 낭비하지 않고, 내가 가진 것을 최대한 활용해야 했어요."라고 설명했습니다.

그게 벌써 12년 전입니다. 다이애나는 더 충만한 삶을 살 수 있었고 다른 사람들에게 새로운 건강한 삶을 줄 수 있는 길을 찾았습니다. 오늘날 다이애나는 끔찍한 암 진단 후 매일마다의 자신의 삶이 위대하고 광활하며 알려지지 않은 치유의 모험이었다고 자신있게 말할 수 있습니다. 그녀는 새로운 길을 발견하라는 소명을 깨달았다고 했습니다.

다이애나는 이런 종류의 삶의 변화를 그녀의 직업과 연결시키는 능력이 뛰어났습니다. 우리들 대부분은 우리 그리고 우리 가족들이 접근할 수 있는 일상적 건강관리 및 샅샅이 찾아낸 대안적인 것들과 관련되어 있습니다. 그녀의 열린 사고, 기꺼이 배우고자 하는 마음, 유연하고 창조적인 능력은 비즈니스 경력에서와 마찬가지로 치유 과정에서도 도움이 되었습니다. 그녀가 걸은 길은 모든 사람에게 가능한 것은 아니지만, 그녀는 그녀의 지위 그리고 그녀가 열정적으로 키운 회사에서 얻은 수익을 지역 사회에 실제적이고 건강한 변화를 만들기 위해 사용했습니다.

다이애나가 이처럼 탁월했던 이유 중 하나는 그녀의 몸이 스스로를 치유의 길로 이끌 것이라는 사실을 정말로 믿는다는 것이었습니다. 그녀는 "완치"가 불가능하다는 사실이 그녀를 절망에 빠뜨릴 수 없음을 알았고, 이로 인해 몸이 스스로 치유되는데 영향을 받지 않도록 했습니다. 그녀는 희망을 품고 헌신적으로 행동했습니다. 그녀는 스스로 배우고 자신의 고유한 항암생활 계획을 만들기 위해 배운 것을 사용했습니다. 다이애나 린지가 4기 폐암 진단을 받고 항암생활을 하여 그녀의 삶을 10년이 넘는 모험과정으로 바꿀 수 있었다고 한다면, 아직 암이나 다른 만성 질환을 앓지 않은 사람들에게는 이러한 생활방식이 얼만큼 영향을 줄 수 있을지 생각해보세요.

치료와 치유의 차이점

암은 훌륭한 선생님이 될 수 있습니다. 암은 우리 몸이 통제와 세포 수준에서 어떻게 작동하는지에 대해 가르쳐 줄 뿐만 아니라, 인체가 스스로 치유하도록 설계되었다는 사실을 알려줍니다. 같은 숨을 쉬는 몸 안에서 생성되는 암과 자가 치유의 개념에 대해 동시에 이야기하는 것은 이상하고 심지어는 지독한 아이러니라고 할수도 있지만, 제가 배운 것은 치료는 불가능해도 치유는 가능하다는 것입니다. 심각한 질병을 가지고 있음에도 불구하고 한 사람의 건강과 삶의 질이 혁신적으로 향상될 수 있습니다. 의료적으로 치료가 가능한지 여부에 관계없이 보다 나은 건강 상태에 도달할 수 있습니다.

저는 우리가 "완치"를 추구하지 않는다고 말하는 것은 아닙니다. 암이나 다른 심각한 질병을 치료할 때는 적절한 치료를 받고 추적하는 것이 필수적입니다. 그러나 여기서 논의하고 싶은 점과 이 책 전체에 걸쳐 이야기하고자 하는 내용은 우리가 우리 몸의 치유 능력에 어떤 영향을 미칠 수 있는가 입니다. 그 치유 능력은 아마 "치료"의 전반적 과정을 향상시키고, 우리가 치료법에 보다 가까이 갈 수 있는지에 대한 훌륭한 연결점이 될 수 있습니다.

제가 희망하는 것은 우리 모두, 특히 암 치료 분야에 종사하고 있는 우리 모두가 암 치료에 대해 "어떠한 방법으로든 치료한다."는 접근법의 고비용을 인지하고, 치료 및 관리에 관해 무엇이 좋은 치료방법인가에 대한 우리의 생각의 범위를 넓히는 것입니다. 종양학 세계에서 우리가 더 넓은 시야를 가짐으로써 환자의 삶을 살펴보고, 또 암 환자가 스스로 어떻게 암이나 질병의 세포 활동에 영향을 미치는지를 알고 싶습니다. 긍정적인 생활방식 습관이 암 치료에 도움이 되는 것을 알고, 치료 계획을 더 크게 통합하여 보다 나은 결과로 이어가고 싶습니다. 이를 위해서는 신체 내부의 통제 불능한 세포에 초점을 맞추기보다는 환자의 모든 측면들과 삶으로 우리의 초점을 확산시킬 필요가 있습니다.

우리가 "치료"의 성배를 찾는 일에 대한 집착을 버리고 "치유"에 먼저 초점을 맞춘다면, 근본적으로 다른 치료 방식으로 접근할 수 있습니다. 우리 스스로 또는 의사 스스로가 환자의 활동이 중요하다는 가능성에 대해 개방적인 사고를 가질 때 진정으로 변화가 일어날 수 있습니다. 치료뿐만이 아니라 치유를 강조하면 암은 과학적인 문제만이 아닌 인간의 문제가 됩니다. 제 좋은 친구이자 동료인 마이클 레너Michael Lerner 박사는 특히 암과 관련하여 치유와 치료의 차이를 이해하는 선구자로서 다음과 같이 말합니다. – 치료는 의사들이 제공하려고 하는 것입니다. 그러나 치유는 우리 안에 있는 것입니다. 우리 스스로만이 끌어 낼 수 있는 것입니다. 치유는 신체적, 정서적, 정신적, 영적으로 다시 돌아오는 과정입니다.[30]

이것은 중요한 차이입니다. 암은 완치될 수 없습니다. 적어도 의학적으로는 그렇습니다. 네! 암을 느리게 할 수 있습니다. 통제할 수 있습니다. 암이 일정 기간동안 심지어는 평생 동안 발견되지 않게 만드는 방식으로는 의학적으로 치료가 가능합니다. 하지만 아예 제거한다는 것은 거의 불가능할 뿐만 아니라 환자의 신체적, 정서적, 심리적 안녕에 대한 비용의 측면에서도 비용이 많이 듭니다. 실제로 암을 "죽이는" 것만을 목표로 하는 것은 신체의 자연치유 능력에 치명적인 피해를 줄 수 있으며, 환자를 다른 여러 가지 건강 문제에 취약하게 만들 수 있습니다. 이것이 바로 항암 생활방식이 매우 중요한 이유입니다. 우리 몸의 싸우는 능력을 극대화하여 치료의 다양한 부작용을 줄이고 결과를 개선하기 위해 자연 방어 체제를 활용하게끔 해줍니다. 우리가 암을 생물학적 수준이 아닌 세포 수준에서만 치료할 때, 치료법을 찾느라 막상 그 원인은 놓치게 됩니다.

새로운 언어 배우기

의료계의 많은 사람들이 암에 관해 이야기할 때 전쟁에 관한 언어들을 사용하곤 합니다. 좋은 의도에서 그랬을지 몰라도 이는 잘못된 인식을 심어주는 일입니다. "싸움"을 즐긴다면 두려움이 우리를 이기지 못하고, 올바른 "탄약"으로 무장된다면 실제로 이 "전쟁"에 승리할 수 있다는 등입니다.

그러나 저는 이러한 전쟁적 비유가 우리에게 도움이 되지 않는다고 생각합니다. 왜냐하면 그것은 우리가 우리 스스로 또는 다른 사람들과 전적으로 동맹을 맺기보다 우리 자신의 몸과 싸워야 하기 때문입니다. 현재 암 치료의 세계에서 사용되는 언어들은 우리를 우리 자신과 분리시켜 정신과 육체의 통찰력을 떨어지게 만듭니다. 그러나 만약 전쟁 중에 있다면 어떻게 치유를 할 수 있습니까? 끊임없이 경계하고 전투 준비를 하고 있다면 어떻게 치유할 수 있습니까? 우리는 이제 이런 유형의 언어를 사용하는 것이 실제로 도움이 되지 않으며, 치료에 대한 참여와 스스로의 몸에 부여할 수 있는 권한 강화를 방해하면서 두려움의 상태만을 지속시킨다는 것을 알고 있습니다. 2014년 미시간 대학교와 남부 캘리포니아 대학교의 연구원들은 지속적으로 암을 적으로 묘사했을 때의 영향을 조사하는 일련의 연구를 수행했습니다. 그들은 전쟁 비유를 통해 사람들이 암 위험을 줄이기 위한 행동에 적극적으로 참여할 가능성은 오히려 낮아진다는 사실을 발견했습니다.[31]

자신의 몸과의 전쟁에 임한다는 것은 우리가 회복하려 하거나 질병을 예방하려할 때의 건강한 접근법은 아닙니다. 데이비드는 모두의 몸에 암세포가 존재하지만 모든 사람에게 암이 발생하지는 않는다고 지적했습니다.[32] 우리 몸이 "적을 머물게 해준다"거나 또는 암이 발병할까 두려워하며 살거나, 심지어 건강에 해로운 습관들을 지속하면, 그것들이 불을 쌓아놓고 전쟁을 일으킬 것이라는 것도 아닙니다. 반대로 우리의 접근법은 우리 스스로를 최대한 균형 잡히게하고 효과적으로 일할 수 있도록(원래 몸이 설계된 것처럼)하고, 개인이 가지고 있는 자연치유력을 통해 애초에 그 암세포가 자라고 퍼지지 못하게 하는 것입니다.

암은 신체 내부에서 일어나는 일이기 때문에 두려움의 대상이 됩니다. 우리를 놀라게 하고 또 우리를 죽음의 공포에 가까이 가게 합니다. 왜냐면 그것은 가시적으로 일어나는 일이 아니라 우리 안에서 일어나는 일이기 때문입니다. 이는 특히 잔인한 형태의 배신감으로 경험될 수 있습니다. 우리 몸이 처음에 암이 만들어지도록 내버려 두었다면 어떻게 우리 몸이 암을 이길 수 있다고 믿겠습니까?

MD 앤더슨에서 진행 중인 종합생활방식 연구CompLife Study에서, 저는 수십 명의 암 생존자들의 일상의 선택을 통해 암과 암세포 성장에 영향을 미치거나 또는 암이 소멸되어가는 과정에 대해 이해하는 것을 봅니다. 연구 참가자이자 암 생존자인 64세 젠Jan C.은 6주간의 집중 트레이닝을 마쳤으며, 향후 참가자들에게 연구에 참여한 것에 대한 감사 메시지를 전했습니다. 그녀는 암 치료의 근본적인 변화는 그들의 삶에 접근하는 방식으로의 생존자들의 변화로부터 시작된다는 것을 알았습니다. "처음에는 나 자신의 건강을 위해 이

프로그램을 시작하고 싶었습니다. 나는 내 생활방식을 바꿀 것이라고 이미 결정한 상태였습니다."라고 그녀는 언급했습니다. "하지만 프로그램에 참여하기 시작했을 때 나는 더 많은 것을 깨달았습니다. 이제 미래에 다른 사람들이 나처럼 더 건강해질 수 있도록 도울 수 있습니다. 6주 동안의 훈련을 마쳤으므로 앞으로도 계속 최선을 다해 내가 아는 사람들이 건강하게 생활할 수 있도록 이 정보를 공유할 것입니다."

암과 관련된 모든 의심과 두려움이 있더라도, 희망차고 호기심 충만한 태도를 유지하는 것은 중요합니다. 저는 젠과 같은 많은 암 환자들과 함께 일하곤 했는데, 진단 초기의 충격을 극복하면 그들의 삶은 더 나은 쪽으로 변하곤 했습니다. 심지어 많은 환자들은 그들의 암 경험이 그들에게 일어난 가장 좋은 일이었고, 진단을 받고 치료를 거쳐 마침내 생활방식을 근본적으로 바꾸는 것이 그들이 항상 꿈꿔왔던 건강한 삶을 살 수 있도록 이끌어주었다고 말했습니다. 예기치 않은 암 진단은 당신의 삶에서 당신이 원하는 것을 얻을 수 있는 긍정적인 기회로 작용할 수 있습니다. 진정으로 스스로를 치유할 수 있게 하고 건강한 상태로 유도하는 계기가 될 수 있습니다.

예를 들면, 5년 전에 65살에 3기 유방암 진단을 받은 나이 든 심리학자 리Lee는, 항암 생활방식을 접하기 전에 인생의 가장 힘든 시간을 보내고 있었습니다. 그녀에게는 문제가 있었습니다. 잠을 자고 자신을 돌보는 일을 하려고 하지 않았습니다. 그리고 암의 심리적 부담을 세 명의 성인 아들들과 나누려고 하지 않았습니다. 그녀는 "아들들도 각자 삶에 걱정할 것이 많아요."라고 했습니다. 종합생활방식 연구를 소개받고 자신의 고민을 이야기할 자격이 있다는 이야기를 들었을 때, 그녀는 모든 것을 내려놓고 울기 시작했습니다. "이게 바로 제가 찾던 것이에요. 이것이 바로 내가 필요한 것이었는데 아직까지 찾을 수가 없었어요."라고 그녀는 말했습니다.

리의 경우 심리적 건강과 신체적 건강을 모두 포함하는 항암 처방이 그녀를 더욱 활동적으로 만들었고, 명상과 요가를 통하여 긴장을 풀고 이완되도록 해주었습니다. 결과적으로, 수면의 질이 향상되었고 그녀는 인생에 대해 더욱 감사하게 되었습니다. 그녀는 케일과 시금치와 같은 건강에 좋은 음식이 맛있다는 것과 그것들을 적절하게 요리하는 방법을 발견하였습니다. 성장한 아들들과 이러한 지식을 함께 나누면서 그들의 식습관도 바뀌었습니다. 그녀는 스스로 가족과 더 큰 공동체로부터 손을 내밀고 도움을 구할 용기를 내었습니다. 그녀는 변화를 이렇게 설명했습니다. "정말로 더 마음이 안정된 것을 온 몸으로 느낍니다. 내 마음을 돌보는 것은 내가 한발 뒤로 물러서서 무슨 일이 일어나고 있는지를 관찰하는데 도움이 됩니다. 난 무엇을 하고 있지? 내가 무엇을 해야 하나? 이렇게 생각하면 더 많은 감정을 느끼게 됩니다. 이는 정말로 창의력을 발휘하는 데 도움이 되었습니다. 이들을 일상생활에서 활용하고 내 삶이 훨씬 더 나아졌다고 생각합니다." 이제 심리학 실습을 어느 정도 마스터한 리는 몇 년 동안 그녀의 심장을 뛰게 만들었던 창조적인 일을 시작했습니다.

저는 리 같은 환자들과 교류할 때마다 겸손해집니다. 힘들고 고통스런 치료를 받고, 재발에 시달리거나, 질병의 어려움을 겪고 있음에도 불구하고 자신이 누구인지 정확히 알아가고, 그런 방법을 전달하는 사람들, 그리고 인생에서 원하는 것을 알아가는 사람들이 있습니다. 이러한 각각의 만남들로 인해 저는 "한 차원 높은 만남의 경험"을 하게 됩니다. 이런 사람들은 삶의 깊은 수용에서 나오는 특별한 에너지를 발산하기 때문입니다. 이전에는 건강에 관해 한 번도 깊게 생각해 본적이 없었지만, 암 진단을 받은 후 신체가 질병에 저항하도록 설계된 방식과 스스로 치료를 지원할 수 있는 방법을 이해하는데 열의를 보이는 환자들도 만났습니다. 암 진단은 종종 사람들에게 그들 스스로를 돌보는 것이 얼마나 의미있고 보람차며 심지어 즐거운 일인지를 깨닫게 합니다. 항암생활은 우리에게 가능성이 가득한 세상을 열어줍니다.

환자가 암 진단 즉시 자기 관리 정도를 향상시키는 것을 지켜보는 것은 매우 인상적입니다. 어떤 사람들은 치료에 참여하기 위해 일생 동안 해온 나쁜 습관들을 옆으로 치워둘 경우 더 나은 결과를 얻을 수 있다는 것을 직관적으로 알고 있는 것 같습니다(리는 이걸 아주 잘 보여주는 예입니다). 다른 한편으로, 폐암 및 두경부암 환자 중 치료를 받는 동안에도 금연하는 것을 힘들어하는 경우를 알고 있습니다. 그 습관이 치료의 결과를 나쁘게 할 것이라는 것을 알면서도 말이죠. 체중 감량을 해야만 자궁암이 재발할 확률이 줄어든다고 해도 체중관리를 우선 순위로 생각하지 못하는 여성 환자도 만나보았습니다. 이 환자들은 생존 전략과 대처 방법으로 수년 동안 사용된 본인의 견고하게 자리잡은 습관들을 포기하는데 많은 어려움을 느낄 수도 있습니다. 그 습관이 이익의 측면에서 봤을때 한계를 넘어 몸을 해치기 시작했는데도 말이죠. 때때로 우리는 이를 중독이라고도 표현하는데, 명백하게도 중독과 그에 따른 절망은 종종 질병에 이르는 과정과 복잡하게 엮여 있습니다.

암이나 다른 질병에서 절망보다 더 좋은 먹잇감은 없습니다. 왜냐하면 희망이 없으면 모든 노력을 중단하기 때문입니다. 공식적으로 모두가 그렇게 말하지는 않겠지만 종양 전문의들은 정신적 희망과 정서적 안녕이 암 생존의 중요한 열쇠라는 사실을 오랫동안 감지해 왔습니다. MD 앤더슨에 근무하기 시작한 첫 달 동안 저는 외과의사에게 전립선 암 환자의 스트레스 관리의 중요성을 연구하기 위해 수주한 연구에 관해 논의했습니다. 그는 "어떤 환자는 치료와 생활에 대해 비관적이며 슬픔을 느끼고, 친구나 가족처럼 지지해줄 사람이 없는 상태에서 내 진료실에 들어옵니다. 그 순간 나는 그 환자가 잘 이겨내지 못할 것이라는 걸 알아챕니다. 반대의 상황에 처한 환자들보다 더 빨리 사망할 것입니다."라고 했습니다.

우리가 이런 종류의 절망한 환자들과 함께할 때, 우리는 그들이 병동 주위를 산책하고 시원한 물 한 잔을 마실 수 있을 시간 동안만이라도 그들의 생각을 전환할 수 있도록 돕기 위해 노력합니다. 심지어 그들을 돌봐주는 의료인들과의 짧은 만남을 통해서도 변화를 시작할 수 있습니다. 일단 그들이 한 발자국을 떼기만 한다면 저는 최소한의 깜빡이는 희망을 찾습니다. 어떨 때는 자기 자신에 대한 믿음의 깜박거림만 있으면 됩니다. 간단한 한 두 가지 행동이면 절망의 장벽을 밀어버리는 효과가 있습니다. 어떤 사람들에게는 진정한 성공을 달성하기 전에 해결해야 할 뿌리 깊은 감정적, 심리적 장벽이 있습니다. 이 과정에서 중요한 단계는 심리적 장애물을 극복하고 더 큰 문제를 해결하는데 성공하기 위한 올바른 지지를 얻는 것입니다.

종합생활방식에서 우리의 중요한 역할 중 하나는, 환자들의 치유와 자기 이해를 돕고, 두려움과 의심 때문에 의미있는 행동을 하지 못할 때 필요한 정서적, 사회적 지지를 제공하는 것입니다. 우리는 암에 대한 자연스러운 두려움을 인정하고 연구 참여자들의 역량과 능력을 키우는 것에 보다 초점을 맞추고 있습니다.

암 진단은 우리에게 익숙하지 않고 어떻게 해야할지 모르는 격한 감정을 가져다줄 수 있습니다. 이는 어느 때보다 지지가 가장 필요한 시점으로 고립감과 외로움을 유발할 수 있습니다. 이런 측면에서 볼 때, 암은 우울증이나 불안과 같은 일반적인 정신 질환과 유사합니다. 환자는 무언가 잘못되었다는 것을 감지하지만 다른 사람들과 소통하는 방법을 잘 모르기 때문입니다. 한 환자가 설명했듯이 "나는 TV에서 본 나뭇잎으로 덮여 있는 숨겨진 함정 중 하나에 빠진 것 같은 느낌이 들었습니다. 그리고 도움을 요청할 수 있는 목소리를 낼 수 없었죠." 다른 환자들에게 고립감은 암에 대한 낙인감이나 수치심, 또는 사랑하는 사람들에게 "부담을 주고" 싶어하지 않는(리씨가 각자의 삶과 근심거리를 가진 아들들에게 부담을 주지 않고 싶어한 것처럼) 감정일 수 있습니다. 한 동료가 최근 자원봉사 활동을 같이해왔던 한 여성의 장례식에 참석했던 이야기를 해주었습니다. 그녀는 한 달간 여러 번 그 사람을 만났지만, 장례식에 오라는 전화를 받을 때까지 그녀가 대장암에 걸렸었다는 것을 전혀 몰랐습니다.

"내가 그녀에게 얼마나 좋아했는지, 그녀와 함께 일하면서 얼마나 즐거웠는지 말해줄 수 있었더라면 좋았을 텐데요."라고 한 동료가 장례식에서 고인의 동생에게 이야기했습니다. "그녀의 형제와 자매들 외에 아무도 몰랐다는 말이 슬펐습니다. 아무래도 그녀는 자신이 암 환자라는 사실이 부끄러웠나봐요."

다른 사람들과 격리되는 것은 심리적으로 부정적일 뿐만 아니라 건강에까지 해로운 영향을 줄 수 있습니다. 〈임상종양학회지*Journal of Clinical Oncology*〉에 발표된 2012년 연구는 난소암 수술을 받은 168명의 환자를 대상으로 사회적 애착의 영향에 관해 조사했습니다.[33] 이 연구는 아이오와 대학University of Iowa에서 스트레스와 사회적 영향이 질병과 질병의 진행에 미치는 영향을 연구하는 훌륭한 과학자 중 한 명이고, 친구이자 동료인 수잔 루트젠도프Susan Lutgendor가 이끌었습니다. 루트젠도프와 그녀의 팀은 두 가지 유형의 지원–감정적, 사회적 지원(타인과의 밀접한 관계)과 물질적 지원(유형의 지원을 제공하는 사람들)에 중점을 두었습니다. 그들은 수술 후 정서적, 사회적 지원이 강한 사람들이 부족한 사람들보다 오래 생존했다고 보고했습니다. 이 결과를 바탕으로 연구진은 난소암 수술을 계획 중인 여성들에게 사회적 환경지원이 부족한지에 대해 확인할 것을 권장했습니다. 그리고 지원활동과 비용이 치료와 회복과정 일부로 제공되도록 지원하는것도요.

《암을 극복하는 항암생활》에서 앨리슨과 저는 사회적 연결과 삶에 대한 충만한 접근을 강조합니다. 우리는 이것이 다른 변화들, 예를 들면 채식, 운동과 신체활동을 증가시키는 변화를 일으킬 수 있는 것 등의 기반이라고 믿기 때문입니다. 대부분의 식이요법과 새해 결심이 지속되지 않는 이유는 전반적인 생활방식과 분리되어 있기 때문입니다. 지속 가능한 변화의 핵심은 예전 방식으로 돌아가고 싶어할 때 변화를 강화시켜주는 구조와, 의지가 흔들릴 때 지원을 제공하는 구조입니다.

물론 우선 순위는 향후 여정을 위해 스스로를 교육하는 것입니다. 항암 생활방식 프로그램Anticancer Lifestyle Program의 메그 허쉬버그Meg Hirshberg가 지적한 바와 같이, 특히 암에 대해 걱정이 될 때 지식은 힘이 됩니다.[34] 우리는 당혹스러움을 행동으로 바꾸고, 의료진들과 의미 있는 관계를 맺고, 사랑하는 사람들과의 유대를 강화해야 합니다. 우리 내면에서 일어나는 변화와 건강을 느끼기 위해 해야 할 일을 이해하기 시작하면서, 침착하게 현재의 상태를 유지해야합니다. 모든 결정은 적극적으로 건강을 증진시키고 건강에 해를 끼치지 않는 결정이어야 합니다. 책을 읽고, 의사와 대화하고, 친구와 사랑하는 사람에게 어떤 길을 따라야 할지 질문할 수 있지만 올바른 답변은 항상 스스로에게서 올 것입니다.

아직까지 암 진단을 받지 않은 사람들에게는, 자신의 생활방식을 살펴보고 암에 걸리지 않는 삶의 가능성을 높이기 위해 더 건강한 선택과 조정을 시작할 수 있는 시간입니다. 건강한 체중을 유지하고, 더 많은 운동을 하고, 더 많이 채식을 선택하고, 더 나은 수면을 취하십시오. 이는 암, 심장병, 당뇨병 및 기타 중요한 상태를 유지하는 신체의 능력에 중대한 영향을 미치는 간단하지만 직접적인 생활방식입니다.[5,35-39] 이러한 경험에서 얻어진 좋은 결과들은 종종 장기적인 변화를 유도할만큼 강력합니다. 그러나 이런 변화가 어렵다면, 더 근본적인 문제를 살펴볼 차례입니다. 과거에 해결되지 않은 트라우마나, 현재 문제가 있다고 여겨지는 정서적 요소를 탐색하는 것이 중요할 수 있습니다. 정서적 또는 심리적 문제를 해결하는 데 도움이 되는 적절한 치료사 또는 동료 지원 네트워크를 찾는 것이, 당신의 장애물을 제거하는 게임 체인저, 또는 생명의 은인이 될 수도 있습니다. 여기서 저는 데이비드 세르반 슈라이버의 책의 내용을 빌려, 당신에게 제공될 수 있는 치료를 탐색할 때 매우 정직하게 평가할 것을 조언하고 싶습니다. 개개인은 모두 다양하고 서로 다릅니다. 모든 사람을 만족시키는 해답은 없습니다. 그러나 믿기 어려울지라도 어딘가에 당신을 위한 해결책은 존재합니다. 찾을 수 있습니다. 그리고 당신에게 맞는 방법을 찾겠다는 헌신적인 노력은 치유 여정의 일부입니다.

암이 있든 없든, 우리 모두는 두려움을 극복해야 합니다. 많은 사람들이 처음엔 질병에 대한 두려움 때문에 삶을 변화시키지만, 실제로 항암 생활습관을 지속 가능하게 만드는 것은 그것이 우리에게 제공하는 이익 때문입니다. 이러한 긍정적인 영향은 말 그대로 새로운 삶의 방식, 새로운 습관의 원동력이 되는 결정적인 요인이 될 수 있습니다. 기분이 좋아지고 스스로 강해지면서 자신감을 얻는 것은 항암 생활방식의 결정적인 요소가 될 수 있습니다.

3

그래서, 암의 원인은 무엇입니까?

앨리슨과 저는 정기적으로 암 생존자들 또는 자신과 가족이 암이라는 어려운 도전에 직면하지 않기를 바라는 사람들을 대상으로 항암 생활방식에 대하여 강의를 합니다. 저는 생활방식과 암을 연결하는 과학적 근거를 제시하고, 앨리슨은 이 책에서 제시한 것처럼, 생활방식을 영구적이고 지속적으로 유지할 수 있는 방법에 대한 전략을 공유합니다. 최근에 우리의 강의 후에, 유방암에 걸린 젊은 여성이 우리에게 와서 악수를 청했고, 그녀 자신의 이야기를 들려주었습니다. 작년에 그녀는 어려운 이혼소송을 겪었다고 했습니다. 두 자녀의 양육권을 위해 싸우는 동안 그녀는 직장이었던 동네 택배 회사에서도 해고되었습니다. 6개월 후, 그녀는 2기 유방암 진단을 받았습니다. "나는 한 번도 해고당했던 적이 없었어요."라고 그녀가 말했습니다. "이혼과 해고당한 것, 그 두 가지 스트레스가 내 암의 원인일꺼라고 나는 확신해요."

우리가 어디에서 강의를 하던지, 얼마나 많은 사람들이 참석했는지, 그리고 주제가 무엇이든 상관없이, 우리가 했던 모든 강의에서 적어도 한 사람 이상에게 자신이 암의 원인에 대해 이 정도로 확신을 가지는 것을 확인합니다. 분명히 해야 할 점은 일단 암에 걸리면 어떤 종류이든 어떤 단계이든 상관없이 정확한 원인은 거의 불확실하다는 것입니다. 이 책의 권장사항들은 그것들을 같이 실천한다면 더 효과적으로 암 위험을 감소시킬 것이라고 하지만, 아무도 암에 대해 면역력을 가질 수는 없습니다. 누구도 그럴 수 있는 운명을 가질 수는 없습니다.

제가 사람들에게 무엇이 당신의 암을 유발한 것 같은가 하고 물어본다면 아마도 다양한 답변을 얻을 수 있을 것입니다. 일부 사람들은 담배가 폐암을 유발한다고 말할 수도 있습니다. 이는 분명한 사실입니다. 또 다른 사람들은 방사선 또는 환경 오염 또는 암을 초래하는 바이러스가 있다고 말할 수도 있습니다. 이것들 또한 사실입니다. 그리고 최근에, 우리의 유전자와 암에 대한 이해 덕분에 많은 사람들이 "유전이요!" 하고 확신을 가지고 유쾌하게 대답하곤 합니다. 물론 이 대답도 사실이지만, 또 어떻게 보면 거짓입니다.

설명해보겠습니다.

유전자가 오작동 한다는 것은, 세포기전에서 우리가 말하는 "암성 세포"[1]가 되는 것을 허락한다는 것입니다. 그러나 이 복잡한 과정은 거의 대부분 세포 외부의 무언가, 또는 인체의 외부에 있는 무언가에 의해 유발됩니다. 이것이 바로 세포의 통제가 안되는 성장을 유발하는 유전자의 오작동이, 유전 때문인지 아니면 외부의 원인 때문인지 혼동스러운 이유입니다.[2-4]

유전 연구에 쏟아지는 연구 자금의 양을 감안할 때, 유전자는 최근 암 분야에서 가장 사랑받고 있는 연구대상입니다. 2003년 인간 유전체 시퀀싱[*] 이후, 유전자의 세포 내 행동과 그것이 암의 발달에 어떻게 기여하는지에 대한 우리의 이해에는 엄청난 변화가 있었습니다. 그러나 유전자 행동에 대한 이해, 특히 어떤 것이 유전자 행동에 영향을 미치는지에 대한 이해는 아직 초기 단계입니다. 그럼에도 불구하고 유전적인 변이가 암에 영향을 미치는 주요 원인이라는 오해가 널리 퍼져 있습니다.[5] 대중은 우리가 운이 좋으면 유전적으로 암 위험이 없는 것이고, 운이 나쁘면 DNA의 모양에 따라 특정 암이 생길 확률이 높아진다고 생각합니다. 이것은 사실과는 다른 이야기입니다. 반대로 암의 위험을 증가시키는 유전적 돌연변이를 가진 사람들에게는 좋은 소식입니다.

우리는 암을 "만들어내도록" 설계되지 않았습니다

모든 암의 5~10%만이 유전적 돌연변이로 인해 발생합니다.[6,7] 대부분의 전문가들은 5% 이내라고 생각합니다. 암 발병 위험이 높

* DNA의 염기가 어떤 순서로 늘어서 있는지를 분석하는 일

은 유전자를 가지고 태어난 사람들이더라도(예: 유방암 및 난소암의 위험 증가와 관련된 BRCA-1 및 BRCA-2 유전자), 암 발병은 결코 무조건적인 운명은 아닙니다.[8] 예를 들면 BRCA-1 유전자 돌연변이가 있는 여성들에게는 70대가 되면 55~65%의 유방암 발병확률이 있습니다(BRCA-2 돌연변이를 가진 여성의 위험도는 45%입니다). 일반 인구의 경우는 12%입니다.[8] 비슷하게 BRCA-1 유전자를 가지고 있는 여성들에게는 39%의 난소암 발병 확률(BRCA-2를 가진 사람은 11~17%의 확률), 일반 인구에게는 1.3%의 확률이 있습니다.[8]

유전자와 유전자 돌연변이에 대한 이러한 관점은 중요한 사실을 드러냅니다. 모든 암의 최대 95%가 유전적 결함으로 인한 것이 아니라는 것입니다.[6,7] 물론 일부는 우연 때문일 수도 있습니다. 그러나 대부분의 암은 우리가 통제할 수 있는 그 무언가 때문에 생겼습니다. 우리가 일상에서 매일 만드는 선택들 말이죠.[2,6,7,9]

블루큐어Blue Cure**

2010년 텍사스 휴스턴에서 살고 있었던 젊은 기업가 게이브 카날리스Gabe Canales는 세계적으로 성공한 사람이었습니다. 그는 유명한 식당, 기술회사, 부동산, 고등 교육회사 고객들을 상대하는 마케팅 및 홍보회사를 운영하고 있었습니다. 그는 매우 성공한 사람이

** 유방암의 핑크 리본과 비슷한 전립선암을 위한 비영리단체

었고, 매우 사교적이었으며 건강했습니다. 그는 정기 건강검진에서 PSA(전립선 특이 항원) 검사를 포함한 여러가지 검사를 받았는데, 의사로부터 PSA 수치가 약간 높아졌다는 연락을 받았습니다. 그래서 그는 재검사를 받았으며 PSA 수치는 좀 더 높아져 있었습니다. 그의 비뇨기과 전문의는 게이브에게 조직검사를 추천했습니다. 하지만 게이브는 그 검사가 침습적 과정*임을 알고는 거절했습니다. 그러자 의사가 그에게 좀 더 강압적으로 말했습니다. "그냥 꼬집는 거랑 똑같은 느낌이에요, 바로 일상으로 돌아갈 수 있어요."

그렇지만 게이브가 회고하길 그 검사는 꼬집는 것 보다 훨씬 더 나쁜 느낌이었습니다. 바르는 마취약 및 국소 마취는 효과가 거의 없었기 때문에, 탐침이 직장을 헤집고 다니고 전립선 절제 부위에 찍힐 때마다 그 감각을 느껴야 했다고 했습니다. "내 몸이 폭파되는 듯한 느낌을 받았는데, 이는 이제까지 인생에서 겪었던 가장 끔찍한 고통의 경험이었습니다. 나는 계속 '도대체 언제 끝나는 거야?' 라는 생각을 했고, 정말 끔찍했습니다."

열흘 후, 게이브는 병원에서 전화를 받았을 때 그는 운동복을 입고 차 열쇠를 손에 들고 집 밖으로 나가고 있었습니다. 그의 주치의는 나쁜 소식과 좋은 소식이 있다고 말했습니다. 나쁜 소식은 "전립선암에 걸렸다."는 것이었고, 좋은 소식은 "그렇지만 괜찮을 것입니다."라는 것이었습니다. 하지만 게이브에게 들린 것은 "암이 있습니다."라는 말뿐이었습니다. 게이브의 주치의는 "암세포를 제거해야 한다."며 수술이 필요하다고 말했습니다. 전립선암 수술의 부작용

* 탐침이 직장을 통해 들어가고 전립선의 미세한 조각을 잘라오는 것

에는 일시적인 발기 부전과 요실금이 있습니다. 게이브는 "나는 35세 미혼이고 앞으로 살 날도 많이 남아 있으므로 다른 선택이 필요하다."고 생각했습니다.

다음으로 찾아간 의사는 게이브에게 완전히 반대의 의견을 주었습니다. 그는 "일단 기다려 보자."라고 했습니다. 게이브는 그 의사가 자신의 암이 몸에 자라고 퍼질 거라는 사실에 거의 신경 쓰지 않는다고 생각했습니다. 그에게는 정말 그 두 가지 방법밖에 없었을까요? 삶을 바꿀 수도 있는 수술을 받거나, 아무것도 하지 않거나?

게이브 카날리스는 뉴욕에 있는 메모리얼 슬론 케터링 암센터 Memorial Sloan Kettering Cancer Center(MSKCC)에 또 다른 의견을 들어보러 갔습니다. MSKCC의 의사는 전반적으로 살펴보고는 "능동 감시"를 권장했습니다. 그는 종양을 면밀히 모니터링하면 게이브가 5년, 10년 또는 15년 동안 아무것도 할 필요가 없을 수도 있다고 말했습니다.

그나마 덜 당황스러웠지만 여전히 완벽히 만족스럽지는 않았던 게이브는 뉴욕대학교 윈스롭 병원NYU Winthrop Hospital과 스토니 브룩 의과대학Stony Brook University School of Medicine의 비뇨기과 의사인 애론 캇츠Aaron Katz를 만나러 갔습니다. 캇츠 박사는 전에는 누구도 얘기해주지 않았던 영양식단 문제를 언급했습니다. 그는 게이브가 식단을 육류와 감자에서 식물 중심의 채식 식단으로 근본적으로 바꿀 것을 권장했습니다. "그 의사가 완전히 말도 안되고, 불합리한 식단을 추천한 것은 아니었습니다. 오히려 반대입니다. 그는 스테이크와 감자를 덜 먹고 맥주와 술을 덜 마시고 신선한 채소와 과일을 더 많이 먹기 위해 의식적으로 노력하라고 했습니다. 당시에 나는 그런건 전혀 먹지 않았어요." 그는 휴스턴으로 돌아갔고 그 조언을 따르기로 했습니다.

게이브는 스스로를 교육하기 시작했으며 체중을 줄이고 균형 잡힌 몸매를 유지했습니다. 그가 정기검사를 위해 다시 병원을 방문했을 때, 혈액검사 결과 상 PSA 수치가 떨어졌다는 것이 밝혀졌습니다. "나는 그때 아하! 하고 깨달았습니다. 뉴욕에서 만난 의사가 말한 방법이 정말로 효과가 있다는 걸 말이죠. 나는 의심의 여지없이 내가 암에 영향을 주고 있다는 사실을 깨달았습니다. 나는 좀 더 알아야만 했습니다! 그래서 생활방식과 암이 어떻게 관련되어 있는지 제대로 탐구하기 시작했습니다. 이제 일상생활 중 하나는 2~3잔의 시금치, 케일, 실란트로(멕시코 고수), 할라피뇨(멕시코 고추) 등 녹색 채소를 갈은 음료를 마시는 것입니다."

오늘날 게이브는 항암 생활방식의 살아있는 좋은 예시이고, 저의 친한 친구이자 동료가 되었습니다(저는 그의 비영리 단체인 블루큐어의 자문위원으로 있습니다). 자신의 암의 "원인"이 무엇인지 전혀 알지 못하지만, 오늘날 게이브는 항암생활을 통해 자신의 목적을 찾았고 어느 때보다도 건강합니다. 그는 비영리단체(블루큐어)를 통해 전 세계의 젊은이들에게 항암생활로 전립선암을 예방할 수 있다는 메시지를 전하고 있습니다. 전립선암이 점점 젊은 남자들에게 더 많은 영향력을 행사하고 있고 미리 예방하는 것이 치료의 좋은 대안이라는 사실을 믿기 때문입니다.

보이지 않는 원인

우리는 유전적 이상이 일부 대상군에게는 큰 위협이 되긴 하지만, 암의 주범은 아니라는 사실을 이제는 알고 있습니다. 연구실에서 나와 주위를 둘러보면 실제로 두 세계에 직면하게 됩니다. 멀리 떨어져 있는, 우리에게서 좀 더 멀어질수록 덜 오염된 자연의 세계가 있습니다. 산업 혁명이 시작되기 전에 자연은 우리가 웰빙할 수 있는 필요한 모든 것을 제공해줄 수 있었습니다. 깨끗한 공기, 깨끗한 물, 풍부한 식량, 그리고 주변으로 이동할 때 볼 수 있는 아름다운 풍경까지도요. 물론 질병, 가족의 안전에 대한 위험, 자연 재해 및 기타 인간 생명에 대한 위협들이 있었지만 건강한 생존을 위한 기본적인 것들은 구비되어 있었습니다.

우리는 현대화의 정신으로 열심히 일한 결과 삶을 편하게 만들었고, 건강에 관련해서는 장수를 우선순위로 두면서도 고의는 아니었지만 환경을 오염시키고 해칠 뿐만 아니라 모든 재생의 능력을 망쳐버렸습니다. 우리 자신의 재생 능력을 포함해서 말이죠. 우리가 더 오래 산다는 것은 부인할 수 없는 일이지만, 이제 우리는 질병 예방을 희생하고 얻은 장수와 함께 와버린 여러 질병에 직면해 있습니다. 정말 아이러니하게도 말이죠! 그나마 긍정적인 면은, 우리가 그 병을 스스로 초래했다는 사실을 알기 때문에, 우리가 없앨 수도 있다는 사실입니다.

앨리슨과 저는 "화학을 통한 더 나은 삶"이라는 광고 슬로건을 듣고 자랐습니다. 이것은 1935년부터 1982년까지 "화학에 의해"

망하기 전까지, 듀폰DuPont 화학회사의 밝고 행복한 슬로건이었습니다. 당신이 그 시기에 자랐더라면, 슬로건 속 "화학"이라는 단어는 화학물질과 첨가제가 현대사회에 가져와준 모든 장점과 편의들을 포함한다는 것을 알았을 것입니다. 그러나 1980년대에 이르러서는 이 슬로건이 다소 냉소적인 문구로 여겨지기 시작했고, 세계 대부분의 국가들은 결국 화학물질로 가득 찬 세계에 사는 것이 결국 더 나은 삶이 아니라는 것을 알게 되었습니다.

이 아이러니는 암 치료에서 분명하게 나타납니다. 지난 30여 년 동안, 우리는 인공 화학물질과 암 발병 사이의 직접적인 연관관계를 확립했습니다.[10,11] 그러나 우리는 여전히 화학요법의 형태로 화학물질로부터 유발되는 질병을 치료합니다. 우리는 화학물질로 인해 아프고 화학물질을 통해 더 나아지려고 노력합니다. 그러면서 우리 몸, 건강 및 전반적인 삶의 질을 유지하기 위한 비용은 계속 늘어가고 있습니다.

그런데 만약 더 좋은 방법이 있다면 어떨까요?

이제 우리는 과학적 데이터를 통해 산업 및 환경 화학 독소로 인해 우리가 먹는 음식, 입는 옷, 일상생활에서 사용하는 제품들에 미치는 영향을 피하는 방법을 압니다.

50% 이상의 암을 유발하는 요인에 대한 몇 가지 사실은 다음과 같습니다.

- 식이요법, 좌식 습관 및 비만은 미국의 모든 암 중 30~35%에 연관되어 있습니다.[12] 남성 6명 중 1명, 그리고 여성 5명 중 1명의 암으로 인한 죽음이 비만과 관련되어 있습니다.[12]
- 담배는 전 세계 모든 암 사망원인의 약 30%를 차지하고 있습니다(미국의 담배 관련 암으로 인한 사망률은 최근 몇 년간 크게 감소했지만, 최근 개발 도상국에서 담배 관련 사망자가 계속 증가하고 있습니다).[12,13]
- 엡스테인 바르Epstein–Barr, HPV 및 간염과 같은 바이러스 감염은 전 세계 암의 15% 이상을 차지합니다(HPV 유형의 감염을 예방하기 위해 백신을 사용할 수 있습니다. 또한 엡스테인 바르 바이러스는 일부 경우에만 암을 유발합니다).[12]
- 암의 최대 10%가 방사선으로 인해 발생합니다. 여기에는 태양으로부터의 자외선이 포함되는데, 이는 피부암을 유발하며, 젊은 성인 인구에서 가장 빠르게 성장하는 암 중 하나입니다.[12,13]
- 알코올은 국가 독성학 프로그램에 의해 알려진 인체 발암 물질로 표시됩니다.[14] 알코올 섭취가 많아질수록, 두경부, 식도, 간, 유방 및 결장, 직장을 포함하여 특정 유형의 암이 발병할 위험이 높아집니다.[15,16] 2009년 미국에서 암 사망의 약 3.5%가 알코올과 관련이 있었습니다.[16]
- 환경 독소 석회질, 석탄 먼지 및 포름알데히드와 같은 물질들은 암을 유발하는 것으로 알려져 있습니다.[10,11,14] 과학자들은 명백한 경우를 제외하고는 특정 환경 독소와 암 발병 사이의 연관성을 정량화하기는 힘들다고 합니다. 예를 들면, 광부들은 호흡기암에 걸릴 확률이 평균보다 높은데, 이는 석탄먼지와 석면이 중피종을 유발하기 때문입니다.

암과 멀어지기

담배는 생활습관, 또는 중독성 있는 습관이 암을 유발한다는 좋은 예시입니다. 사회관계를 위해서건, 비밀스런 비행이건, 불안해소를 위해서건 또는 스타일 표출을 위해서건 간에, 우리는 50가지 이상의 발암 물질을 함유한 담배가 적어도 폐암 및 두경부암을 포함한 14가지 유형의 암의 주된 원인이라는 것을 알고 있습니다. 담배 하나만으로도 매년 모든 암 관련 사망의 3분의 1, 모든 폐암 사망률의 80% 이상을 차지합니다. 담배에서 발견된 물질이 어떻게 건강한 세포와의 상호작용으로 인해 암을 만드는지는 매우 복잡하지만, 담배를 피지 않거나 담배를 끊을 때 담배 관련 암 발병 위험이 크게 줄어든다는 사실은 잘 알려져 있습니다. 금연은 우리의 건강에 즉각적인 이익이 되며 이러한 혜택은 시간이 지남에 따라 누적된다는 명백한 증거가 있습니다.[17] 금연의 급격한 이익은 빠르게 실현됩니다. 합병증 및 수술 후 감염으로 인한 걱정 때문에 외과 의사가 종종 흡연자를 수술하지 않는 경우도 있습니다. 그러나 대부분의 암 수술 전문의는 수술 전 1주일 이내에 담배를 끊은 경우는 수술을 합니다.[16] 담배와 관련하여 생긴 암 진단을 받은 사람이 담배를 끊으면 생존 가능성이 높아지고 2차 암 발생의 확률도 낮아집니다. 예를 들어, 폐암 환자에 대한 10건의 연구에 대한 메타 분석 결과, 진단 당시 흡연을 중단한 사람들의 소세포 및 비소세포 폐암 5년 생존율이 각각 63%와 70%인 것으로 나타났습니다. 반대로 담배를 계속 피운 사람들 사이에서는 각각 29%와 33%의 생존율로

나타났습니다.[18] 다른 담배 관련 여러 암의 경우에도 마찬가지입니다.[16]

흥미로운 것은 흡연과 알코올 섭취 같은 서로 다른 생활방식을 결합했을 때 시너지가 일어난다는 것입니다. 담배를 피워본 사람들은 담배를 맥주 또는 칵테일과 함께하면서 피우면 맛이 얼마나 좋은지 알고 있습니다. 우리가 잘 모르고 있는 사실은, 담배와 술(간, 유방 및 소화관 관련 암과 연결되어 있음)에서 나오는 발암물질은 합쳐졌을 때 발암 효과가 더 심해진다는 것입니다.[15,19-21]

즉, 한 가지 이상의 암 관련 생활방식 인자가 함께 작용할 때 부정적인 시너지 효과가 있지만, 과학자들은 정확히 어떤 물질들이 결합될 때 암 관련 위험을 증가시키는지 아직은 측정할 수 없습니다. 과학자들이 알아낸 사실은 담배와 알코올을 병용하는 경우 암으로 발전할 위험이 두 배로 높아진다는 것입니다.[19,20,22] 담배를 피우고, 술을 마시고, 앉아 있으면서, 대부분 가공 식품으로 구성된 건강에 해로운 음식을 먹으면 암 위험이 더욱 높아진다는 것이죠.

좋은 소식은 인생의 한 영역만 바꾸면 특정 암 발병 위험을 크게 줄일 수 있다는 것입니다.[23-28] 한 가지 이상의 영역에서의 변화는 긍정적인 시너지 효과를 가져와서 암 발병 가능성을 줄이거나 암 환자의 치료 결과를 더욱 향상시킬 수 있습니다.[23-28] 로스엔젤레스 캘리포니아 대학의 의대교수인 스티브 콜Steve Cole은 "우리의 몸이 외부 세계와 근본적으로 분리된 안정적인 생물체라는 것은 구태의연한 생각입니다. 분자 수준에서 우리 몸은 외부 물질에 대해 우리가 아는 것보다 더 유동적이고 투과성을 가지고 있습니다."라고

말합니다.[29]

우리는 누군가의 특정 암을 유발하는 원인을 정확히 알 수 없습니다. 하지만 위험을 감소시키는 요인과 암의 성장 속도를 늦추고 확산을 방지하기 위해 적극적으로 수행할 수 있는 변화에 대해서는 답을 이미 알고 있습니다. 암의 독특한 진행 과정에 대한 우리의 지식을 쌓는 것은 우리가 보다 논리적으로 대처하는데 도움이 되고, 암에 직면하지 못하게 하는 두려워하는 마음을 제거합니다. 이제 우리는 이 질병과 직접 대면하여 진행을 막고 건강회복을 위한 조치를 취할 수 있을 만큼 암에 대해 충분히 알고 있습니다.

4

암세포의 불멸에 대한 탐구

하나의 세포, 그게 전부입니다. 정상적인 미세 세포 하나가 붕괴되고 일련의 과정이 발생하면 시간이 지남에 따라 암으로 발전할 수 있습니다.[1] 우리 각자는 37.2조개의 복잡하고 다양한 세포로 구성된 별자리 같은 존재입니다. 대략 70년 동안(전 세계인의 평균 수명) 세포들이 설정된 대로 작동한다는 사실은 다소 인상적입니다. 그러나 광대한 밤하늘에 있는 별들처럼 때때로 이 세포들 중 일부는 불가피하게 설정된 배열에서 빠져나옵니다. 이러한 세포 손상은 얼마나 자주 발생할까요? 아무도 모릅니다. 그러나 세포 손상 또는 초기 암세포의 분자 탄생이 우리가 인지하는 것보다 더 자주 발생하는 것을 알 수 있습니다. 별똥별처럼 돌연변이 세포가 발생하고 우리 몸이 반응하게 되면 비정상적인 세포는 스스로 파괴되거나 적절한 세포 조절 기전을 통해 파괴됩니다. 한편, 우리는 이러한 복잡한 내부 과정으로 인해 암이 생기지 않는 것이라는 것을 인지하지 못하고 단순히 하루하루를 살아갑니다. 그러던 어느 날 한 세포의 DNA가 손상되고 그 손상된 DNA가 복제되기 시작하면 더 많은 DNA 손상을 유발하고, 새로운 나쁜 세포 집단이 발생하고, 무언가 헤아릴 수 없는 것들이 우리 안에서 통제되지 않고 성장하게 됩니다. 하나의 작은 세포가 더 이상 유전적으로 설정된 규칙을 따르지 않고 분열함으로써, 우리는 암과의 경쟁을 시작합니다. 그 세포는 감사하게도 스스로 죽거나 또는 다른 면역 시스템들에 의해 파괴되지 못하고 자라나 버리기 시작합니다.

모두가 암에 걸리지는 않겠지만 우리 모두는 몸 안에 암이라고 부르는 덩어리가 될 가능성이 있는 돌연변이 세포, 오작동하거나 비정상적으로 성장하는 세포를 가지고 있습니다. 그렇다면 왜 모두 돌연변이 세포를 가지고 있는데도 모든 사람이 암에 걸리지 않을까요? 답은 복잡하지만 결국 세포를 유지하는 내부 생물학적 시스템으로 귀결됩니다. 세포 자체의 과정, 주변 세포 및 미세환경의 물질뿐만 아니라 면역계와 신체의 다른 시스템과의 반응이 포함된 과정입니다.[2,3] 돌연변이 세포는 들키지 않고 유지되면 암세포 성장을 촉진하는 미세환경을 만들기 시작합니다. 신체의 자연 방어 시스템이 스스로 일을 하기 힘들어지는 상황이 되면, 암을 방어하는 것이 점점 어려워집니다.[4]

암의 대기 전술

암세포가 감지 가능한 크기로 분열하고 성장하기까지는 대략 5년에서 40년이 걸립니다.[5] 암이 커지기까지 우리 수명의 절반이나 걸린다면, 이것은 중년 또는 말년에 진단된 암이 초기 사춘기 이후부터 숨어있을 수 있음을 의미합니다. 저는 제가 십대시절 성장하면서 했던 위험하고 부주의한 행동들에 대해 고개를 젓곤 합니다. 흥미로운 점은 암이 몸에서 그렇게 긴 시간 동안 자랄 수 있다는 사실은, 우리 몸이 암의 성장을 막을 수 있던 기간 동안에는 암이 우리 몸에 해를 끼치지 않는다는 것을 의미합니다.

이 논리의 전개에 따른다면, 암이 있음에도 불구하고 우리에게 해를 끼치지 않도록 하는 몸이 암의 증식 및 성장 능력을 통제하는 과정에 참여하는 능력을 어떻게 키울 수 있을까요? 이처럼 증식하는 돌연변이 세포를 몸에 살지 못하도록 하고, 그 세포들에 저항할 수 있도록 몸을 강하게 만드는 것은 어떨까요? 암을 걱정하는 우리들에게 예방의 핵심은 암이 조용하게 수동적으로 행동하게끔 만드는 것을 의미하는 것은 아닐까요? 반딧불을 병에 담아 가둬두는 것처럼, 말썽부리는 세포들을 초기에 잡아 버리는 것이 좋지 않을까요?

암은 조기에 포착되는 것이 중요합니다. 왜냐하면 암이 더 오래 진행될수록 암이 신체의 다른 부분들에 "씨앗"을 뿌리는 "전이"라고 불리는 과정이 발생할 위험이 커지기 때문입니다. 세포가 원래 조직에서 분리되는 경우, 그 세포는 세포 사멸 프로그램인 아노이키스 anoikis라 불리는 과정을 거쳐야 합니다. 아노이키스는 '집이 없는' 이라는 뜻입니다. 아노이키스 과정은 세포가 원래 있던 자리에 있도록 합니다. 그러나, 살아있는 종양세포는 전이될 때 그 과정을 효과적으로 피할 수 있습니다. 일단 암세포가 신체의 자연적인 세포 사멸 과정을 피하여 자유롭게 순환하는 세포가 된다면, 그들은 "식민지화"를 하기 위한 새로운 집을 찾습니다. 이 단계에서는, 치료해야 하는 돌연변이의 돌연변이가 있기 때문에, 치료가 특히 복잡하고 어려워집니다. 암이 성공적으로 전이되면, 종종 초기에 치명적인 진행을 유발시킨 최초의 암은 사라지고 환자가 이차적으로 생긴 질병의 변형으로 사망하는 경우를 보는 것은 드문 일이 아닙니다. 그렇기 때문에 전이를 예방하기 위해 생활방식 변화 및 조기검사와 같은 초기의 개입이 매우 중요한 것입니다.

조기검사는 이러한 노력의 최전선에 있습니다. 이와같은 검사법이 개선됨에 따라 수많은 암 환자의 생존율도 향상됩니다.[6] 전 세계의 많은 실험실들은 더 나은 조기 발견을 위해 순환 암세포circulating cancer cells 단백질 또는 DNA를 탐지하기 위한 혈액 기반 검사법을 개발하기 위해 노력하고 있습니다.[7] 이런 방법들은 치료 후 환자에게도 저비용 혈액검사를 통해 단순하게 그들의 상태를 모니터링 할 수 있도록 도움이 될 것입니다. 예를 들어, 퍼듀Purdue의 한 팀은 집에서 할 수 있는 임신 테스트기처럼, 간단히 시약종이를 사용한 자궁경부암 검사법을 개발 중입니다. 자궁경부암은 조기에 발견했을 때 치료에 매우 잘 반응하지만 시간이 지나면 치명적일 수 있는 암이기 때문입니다.[8] 또한 다른 암들을 보다 간단하게 발견하기 위한 검사법들도 개발되고 있습니다.

암이 조기에 발견될수록 더 쉽게 통제되고 장기적으로도 더 나은 결과를 가져올 것이라는 것은 의심의 여지가 없습니다. 그렇지만 애초에 예방할 수 있다면 어떨까요?

이제는 과학을 기반으로 한 공동체로서, 하나의 세포가 손상되기 전에 또는 손상된 후에도 그들의 성장을 조절하기 위해 우리가 무엇을 해야 할 것인지에 대해 집중할 시간입니다.

암 치료의 간략한 역사

잠깐만 역사를 살펴보더라도, 종양 생물학을 이해하는 데 우리가 얼마나 발전하여 왔으며 이것이 암 치료에 대한 접근 방식을 어떻게 변화시켰는지를 보여줍니다. 제가 희망하기로는 항암생활이 실제로 무엇인지에 대한 더 많은 이해가 요구되고 있는 이 시대에 이런 역사가 지속되는 것은 중요합니다. 우리는 이 혼란스러운 질병에 대해 우리 스스로가 영향을 미친다는 사실을 충분히 이해하고 있습니다.

인류의 시작부터 암은 우리와 함께 있었습니다. 기원전 400년경 "현대 의학의 아버지" 히포크라테스는 암을 "게", 그리스어로는 "카르키노스karkinos"로 묘사했습니다.[9] 의사학자 하워드 마르켈Howard Markel은 히포크라테스가 악성 종양 성장을 설명하기 위해 "게"라는 단어를 선택한 것이 현명하다고 했는데, 이 단어는 여러 가지 면에서 암을 적절하게 묘사하기 때문입니다. 큰 암세포들의 덩어리들은

조기에 발견된 암: 양날의 검?

암의 조기 발견에는 논란의 여지가 있습니다. 치명적이지 않은 암에 대해서조차 불필요하게 공격적인 치료를 할 수도 있기 때문입니다.[10,11] 종종 이러한 질병은 "전 암성" 상태로 보다 정확하게 분류되며, 이러한 세포를 치료하지 않은 상태로 그냥 두면 이상이 발생하거나 사망에 이르게 될 수도 있다는 정확한 과학적 또는 의학적 근거는 없습니다.[12] 예를 들어, 현재 전립선암 조기 발견의 위험과 이점에 대한 논쟁이 진행되고 있습니다.[11] 보통 전립선암은 매우 천천히 자라기 때문에, 수술 또는 방사선 또는 화학요법이 필요하지 않습니다.[13] 하지만, 일단 암이 발견되면, 환자의 삶의 질과 전반적인 결과에 상관없이 암을 절단하거나 독살하거나 태우는 것이 우리의 의학적인 "표준"입니다.[12] 최근 연구에 따르면 위험이 낮은 전립선암을 가진 남성의 경우 전립선암 치료가 그들의 생존율에 대한 영향이 없다고 말합니다.[14,15] 그러나 수술 또는 방사선으로 치료받은 사람들은 영구적인 발기 부전 및 요실금의 위험과 같은 의도하지 않은 부작용을 감당해야 합니다.[16,17] 초기 유방암의 형태(관상피내암종)로 진단된 여성들에게도 유사한 상황이 나타나기 시작합니다. 치료하지 않았을 때 신체의 자연 방어가 이 질병을 통제할 수 있을 것인지 또는 0기를 넘어 진행될 것인지에 대한 증거는 없습니다.[18,19] 실제로, 영국과 미국의 연구자들은 현재 이 암이 치료가 필요한지 여부를 조사하기 위한 연구를 수행하고 있습니다.[20,21] 일부 유방암 전문가들은 이러한 초기 암이 암으로 분류되지 않아야 한다고 제안하기 시작했습니다. 생활방식이 암을 억제할 수 있다는 근거를 더 많이 수집함에 따라 초기 암에 대해서는 항암생활 습관 처방을 통한 "활동적인 감시"가 표준적인 1차 치료법이 될 것입니다.

정말 단단하고 다루기 힘들며, 종종 게의 껍질처럼 붉어지기도 하기 때문입니다.

그 덩어리가 건강한 조직들을 밀어내며 유발하는 심한 통증은 게가 물었을 때의 날카롭고 찢어지는 고통과 비슷합니다.[22] 히포크라테스 시대에는 종종 피부가 파열될 때까지 암이 발견되지 않았습니다. 의사들과 호기심 많은 과학자들이 이 심각한 덩어리를 분석하기 시작했을 때, 그들은 병든 세포의 단단한 용암 같은 흐름과 세포에 연료를 공급하는 혈관들이 강처럼 흩어지고 건강한 세포를 움켜 쥐는 방식을 게가 끈기 있게 잡고 있는 모습과 비슷하다고 했습니다. 이렇게 암이 오랜 세월 동안 관찰되었던 방식은 일반적으로 의료분야에서 이 세포 집단에 어떻게 접근하는지에 대한 생생한 도면을 제공합니다. 그러나 한 가지 사실은 여전히 남아 있습니다. 놀라운 의료 발전에도 불구하고 암은 여전히 전 세계 사망의 주요 원인 중 하나입니다. 암은 인간에게 세포 수준의 경험일지 모르지만, 현대 의학이 얼마나 치열하게 이해하려고 노력하고 있는지를 보면, 암의 지속성은 인간의 삶이 지구에서 진화한 방식과 관련이 있을 수도 있습니다. 특히 젊은 성인과 어린이들 사이에서 특정 암 발생률이 계속 높아지고 있다는 점을 감안할 때, 우리의 일상생활 선택이 우리를 이러한 질병에 더 취약하게 만드는지 관점을 바꿔 생각해 볼 때가 되었습니다.

2천년 전 히포크라테스가 살던 고대 그리스에서 암 환자들은 고통스럽고 잔인한 죽음을 맞을 것이라고 예상하곤 했습니다. 현재 우리가 완화치료라고 부르는 것은 고통과 불편함에 있어서의 특별한 관리인데, 그 당시에는 이것이 사용할 수 있는 주 치료, 또는 대부분의 경우 유일한 치료였습니다. 외과적 치료도 때때로 시도되었지만 19세기 중반 발전한 마취법은 아직 출현하기 전이고, 감염을 예방하기 위해 살균과 같은 기술을 사용해야 하는 필요성을 이해하기 전에 이뤄졌던 수술은 너무도 야만적이고 위험했습니다. 그러나 그리스에서 발견된 일부 고대 의료 기록에 따르면, 수술을 시도해 종양 절제 후 생존한 환자는 식이를 바꾸고 회복을 촉진하기 위한 특별한 운동요법을 시행해야 한다고 했습니다. 이것은 현대 의학이 출현하기 전에도 생활방식이 환자의 수술 후 결과에 대해 긍정적인 영향을 미쳤다는 첫 번째 증거입니다.

19세기 중후반에 마취가 발명되면서 종양의 외과적 제거가 치료의 중심이 되었습니다. 이것은 100년도 넘게 암을 위한 치료법으로 자리잡았으며, 대부분의 암(한 번 절제된 것 조차도)은 언젠가는 다시 재발될 것이라는 사실을 알면서도 여전히 이 치료법은 유지되고 있습니다. 암 수술은 공격적인 경향이 있습니다. 대부분의 암 외과의사들은 가능한 많은 병든 세포들과 주변 조직을 잘라내야 한다는 목표를 가지고 가혹한 수술들이 이뤄지곤 했습니다. 수술이 공격적일수록 암이 재발할 가능성이 적다는 생각 때문이었습니다. 불행히도, 이것은 너무나도 잘못된 사실입니다. 예를 들어 유방암 환자는 공격적인 수술을 받게되면 병에 걸린 유방 뿐만 아니라, 땀샘과 림프절, 인대와 근육을 잃게 됩니다. 이 환자에게 수술에 대한 의미는 몸의 일부를 잃고, 장애가 되거나 몸의 모양이 변형되어 삶의 질을 회복할 수 없게 된다는 의미입니다. 그러나 그 후에도 여전히 재발할 가능성이 높습니다.

20세기 초, 방사선이 발견되었으며, 이는 암의 원인이 되기도 하고 치료법도 된다는 사실이 알려졌습니다. 암세포는 너무 빨리 자라기 때문에 건강한 세포보다 방사선에 취약합니다. 그러나 방사선은 효과가 있었지만, 암 주변의 건강한 조직을 보호해주지는 못했기 때문에 부수적인 손상을 피할 수 없었습니다. 초기 방사선 치료를 받은 환자는 몸 안과 밖의 심각한 화상으로 고통 받았고, 이로 인해 많은 2차 질병이 발생했으며, 그 중 상당수에서는 부작용이 심각했습니다. 다시 말하지만, 이러한 많은 환자들의 삶의 질은 치료 초기의 공격적인 치료로 인해 크게 손상되었습니다.

제2차 세계대전 후 화학전쟁에서 사용된 겨자 가스(독가스의 일종)가 암세포를 죽이는 것으로 밝혀졌을 때부터 화학요법의 시대가 시작되었고, 그로 인해 관해(질병이 호전되거나 소멸된 상태)가 늘어날 것, 그리고 암 전이(암세포가 다른 신체 부위로 퍼지는 것)를 예방할 수 있을 것이라는 희망이 생겼습니다.[23]

1971년 국가 암 관리법이 통과되어 암 연구에 3년간 1.5억 달러가 할당되었습니다. 이때 암이 국가 공중보건 위기항목으로 처음 등록되었습니다.[24] 그리고 우리가 현재 가지고 있는 치료의 방법들을 만들어낸 장기간 연구 결과들, 많은 환자 정보기록들, 그리고 풍부한 임상 자료들은 훌륭했다고 말할 수 있습니다. 지난 50년 동안 끔찍한 부작용이나 2차 질병의 발병을 최소화 시키자는 목적을 가지고 다양한 암에 대한 우리의 접근 방식이 구체화 되었습니다.

그 후 40년 동안 보통 함께 사용되곤 하는 수술, 방사선 및 항암 화학요법이라는 세 가지 치료 방식이 암 치료의 표준이 되었습니다. 이 복합적인 접근법을 채택하면서 암 생존율이 급상승하고 특정 소아 백혈병이나 초기 갑상선암과 같은 일부 암이 치료 가능한 암으로 여겨지기 시작한 시대로 이동했습니다. 1990년대에는 많은 암의 발병률이 감소했지만, 소화기암(결장, 직장 등)과 바이러스 관련 암(간암 또는 구강암 등)은 젊은 성인들 사이에서 증가하고 있었습니다. 점점 더 많은 사람들이 암을 가지고도 오래 살고 암에 대해 더 공개적으로 이야기하기 시작하면서, 이 질병이 우리에게 미치는 영향에 대한 인식도 넓어졌습니다.

2018년 현재, 암 생리학의 많은 발전에도 불구하고 수술, 방사선, 항암 화학요법은 대부분의 암치료의 주요 3대 치료로 남아 있습니다. 그러나 몇 가지 중요한 변화가 있었으며 주목할 가치가 있습니다. 새로 개발된 표적치료법과 면역요법은 암 치료 환경을 변화시켰습니다. 심지어 수술조차도 보다 구체적인 접근 방식을 취합니다. 예를 들어, 1990년대 이래로 유방 보존술lumpectomy 같은 덜 침습적인 수술도 공격적인 수술만큼 효과가 있다는 것이 밝혀지면서 공격적인 유방 전절제술mastectomy의 비율은 줄어들었습니다. 심지어 최근 동향을 살펴보면, 암 환자의 수명을 연장시키는 것뿐만 아니라 삶의 질을 보존하는 것에도 더더욱 중점을 두고 있습니다.

새로운 치료로 주목되는 유전자 연구동향

2003년에 인간 유전체의 성공적인 시스템 분석이 완료된 후, 홍미롭고 새로운 암 치료의 시대가 열렸습니다.[25] 유전자 생태 및 기능을 구체적으로 살펴보면, 훨씬 더 정교하고 미묘하고 가장 중요하게는 개인 맞춤화된 관점에서 암을 살펴볼 수 있게 되었습니다. 인간의 유전자가 실제로 작동하는 것을 볼 수 있게 됨으로써, 종양 분야에 종사하는 우리들은 똑같은 암은 없으며, 표준치료 방법의 세 가지(항암, 수술, 방사선)가 집중적인 치료가 아닌 너무 광범위하고 다소 무작위적이었다는 사실에 대해 충격을 받았습니다. 다시 말해, 우리가 아주 작은 현상을 큰 망치sledgehammer로 다루고 있었다는 문장이 과장된 것이 아니었습니다. 그러나 이 사실은 또한 2003년 이전에는 암을 만드는 미묘한 유전자 변화들에 대해 이해하는 것이 얼마나 불가능했던 일인지에 대한 반증이기도 합니다.

이제 인간 유전체의 완전한 지도 덕분에 유전자 기능을 모니터링하고 일부 암을 포함하여 여러 가지 다른 만성 질환과 관련된 유전자 활동을 식별할 수 있습니다. 현재 과학자들은 유전자 발현과 유전자 조절이 세포가 질서있게 복제되도록 책임지고 있고, 유전자 조절의 결함이 암의 주요 원인이라는 것을 이해합니다. 과학자들은 또한 항암생활의 기초가 되는 6가지 생활방식이 유전자 발현과 조절에 영향을 미치고, 돌연변이 세포의 유발 과정에 어떤 영향을 미치는지를 밝혀 내기 시작했습니다.

세포 의학 분야의 선구자들은 암 성장의 주요 생물학적 과정을 보다 정확하게 이해하는 것을 목표로 삼고 있습니다. 물론 이것은 아직 발전하는 분야이며 끊임없이 발견되는 새로운 기전과 목표들이 있습니다. 그러나 현재까지 알려진 주요 경로 중 일부를 검토하면 돌연변이 세포가 어떻게 돌연변이 세포 집단이 되고 궁극적으로 숙주의 생명을 위협할 수 있는지 이해하는 데 도움이 될 것입니다. 이러한 이해는 우리의 생활방식 선택이 어떻게 다양한 암의 진행과정에 영향을 미치는지, 그리고 우리 몸이 가능한 최대로 어떻게 암 성장을 막을 수 있는지 보여줄 것입니다.

인간 유전체의 시스템 분석이 완성되는 동안, 2000년 스위스 연구자 더글라스 하나한Douglas Hanahan과 로버트 웨인버그Robert Weinberg는 암세포의 발달과 진행에 대하여 훌륭하고 깔끔한 이론을 제공하는 논문을 발표했습니다. 하나한과 웨인버그는 그 논문에서 암의 성장을 위한 6가지 핵심 요소를 "암의 특징들Hallmarks of Cancer"이라고 불렀습니다.[26]

1. **증식신호 유지**: 정상적인 통제 신호를 회피하여 무제한으로 증식하는 암의 능력
2. **암 성장 억제인자 차단**: 성장을 억제하는 유전자를 우회하여 무제한 성장을 계속함
3. **세포사멸 저항**: 정상적인 세포자살 과정을 피하는 암의 능력
4. **무한 세포분열**: 세포가 "불멸"상태가 되고 계속 증식할 수 있도록 속이는 효소를 발현하여 몸의 시스템을 속임(정상 노화 과정의 일부인 텔로미어 손상 방지)
5. **신생혈관 형성**: 종양에 영양을 공급하는 새로운 혈관의 형성
6. **침윤과 전이 활성**: 암세포가 몸을 자유롭게 순환할 수 있게 하는 과정

몇 년 후, 하나한과 웨인버그는 기존 모델에 주목할만한 두 가지 특성을 추가했습니다.[3]

- **세포 에너지 활동 조절 장애**: 암세포가 비정상적인 신진대사로 에너지 사용을 최대화하는 방식
- **암 면역억제 차단**: 암세포가 계속 성장하고 확산되고 면역 시스템에 의해 제어되지 않도록 하는 과정

이후 그들은 또한 암이 자랄 수 있게 도와주는 특성을 추가했습니다.[3]

- **유전자 불안정 및 돌연변이**: 암세포의 유전적 특징을 바꾸어 "몸을 보호하는" 세포들로부터 자신들을 보호하는 특징
- **종양 촉진 염증반응**: 종양에 영양을 공급하고 지속적으로 성장하기 위해 염증성 질환을 발생시키는 암의 능력

각 영역에 대한 자세한 내용은 부록에서 더 자세히 살펴볼 수 있습니다. 6가지 항암생활 요소들은 적어도 이 특징들 중 하나, 또는 여러 가지에 영향을 미치는 것으로 밝혀졌습니다.[27-42] 즉, 우리가 삶에서 선택하는 것들이 암이 신체에서 성장할 것인지 또는 소멸될 것인지를 결정하는 복잡한 생물학적 과정에 영향을 줄 수 있다는 것입니다. 암의 성장에 영향을 주는 특징 중 4가지는, 우연하게도 우리의 삶의 방식과 가장 관련성이 높고 많은 근거가 존재하는 분야인 확산 신호, 침윤 및 전이 활성화, 면역기능 억제 및 염증 촉진

입니다.[38-40,43-45] 첫 번째 돌연변이 세포이던지 아니면 이미 암을 형성한 세포 덩어리던지 관계없이, 목표는 암이 거주하고 있는 미세 종양환경을 변화시켜 최대한 성장을 막고 살지 못하게 하는 것입니다.

이 "특징"들은 유전자, 유전자 발현 및 암에 대한 이해가 깊어짐에 따라 계속 변화되고 수정됩니다. 그러나 암을 연구하는 사람들에게는 암 성장의 기본 기전적 특징을 이해한 덕분에 우리 모두가 보다 효과적으로 암 치료에 접근할 수 있게 해주는 매우 중요한 청사진을 제공했습니다.

각각 특징들의 상대적 중요성에 대해서 과학자들 사이에 합의한 점이 없다는 것에 주목하는 것도 중요합니다. 우리가 직면하고 있는 또 다른 도전은, 한 장기에 한정된 암이라도(예: 유방암) 모든 암은 각기 다른 특징을 가진다는 것입니다. 그래서 다른 생물학적 과정들이 어떤 암에는 다소 중요한 역할을 할 수도 있고 덜 중요한 역할을 할 수도 있습니다. 또한 질병의 주요 "운전자"인 생물학적 과정 즉, 유전자 이상 및 유전자 기능과 질병 발생과 함께 발생하는 과정인 "탑승자"를 구별하는 것도 어렵습니다. 또한, 암에 대한 우리의 관점은 빠르게 변하고 있습니다. 과거에 중요하다고 생각되었던 것들은 옆으로 밀려났고, 알려지지 않았거나 무시되거나 기각되었던 것들이 받아들여지고, 새로운 생물학적 과정이 지속적으로 발견되며 추가 치료로서 연구되고 있습니다. 이것이 과학의 발전입니다.

과학자들 사이에서 이러한 합의의 결여가 실제 생활에서 어떻게 나타나는지에 대한 예시가 있습니다. 주다 포크만Judah Folkman은 2007년 통합암학회Society for Integrative Oncology 연례 회의에서 기조 연설을 했는데, 여기서 그는 영양 공급을 유지하기 위해 새로운 혈관형성을 하는 암의 능력인 신생혈관에 대한 초기 연구에 자금을 확보한 경험에 대해 얘기했습니다. 암이 어떻게 새로운 혈관을 생성하여 영양공급을 받는지에 대한 이론입니다. 그는 국립보건원National Institute of Health, NIH 검토위원회의 연구비 검토 결과를 보여주었습니다. 한 검토자는 다음과 같이 말했습니다. "세계에는 신생혈관 생성 같은 이상한 아이디어를 믿는 사람이 단 한 명뿐입니다. 그건 바로 이 연구자금을 신청하는 당신입니다." 더 말할 것도 없이, NIH는 자금을 지원하지 않았습니다. 그러나 그는 멈추지 않았습니다. 그는 신생혈관 형성 과정이 암세포가 증식하는데 중요하다는 것을 증명했으며, 그의 발견으로 인해 다양한 암과 심혈관 질환 및 황반병변과 같은 다른 질병을 성공적으로 치료하는 여러 약물이 개발되었습니다.[46] 포크만의 발견은 암에 대한 특징을 기술한 논문에 매우 필요한 자료가 되어 주었으며, 암 연구 분야가 세포 수준과 분석적인 관점에서 포괄적인 암 연구를 추구할 수 있는 훌륭한 모델을 제공했습니다.

보다 표적화된 치료 접근법으로 이동한 최신 동향

개개인별 암 성장에 대한 더욱 섬세한 이해가 이루어지면서, 새로운 치료법과 발견들이 계속되고 있습니다. 암은 변신의 대가이기 때문에 보다 개별화된 접근 방식은 매우 중요합니다. 이것이 바로 암 치료에 있어서, 특히 암세포 박멸에 대한 단일 접근 방식one-size-fits-all

이 성공적이지 못한 이유입니다.

표적 암 치료요법으로 알려진 새로운 약물 요법은 엄청난 가능성을 보여주고 있습니다.[47] 이러한 요법은 분자 수준에서 작동하며 암세포의 고유한 특정 유전적 이상을 목표로 하여 보다 정확한 치료를 제공하고 암세포 성장을 제한합니다. 그들이 "목표"하는 것은 암의 고유한 특정 유전적 이상과 그에 대한 "운전자"인 유전자 행동을 조절하는 단백질입니다. 세포단계에서 치료함에 따라 기존의 화학요법보다는 건강한 세포들에게 해를 덜 미칩니다. 그러나 이러한 표적 접근법 조차도 피부 상태와 같은 소소한 문제들부터 심장병, 대사 장애와 같은 더욱 심각한 문제까지 원치 않는 부작용이 생깁니다.[48]

표적요법에는 특정 호르몬에 의해 자극되는 종양의 성장을 막는 호르몬 요법도 포함됩니다. 호르몬 요법은 유방암 및 전립선암 치료에 큰 효과를 보여주지만 뼈 손실, 만성 통증, 화학 뇌Chemo brain*, 상열감 및 체중 증가와 같은 부작용이 있습니다.[49] 다른 표적치료에는 신호 전달 억제제가 있습니다. 이는 한 분자에서 다른 분자로의 신호를 차단하여 암세포가 분열과 복제를 계속하는데 필요한 신호를 차단할뿐만 아니라 암세포가 스스로 죽도록 하는 세포 사멸 유도제입니다.[50,51] 단일클론 항체치료는 암세포에게 붙어 면역시스템이 암세포를 잘 찾도록 도와주고, 혈관신생 억제제는 종양 성장을 유발하는 혈관에 대한 접근을 성공적으로 차단하여 영양 공급을 차단합니다.[52,53]

---

* 항암치료가 기억력, 집중력 등 뇌의 인지기능에 장기적인 영향을 미치는 현상

미생물과 암

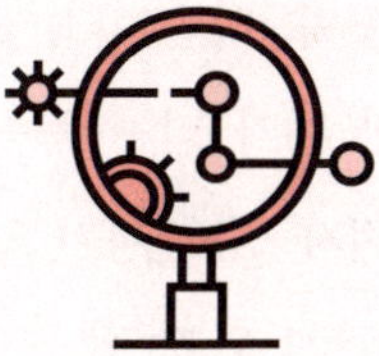

암이 어떻게 작용하는지에 대한 과학적 관심의 또 다른 초점은 미생물 군집 – 우리 몸에서 발견되는 박테리아 균 – 입니다. 미생물은 암 발달에 관한 퍼즐의 일부일 수 있습니다.[54] 장내 세균을 변화시키면 치료, 특히 면역요법에 더 잘 반응할 수 있음을 시사하는 이론이 있습니다.[55] 이 분야의 연구에 따르면 암 환자의 미생물총은 암이 없는 환자의 미생물총과 다르지만 그 결론은 아직 명확하지 않습니다.[56] 또한 우리는 헬리코박터 파일로리 바이러스와 같은 특정 미생물이 암의 원인으로 알려져 있기 때문에 세균성 미생물이 발암에 중요한 역할을 하는지에 대해 더 자세히 연구해야 합니다.[57] 2011년 이후 이 상관성을 알아낸 몇 가지 연구가 있었습니다. 특히 유럽 분자생물학 실험실에서 수행된 연구가 두드러집니다. 연구원들은 2014년 대변 검체에서 특정 유형의 박테리아가 있는지 여부를 기준으로 표준 선별 검사와 거의 동일한 수준의 정확도로 대장암의 존재를 감지할 수 있음을 발견했습니다.[58] 이것은 특정 유형의 박테리아와 암으로 이어지는 세포 손상 사이의 인과 관계에 대한 의미 있는 결론을 도출하기 시작한 몇 가지 설득력 있는 연구(최근에 MD 앤더슨에서 이루어진 연구 포함[55]) 중 하나일 뿐입니다. 이에 대한 자세한 내용과 11장, "음식이 약이다"에서 건강한 미생물 군집을 만드는 방법을 자세히 다룰 예정입니다.

이러한 표적치료들은 개인의 종양 유전자 이상을 기본으로 하여 기존의 항암 화학요법과 결합함에 따라 여러가지 방법으로 치료할 수 있도록 합니다.

표적치료는 유망한 분야이지만, 암이 한 개의 표적화가 가능한 돌연변이에만 의존하지 않기 때문에 한계가 있을 수 있습니다.[59] 그리고 우리는 4만 개 이상의 유전 돌연변이가 1만 개가 넘는 독특한 유전자들에 영향을 미치고 있고, 5백 개의 "운전자" 유전자가 있다는 것을 알고 있습니다. 운전자인 유전자 이상인지 단지 탑승자의 유전자 이상인지 구별하는 것은 여전히 어려운 일입니다.[60] 그러나 암 유전체 아틀라스 프로젝트는 이 분야에서 진전을 보이고 있으며, 새로운 발견에 따르면 일부 암의 경우 "운전자 변이들"이 1~2개 정도로 적을 수 있다는 것입니다. 특정 유전자를 표적으로하는 의약품에 대한 가장 큰 도전과제는, 새로운 돌연변이로 변형하고 발현하는 암의 능력 때문에 종종 표적요법을 받는 환자에게 암의 내성 또는 재발을 초래할 수도 있다는 것입니다.[60]

또 다른 유형의 암 치료법인 면역요법은 면역계를 과발현시켜 암세포를 성공적으로 파괴하거나 면역계에 부착된 브레이크를 제거하거나, 또는 이 두 방법을 조합하여 예전에는 암으로 사망했을 환자들에게 진정한 암의 치료 혜택을 얻게 하는 것 입니다.[61] 가장 최근 연구는 면역요법과 함께 표적요법을 결합시키는 것을 검토하고 있지만, 이러한 노력의 효능은 아직 입증되지 않았습니다. 우리가 아직 확신하지 못하는 것은, 이 면역요법에 반응할 환자를 어떻게 식별하냐는 것입니다.

면역계에 영향을 미치는 생활방식 변화가 면역요법에 대한 반응을 개선할 수 있다고 가정할 이유는 충분히 있으며, 이는 또한 우리가 적극적으로 연구하고 있는 영역입니다.

암을 예방하는 백신

인간 유두종 바이러스HPV는 매우 흔하여 미국에서는 성관계 경험이 있는 있는 10명 중 9명의 사람이 살면서 한번은 이 바이러스에 감염된다고 합니다.[62] 10년 전, 자궁경부암 및 기타 치명적인 암 질환을 유발하는 바이러스 균주의 감염을 예방하는 백신이 만들어졌습니다. 이 백신은 표적 바이러스의 발병률이 절반으로 줄어듦에 따라 놀라운 성공을 보여주었습니다.[63] 미국 암 학회American Cancer Society는 어린이들이 성관계를 시작하기 전 9세에서 14세 사이에 예방 접종을 받을 것을 권장합니다.[62,64]

미국 암 학회에서 HPV 관련 및 여성 암 연구자로 일하는 데비 사슬로우Debbie Saslow 박사는 "지난 몇 년 동안 연구에 따르면 백신이 예상보다 훨씬 더 효과적이라는 것이 밝혀졌습니다."라고 말했습니다.[65]

한편, 백신요법은 자궁경부암, 음경암 및 두경부암과 같은 인간 유두종 바이러스와 관련된 암뿐만 아니라 B형 간염 또는 C형 간염으로 인한 것으로 알려진 암을 포함하여 바이러스성 원인으로 알려진 암을 예방합니다.[62]

마지막으로, 암 환자의 세포를 추출하고 유전자를 변형한 다음 몸에 재주입하는 유전자 또는 생물학적 치료법이 있는데, 현재까지는 아주 적은 숫자의 환자들에게만 시도되었습니다.[66] 결과는 좋았지만 재정적 부담도 엄청났고, 이 성공을 반복한다는 것은 적어도 암세포 유전자의 행동에 대한 이해의 초창기인 현재 단계에서는 어려운 것으로 판명되었습니다.[67] 아마도 생활방식에 대한 집중이 부족한 원인은, 그러한 광범위한 접근보다는 아직 "개별화된" 접근 방식이 다양하게 존재하기 때문일 것입니다.

의료계는 세포내의 단계에서 암을 치료하는 방향으로 빠르게 움직이고 있습니다. 표적화된 세포 접근 방식이 시작된 초기에 종양학에서 약물을 개발하는 데 있어서 초과 달성된 목표는, 환자를 죽이지 않는 선에서 가능한 많은 세포를 소멸시키기 위해 최대 용량으로 투여될 수 있는 약물을 생성하는 것이었습니다. 이 접근 방식의 부수적 피해(아직도 존재하는)는 많았으며, 돈도 많이 들었습니다. 이 표적 접근방식의 목표는 약물 치료를 사용하여 무언가를 파괴하자는 것보다는 복원하자는 방향입니다. 치료 목표에 대한 우리의 이러한 인식 변화는 가까운 미래에 수많은 암 환자들에게 큰 변화를 가져올 것입니다. 그리고 더 나은 생존율과 삶의 질을 제공할 것입니다. DNA와 RNA, 그리고 유전자가 암의 신호에 대해 어떻게 반응하는지에 대한 이해와 모든 돌파구들을 통해, 우리는 근본적으로 암의 발병을 예방하는 방법을 이해하게 될 것입니다. 한편, 흥미로운 과학 연구들은 생활방식 조절이 암의 생물학적 특징과 암을 조절하는 유전자에 직접적으로 긍정적인 영향을 준다고 말합니다. 마치 화학적인 개입을 했을 때와 비슷한 효과인데 원치 않는 부작용은 없습니다.

5

후생 유전학과 암의 예방

인간 유전체의 완전한 시스템 분석은 암 생물학에 대한 우리의 근본적인 이해를 보다 깊게 발전시켰습니다. 그리고 그 발전이 훨씬 더 세밀하고 덜 유해한 검사 및 치료법을 개발하고 사용할 수 있는 방향으로 우리를 이끌었다는 것은 의심의 여지가 없습니다. 제약 산업은 암세포 돌연변이 및 증식을 억제 또는 중지시키기 위한 새로운 화학물질을 만드는 것만 서두르고 있습니다. 치료법을 찾는데 초점을 두고 있는 사람들은 유전체에 대한 관심을 멈추지 않고 있고, 예방뿐만 아니라 박멸에 관심이 있는 사람들은 후생 유전학Epigenetics 분야에 속하는 신흥 과학으로 인해 큰 진전을 이루고 있습니다. 후생 유전학은 유전자 발현(유전자 행동)을 지칭하는 광범위한 단어입니다. 하지만 그 유전자 내에 수용된 정상 DNA 서열을 변화시키지 않는 선에서의 발현입니다.

후생 유전적 과정은 매우 자연스럽고 필요한 과정입니다. 그 과정이 없으면, 말 그대로 우리의 세포들은 휴면 상태가 됩니다. 후생 유전적 과정은 기본적으로 동일했던 세포들이 다르게 작동하게 하는 DNA의 세세한 변화를 관리합니다. 예를 들어, 정확히 같은 DNA의 결합인데, 한 세포는 간 세포로 작용하고 다른 세포는 피부 세포로 작용하는 것은 어떻습니까? 세포 분열의 모든 측면은 세포의 변화 또는 동일 DNA 가닥에 다르게 영향을 미치는 이러한 후생적 과정 때문입니다. 후생 유전학Epigenetics이라는 단어는, 기본 유전자의 "위above" 또는 "위에 있는 것on top of"을 의미합니다. 유전자 발현의 다양성에 대해 살펴보기 때문에, 종종 "변화의 과학"이라고도 불립니다. 후생 유전학은 모든 세포 작동을 긍정적이거나 부정적인 변화 또는 기타 변화로 분리합니다.

그렇다면 정상적인 세포가 통제 불능상태가 되어 암이 되는 방식으로 변화하게 만드는 후생적 요인은 무엇일까요? 외부 및 내부 요인 둘 다의 역할이 있지만, 외부요인이 내부요인보다 더 중요한 역할을 하고 있다고 여겨집니다.[1] 그렇다면 암 발생 및 확산의 후생 유전을 유발하는 외부 요인은 무엇일까요? 환경(독소), 식이(영양소), 행동(스트레스), 또는 다른 셀 수 없는 것들… 이들 중 일부 또는 모두가 세포의 조절을 방해할 수 있을까요?

저는 이 질문에 답을 하는 것이야 말로 암 예방 및 치료에서 우리가 빠뜨리고 있는 퍼즐을 채워줄 것이라고 믿습니다. 우리는 암이 너무나 놀랍고 예측할 수 없을 정도로 변할 수 있다는 것을 알고 있습니다. 각각의 새로운 암세포는 이전의 암세포와 다르며, 동일한 "유형"의 암으로 진단받은 사람들 사이에서도, 두 사람만 비교해보아도 다른 암이라고 할 수 있습니다.[2] 그럼에도 불구하고, 우리는 "암 치료"에 엄청나게 가까워진 것 같기도 하고, 또 도달할 수 없는 것 같이 보이기도 합니다. 우리가 종양 덩어리를 제거함으로써 암세포의 99%를 근절할 수 있을 지라도, 종종 우리 몸에 떠돌아다니며 살아남은 1%의 세포가 다시 등장하곤 합니다. 이번에는 더욱 강력하고 다양한 돌연변이를 일으키고 새로운 힘을 가지고 있어서 이전과 같은 약물요법도 효과가 없을 것입니다.

우리는 현재 전 세계의 생활방식과 세포 생물학의 작동 방식을 연결하는 여러 분야에서의 획기적인 성과들을 확인하고 있습니다. 우리가 배워 가고 있는 것은, 생활방식 요소들이 빠르고 건강하게 세포 성장의 항상성을 유지할 수 있고, 또 이를 질서있게 조절하는 데 필요한 유전자 조절에 실제로 영향을 미친다는 것입니다.[3-5] 우리는 이러한 외부요인들이 암의 특징 및 그 이상 유전자 조절 과정에 영향을 미치는 것을 보고 있습니다.[3,6-12] 이 모든 것이 흥미로운 이유는, 이러한 역동적인 후생 유전적 변화에 우리의 행동이 영향을 줄 수 있다는 사실 때문입니다.

생활방식이 유전자 발현에 어떻게 영향을 미치는지에 대한 각각의 새로운 발견과 함께, 우리는 중요한 새로운 종류의 유전체 지도를 추가하고 있습니다. 이것은 "후생 유전체epigenome"로 명명되었는데, 이렇게 수집된 정보는 우리가 실제로 암을 예방하기 위해 앞으로 나아갈 과학적인 지침을 제공할 것입니다.

희망적인 사회 유전체학

사회 유전체학은 일상생활 환경이 유전자 발현에 어떻게 영향을 미치는지에 대한 연구입니다. 우리의 생활방식은 항상 복잡하고 계속 변화하지만, 이 분야의 연구자들이 알아 낸 것은 우리의 생활방식이 암을 포함하여 다른 질병 예방 및 확산에 영향을 미친다는 사실입니다. 사회 유전체학은 현재 상황에 관계없이 생활방식을 우리가 변화시킬 수 있다는 의견과 함께 암에 대해 믿을 수 없을 정도로 희망적이고 낙관적인 시야를 제공합니다. 이 분야가 바로 《암을 극복하는 항암생활》의 발판이 된 과학 연구 분야입니다.

최근 저명한 사회과학자인 엘리사 에펠Elissa Epel과 대화를 나누었는데, 유전학에 대해 이런 관심이있다고 이야기했습니다. "심리적, 사회적 측면이 어떻게 우리 몸의 면역 체계, 신진 대사, 음식 섭취, 배고픔 및 식욕과 같은 건강을 조절하는 신체의 다른 시스템에 영향을 미치는지에 관심이 많습니다. 우리의 건강에 근본적인 영향을 미칠 수 있는 개인 선택의 영역들이 있다고 생각합니다."

저를 포함한 스티브 콜, 에펠과 같은 사회 과학자들은 환경적 요인(사회적, 신체적, 정서적 요인 포함)이 어떻게 우리의 경험적 자아와 세포 자아 사이의 장벽을 뚫고 건강과 웰빙을 장려하도록, 또는 암을 포함한 여러 질병의 발병을 유발하도록 영향을 미치는지 평생 연구해왔습니다. 저와 다른 연구자들의 연구결과는 스트레스 및 우울증과 같은 요인은 삶의 질을 낮추고, 주요 유전자 발현 경로를 조절하여 암에 대해 취약한 몸을 만들어 냄을 밝혀냈습니다.[13,14] 요가,

태극권, 또는 다른 스트레스 조절 방법들은 삶을 개선시킬 뿐만 아니라 유전자 조절 경로를 변형시켜 세포조절을 보다 나은방향으로 유도하기도 합니다.[15-17]

새로운 사회 유전 분야의 창시자로 여겨지는 스티브 콜Steve Cole은 인간의 만성 스트레스 요인이 어떻게 우리의 건강에 악영향을 미칠 수 있는지에 대한 놀랍도록 설득력 있는 연구를 수행했습니다.[18,19] UCLA에서 콜과 그의 팀은 가난, 실업, 외로움, 사회적 고립, 무서운 동네(범죄 고위험 지역)의 사람들은 유전자 발현에 변화가 있고, 그 변화 때문에 암이나 다른 질병에 걸리기 쉬워진다는 사실을 발견했습니다. 심지어 이러한 영향은 여러 세대에 걸쳐 영향을 줄 가능성도 있습니다. 하지만 반가운 소식은, 이런 영향들을 우리가 다시 되돌릴 수 있다는 것입니다.[20] 이것은 단순히 우리 삶의 측면을 개선함으로써 우리 자신의 세포 조절 과정을 실제로 바꿀 수 있음을 의미합니다.

콜은 다음과 같은 사실을 발견했습니다.

- 노년기에도 사람을 스트레스가 많은 환경에서 벗어나게 하면, 그들의 유전자가 균형 상태로 돌아갈 수 있습니다.[20] 이것은 우리의 건강이 다시 회복할 수 있는 엄청난 능력을 가지고 있다는 것을 의미합니다.
- 아동기의 상황(학대 등)을 개선하기 위한 초기 개입은, 후에 적절한 유전자 발현을 하도록 몸을 강화시킬 수 있습니다. 짧은 기간 동안의 개입이라도 말입니다.[21]

- 신체적인 스트레스가 어떻게 유전자에 후생적 영향을 주었는지 살펴보는 것은, 유전자가 오작동하고 암이 생기기 전에 우리가 할 수 있는 삶의 방식의 변화를 알아내는데 도움을 줄 것입니다.

콜은 생활방식이 유전자 발현에 미치는 영향을 고려한다는 것은 완전히 새로운 렌즈를 통해 유전자 행동을 살펴보는 것이라는 사실을 깨닫기 시작했습니다.

아동기 트라우마가 후생 유전에 미치는 영향

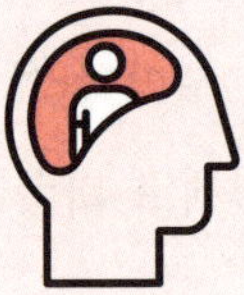

과학자들은 아동기의 트라우마, 행동, 생각들, 생물학적 특징들이 신체에 기록되어 건강에 영향을 미치고, 감정의 균형과 마음가짐을 만드는 기초가 된다는 것을 이해하고 있습니다. 한 사람의 트라우마, 생각, 행동 그리고 그 결과에 따른 생물학적 패턴을 연구하는 것은 감정의 균형과 건강에 대한 새로운 시각을 가질 수 있도록 합니다. 연구 결과에 따르면 유년기 아동기 장애adverse childhood experiences, ACE를 앓고 있는 사람들은 암을 포함하여 많은 질병을 앓고 있었습니다.[22-24] 초기 외상(학대, 방치 등)을 극복하기 위한 도움을 찾는 것이 앞으로의 삶의 질을 높이고, 건강한 습관을 만드는데 필수적입니다.

반가운 소식은, 이러한 아동기 문제는 비록 초기에 유전자 행동에 영향을 미쳤을지라도 종신형 선고는 아니라는 것입니다. 다시 되돌릴 수 있습니다.[20,25] 집중적인 심리 치료와 항암생활의 요소들이 평생의 상처를 치유하고 우리를 진정한 자유와 선택의 길로 인도할 수 있습니다.

인간 후생유전 프로젝트

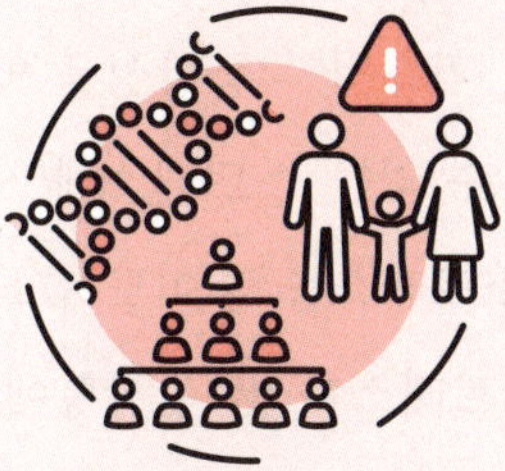

2003년 인류 유전자 프로젝트가 완료될 무렵, 국제 과학자 그룹이 유럽 후생유전 프로젝트를 만들었습니다.[26] 존스 홉킨스Johns Hopkins의 유전학자 앤드류 페인버그Andrew Feinberg가 이끄는 이 그룹은, 2005년에 보완적 정보 수집을 추구하는(중복적인 데이터 보다는) 유사 프로젝트로서, 미국 인간 후생유전 프로젝트US Human Epigenome Project를 시작했습니다.[27] 두 그룹은 함께 후생 유전적 활동 및 꼬리표 붙이기tagging와 관련된 포괄적인 유전자 지도를 만들려는 희망을 함께 가졌습니다. 이는 말 그대로 유전적 DNA서열을 바꾸지 않으면서 유전되는 특징들과, 원세포에서 딸세포로 전달되는 유전자 발현의 변화를 추적하는 것을 의미합니다. MD 앤더슨에서 저의 동료였고 현재 템플대학교Temple University에 있으며 인간 후생유전 프로젝트의 창립 멤버이기도 한 진 피레르 이사Jean Pierre Issa는 "암, 죽상동맥 경화증, 알츠하이머 같은 병들은 우리가 초래한 질병입니다-환경이 아주 중요한 역할을 하고 있습니다."라고 했습니다.[28] 앤드류 페인버그Andrew Feinberg는 암은 현재의 유전자 이론이 작동하는 것 보다 훨씬 간단한 세포의 과정이라고 믿고 있습니다. 그는 이러한 종류의 자료수집을 통해 우리가 암의 전 단계를 식별하고 생활방식을 변경함으로써 긍정적인 영향을 줄 수 있는 단계에 가까워지고 있다고 생각합니다. 이는 일상생활을 단순히 수정함으로써 암이 시작되기 전에 암을 막을 수 있음을 의미합니다.

그는 암을 유발하는 후생 유전적 과정에는 심리적, 물리적 및 화학적 요소가 있다고 믿는 종합적인 관점을 가지고 있는 사람입니다.[18] 이러한 깨달음과 함께 우리는 이제 유전자 발현 균형을 유지하는 신체의 능력을 강화시키거나, 반대로 필수적인 항상성을 악화시키며 살아가게 됩니다. 현실적으로 피할 수 없는 스트레스에 시달리는 사람들에게 희소식은, 적극적으로 스트레스를 줄이도록 노력하는 간단한 행동들, 예를 들면 우리가 스트레스가 많은 상황에 처해있음을 깨닫고 그것들을 줄이도록 노력하는 것만으로도 도움이 된다는 것입니다. 이런 종류의 심리적인 인식만으로도 일선에서 암을 포함한 질병을 막기 위해 작동하는 생물학적 강화 및 체계적 규제를 활성화 할 수 있습니다.

경험이 우리 유전자에 각인되는 방법

2008년에 발표된 매혹적인 연구가 있습니다.[29] 그 연구는 홀로코스트* 생존자와 그 후손들의 스트레스 수준을 조사한 결과 생존자의 후손들은 영향을 받지 않았던 또래들에 비해 더 높은 비율로 불안 장애에 걸리기 쉬운 독특한 스트레스 호르몬 프로필을 가지고 있음을 발견했습니다.[29] 발전하는 후생 유전학 분야의 연구원이자 트라우마가 세대 간에 미치는 영향에 대해 연구하고 있는 레이첼 휴다Rachel Yuehuda와 마운틴 사이나이 아이칸Mountain Sinai Icahn 의과대학과

* 제2차 세계 대전 중 나치 독일이 저지른 유대인 대학살

브롱스Bronx의 제임스 피터스James J. Peters, 군인 의료 센터Veterans Affairs Medical Center의 동료인 휴다Huda는 홀로코스트 생존자 자손이 대조군보다 스트레스 호르몬인 코티솔 수치가 낮다는 사실을 발견했습니다.[29] 더 자세하게는, 이 그룹은 코티솔을 분해하는 효소의 수치가 더 높은 것으로 나타났습니다. 이 연구는 홀로코스트 생존자들의 자손이 외상 후 스트레스 장애PTSD 및 우울증과 관련된 스트레스 관련 유전자에 특정한 변화를 가지고 있다고 보고했습니다.[30] 이것은 외상에 반응하는데 필요한 스트레스 호르몬 생성과 관련하여 이들 개인의 유전적 이상을 나타내며, 이는 한 세대에서 다음 세대로 전달될 수 있는 방식으로 영향을 받았을 수 있습니다. 이 연구는 또한 스트레스 노출의 부정적인 영향이 여러 세대에 걸쳐서 나타난 것을 보여주는 광범위한 동물연구에 의해서도 뒷받침됩니다.[31] 우리는 비만 관련 유전자 조절 인자의 유전성과도 동일한 현상을 발견하기 시작했습니다. 비만 관련 유전자가 시작된 세대에서부터 7대에 거쳐 영향을 미쳤다는 것입니다.[32-34]

텔로미어 연구로 2009년 노벨 의학상을 수상한 엘리자베스 블랙번Elizabeth Blackburn은 2012년 동료인 엘리사 에펠Elissa Epel과 함께 이 현상에 대해 논의하다가 깨달은 것이 있습니다. 폭력, 빈곤, 학대 같은 후생 유전적 요인이 개인의 유전체를 보호하는 "보호 덮개"를 없애 버렸다는 것입니다."[35] 이것은 질병과 관련하여서도 후생 유전의 진화적 측면을 이해하는데 큰 관심을 불러 일으켰습니다. 이런 스트레스 요인, 생활방식이 미치는 지속되는 영향은 단순히 일방적이기만 할까요?

적어도 감정에 관한 후생학적 요소들에서는 아니라고 알려져 있습니다. 왜냐하면, 후생 유전학 자체를 우리가 변화 가능한 또는 되돌리기 쉬운 영향으로 생각하기 때문입니다. 후생 유전학은, 유전자의 행동들이 단순한 유전의 결과이거나 우리가 운이 좋지 않아 이런 일이 생겼다고 생각하는 모든 가정들을 흔들어 버릴 수 있는 가역성이 있습니다. 후생 유전학에서 다시 바꿀 수 있다는 "가역성"을 이해한다는 것은, 이런 개념에 대해 마음을 열 때 암과 같은 질병 치료에 얼마나 차별성 있게 접근할 수 있는지에 대한 새로운 시야를 제공합니다.

"가역성"에 관한 문제는 화학적인 후생 유전 영향에 관해서는 더 복잡합니다. 가장 끔찍한 예시 중 하나는, 유산을 예방하기 위한 에스트로겐 성분 화합물인 디에틸스티베스트롤DES 약물을 복용한 여성의 딸과 손녀(그리고 아들과 손자)의 이야기입니다.[36] 20세기 중반 미국에서 이 약물은 널리 처방되었습니다. 미국 질병통제예방센터CDC는 1938년에서 1971년 사이 이 약이 시장에서 유통되었고 마침내 중단되기 전까지 5백만에서 1천만 명의 미국인 여성이 이 약을 복용했다고 추정했습니다. 자궁 내에서 DES에 노출된 이 여성들의 딸들에게는 매우 드문 종류의 질암이 발병했고, 임신하는데 어려움을 겪는 경향이 있었으며, 약을 복용한 여성의 아들들도 자궁 안에서 DES에 노출된 후에, 특정 암을 포함한 특정 질병에 걸리기 쉽다는 사실을 알아냈습니다.[37] 놀랍게도 임신 중에 DES를 복용한 이 여성들의 손녀들까지도 난소암의 위험이 증가했습니다.[38] 이 연구는 2세대가 지난 후에도 DES의 노출의 결과가 후생학적인 영향을 미치며, 이러한 변화가 명백하게 세대를 초월해 유전적으로 전해질 수 있다는 것을 보여주는 동물 연구에 의해 뒷받침됩니다.[39,40]

이런 종류의 화학적으로 유발된 유전적으로 장애가 있는 유전성을 바꾸는 것은 스트레스를 줄이거나 생활방식 요소를 수정하는 것보다 더 집약적인 의학적 개입이 필요하지만, 가족력에 이러한 노출이 있음을 알고 그 정보를 의사에게 알려준다면, 이러한 종류의 노출과 관련하여 발생하는 질병의 발병 또는 증식을 예방할 수 있는 조기치료를 할 수 있습니다.

바사 대학Vassar College에 있는 저의 동료 자넷 그레이Janet Gray 박사는 특히 유방암과 관련하여 환경과 여성 건강의 관련성을 탐색하는 연구에 매료되어 있습니다. 2017년에 그녀는 동료들과 함께 유방암과 환경 노출의 관련 근거를 제출하는 연구를 이끌었습니다.[41] 최근에 그녀는 플라스틱 화합물 비스페놀 A(에스트로겐을 활성화하는 화학물질)의 후생 유전학 역할과 유방암 사이의 관련성을 탐색하기 시작했습니다.

현대사회에 대한 진화 반응, 암

2016년, 예일 대학교에서 매우 독특한 연구 결과를 발표했습니다. 이 연구는 전통적으로 진화 생물학자들이 사용하는 도구를 통해, 암 종양과 전이에 대한 생각들을 재구성 해보고, 그에 따라 효과적인 치료법을 개발할 수 있도록 하는 연구였습니다. 제프리 타운센드Jeffrey Townsend가 이끌었던 이 연구는 〈국립 과학 아카데미의 발전Proceedings of the National Academy of Sciences〉이라는 학회지에 발표되었습니다.[42]

이 연구는 많은 과학자들이 암을 진화 과정으로 보고 있다는 인식에서 시작했습니다. 타운센드와 그의 팀은 다양한 암 환자들, 또는 암을 가지고 있지 않은 사람들로부터 정상 조직, 원발성 종양 조직, 전이 종양 조직들을 수집했습니다.

진화 생물학 방법론을 사용하여, 그들은 수집된 샘플 내에서 발견된 유전자 돌연변이를 찾아냈고 암의 진화를 분석하는 "나무" 지도를 만들었습니다. 그들은 그 지도가 종양의 연대기와 유전자 변화 사이의 관계를 드러낸다는 사실을 발견했습니다. 그리고 이를 통해 표본을 추출한 모든 암들이 공유하는 세 가지 주요 특성을 확인할 수 있었습니다. 먼저, 암 전이는 원발성 종양 내에서 서로 다른 경로를 따라 발생하고, 하나의 선 같은 방식(초기 과학자들의 추측)이 아닌 "나무의 가지가 뻗어가는 듯한" 패턴으로 확산되는 것을 볼 수 있었습니다. 이는 단일 유전자 변화는 전이에 충분하지 않을 수 있음을 시사합니다. 둘째, 전에 추측했던 것과 달리, 전이 조직은 원발성 종양으로부터 초기 기간에도 유전적으로 분리될 수 있으며 심지어 원발성 종양이 진단되기 전에도 발생한다는 것을 발견했습니다. 셋째, 전이 과정은 다른 요인에 비해 특정 돌연변이에 대해 선택적인(또는 진화적인) 이점을 주는 "운전자 돌연변이"와 관련이 있다는 것을 발견했으며, 이는 전이 과정을 촉진합니다.

이러한 발견은 "진화적" 또는 "운전자" 돌연변이가 발생하는 유전자에 초점을 맞춰, 암이 시작되기도 전에 표적 치료법을 할 수 있게 만들어 주기 때문에 중요합니다.

궁극적으로 이것이 주는 메시지는 암은 생존하기 위해 끊임없이 경쟁한다는 것입니다. 타운센드가 "암은 여러 궤적에 따라 동시에 진화하고, 미래의 종양학자는 이 질병을 정복하기 위해서는 암의 진화 생물학을 이해해야 할 것 입니다."라고 말한 것처럼 말입니다.[43]

수십 년 동안 암이 주로 진화론적 반응이라는 아이디어는 암 과학의 초석이되는 이론이었습니다. 그리고 1970년대 분자 혁명을 통해 우리의 초점은 광범위하게 보는 개념에서 멀어지고 세포 단위에 집중하고 있었습니다. 아이러니하게도 인간 유전체 프로젝트로 인한 최근의 돌파구와, 현재 우리가 겪고있는 유전체 혁명 전까지만 해도 말입니다. 과학자들은 이 모든 정보를 관리하는 유일한 방법은 과학의 진화론과 진화론적 관점을 사용하는 것임을 빠르게 깨닫고 있으며, 다음 단계의 효과적인 치료에의 도달 및 예방을 위해 더욱 명확하게 움직이고 있습니다.

스티브 콜은 또한 암의 확산을 "진화적인" 적응으로 봅니다. 그리고 우리 몸은 급성 스트레스에 반응하도록 설계되어 있다는 사회과학적 관점을 추가로 설명합니다(포식자에게서 도망치거나 불타는 건물에서 도망치려는 생각을 해보세요). 하지만 몸은 만성적 스트레스와 건강에 해로운 습관들에 꾸준히 반응하도록 설계되어있지 않습니다. 바로 현대 사회의 모습입니다. 저는 이 견해에 전적으로 동의하며, 제가 환자를 만나는 기간 동안 환자가 건강하지 않은 삶에서 벗어나도록 돕는 것이 건강과 웰빙을 치유하고 회복하는데 필수적임을 확인했습니다.

우리는 암세포가 모든 균형, 정상적인 외형을 잃은 세포라는 것을 항상 기억해야 합니다. 실제로, 암세포는 몸의 균형을 유지하려는 노력들과 강제적 진화(생물학적이든, 생활방식의 변화든)를 피하고자 하는 목적을 위해, 유전적으로 변화하고 모양을 바꾸도록 프로그램화된 세포들입니다.

우리는 또한 이 세포들이 인체 내에서 여러 시스템을 가로채어 유전자 발현을 변화시킨다는 것을 알아냈는데, 이 또한 암세포 생존을 유지하고자 하는 유일한 목적을 가지고 이루어지는 일들입니다. 이것이 지금까지 암을 치료하는 것이 혼란스러웠던 이유입니다. 암세포는 수술, 방사선 또는 약물로 해결할 수 없는 요소에 의해 지속적으로 변화하고 있기 때문입니다. 우리는 암의 큰 원인인 생활방식 요소를 치료에 활용하지 않으면 효과적인 치료를 하지 못할 것입니다.

암은 우리가 정상적인 세포 진화의 과정이라고 부르는 것을 능가하여 살아남는 방법을 찾아내는 것처럼 보입니다. 과학자들은 끊임없이 변화하고 늘어나는 사회 환경적 스트레스와 그리고 우리에게 깊숙히 스며든 생활방식과 암 발병의 가속화 사이의 명확한 상관성을 발견하기 시작했습니다.

우리의 유전자는 우리의 운명이 아닙니다

전 세계적으로 암이 증가함에 따라 현대사회의 건강에 해를 미치는 노출들이 후생 유전학의 부정적인 면과 얼마나 연관되어있는지 시각화해보면 보다 새로운 관점을 가질 수 있게 됩니다. 이러한 관점은 환자와 우리 자신 스스로에게 더욱 자신을 통제할 수 있는 힘을 실어주기 위해 필요한 일입니다. 우리의 사회력은 DNA에 적극적이고 지속적으로 기록되는데, 우린 이제 그 사실에 대해 더 자세히 이해할 수 있고, 영향을 미칠 수도 있습니다. 실제로, 우리가 생활방식을 바꾸면 우리 몸의 생물학적 시스템을 바꿀 수 있습니다.

우리는 이제 유전이나 진화과정에서 운명적으로 암에 걸린다는 것이 사실이 아님을 알 수 있습니다. 우리는 생각했던 것 이상으로 이 두 가지 요소를 스스로 통제할 수 있다는 사실을 알고 있습니다. 이것이 진정으로 의미하는 것은 이제는 암이 50대 50확률일지라도, 암을 완전히 피할 수는 없다는 사실입니다. 우리는 통계에 이의를 제기하고 도전할 수 있음을 알 수 있습니다.

전에 진단받았던 암을 관리하고, 또 예방하기 위해서는 위험한 행동을 줄여야 합니다. 암 환자의 경우 비정상 유전자를 표적으로 하고 면역 체계를 활성화시키려는 노력과 더불어서 말입니다. 건강한 유전자를 도와주고 암의 환경 관리를 도와준다고 알려져 있는 많은 요소들을 수정하는 것은, 가능한 한 암이 살지 못하는 몸을 만드는 데 도움이 될 것입니다. 최첨단, 수백만 달러 규모의 연구에서 암의 특징과 표적치료에 대한 연구가 계속 진행되고 있지만, 특별한 기술이나 자본이 필요없고 보다 건강한 삶을 사는 포괄적인 생활방식 변화에 참여하기 위한 이 해결책은, 암을 피하거나 암에서 생존하기 위한 강력하고 효과적인 해독제입니다. 또한 이 방법은 FDA의 승인을 받기를 기다리거나, 국내에서 더 나아가 전 세계에서 고쳐줄 의사를 찾기 위해 돌아 다닐 필요도 없습니다.

사실 당신이 해야 할 일은 이 책을 계속 읽어나가는 것입니다.

6

6가지 통합치료 그리고 시너지

《항암Anticancer》 책에서 데이비드 세르반 슈라이버는 자신이 암에 걸려 있는 동안 치료하는 데 도움이 되었던 4가지 생활방식 요소에 중점을 두었습니다. 그것들은 식이요법, 환경(독소), 운동, 스트레스입니다. 《암을 극복하는 항암생활Anticancer living》에서 앨리슨과 저는 기존에 건강한 생활방식인 2가지 새로운 요소를 추가했는데, 바로 사회적 지지와 수면입니다. 데이비드 자신도 가족과의 밀접한 관계가 생존에 얼마나 중요한지 알고 있었으며, 수면의 중요성도 이해하고 있었습니다. 전 세계에 있는 연구자들도 현존하는 과학적 근거에 생활습관의 치유력에 대한 귀중한 연구들과 수치들을 더함으로써 우리의 이해도를 높여주고 있습니다. 요약하자면, 여기 6가지 영역이 있습니다. 개별적으로 더 자세히 살펴보겠습니다.

사회적 연결의 중요성 인간은 혼자서 살아가도록 만들어지지 않았습니다. 그래서 우리는 가족을 만들고, 선택합니다. 친구, 무리 및 동맹 관계들을 찾고, 팀, 커뮤니티 및 그룹에 가입하고, 사회적 상호작용이 활발해질 수 있는 활동에 참여합니다. 내향적인 사람들에게도 개인의 시간과 사회활동의 균형을 이루는 연결점이 필요합니다. 모든 종류의 동반자 관계는 스트레스, 외로움 및 취약점으로부터 우리를 보호할 수 있습니다. 우리는 치유에 대한 사랑과 사회적 지지가 얼마나 큰 힘을 주는지에 대한 연구가 점점 늘어나는 것을 보아왔습니다. 사회적 연결은 너무나 중요하기 때문에, 앨리슨과 저는 "6가지 통합치료"의 생활방식 요소 중에서 이것을 가장 우선 순위로 여깁니다.

스트레스 해소 우리 모두는 아침에 침대에서 일어나기 위한 어느 정도의 삶의 자극이 되는 요소들이 필요하지만, 그것들은 스트레스를 받는 것이 아니라 활력을 주는 요소로 여겨져야 합니다. 스트레스는 암을 자극하는 것으로 알려져 있습니다. 다양한 방식으로 우리의 건강을 악화시키는 것은 말할 것도 없습니다.[1-3] 스트레스는 우리의 건강을 여러 가지 방식으로 약화시킵니다.[4] 너무나 많은 질병들을 부추기는 아주 좋은 요소이기 때문에 이것도 우선순위로 두었습니다.

슈퍼 영양소인 수면 수면은 엄청난 치유의 과정입니다. 웰빙을 위해 반드시 참여해야 하는 중요한 "활동"입니다. 실제로 잠 이외에는 삶에 대한 태도 및 치유하는 능력을 바꿀 수 있는 것이 없습니다. 수면 시간 동안 진행되는 일에 대해서도 생물학적으로 많은 의미가 있습니다.[5-7] 항암생활이란, 이러한 생산성이 높은 치유 시간을 우선시하여 잠을 방해하는 장애물이나 어려움을 해결하는 것이고, 당신의 몸은 당신에게 감사하게 될 것입니다.

운동의 기쁨 우리 몸은 움직이도록 설계되었습니다. 우리가 앉아 있을 때, 건강을 유지시켜주는 화학물질의 이동과 신체 리듬은 느려지고, 정체되는 곳이 생깁니다. 우리는 몸이 설계된 방식을 존중하여 스트레칭, 걷기, 달리기를 해야 합니다. 타고난 치유 과정을 강화하고 활성화시키기 위한 일입니다. 신체활동은 질병을 예방하고 병에서 회복하기 위해 필수적입니다(가끔은 반대라고 생각할 수도 있지만 말입니다).[8] 암이라는 질병 때문에 우리가 몸의 움직임을 유지하는 데 문제가 된다고 생각할 수도 있습니다. 그러나 우리는 신체활동을 치유의 한 방법으로, 우리의 몸을 위한 양육과 즐거움의 원천으로 생각해야 합니다. 우리가 쉬기 위한 시간이 있는 것처럼 움직여야 하는 시간이 있습니다. 균형적인 치유의 필수적 부분입니다.

치유되는 음식 찾기 인체는 체중이 건강한 상태로 유지되어 강하고 민첩하며 활력을 줄 수 있을 때 건강을 유지할 수 있도록 설계되었습니다. 우리는 수면을 잘 취할 수 있고, 적당량의 음식을 섭취하고 즐거운 활동들에 참여할 수 있을 때가 바로 편안한(건강한) 체중 상태라는 것을 알고 있습니다. 이는 단순한 개념이지만, 우리가 잘못된 정보와 과도하게 가공되고 건강에 좋지 않은 음식에 파묻혀 있기 때문에 매우 복잡해 보이기도 합니다. 우리는 기본으로 돌아가 건강과 웰빙을 위한 식사를 해야 합니다.

환경 독소 감시 우리 모두는 집 안과 집 밖에서 무향, 무미, 무감각한 환경 독소에 둘러싸여 있습니다. 이중 많은 부분들은 우리가 제어할 수 없지만, 모두 다는 아닙니다. 우리는 환경 독성에 대해 어느때보다도 잘 이해하고 있습니다. 지금 당장 능동적인 조치를 취하기 시작하면 장기적으로 모든 사람에게 도움이 될 수 있습니다. 이 분야에서 우리의 인식을 바꾸는 것은 항암생활의 초석입니다.

우리가 강조하는 6가지의 각각의 영역은 암이 형성, 성장 및 생존하는데 필요한 하나 이상의 주요 생물학적 특징과 과학적으로 연결되어 있습니다. 연구에 따르면 이러한 생활방식 요소들은 긍정적 또는 부정적 방식으로 상호 작용하고 서로를 강화한다고 밝혀졌습니다.[9]

예를 들면:

- 견고하고 지지적인 사회관계는 우리의 좋은 습관을 강화시킵니다. 정보 공유, 건강 목표 달성을 위한 파트너십, 그리고 단순한 사랑의 행동들은 건강한 몸을 활성화시킵니다. 사회적 지지가 없으면 우리는 포기하고, 희망을 잃고, 좌절하곤 합니다.
- 만성 스트레스는 실제로 건강에 좋은 음식의 유익한 효과를 줄이고 안좋은 음식을 선택하게 만듭니다. 그리고 또한 운동에 대한 관심을 감소시키고 수면을 방해합니다. 결과적으로 인간 관계에도 피해를 줄 수 있습니다. 이러한 악순환을 끊어버리는 방법을 배워야 합니다.

- 수면 장애는 음식 선호도를 바뀌게 하고, 몸의 영양분 대사 경로를 혼란스럽게 합니다. 그리고 운동할 의지를 꺾어버립니다.
- 반대로, 정기적인 운동은 스트레스를 줄이고, 더 적당히 먹고, 영양소를 더 잘 대사하게 하며, 더 잘 자도록 도와줍니다.
- 환경 독소에 노출되면 우리 몸에 과도하게 스트레스를 주고 에너지를 약화시킬 수 있습니다. 또한 체중과 신진대사 과정에 영향을 미쳐 몸과 뇌의 발달 방식을 바꾸는 능력에 영향을 줄 수 있습니다.

6가지 요소들간의 상호 관계는 우리가 규칙이 잘 지켜지지 않는 날들을 보낼 때 시너지 효과로 우리를 버틸 수 있게 합니다. 예를 들어, 사람들은 다음날 아무것도 먹지 않고 죄책감에 시달리면서 "식이요법을 하지 않은 것"에 대해 스스로를 학대하는 경향이 있습니다. 그것의 대안으로 음식 선택에 더 주의를 기울이는 것 외에도, 심신단련 훈련을 더 할 수도 있습니다. 명상이나 요가 연습을 늘려 스트레스를 줄이고 건강에 해로운 음식을 피하십시오. 그런 후에 운동을 하면 해가 되는 선택들을 줄일 수 있습니다. 실패할 일들을 미리 예상하면서 운동을 더 하고, 스트레스를 조절하고, 건강한 수면 습관을 지키려고 노력하면서, 어쩌다 한번 실패할 날들을 대비할 수 있습니다. 그렇게 한다면 자신을 더 강하게 만들고 더 명확한 인식으로 삶을 살 수 있을 것입니다.

저는 MD 앤더슨에서, 6가지 통합치료Mix of Six의 본질을 강화할 경우 사람들이 놀라울 정도로 독특하고 기적적인 방식으로 스스로를 변화시키는 것을 보아왔습니다. 이러한 생활방식 요소와 그 관계를 알고, 많은 것이 우리의 통제에 있음을 깨닫고, 암을 가지고 있던 아니던 우리 모두가 인생에서 가지고 있는 가장 기본적인 목적은 우리 몸의 건강을 즐기고 사는 것임을 깨닫게 됩니다.

해쉬맷Hashmat E.의 직업은 다른 사람의 인권을 돌보는 일이었습니다. 특히 그녀는 세계 장애아동을 위한 인권 활동을 하였습니다. 그녀는 수천 명의 생명을 구했으며 수많은 사람들을 만났습니다. 그러나 오랜 시간 동안 많은 긴급한 일들을 처리해야 했던 그녀는, 많은 스트레스로 인해 자신의 건강을 소홀히 했고 대가를 치러야 했습니다. 파키스탄의 들판에 있는 동안 그녀는 가슴에 있는 덩어리를 발견했습니다. 마침내 의사를 만나 암 진단을 받았을 때, 그 덩어리의 크기는 처음보다 4배가 되어 있었습니다.

유방암 진단을 받은 후 해쉬맷은 처음으로 자신을 먼저 돌보는 방법을 찾아야 했습니다. 다른 종합생활방식 참가자들과 마찬가지로, 그녀는 "6가지 통합치료"를 받아들이고 식단과 정기적 운동에서부터 수면 경향과 하루 스트레스 관리에 이르기까지 거의 모든 것을 조정해야 한다는 사실을 알게 되었습니다. 그녀의 경우, 강력한 사회적 지지 기반을 보유하고 있었으며, 이는 다른 변경사항들을 도와줄 수 있는 훌륭한 토대였습니다. 우선, 시차로 인해 피로에 시달리거나 과로로 지쳐버릴 때 먹던 설탕 간식들을 끊어 당분 섭취를 제한했습니다. 그런 다음 걸음 수를 세고 운동을 기록하기 시작했습니다. 휴식을 배우기 위해, 그녀는 명상과 요가 수업에 참여했으며 몇 년 만에 처음으로 밤에 정말 편안한 잠을 자게 되었다고 말했습니다.

그런 다음, 예상치 못한 변화가 있었습니다. 그녀는 '아니요No'라는 단어를 발견했습니다. 거절을 배우고, 요구에 대한 제한을 설정하는 법을 배우고, 모든 것을 스스로 해결하기보다는 그녀가 알고 있는 다른 사람들에게 더 효과적으로 위임하는 방법을 배우는 것이 그녀의 삶에 전환점을 만들었습니다. 매일의 기분과 마음 상태에 따라 자신의 요구, 또는 다른 사람의 요구들(그들이 얼마나 급한지 상관없이)에 어떻게 대응할지에 더 집중할 수 있었습니다. 그녀가 말했습니다. "나는 지금 더 행복하다고 느낍니다. 인생을 더 즐기고 있습니다. 내가 아는 모든 사람과 더 나은 관계를 맺고 있어요. 나와 함께 일하는 사람까지도 말이에요. 그들은 나에게 이렇게 물어봅니다. "도대체 병원에서 뭘 처방해 준 거에요?", "당신은 더 현명해졌어요." 라고요. 예전엔 나를 화나게 했던 것들에 더 이상 반응하지 않아요."

해쉬맷에게 암 진단 및 치료에 대한 스트레스는 그녀의 인생에서 다른 스트레스들의 원인에 대해 실질적인 깨우침을 얻게 했습니다. 실제로 그녀는 종합생활방식 연구에 참여하기 전에 인생의 감정적 측면을 무시하는 경향이 있었지만, 이제는 매일 자신의 건강에 가장 좋은 것을 우선 순위의 맨 위에 놓을 수 있게 되었습니다. 이제 타인의 요구를 다른 방법으로 더 잘 충족시킬 수 있게 되었습니다. 비록 많은 갈등상황을 겪어내야 했지만, 그녀는 암 진단을 받은 후 매일 더 기분이 좋아진다고 말했습니다. "나는 매일 내가 걸은 걸음 횟수를 확인해요. 그건 정말 기분을 좋게 만들어요. 제 시간에 잠을 자러 가면서 스스로에게 말해요. '오늘 다 못해도 괜찮아.'라고요."

시너지적 치유

전 세계 최고 과학자들의 선구적 연구 덕분에 우리는 이제 특정 생활방식 조정이 암의 진행과 결과에 영향을 줄 수 있다는 사실을 알고 있습니다. 식이요법, 운동, 스트레스 감소 요인(심리적, 생물학적)과 같은 개별적인 생활방식 변화도 강조되었지만, 보다 많은 연구 결과에 따르면, 하나 이상의 영역에서 변화를 일으킬 때 각 생활방식 요인의 이점이 강화되는 것으로 나타났습니다.[10-12] 이것이 바로 항암생활이 역동적이고, 연구자의 입장에서는 연구가 어려운 이유입니다.

이러한 도전에도 불구하고 몇몇 주요 연구는 종합적인 생활방식 변화의 극적인 영향을 보여주었습니다. 콜럼버스에 있는 오하이오 주립 대학Ohio State University의 바바라 안데르센Barbara Andersen의 연구는 유방암 수술을 받은 2기 또는 3기 유방암 환자의 종합적인 생활방식 통제의 장기 및 단기 영향을 조사했습니다.[13] 그들은 고통을 줄이고 삶의 질을 개선하고 건강을 위한 행동(다이어트, 운동, 금연)을 개선하는 18주의 수업에 참여했습니다. 그리고 그 치료들을 잘 따르고 있는지 확인받았습니다. 안데르센과 그녀의 팀은 환자들에게 점진적인 근육 이완을 가르쳤고 스트레스를 인식하여 다르게 반응하는 법을 배우도록 도와주었습니다. 첫 18주 수업 후에는, 8개월간 그 동안 배운 것들을 유지하고, 사회적 도움을 찾는 것을 도와주는 수업을 진행했습니다. 그 수업을 통해 암 생존자들은 자신의 주변에 도움을 요청할 수 있는 사람들이 있다는 사실을 발견했습니다.

11년 후, 이 시험에 참여한 여성들은 대조군보다 암 재발 확률이 45% 낮았고, 유방암으로 사망할 가능성도 56% 낮아졌습니다. 또한 일반적인 사망률조차 대조군 여성들보다 49% 더 적었습니다.[14] 이 연구에 참여한 여성들에게 질병이 재발한 경우, 대조군의 재발한 여성들보다 더 오래 살았습니다.[15] 이 연구는 이 시험에 참여한 여성들이 심리적, 행동적, 신체적으로 상당히 발전했을 뿐만 아니라 대조군의 환자들에 비해 면역 기능이 의미있게 향상되었음을 의미합니다.[13,15-17]

한편, 샌프란시스코 예방의학 연구소 및 UCSF의 딘 오니쉬Dean Ornish 박사와 그의 팀은 생활방식 중재 개입이, 유방암과 전립선암 환자의 전체 생존에 미치는 놀라운 영향을 발표했습니다.* 2005년 이 혁명적인 연구에서 오니쉬는 능동적 감시 단계에 있는 초기 단계의 전립선암 환자 93명을 모집했습니다. 이 모집군은 전립선암을 진단받았으나 수술하지 않아도 되는 그룹이었습니다.[18] 시험을 통해 무작위로 집중적으로 생활습관을 조정하는 그룹과 개입이 없는 나머지 절반의 그룹이 선택되었고 시간이 지남에 따라 추적관찰이 이루어졌습니다. 무작위로 배정된 대조군은 치료를 받지 않았기 때문에 연구자들이 종합적인 생활방식 변화의 영향만을 평가할 수 있도록 디자인된 연구입니다. 생활방식 중재 그룹의 참가자들은 지방과 정제된 탄수화물이 적은 식물성 요법을 따르도록 조언을 받았으며, 1주일에 6일, 매일 30분씩 운동을 하고, 요가와 명상을 통해 하루 1시간 동안 스트레스를 관리하도록 권장되었습니다.

* www.ornish.com

유방암 환자들에 대한 생활방식 개입의 영향

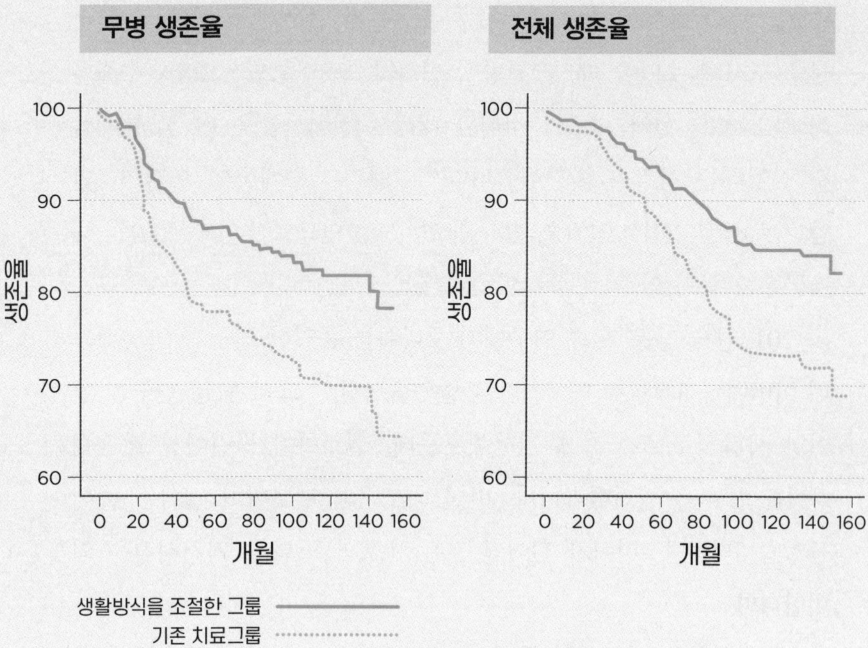

이것은 11년 동안 진행된 바바라 안데르센Barbara Andersen의 연구에서 밝혀진 생존 곡선입니다. 생활방식의 개입을 받은 여성들(실선)이 대조군(점선) 보다 더 낮은 재발률과 사망률을 보였습니다.

B. L. Andersen, H. C. Yang, W. B. Farrar 등. "정신적 치료의 유방암 환자의 생존율 향상: 무작위배정 임상시험" 암 113, no. 12 (December 2008): 3450-3458. 로라 벡맨Laura Beckman 출판사와의 협력에 의해 인용

연구가 끝났을 때, 참가자 그룹의 PSA 수치는 4% 감소했으나 대조군의 수치는 6% 증가했습니다.[18] 또한 중재군 남성으로부터 채취한 혈액은 생활방식 조절 후 전립선암 세포 성장을 이전보다 70% 더 잘 억제했습니다(대조군의 혈액은 페트리 접시에서 자라는 전립선암 세포를 9% 억제할 수 있었습니다).[18] 오니쉬는 연구에 참여한 모든 남성을 조사해 보았을 때, 생활방식 변화가 크면 클수록 PSA 수치가 더 감소하고, 혈액 세포가 시험관 내에서 전립선암을 더 잘 통제할 수 있었다는 사실을 발견했습니다.[18] 2년 후, 중재군의 오직 5%만 암 치료(급성 전립선 절제술, 방사선 요법 또는 안드로겐 억제치료)를, 대조군은 27%가 암 치료를 받았습니다.[18]

2013년 놀라운 후속 연구에서 오니쉬는 동일한 연구를 반복했는데 이번에는 3개월로 연구기간을 줄였습니다.[19] 그의 팀은 연구에 참여한 사람들을 5년 후에 검사해봤는데, 텔로미어가 길어진 것(몸의 나이를 반영)을 발견했습니다. 반면 대조군의 텔로미어 길이는 줄어들었습니다. 텔로미어가 길어진 것은 세포의 노화를 역전시킴을 의미합니다.

오니쉬의 두 연구에서 공통적으로 생활방식 변화가 클수록 결과가 좋아진다는 것을 발견했습니다.[18,19] 또한, 텔로미어의 길이와 완전성을 유지하는데 도움을 주는 세포핵의 단백질인 텔로머라제 단계는 개입 전과 후, 즉 3개월 만에도 증가했습니다. 오니쉬와 그의 팀은 또한 개입 전후로 전립선 세포 검사를 실시했는데, 501개의 유전자가 변경되었음을 발견했습니다.[20] 암을 촉진하고 만성 염증 및 산화 스트레스에 영향을 미치는 유전자는 중재된 그룹의 세포에서 하향 조절되거나 꺼졌으며, 우리를 보호하는 유익한 유전자는 켜지거나 상향 조절되었습니다.

이러한 초기 결과는 포괄적인 생활방식 변화가 임상 결과를 개선할 뿐만 아니라 암의 특징들에도 상당히 영향을 미친다는 것을 알려줍니다. 오니쉬는 다음과 같이 말합니다. "우리는 그 기전이 우리가 생각했던 것보다 훨씬 바꾸기 쉽다는 사실을 점점 더 많이 배우고 있습니다. 많은 사람들에게 전에 없었던 희망을 줄 수 있다는 사실 말입니다."

항암생활의 주요 원칙

- 항암 생활방식을 받아들이기에 너무 늦거나 너무 이른 때는 없습니다.
- 항암생활 계획은 질병을 퇴치하거나 싸우는 신체의 능력에 가장 직접적인 영향을 미치는 6가지 통합치료 요소를 중심으로 구축됩니다.
- 6가지 통합치료는 모두 서로 연관되어 있기 때문에 긍정적인 방식으로 협력하며, 한 영역에서의 성공은 다른 영역에서의 성공을 촉진하고 지속시키는 데 도움이 됩니다.
- 우리는 다른 생활방식 변화의 기반을 만들기 위해 먼저 사회적 지지 네트워크를 활용하고 구축해야 합니다.
- 암이 완전히 치료되지 않고도 건강, 치유 및 장수에 도달할 수 있습니다.
- 건강한 행동은 확산성이 있습니다. 항암 생활방식을 다른 사람들과 공유하십시오.
- 항암 생활방식을 선택할 때 더 자유롭고 기쁘며 사랑이 충만한 인생을 경험할 수 있습니다.
- 항암생활은 빠른 해결책이 아니라 근본적인 삶의 방식이며, 각 개인마다 역동적이고 유동적이며 독립적입니다.

삶을 변화시킨 암 진단

6가지 통합치료의 시너지 효과에 대한 살아있는 증거인 암 생존자인 글렌 사빈Glenn Sabin은 기존의 암 치료를 받지 않고 만성 림프구성 백혈병을 극복한 유일한 환자입니다. 글렌은 1991년 가을 진단을 받았을 때까지만 해도 건강했습니다.

그는 신체적으로 활발했던 28살 신혼이었습니다. 그는 매년 하는 신체 검사에서, 완치는 어렵지만 생존율이 높은 단계의 혈액암을 진단받았습니다(그의 주치의는 글렌의 아버지에게 당신 아들은 앞으로 6개월 밖에 못 살 것이라고 이야기했습니다).

그 진단을 받을 당시, 글렌의 비장(혈액을 걸러 내고 면역 기능 조절에 관여하는 기관)은 암세포 때문에 정상적인 크기의 거의 4배에 달하여 그의 복부의 피부를 눈에 띄게 압박하고 있었습니다. 그는 병든 비장을 제거해야 했고, 그가 할 수 있는 유일한 표준 치료법은 골수 이식이었습니다. 이 과정을 겪으려면, 글렌 자신의 골수에서 암세포를 죽이기 위한 화학요법을 견뎌야 했고 기증자의 골수를 받아 자신의 몸에 "맞기를" 희망해야 했습니다. 이 치료는 끔찍하고 고통스러울 뿐만 아니라 시술을 받은 사람들의 20%는 사망하는 것이었습니다. 글렌은 이것은 의료 버전의 러시안 룰렛(회전식 연발 권총에 하나의 총알만 장전하고, 머리에 총을 겨누어 방아쇠를 당기는 목숨을 건 게임)이라고 생각했으며, 그는 아직 게임을 할 준비가 되지 않았고, 그 치료를 받지 않기로 결정했습니다.

그에게 다른 선택 사항이 있었을까요? 의사는 "일단 지켜보고

항암 생활방식으로 아이들 키우기

3명의 성장기의 아이들에게, 앨리슨과 저는 항암생활의 일반적인 원칙을 심어주기 위해 열심히 노력했습니다. 우리는 주로 실제 예시를 많이 활용했습니다. 대부분의 부모(특히 10대의)들이 알고 있듯이, 메시지를 전할 수 있는 유일한 방법입니다. "내가 말한 대로 하고 나의 행동은 따라하지 마라"는 방식은 거의 효과가 없습니다. 앨리슨은 그녀의 교육 기술을 우리 집에 도입하여 "세 입 먹기 규칙"으로부터 "침실에 휴대전화 없애기"에 이르기까지 일상생활에서 건강한 생활을 구현하기 위한 다양한 접근 방식을 시도합니다. 부모로서 우리의 관점에서 중요한 것은 우리가 항상 노력하고 있다는 것입니다. 우리는 특정한 접근 방식이 효과가 없거나, 다른 부모의 노력에 의해 무시되거나, 10대 아이들이 자신에게 좋지 않은 것을 몰래 원할 때도 낙담하지 않습니다. 과정을 유지하고, 건강한 선택을 하도록 격려하고, 부모로서 항암 생활방식을 모델링하여 충분히 보여주고 우리와 같은 선택을 스스로 할 수 있도록 노력합니다.

따라서 항암 생활방식에 적응하도록 자녀의 모델이 되십시오. 왜 어떤 음식을 일관되게 선택하는지 설명하고, 가족 모두가 먹을 수 있는 만큼 준비해 두세요. 모두를 설탕과 정크푸드에서 벗어나게 하세요! 아이들에게 수면은 뇌와 신체의 불쾌감을 없애는 데 도움이 되고, 학업 및 운동 성취도를 높이고, 오랫동안 건강을 유지하기 위하여 충분한 휴식을 취했으면 좋겠다고 말하십시오. 그리고 스스로도 저녁에 오랫동안 텔레비전 보는 것을 피하고, 가족간에 잠자기 전에는 노 스크린 타임을 정해보세요. 실제로 아이들이 관심을 갖게 하기 위해 우리가 원하는 만큼 오래 살지 못할 것이라는 통계를 이겨버리고 싶다고 말해보세요. 그러나 너무 극단적으로 행동하기보다 스스로 생각하고 선택할 수 있도록 도와주십시오. 그들이 나눌 수 있는 놀라운 지혜로움이 있을 수 있습니다. 인생은 완전하지 않으며, 우리도 마찬가지라는 것을 기억하십시오. 그리고 우리 아이들도 마찬가지입니다.

기다리자."고 했습니다. 글렌도 이 접근 방식을 선택했지만 한 가지 중요한 차이점이 있었습니다. 수동적으로 지켜보고 기다리는 대신에 스스로에게 교육하기 시작했습니다. 그는 그의 질병과 생물학, 그리고 암을 최대한 활동하지 않게 만들며 그의 전체적인 건강을 향상시키기 위해 그가 실천할 수 있는 변화에 대해 배우느라 바빴습니다. 그는 이것을 "능동적 관찰"이라고 했습니다. "내 목표는 최대한 건강한 암 환자가 되려고 노력하는 것이었습니다."

그는 즉시 식이를 개선하고 가능한 가장 깨끗한 물을 마시고, 보조 영양제를 먹고, 스트레스를 줄일 수 있도록 일을 조절하고, 신체적, 정신적 건강을 좋아지게 하는 운동을 했습니다. 그는 수영이나 걷기와 같은 이완 운동을 사용하여 스트레스를 해소하고 마음을 평안하게 유지했습니다. 그는 또한 깊은 수면을 취하는데 집중하기 시작했으며, 아내(어린 시절부터 잘 알던)는 자연스럽게 오는 두려움과 불안을 극복하는 데 필요한 종류의 사랑과 사회적 지지를 제공했습니다. 그녀는 글렌이 항암생활에 대해 목표를 세우는 동안 그를 계속 도와주었습니다.

암 진단 후 첫 12년 동안 글렌은 계속 암을 가지고 있었습니다.

여전히 암을 감지 할 수는 있었지만 더이상 증식하지는 않았기 때문에 주치의는 계속해서 그가 하고 있는 일을 하도록 장려했습니다. 2003년에 그는 한 차례 앓았는데, 오랫동안 미열과 식은땀의 증상과 심한 빈혈증을 겪었습니다. 그가 말하길 그의 혈구수치는 "심각한 문제" 였습니다. 당시에 글렌은 볼티모어의 존스 홉킨스Johns Hopkins와 보스턴의 다나파버 암센터Dana-Farber Cancer Institute에 있는 의사들과도 추가적으로 상담을 진행했습니다. 그리고 항암 화학요법, 스테로이드 및 기타 강력한 약물 치료제로 치료해야 한다는 것이 그들의 분명한 합의점이었습니다. 매우 아픈 상태였음에도 불구하고 글렌은 심각한 부작용이 있는 이러한 치료법들이 대부분의 만성림프성 백혈병 환자에게 "완치"를 제공하지 않기 때문에 이 길을 가고 싶지 않다고 결정했습니다. 대신 그는 일을 중단하고 건강한 생활방식을 더욱 향상시킬 수 있는 새로운 방법을 찾았습니다. "나는 지난 12년간 나 자신을 위해 개발한 치유방법을 계속할 수 있는지, 내가 가지고 있는 병의 근본 생물학적 면에 영향을 줄 수 있는지 확인하고 싶었습니다. 매우 통제된 방식으로 이 작업을 수행해야 했습니다."

글렌은 치료를 거부했지만 최고의 의료 팀을 포기하고 싶지는 않았습니다. 대신에 그는 그들과 계약을 맺었습니다. 그는 자신의 생활방식을 계속 조정하고 1주일에 여러 번 병원을 정기적으로 방문하여 혈액검사를 면밀히 모니터링 했습니다. "우리가 보고 싶었던 것은 내가 하고 있는 일에 따른 실행과 결과였습니다. 나는 비공식적으로 백혈병에 대해 한 사람을 대상으로 하는 연구N of 1의 시험자가 된 셈입니다. 수십 년 동안 한 환자에 대한 연구를 하는 셈이고 우리는 매우 체계적이고 통제된 방식으로 데이터를 수집할 것을 결정했습니다."

글렌은 많이 지친 상태였지만 태양 아래서 수영을 하고 매일 산책을 하면서 힘을 되찾아 마음을 깨끗하게 유지하는데 도움을 받았습니다. 몇 주 후 빈혈이 사라지고, 밤에는 땀이 멈췄으며 혈액검사 결과가 안정되었습니다. 두 달 후, 그의 혈구수치는 정상으로 돌아왔습니다.

2014년, 병리 보고서에서는 글렌이 림프 증식성 장애를 가졌다는 증거를 찾지 못했습니다. "내 골수와 혈액은 완전히 깨끗했습니다. 쉽게 말하면, 이는 내가 암을 가졌다는 증거가 없다는 것을 의미합니다." 28세 때 만성 백혈병 진단을 받은 글렌 사빈은 현재인 54세에는 완전관해가 되었습니다. 그의 놀라운 여정과 배울 점이 많은 회복 과정은 다나파버 암센터와 하버드를 통해 기록되었으며 현재 의학 참고문헌의 일부가 되었습니다.[21] "그의 사례는 종양 전문의이자 보건학자인 던 레만Dawn Lemanne이 저술한 책인 《N of 1》에 담겨 있습니다.[22] 그러나 흥미롭고 중요하게도 글렌은 자신이 치료된 것으로 간주하지 않습니다. 그가 인정한 것은 그가 채택한 항암 생활방식이 그가 삶의 절반 동안 암 환자였음에도 불구하고 높은 수준의 건강과 복지를 달성하는데 도움이 되었다는 사실입니다.

글렌의 이야기가 설명하듯이, 통합적인 생활방식의 변화는 시너지 효과를 가져올 수 있습니다. 다음 장을 읽어보면, 6가지 통합치료의 치유 요소들은 함께 했을 때 효과가 증폭됨을 알 수 있을 것입니다. 자신을 치유하는 것이 항암생활의 전부입니다. 허황된 꿈 대신 암 예방을 현실로 만드는 것이 항암생활의 핵심이고, 그것이 지금 전 세계와 종합생활방식 연구에서 해쉬맷과 같은 환자들과 함께 생활방식으로서의 치료가 연구되고 있는 이유입니다. 우리의 목표는 암 치료 및 예방 분야에 생활방식을 포함하여 환자 치료의 중요한 표준이 되도록 6가지 통합치료를 과학적으로 정당화하는 자료를 확보하는 것입니다. 일단 암 예방에 목표를 두면, 질병관리 모델에서 진정한 건강관리 모델로 옮겨갈 것입니다. 이것이 《암을 극복하는 항암생활》의 목표입니다.

암을 극복하는 항암생활

제2부

6가지 통합치료

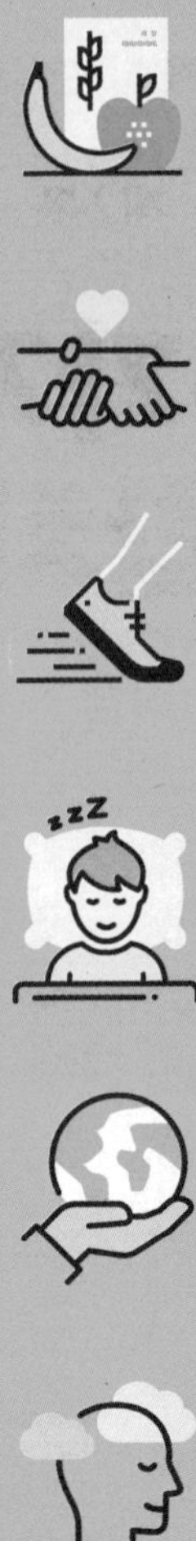

7

사랑과 사회적 지지가 바탕이 됩니다

우리는 6가지 통합치료가 모두 중요하기 때문에 어느 것을 먼저 시작해야 하는지에 대해서는 논쟁이 있을 수 있다고 생각합니다. 사람들이 의아해할 수 있지만, 앨리슨과 저는 그중 사회적 지지를 최우선으로 꼽습니다. 식단과 운동을 포함한 다른 요소들도 물론 중요합니다. 하지만 앨리슨과 저는 생활방식을 변화하려는 노력이 사회적 지지의 여부에 따라 성공과 실패가 정해진다는 것을 깨달았습니다. 논리적으로도(당신이 새로운 요가 수업을 듣는 동안 누군가가 아이들을 돌보게 하는 것), 동기부여적으로도(고착된 식습관을 극복하도록 돕는 것), 심리적인 측면에서도(자신이 되고 싶은 모습이 되기 위해 해결해야 할 깊은 감정적 문제들을 밝혀내는 것) 이러한 모든 이유들 때문에 사회적 지지가 우선시되어야 한다고 하는 것입니다. 당신을 도울 수 있는 사람들을 찾는 것이 성공의 열쇠입니다. 개인 맞춤형 효과적인 지원 네트워크를 구축하는 것은 항암생활의 마지막이 아닌 시작점입니다. 이것은 나무가 서는데 필요한 뿌리이며, 집을 지을 수 있는 기초입니다. 그리고 앞으로 나아가면서 균형을 잡고 갈 수 있는 안정감을 줍니다.

하지만 이는 지금까지 우리가 우리의 삶을 바라보던 방식과는 차이가 있습니다. 서구 문화는 개인의 성취를 강조하는 경향이 있으며, 목표를 달성할 수 있도록 힘과 도움을 주는 지지를 무시한다든가 사소하다고 생각하는 경향이 있습니다. 우리는 과정이 아닌 결과에 초점을 맞추려는 경향도 있습니다. 이런 성향은 생활방식의 변화에 있어서도 영향을 미칩니다. 사람들은 자신이 스스로 할 수 있는 것부터 시작하곤 합니다. 예를 들어 식단을 먼저 바꾸고 운동을 늘리는 방법을 선택합니다. 사랑과 지지의 견고한 틀이 없다면 그 결심이 흔들릴 수 있다는 것을 모르고 말이죠. 6가지 통합치료가 마법 같은 이유가 6가지 요소들 사이의 연결성과 시너지 효과 때문인 것처럼, 우리들 사이의 유대감은 종종 놀라운 방식으로 도움을 줍니다.

사회적 지지가 얼마나 강력한 힘이 있는지에 대해 제가 아는 가장 감동적인 이야기 중 하나는 전이성 유방암으로 20년 이상 생존한 저의 친구 수잔 라프테Susan Rafete의 놀라운 여정입니다. 수잔은 1995년에 3b기 침윤성 유관암 진단을 받고 치료를 시작했습니다. 그녀는 당시 9개월 된 마리카Marika의 엄마였고 겨우 서른 살 밖에 되지 않았습니다. 그녀는 앞으로의 삶에 대한 계획을 가지고 있었습니다. 법률 보조원으로서의 일을 그만둔 후 마리카를 낳았고, 휴스턴에서 아이를 두 명 정도 더 낳고 남편과 함께 아이들을 키울 계획이었습니다. 그녀가 유방에서 딱딱한 덩어리를 발견했을 때, 소아과 의사인 아버지가 전화로 진단 사실을 알려주었고 조직검사를 통해 확인한 결과 최악의 두려움이 현실로 되었습니다. 수잔이 암을 진단받고 치료과정을 마친 후 회복하기도 전에 암은 뼈로 전이되었고, 고용량 화학요법 및 줄기세포를 추출하여 이를 암과 분리된 환경에 다시 되돌려 놓는 위험한 시술도 받았습니다. 운 좋게도 수술은 성공했지만, 이는 결코 쉬운 과정이 아니었고 원활한 회복을 장담할 수도 없었습니다. 각각의 간병 역할을 맡은 가족들은 처음부터 그녀의 치료와 회복 과정 내내 곁에서 돌봐주었습니다. 그녀의 자매이자 뉴욕의 무용수인 제인Jane은 그녀의 암 투병 사실을 알게 된 후 암 연구를 위한 돈을 모으기 위해 핑크 리본 프로젝트Pink Ribbon Project라는 비영리 단체를 설립했습니다. 제인은 수잔 곁에서 그녀를 항상 도울 수 있도록 뉴욕을 떠나 휴스턴으로 이사했고, 초기에는 직장을 그만두어야만 했습니다. 수잔이 건강과 체력을 되찾을 때쯤 핑크 리본 프로젝트는 휴스턴에서 유명해지기 시작했습니다. 제인은 자신의 춤 솜씨를 활용하여 유방암에 대항하는 무용가들Dancers in Motion Against Breast이라는 그룹을 만들어 공연을 하고 암 인식개선 및 연구를 위한 기금을 모았습니다. 수잔은 독한 치료를 통해 살아남을 수 없을지도 모른다는 두려움과 딸이 자라는 것을 보지 못하고 죽을 수도 있다는 두려움을 극복할 수 있었던 원동력은 바로 가족과 친구들의 지지였다고 말합니다. 하지만 수잔은 가족과 친구들 이외에, 암 진단을 받은 젊은 엄마들이 직면한 그들만의 도전과 정서적 스트레스 요인에 초점을 맞춘 생존자 그룹을 찾는 데 어려움을 겪기도 했습니다. "당시에는 그런 지원 단체가 없었어요." 그녀는 설명했습니다. "나는 '살아서 딸이 유치원에 가는 것을 보려고 하는 건데 당신들은 손주 얘기를 하고 있군요'라고 생각하면서 할머니들 사이에 빙 둘러 앉아 있었어요."

수잔은 휴스턴 암 지지 커뮤니티의 이러한 중요한 공백을 메꾸고자 암과 싸우고 있는, 특히 어린 자녀를 둔 젊은 여성들을 지원하기로 결정했습니다. 그녀는 다른 생존자들과 팀을 이뤄 MD 앤더슨 암센터MD Anderson Cancer Center에 핑크 리본 자원봉사팀을 만들었고, 이 단체는 암 치료와 그 과정에 수반되는 모든 정서적 어려움이 있는 환자들을 돕는 18명의 여성으로 구성된 팀으로 성장했습니다. 수잔은 "우리는 화학요법을 이제 시작하거나, 전이된 암으로 이 병원에 온 환자들 등등 다양한 사람들을 만납니다. 환자가 어떤 유형의 수술과 치료를 받아야 하는지 결정함에 있어서 어려움을 겪을 때, 나와 다른 자원봉사자들은 종종 그들을 골방으로 데려가서 옷을 벗으며 각기 다른 수술들의 결과가 어떤지 보여주곤 합니다."라고 했습니다. 이러한 이유 때문에 이 그룹은 "노출광The Flashers"*이라고도 불립니다.

4기 전이성 유방암을 가지고도 20년 동안 생존한 수잔은 다른 여성들에게 모범이 되고 삶에 대한 열정을 통해 희망을 줍니다. 전이성 유방암 환자는 종종 포기를 잘합니다. 종양 전문의들도 그들

* 공공장소에서 자신의 주요한 부위를 노출하는 사람들의 모임

의 생존을 크게 기대하지 않습니다. 수잔과 소수의 환자 그룹은 전이성 유방암 지지 그룹을 만들어 그 무관심을 바로 잡기 위해 중요한 조치를 취했습니다. 90년대에는 젊은 나이에 암을 앓는 경우가 드물었지만, 오늘날에는 꼭 그렇지만은 않습니다. 암을 미리 예방하고, 암 진단을 받고도 생존 가능성을 높이기 위해 할 수 있는 일들의 중요성에 대해 이야기 나누는 것은 드문 일이 아닙니다. 수잔의 지지 그룹에 속한 많은 여성들은 젊은 여성들 및 어린 자녀를 둔 엄마들이며 그들의 평균 연령은 40세입니다.

사회적 지지의 장점 그리고 그것이 우리의 건강에 미치는 영향 가운데 중요한 하나는, 바로 쌍방으로 작용한다는 점입니다. 암 환자들에게 그리고 우리에게도 서로를 지지해주는 것 자체가 매우 중요합니다. 우리가 서로를 지지해줄 때 감정적으로 또 신체적으로 버틸 수 있게 되고, 질병을 예방하며 극복하는 능력까지 얻게 된다는 과학적 근거가 쌓이고 있기 때문입니다.[1-4] 2013년에 40건의 각각의 연구를 검토한 결과, 사회적 지지 활동에 참여하는 사람들의 조기

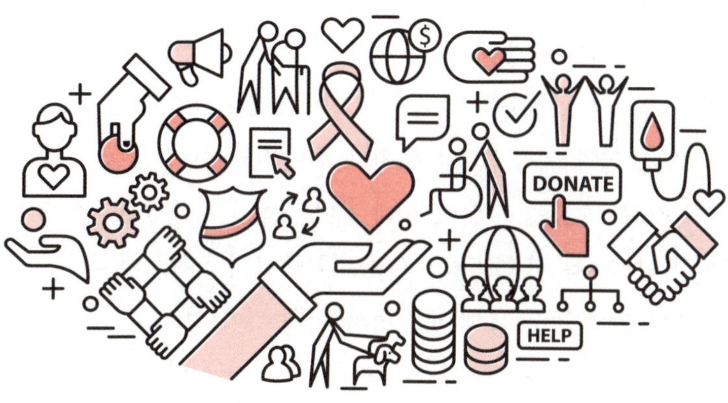

사망률이 22% 감소한다는 사실을 밝혔습니다.[3] 또한 한 달에 1시간 이상 봉사한 사람들은 우울증의 비율이 낮았고 각자의 인생에 보다 만족하며 살아가는 것으로 보고되었습니다. 비록 암 환자들만을 검토한 자료는 아니었지만요. 암 환자가 다른 사람을 도와주는 일을 하는 것이 이상해 보일 수도 있지만, 우리는 봉사가 오히려 본인들에게 더 큰 긍정적 영향을 줄 수 있음을 알고 있습니다.

좋은 일을 하면 기분이 좋아지지만 실제로 측정될 정도로 건강에 영향을 줄 수 있는 것일까요? 몇 년 전, 채플힐 노스캐롤라이나 대학교University of North Carolina in Chapel Hill의 바바라 프레드릭슨Barbara Fredrickson 교수와 그녀의 팀은 이를 입증했습니다. 학교의 교수 및 교직원 65명을 대상으로 한 연구에서 사회적 연결성을 높이는 행동을 한 사람들이 실제로 미주신경 조절능력이 향상된 거죠.[5] 미주신경은 심박수가 호흡에 따라 어떻게 변하는지를 조절하며, 우리를 쉬게 해주는 신경 계통의 일부인 부교감 신경계와 연결되어 있습니다.[6] 미주신경은 또한 사람들이 서로 얼마나 잘 관계를 맺는지, 즉 우리의 귀가 인간의 말에 어떻게 반응하고 우리가 감정 표현을 어떻게 조절하는지와 연관되어 있습니다.[7,8] 생물학적인 면에서는 미주신경의 긴장도가 좋을수록 심장박동 변이 수준이 넓어져 심장 질환을 낮춰주고, 면역 기능 및 당 수치가 좋아지고, 사망률을 낮춰줍니다.[9-11] 사회적으로는 사람들과 더 깊이 있는 관계를 맺고, 이타적인 행동이 커질수록 미주신경의 긴장도가 좋아집니다.[12] 자원봉사활동과 이타적인 행동을 통해 사람들과 더욱 깊이 연결되는 것이 미주신경 긴장도를 좋아지게 만든다는 사실은, 결국 다른 사람들을 돕는 것이 자신의 몸을 조절하는 데 도움을 준다는 의미입니다.

비록 제가 직접 수잔 라프테의 미주신경 긴장도 수치를 측정하지는 않았지만, 실제로 그녀의 수치는 아주 좋았을 것 같습니다. 그녀는 자원봉사활동(핑크 리본 프로젝트의 전문적인 일도 함께)을 통해 투병 생활 중의 목표를 찾았으며, 이는 그녀의 사회적 유대감을 증가시켰고 긍정적으로 사회에 참여하는 데 도움이 되었습니다. 한편 수잔의 여동생이 설립한(나중에는 수잔이 직접 맡게 된) 핑크 리본 프로젝트는 2016년 문을 닫기 전 암 연구를 위해 6백만 달러를 모금했습니다. 그 초기 자금 중 일부는 탁소테르Taxotere라는 항암제 개발에 도움을 주었고, 이 약물은 수잔의 암을 개선시켜 1997년 줄기세포 이식을 진행할 수 있게 해주었습니다. 따라서 여러 측면에서의 그녀의 사회적 지지 네트워크는 그녀의 생명을 구하는 데도 큰 도움이 된 것입니다.

돌연변이 세포는 우리를 분리시키기도, 연합시키기도 합니다

암의 생물학적 디자인을 살펴보면, 암은 우리를 분리시키고자 하는 질병임을 알 수 있습니다. 어떤 두 종류의 암도 서로 같은 것이 아니고, 매우 심오한 수준에서 생각해보면 암이란 개개인만이 경험할 수 있는 질병입니다. 조용하지만 공격적이며 각 세포만의 방법으로 환자의 모든 부분을 차지하려고 시도하는 동안, 보호자들은 환자에게 집중하고 어떠한 행동이라도 할 준비를 하도록 만드는(수잔 라프테의 여동생과 같이) 집회 주동자의 역할까지도 합니다. 치료와 그 여파로 시작되는 암의 모든 영향은, 암 환자들을 사랑하고 돌보는 모든 사람들을 변화시킬 수 있는 힘을 가지고 있습니다. 이런 식으로 한 사람의 암은 실제로 지역 사회의 건강 문제가 되고, 그 영향을 받는 모든 사람들이 그들의 생활방식을 돌아보고 바꿀 좋은 기회를 제공합니다. 물론 그렇게 되도록 교육하는 것이 핵심입니다. 우리가 어떤 것이 암에 도움이 되는지 안되는지를 이해하면, 정보에 입각하여 더 건강한 선택을 할 수 있게 됩니다. 이것이 바로 6가지 통합암치료의 강력한 치료 효과와 더불어 예방 효과가 나타나는 부분입니다. 우리 스스로가 또는 사랑하는 사람이 암 진단을 받았을 때, 우리는 주변의 모든 사람의 건강과 안녕을 증진시키는 생활방식의 변화를 만들어 낼 수 있습니다.

종합생활방식 연구를 거친 멋진 여성들의 삶에서 바로 이 효과가 나타납니다. 그들은 보다 건강한 삶을 사는 방법을 배운 후에, 그들이 알고 사랑하는 사람들에게 이 정보를 전하기를 간절히 원하며, 스스로를 돌봄으로써 만성 질환을 피할 수 있게 됩니다. 항암생활은 또 다른 방향으로도 영향을 줍니다. 우리의 종합생활방식 연구에 참여한 환자를 사랑하는 사람들은 어머니, 아내 또는 자매의 생존을 돕고 싶어 적극적으로 지지를 표명하고, 그들도 자신의 건강을 증진시키기 위한 방법으로서 스스로의 원인을 파악하고 습관을 바꾸는 경향이 있습니다. 그리고 젊은 성장기의 자녀를 둔 엄마들도 연구에 속해 있었는데, 그들은 수잔 라프테와 같이 스스로의 습관을 변화시켜 자녀에게 좋은 영향을 미치고 새로운 세대에게도 지속될 수 있는 새로운 건강한 생활 모델이 되어줍니다. 많은 사람들은 변화를 식이요법(가족 전체가 암 치료를 하는 엄마를 지원하기 위해 방식을 바꾼 경우), 운동(남편이 초기 전립선암 진단을 받은 후 함께 걷기 시작한 경우) 또는 심신 치료(아빠가 스트레스를 줄여야 하기 때문에 가족 모두 아침 요가 또는 명상을 시작한 경우)로 나누어 구분하는 실수를 합니다. 그러나 이 모든 경우에서, 변화는 진정한 사회적 지지를 통해 시작한다는 것을 인식하고 이해하는 것이 중요합니다. 이러한 변화를 겪는 것은 서로 사랑하는 관계 안에서 이루어지며, 연구에 따르면 실제로 이 견고한 기반에 변화를 지속시킬 수 있는 잠재력이 있음을 보여줍니다. 친구를 도와주기 위해 달리기 그룹에 가입하거나, 건강한 요리 기술을 배우거나, 동료가 건강상 문제가 생긴 것을 보고 겁을 먹어 자신의 일과 스트레스를 관리하는 것 등의 지속 가능한 변화는 다른 사람의 도움과 영감에서 시작됩니다.

암 진단을 받은 사람들에게는 특히 사랑과 사회적 지지가 필수적입니다. 우리는 우리를 긴장시키는 일을 접하게 되면 기분이 얼마나 안 좋은지 잘 알고 있습니다. 희망과 소망을 다른 사람들과 함께 공유할 때 그들의 반응이 산만하고 무관심하거나, 더 안 좋게는 직접적으로 비판을 받았을 때 기분이 얼마나 참담한지 알고 있습니다. 반대로 누군가 우리의 말을 들어줄 때, 그리고 존중받고 관심이 충족될 때 얼마나 기분이 좋은지 압니다. 저는 상대방 얼굴의 미소, 또는 "필요한 것을 말해봐"와 같은 간단한 말이나 동의의 끄덕임 같은 단순한 행동이 제가 무언가 새롭고 복잡하고 어려운 일을 시도하는 데 확신을 준다는 사실을 알고 있습니다.

관계 유지의 중요성

우리는 암 환자가 사랑하는 사람, 친구, 직장 동료, 신앙 공동체 그리고 자신을 지지하는 사람들과 가까운 관계를 유지하는 것이 얼마나 중요한지에 대한 충분히 의미있는 연구 결과들을 가지고 있습니다.[13-17] 2014년 콜럼버스 소재 오하이오 주립대 의과대학Ohio State University College of Medicine의 연구에 따르면, 유방암 생존자 164명 중 암 치료 전 사회적 지지기반이 낮은 여성들이 더 많은 통증과 우울증을 경험했다고 보고했습니다.[18] 그뿐만 아니라 혈액검사상 염증 관련된 수치가 증가한 것으로 나타났는데, 이는 암의 성장 및 진행과 밀접한 관련이 있는 것으로 알려져 있습니다.[19,20] 오하이오 주립대 연구자들은 이러한 발견을 통해 "생존자의 사회적 지지에 대한 조기 개입이 그들의 삶의 질을 향상시킬 수 있다."고 결론 내렸습니다.[18] 다시 말하면, 암 치료를 도와주는 팀을 구축하는 것은 암 여정의 첫 번째 단계로써 필수적이며, 몸을 강화하고 삶을 개선하기를 희망하는 모든 사람에게도 필수적입니다.

연구에 따르면, 우리를 사랑하는 사람들과 우리를 돕고 싶은 사람들이 연결되어 있을 때 암이 진행될 가능성이 적고 수명이 연장되며 전반적인 건강 상태가 개선되었습니다. 우리 몸의 자연 방어체계는 돌연변이 세포의 증식, 종양의 형성과 진행으로부터 몸을 잘 보호합니다.[21] (지금까지 이런 종류의 연구로서 가장 대규모 연구였던) 카이저 퍼머넌트Kaiser Permanente 연구진은 2017년 한 연구에서 사회적 관계가 많은 사람이 암으로 사망할 가능성과 재발 가능성이 적다는 사실을 발견했습니다. 그들은 최장 20년 동안 미국과 중국 환자의 암 재발률을 조사했는데, 그 기간 동안 사회적 관계가 적었던 여성은 그렇지 않은 여성보다 재발 가능성이 43% 높았으며 유방암으로 사망할 확률도 64% 더 높았습니다.

그러나 암이 있고 없고를 떠나 더 중요한 것은, 다른 사람들과 더 깊은 관계를 유지할 때 우리가 높은 삶의 질을 유지할 수 있다는 것입니다.[22,23]

우리의 연구 결과에 따르면 다른 사람들에게 우리가 현재의 삶을 유지하고, 집중하고, 활기차게 지내도록 도와달라고 요청하는 것이 가장 도움이 되고, 심지어 삶의 질을 높일 수도 있습니다. 암이 있든 없든 간에 말이죠.

로제토 효과

1964년 과학자들은 작은 광산 마을인 로제토Roseto의 문화를 분석하기 위해 동부 펜실베이니아로 조사를 떠났습니다. 특별한 이유가 있었느냐고요? 이 지역의 주민들은 전국 평균보다, 심지어 가장 가까운 이웃 마을들보다도 훨씬 낮은 심장병 발생률을 보였습니다.[24,25] 연구원들은 이 이탈리아 이민자들이 독특한 식이요법을 가지고 있는지 또는 다른 패턴의 생활방식을 가지고 있는지 알아내고자 했습니다. 그들이 발견한 사실은 가히 충격적이었습니다.

로제토의 주민들은 잘 알려진 바와 같이 근처 뱅고르 및 나사렛의 이웃 마을처럼 독성 슬레이트 채석장에서 일했으며 독성 먼지와 연기뿐만 아니라 작업사고에도 노출되어 있었습니다. 그들은 또한 니코틴과 타르가 묻은 손으로 말리고 여과되지 않은 담배를 피우고 식사와 함께 와인을 마셨습니다. 주식은 튀긴 미트볼과 소시지, 살라미와 치즈로 구성되어 있었습니다.

그렇다면 이들이 건강한 이유는 무엇이었을까요? 바로 강한 가족 및 사회적 유대감이었습니다. 로제토 주민들에게 가족은 전부였습니다.[25] 그들은 함께 살았고, 함께 일하고, 함께 즐기고, 함께 늙어갔습니다. 각 가정에는 삼대가 함께 살았고, 이 문화에서는 나이와 지혜가 소중히 여겨지고 존중되었습니다. 로제토의 부유한 주민들도 이웃 사람들과 함께 어울려 살았습니다. 과시나 사회계급 차별 따위는 없었습니다. 강력한 사회적 지지를 즐기며 살아가는 그들은 심장병뿐만 아니라 다른 질병에 대한 위험도도 낮았습니다.[24] 그들은 질서정연하고, 조용하며, 스트레스를 몸 안으로 받아들이지 않는 삶을 살았습니다.

시간이 지남에 따라 젊은 세대가 보다 "미국식" 생활방식을 채택하기 시작하면서 로제토 효과는 사라지기 시작했습니다. 로제토의 사회적 구조인 스트레스를 줄이고 가족 중심으로 사는 생활방식이 해체되기 시작했습니다.

블루존*

로제토 효과 같이 서로 지지해주는 사회적 구조는 세계에서 100세를 넘은 사람이 모여 사는 "블루존Blue Zone"에서도 살펴볼 수 있습니다.[26] 블루존들의 특성은 상대적으로 작은 지역 사회의 강력한 가족 단위 및 지원 커뮤니티 구조를 가지고 있다는 것입니다. 예를 들어 일본 오키나와를 살펴보겠습니다. 오키나와 노인들은 매우 긴 기대 수명 뿐만 아니라 오랫동안 유지되는 최상의 건강 상태를 자랑합니다. 1975년에 시작된 오키나와 센터나리안Centenarian 연구에서는 일본 열도에 사는 100세 이상의 사람들이 날씬한 몸매를 가지고, 건강하며 활력이 있고, 위암을 포함한 심장병과 암의 발생률이 현저히 낮다는 사실을 발견했습니다. 일본에서는 흔히 볼 수 있는 유형입니다.[27]

오키나와 사람들의 오래된 관행 중 하나는 평생 서로를 위해 헌신하는 "모아이moais 소그룹"의 친구들을 만들고 유지하는 것입니다.[26] 모아이 소그룹은 농부들이 같이 농장 작물을 재배하는 기술을 나누고, 한 농장에 문제가 생기면 도와주곤 하는 문화에서 유래했습니다. 오늘날 이 그룹 사람들은 함께 자원을 모으고, 문제 및 위기를 해결하고, 슬픔과 상실의 시기에 서로를 지원하며 대가족과도 같은 모습을 보입니다. 나이가 들었다고 해서 젊은 회원들에게 도움을 받기만 하는 것이 아니라 정년 이후에도 가족사회나 지역사회에서 활

* 100세 이상 장수하는 사람들이 모여 있는 지역

동적인 일원으로 남는 목적의식을 유지합니다.

직계 가족을 넘어서는 이러한 단합은 사람의 건강과 장수 유지에 상당히 많은 영향을 미치는 것으로 보입니다. 이 효과는 더 폭넓고 유대감 깊은 지지 네트워크를 가진 암 생존자들에게 더 뚜렷하게 나타납니다. 2005년 조지 워싱턴 대학교 의학센터George Washington University Medical Center의 연구에 따르면 "가족 외 지지 그룹"이 많은 2기 또는 3기 유방암 환자들이 그렇지 않은 경우보다 더 오래 산다는 사실을 밝혀냈습니다.[28] 실제로 심리학 학술지에 발표된 이 연구는 직계 가족 외에 더 많은 지지를 받는 여성이 처음 진단 후 10년 후에 암으로 사망할 확률이 60%나 적어진다고 결론지었습니다.

지켜보고 배우자

2007년 46세 생일을 맞이한 조쉬 메일맨Josh Mailman은 건강검진을 받는 도중 의사는 그의 갈비뼈 아래에서 "뭔지는 모르겠지만 무언가가 만져진다."고 했고, 그것이 무엇인지 알기 위해 초음파 검사를 진행해야 한다고 했습니다. 조쉬의 혈액 검사와 다른 일반 검사는 모두 정상적이었고 느낌도 좋아 급하다고 생각하지는 않았습니다. 하지만 의사의 말을 잘 따르는 그는 몇 개월 후에 초음파 검사를 받았습니다. 그리고는 "지옥 같았던 순간"을 경험하게 됩니다. 그의 췌장과 간에는 병변이 있었고, 조직검사 후 그는 매우 드문 형태인 신경내분비암 진단을 받았습니다. 증상이 없었기 때문에 "위험하지 않은" 환자로 분류되었지만, 간의 70%를 종양이 차지하고 있었고 췌장에는 소프트볼 크기의 종양이 진행되어 있었습니다. 조쉬는 나중에 의사에게 어떻게 '직관적으로' 잘못된 것을 알았는지, 증상이 없는데도 어떻게 심각한 내부 변화를 알아챌 수 있었는지를 물었습니다. "나는 건강한 간이 어떤 느낌인지에 대한 이미지를 머릿속에 가지고 있는데 당신 간은 그렇게 느껴지지 않았어요." 그녀의 진단을 통해 조쉬의 삶에는 변화가 찾아왔습니다.

조쉬는 자신의 질병에 대해 공부하고 치료의 선택사항에 대해 배우기 시작했는데, 그가 받은 피드백과 대답들은 계속 부정적이었습니다. 그는 수술을 받을 수 없는 상태이며 현재 사용할 수 있는 유일한 약물은 그가 가지고 있는 종양의 유형을 치료하기 위해 개발된 것이 아니었습니다. 유일한 방법은 의사가 이 독특하고 희귀한 암의 본질을 관찰하고 이해할 수 있도록 몇 달 동안 지켜보고 기다리는 것 뿐이었습니다.

다행히도 조쉬는 이 상황을 수동적으로 행동하거나 공동체나 전문 자원 단체로부터 자신을 멀리하라는 의미로 받아들이지 않았습니다. 그는 샌프란시스코에 있는 캘리포니아 대학교University of California in San Francisco의 통합종양 부서에 의뢰하여 도날드 아브람스Donald Abrams 박사를 만났습니다. 첫 만남에서 아브람스는 조쉬의 암에 대해 묻지 않았고 대신 조쉬의 삶의 질에만 초점을 맞췄습니다. 아브람스는 조쉬가 자신의 삶 속에서 어떤 상황에 처해 있는지를 알고 싶어 했습니다(조쉬는 가정이 있는 한 아기의 아빠였고, 사회적으로는 성공한 기술 기업인이었습니다). 또한 조쉬가 미래에 대한 희망과 열망이 있는지 앞으로(오랫동안 생산적이고 건강한 삶을 살고 싶은지), 그리고 결정적으로 조쉬의 질병에 대해 완전히 파악될 때까지 받을 수 있는 안정적인 지지가 있는지 알고 싶어했습니다. 이와 같은 건강하고 사랑이 담긴 지지 덕분에(조쉬의 암이 아닌 인간으로서의 조쉬에 초점을 맞춘), 조쉬는 그의 생활방식을 바꾸고 치료에 대해 권한을 좀 더 부여받을 수 있었습니다. "나는 질병보다는 나 자신에 초점을 두었습니다."라고 그는 말했습니다. "도널드 박사의 도움으로, 정말로 내가 먹는 것에 초점을 맞추기 시작했고, 내가 어떻게 생활하고 있었는지 내 몸을 완전히 새로운 방식으로 확인하기 시작했고, 인생의 균형을 다시 잡는 데 필요한 것들을 느끼기 시작했습니다."

3개월 후 조쉬의 암에는 어떠한 변화도 없었습니다. 그의 암의 진행단계를 감안했을 때 이것은 놀라운 일이었습니다. 6개월 후에도 동일한 결과를 얻었습니다. 암의 진행이 멈춘 것을 보면 계속 성장하는 암의 본질을 부정하는 것 같았습니다. 이를 지켜보던 그의 종양 전문의 그룹은 흥미를 느꼈습니다. 그들은 그가 어떻게 생활방식을 바꾸고 있는지 알고 싶어 했습니다. 조쉬는 대부분 스스로를 교육하고 자신의 질병에 대해 할 수 있는 모든 것을 배우는 데 집중했습니다. 그는 매일 자전거를 타면서 식단을 일부 수정하고, 유산균 및 기타 영양제를 복용하기 시작했지만 큰 차이는 없었습니다. 그는 또한 지지 그룹 모임에 가입하여 "지켜보고 기다리기"를 "지켜보고 배우기"로 바꾸는 데 있어서 도움을 받았다고 설명했습니다.

"나는 내 몸이 제공해 준 이 시간을 통해 스스로를 최대한 교육하고 싶었고, 결국 행동해야 할 순간이 왔을 때 공황상태에 빠지고 싶지 않았어요." 진단 1년 뒤에 조쉬는 토론토Toronto에서 열린 대규모 국제 환자 회의에 참석하여 주로 독일에서 자신의 암 유형을 이미 지화하고 치료하는 데 성공적으로 사용되는 핵의학에 대해 배웠습니다. 그는 그 발표를 한 의사와 이야기를 나누었고, 3주 후에 첫 번째 갈륨-68(방사선 갈륨) 치료를 위해 독일로 갔습니다. 그때가 2008년이었습니다.

2009년, 암이 진행되면서 잠시 입원을 했지만 여전히 치료할 수 있는 치료법은 없었습니다. 그래서 그는 다시 독일에서 만났던 의사에게 전화를 걸어 독일로 갔고 세 번 더 치료를 받았습니다. 이 치료법과 생활방식 덕분에 그는 이후 6년 동안 질병의 안정상태를 유지했습니다. 2016년 그는 다시 한 번 치료를 받으러 갔으며, 2017년 현재 여전히 진행성 신경내분비암을 앓고 있지만 안정적이고 활동적이며 생산적인 삶을 살아가고 있습니다. 조쉬는 사회적으로 네트워크를 형성하고 있었기 때문에 스스로를 교육하였고 치료가 불가능해 보였지만 치료법을 찾을 수 있었으며(모든 가능성에 거슬러), 진행성 질병의 진행을 늦출 수 있었다고 말했습니다.

"나는 항암 생활방식의 완벽한 표준이라고는 할 수 없습니다." 조쉬는 말했습니다. "그러나 나는 내 중심을 다시 잡는 데 집중했고, 장기적인 관점에서 내가 어떻게 느끼고 싶은지에 집중했습니다. 질병이 있음에도 불구하고 내 삶의 균형에 집중한 것입니다. 질병은 아직 남아있죠. 하지만 진행되진 않습니다. 나는 암과 싸우고 있는 것이 절대 아닙니다. 대신 성공적으로 암과 함께 살고 있는 것입니다."

조쉬의 이야기는 여러 측면에서 사회적 지지의 중요성을 보여줍

당신에게 딱 맞는 의료진을 고르는 법

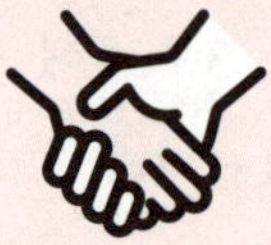

의사가 암 진단을 처음 전하는 순간 이 중요한 관계의 분위기가 설정이 되며, 심지어 환자가 얼마나 잘 따라오고 치료에 반응할지도 예측할 수 있습니다.[29]

공감능력이 있는 의사는 가능하다면 대면으로 환자에게 진단에 대한 소식을 전할 것입니다. 충분한 정보를 직접적이고 친절하게 그것이 의미하는 바를 설명할 것입니다. 그는 환자의 이해도와 정서적 반응을 잘 살피며 이 소식을 전할 것입니다. 또 환자를 도와줄 수 있는 환자를 사랑하는 사람과도 이야기할 것입니다. 환자의 눈을 보지 않고 혈액검사 결과나 엑스레이 영상에만 파묻혀 있는 의사는 당신이 원하는 사람이 아닐 수도 있습니다. 당신에게 침착하고, 시간을 할애해 줄 수 있다는 인식을 심어주고, 이 질환이 삶 전체에 미치는 영향을 충분히 고려해주는 의료진을 골라야 합니다.

암이 조기에 발견되었더라도 암 진단은 매우 충격적일 수 있습니다.[30] 두려움뿐만 아니라 다른 모든 종류의 감정까지도 유발합니다. 공감할 수 있는 의사는 이러한 사실을 알고 있으며 가장 현실적이면서도 당혹스럽지 않은 방식으로 진단에 대해 고지할 것입니다. "알려드릴 것이 있어요. 이런 병을 가지고 계십니다. 우리가 정보를 수집하여 공유하고 다음 치료 단계를 함께 알아낼 것입니다." 침착하고 신뢰감을 주는 의사는 질병보다 환자를 먼저 생각합니다. 이는 환자를 안심시키고 환자에게 권리를 부여하는 일입니다.

암 환자에게는 보통 종양 전문의겠지만, 좋은 1차진료 의사는 암 진단의 정서적 영향을 과소평가 하지 않으며, 압박이나 강요를 통해 환자에게 어떤 종류의 치료를 결정하도록 하지 않을 것입니다.

사실, 최고의 종양 전문의는 항상 환자를 최우선으로 하여 새로운 정보(검사 결과, 새로운 치료 옵션 등)가 있을 때 가장 먼저 알 수 있도록 하고 환자가 그 용어를 이해할 수 있게끔 노력합니다. 또 두 번째 또는 세번째 소견을 들어보거나 심지어 새로운 종양 전문의를 찾아야 하는지의 여부를 포함하여 치료에 대한 결정을 내려야합니다. 좋은 종양 전문의는 이것이 의사 스스로가 결정하는 것이 아니라는 것을 잘 알고 있습니다. 이는 당신이 결정해야 합니다.

니다. 그의 의사는 환자에 대한 애정으로 마음이 열려 있었고, 한 개인으로서의 조쉬와 소통하였습니다. 그는 청취, 관찰, 확인을 진행하였고, 차분히 그의 병이 정체를 드러내길 기다려주었습니다.

데이터와 연구 결과에 따르면 이 역설적인 접근 방식은 가능한 최고로 긍정적인 결과를 가져옵니다. 단순히 질병을 치료하는 것보다 그 사람을 치료하는 데 중점을 두기 때문입니다. 조쉬는 항상 질병에 대해 궁금해했고, 주위에 있는 지지 그룹과 단절되지 않고 희망적인 태도를 유지했습니다. 주변에 있는 그룹 덕분에, 겪고 있는 병에 대한 새롭고 유망한 치료법을 일찍 듣게 되었고, 또한 학회 참가로 이어져 유망한 치료를 받을 기회를 얻게 되었습니다.

그의 성공의 주요 구성요소는 주변에 그를 정말 사랑하고 지지하며 건강과 웰빙을 도와주는 사람들이 있었다는 것입니다. 그가 받은 지지들은 생활방식을 변화시켰고, 최첨단 암 치료를 받을 수 있게 된 핵심적 이유였습니다. 연구를 기반으로 보더라도 이런 탄탄한 기반을 가지고 세상과 자신을 차단시키지 않는 훌륭한 태도를 가진 조쉬가 암과 함께 살더라도 잘 살 확률이 높다는 것입니다.

의료진들이 할 수 있는 일

의사 및 의료진들은 암 환자(및 건강 문제에 직면한 다른 사람들)의 생존과 회복 가능성을 가장 높일 수 있는 방법인 사회적 지지 네트워크 참여를 돕는 데 중요한 역할을 할 수 있고, 또 그렇게 해야 합니다. 이는 다음 진료 예약을 하거나 약물을 처방하는 행위처럼 치료의 중심이 되어야 합니다. 의사들은 그들의 영향력 안에서 최선을 다해 환자를 도와 환자가 혼자 모든 것을 감당해야만 하지 않도록 노력을 기울여야 합니다.

- 환자들을 만나 그들의 상태를 확인할 때, 당신 환자들이 사랑과 지지를 받을 수 있는 네트워크를 얼마나 가지고 있는지도 확인하세요. 환자가 누구와 함께 사는지 물어보고, 한두 명의 신뢰할 수 있는 친구 및 가족의 이름과 연락처 정보를 얻는 것도 이 과정에 포함됩니다. "비상" 연락망을 요청하는 것만으로는 충분하지 않습니다.
- 환자를 지지해 주는 사람들이 환자의 모든 병원 방문, 시술 및 치료 과정에 참석하면 환자의 전반적인 치료 및 회복에 더 도움이 될 것이라고 말해주세요. 매번 같은 사람일 필요는 없지만, 환자의 말을 잘 들어주고 환자의 건강을 생각해주는 사람이어야 합니다. 환자들은 종종 의료인들의 권고와 조언을 받아들이고 기억해야 하는 것

자체만으로도 많은 스트레스를 받습니다. 환자가 약속을 지키는 데 도움을 줄 수 있는 사람을 곁에 두고 환자에 대한 지침을 대신 기록하게 하면 환자의 건강을 유지하는 데 도움을 줄 수 있습니다.

- 다양한 암 관련 지지 그룹의 최신 리스트를 알고 있어야 하고, 이를 치료 초기에 환자에게 제공해야 합니다.
- 사회적 연결을 향상시킬 수 있고, 전반적인 생활방식 개선에 관한 정보제공과 수업 프로그램을 제공하는 근처에 있는 기관들의 목록(YMCA, 노인 센터, 도서관 등)을 환자에게 제공하세요.
- 무엇보다도 열린 마음을 가진 의욕적인 환자들은 스스로가 치료 과정에서 소중한 정보와 통찰력을 구비할 것이고, 이를 통해 긍정적 결과가 나올 것이라는 걸 기억하세요.
- 오랫동안 외로움으로 인해 환자가 우울증이나 불안을 겪고 있는지 확인하고 상담치료사나 심리학자에게 치료받기를 권고하세요. 인지 행동 요법이 도움된다는 근거들도 있고, 수용 및 몰입을 가르치는 그룹 치료들, 또는 장기적인 심리요법 같은 것들도 도움이 될 수 있습니다.

암이 우리가 사랑하는 사람들에게 미치는 영향

암 진단을 받는다는 것은 시간과 감정이 소모되는 과정입니다. 새로 암을 진단받은 많은 환자들이 암이라는 사실에 너무도 압도되어 사랑하는 사람들과 논의하는 데 곤란을 겪습니다.[31] 많은 환자들이 암 진단을 받았다는 소식을 전달하는 것이 그들이 사랑하는 사람들에게 정서적 해를 끼칠 것이라고 우려하고 있으며, 오히려 말을 하지 않는 것이 다른 사람들을 자신의 질병의 공포와 불확실성으로부터 보호할 것이라고 믿기 때문에 자동적으로 냉정한 자세를 취하는 것을 보아왔습니다. 그러나 우리가 "혼자서 가야" 한다고 믿는 것은 실제로는 가장 중요한 관계의 사람들에게, 그리고 암 치료 결과에 중대한 영향을 미칠 수 있습니다.[32,33] 암은 우리 모두를 현실과 한계에 직면하게 합니다. 우리 모두 언젠가는 죽는다는 실체와 현실을 받아들이고 존중하게 되며, 과거에 연연하거나 미래에 대해 걱정하는 것보다는 현재에 어떻게 잘 살아야 하는지 알아내기 위해 함께하는 과정을 겪게 됩니다. 그리고 이 길은 혼자 가는 길이 아니어야 합니다.

대화하기

많은 암 환자들에게 있어서 그들이 사랑하는 사람의 눈을 쳐다보며 "암 진단을 받았다."라고 말하는 것은 정말 용기 있고 어려운 일입니다. 그 이후의 시간은 환자뿐만 아니라 그들을 사랑하는 사람들에게도 매우 중요합니다. 우리의 두려움에 대해 이야기할 수 있어야 하고, 희망과 꿈을 나누고 서로를 지원하고, 암이라는 단어가 가족의 대화에 등장할 때마다 서로 가까워지는 특별한 기회가 되어야만 합니다.

환자와 가족 모두 서로 경청하는 법을 배우는 것도 중요합니다. 우리 모두는 빨리 다른 좋은 이야기로 넘어가고 싶지만, 암 진단 소식을 바로 격려와 위로로 넘겨버리는게 아니라 경청해주어야만 사실을 직면하고 새로운 현실을 받아들일 기회를 가질 수 있습니다. 아이들에게 "엄마는 괜찮을꺼야."라고 시작을 한다면, 실제로는 두려워하고 아파보이는 엄마를 바라보는 어린아이들에게는 도리어 헷갈릴 수 있습니다. 아이들과 함께 암 진단에 대해 논의하는 가장 좋은 방법은 믿을 수 있는 어른들에게 말하는 방법과 동일합니다. 적절한 솔직함, 공감, 그리고 이것이 가족 구성원을 어디로 이끌 것인지에 대한 희망적인 호기심을 가지고 말을 하는 것입니다. 암 환자가 치료를 시작하면서 필요한 요구들이 바뀌게 됨에 따라, 열린 대화를 하는 것은 가족들과 사랑하는 사람들이 환자 및 그들 자신들에게 어떤 도움이 필요할지 "추측"만 하지는 않게 해줄 것입니다. 환자의 말을 들어야 합니다. 사랑하는 사람이 자신의 암에 관한 경험을 이야기 할 때, 가족이 암 진단 경험을 이야기하고 싶어 할 때 어떤 감정을 느끼는지 들어보세요. 항상 마음을 열어 두시길 바랍니다.

행동은 말보다 중요합니다

사랑하는 사람이 힘들어하기 시작하는 것 같다면 주의를 기울여 이를 알아채야만 합니다. 환자들은 질병의 강렬한 정서적 또는 신체적 영향, 또는 두 가지 모두의 측면에서 고통받고 있을 수 있습니다. 사소한 일이라도 도와주어야만 합니다. 하지만 환자에게 먼저 물어보세요. 때로는 그들이 겪고 있는 일이 힘들다는 것을 인정해 주는 것만으로도 일상생활에서 그들이 감당해야 하는 일을 하는 데 힘을 실어주기에 충분합니다. 또는 도움을 준 것에 대해 감사하며 더 많은 도움을 요청할 수도 있습니다. 어느 방향이든 의사소통은 중요합니다.

아이들의 경우, 말보다는 행동으로 보여주는 것이 더더욱 중요합니다. 아이들은 복잡한 감정을 말로 표현하지 못할 수 있습니다. 자녀가 암에 대한 소식에 어떻게 반응하는지 관찰하세요. 더 사랑스럽게 행동하려고 하거나, 한발 물러서서 바라보거나, 예전보다 더 감정적으로 바뀔 수도 있습니다. 암은 암에 걸린 가족 구성원 한 사람 한 사람뿐만 아니라 가족 모두에게 영향을 미치기 때문에 보다 편안하고 친절하게 서로를 대해야 합니다.

이러한 새로운 경험들을 통해 우리는 새로운 감정들을 느낍니다. 예를 들면 암 환자는 치료 도중 체력이 떨어지는데 이때 우리는 서로의 경험을 존중해야 합니다. 암에 관련한 반응에는 절대적으로 맞고 틀린 것이 없습니다. 서로 사랑해야 한다는 의무만이 있을 뿐입니다.

마지막으로 공감하는 능력을 강화해야 합니다. 그렇다고 해서 스스로 자기 연민이나 동정심에 빠지라는 것은 아닙니다. 항암과 관련한 전문용어를 사용하면서 하는 공감은 실제로 암이 우리를 희생시키거나 우리의 힘을 빼앗아 수동적으로 만들지 않게끔 하자는 것입니다. 진정한 공감을 가진 경청과 관심은 암 환자에게 활력을 불어넣어 줍니다. 그것은 미래에 대한 걱정과 불안 같은 복잡하고 보이지 않는 감정들에 대해 직관을 제시하고 현재에 집중하게 만들어 줍니다.

암은 가족 차원에서 겪는 일입니다. 서로를 더 가까워지게 하고 서로에게 최선을 다할 수 있게 하곤 합니다. 우리는 서로에게 숨겨진 장점을 발견하고, 어려운 상황을 다루는 법을 배우며, 궁극적으로 항암생활에 초점을 맞추어 살아 갈 수 있는 인생 중 드문 기회를 얻게 됩니다.

그러나 가족의 사랑과 지지만이 사회적 지지를 얻는 유일한 방법은 아닙니다. 연구에 따르면 최소한 한 사람에게라도 사랑이 담긴 일관된 지지를 받으면 암 치료의 결과를 많이 달라지게 할 수 있다고 합니다.

건강할 때나 아플 때나

하버드 대학의 연구팀은 2004년에서 2008년 사이에 10가지 다른 유형의 암으로 고통받는 75만 명의 미국 환자들을 조사했습니다.[34] 배우자를 가진 환자들은 이혼한 사람 또는 미혼인 환자들보다 20% 높은 생존율을 보였습니다. 가장 큰 차이를 보인 그룹은 비호지킨 림프종 또는 두경부암을 앓고 있는 기혼 환자들이었습니다. 이 연구는 배우자가 있는 환자들이 질병을 조기에 발견하고, 적절한 치료를 받고, 치료 프로그램을 잘 지키며 건강 상태의 변화를 보고하고, 전반적인 건강과 복지를 향상시키는 생활방식 변화를 이루는 경향이 있다고 결론지었습니다.

하지만 이런 장점들을 위해 꼭 결혼을 해야 한다는 것은 아닙니다. 암 진단을 받고, 병원 방문을 하고, 암에 대해 알아보고, 치료를 받는 동안 옆에서 잘 보살펴줄 헌신적인 친구나 가족만 있어도 치료 결과와 전체적인 과정에 긍정적인 영향을 끼치게 됩니다.

외로움은 치명적일 수 있습니다

오랫동안 외로움을 가지고 살거나 사회적으로 고립이 되어 있는 것은 하루 15개비의 담배를 피거나 또는 비만인 사람과 비슷하거나 높은 비율로 질병 발생 및 조기 사망률에 영향을 미치는 것으로 밝혀졌습니다. 브릭햄 영 대학University of Burgham young의 교수인 줄리안 홀트 룬스테드Julianne Holt-Lunstad가 이끈 이 연구는 〈정신과학에 대한 관점들*Perspectives on Psychological Science*〉이라는 학회지에 발표되었으며, 외로움과 사회적 고립을 심각한 공중 보건 문제 그리고 의료계가 해결해야 할 문제로 분류했습니다.[35] 이것은 특히 현대 사회가 쇼핑, 은행 업무, 교육에 이르기까지 모든 영역에서 오프라인 상호작용을 온라인 상호작용으로 대체할 수 있는 현실에서 더더욱 강조됩니다. 소셜미디어에서의 온라인상에서 괴롭힘이나 악성 댓글 같은 현상이 스트레스에 직접적인 영향을 주기도 합니다.

외로움은 부분적으로 사회적 이슈에 대한 민감도 증가로 나타날 수도 있습니다. 외로움을 느끼는 사람들은 모호한 사회적 이슈들을 다소 부정적으로 받아들이는 경향이 있으며 결과적으로 스스로를 고립시킵니다.[36] 우리의 기본적인 반응을 부정에서 긍정으로, 자기 비판 또는 비관적 시각보다는 감사로 바꾸는 것은 많은 사람들에게 기본적인 정신 건강을 지키는 "집 지킴이" 역할을 하게 해줍니다. 최근 연구에 따르면 이것이 우리의 사회적 연결 및 소통의 감각에도 또한 영향을 미치는 계단식 효과를 초래할 수 있다고 제안합니다. 부정을 극복하고 스스로를 긍정적이게 설정하면 자신감이 증가합니다. 우리 스스로가 다른 사람들에게 보다 더 깊이 다가가고, 보다 더 깊게 연결되고, 장기적으로 보다 더 건강에 도움이 되는 선택을 할 가능성이 커집니다.

강력한 사회적 지지는 암 진행을 늦춥니다

지난 20년간, 연구자들은 강력한 사회적 지지가 없는 사람들에 비해 그렇지 않은 사람들이 더 오래 살 수 있다는 인과관계를 보여주는 자료들을 수집했습니다.[15-17] 추가적으로, 외로움과 부족한 사회적 지지로부터 오는 스트레스가 염증, 면역력과 연관된 유전자의 변화와 다른 암 억제 유전자에 영향을 미침으로써 종양 세포의 증식을 유도한다는 것이 밝혀졌습니다.[32,33,37-42] 강력한 사회적 지지를 가지고 있는 암 환자들에서는 암세포를 활성화시키는 스트레스 호르몬 수치가 낮았고, 이 사실은 우리가 병의 진행과 전이의 과정을 더 잘 이해하는데 도움이 됩니다.[43,44]

국가 암 기관에서 지원한 연구를 수행하고 있는 아이오와 대학교University of Iowa의 수잔 루젠도프Sunsan Lutgendorf 박사는 난소암 환자들의 강력한 사회적 지지와 사망률간의 연관성에 대해 연구했습니다.[45,46] 그녀의 연구는 낮은 사회적 지지를 가진 난소암 환자들이 강력한 사회적 지지를 가진 환자들보다 약 1년을 덜 살았다고 밝혔습니다.[47]

MD 앤더슨의 과학자이자 외과 의사인 제 동료인 아닐 수드Anil Sood 박사와의 공동연구를 통해 루젠도프는 강력한 사회적 지지를 가지고 있다고 보고된 환자들에게 종양 발생 요소 중 두 가지, 염증 마커인 인터루킨 6와 혈관 신생을 측정하는 요소인 혈관내피세포 성장인자VEGF의 수치가 낮았음을 보고했습니다.[46] 강력한 사회적 지지는 낮은 인터루킨 6와 VEGF 수치와 연관이 있었습니다. 이 연구와 또 다른 연구는 사회적 지지를 암의 특징들이 되는 증식 신호 유지, 신생 혈관 형성 유도, 침윤과 전이 활성화, 면역파괴 회피, 염증 촉진 등의 감소와 연결시킵니다.[18,28,32,33,38,45,48-57]

또한, 루젠도프는 부족한 사회적 지지를 가진 난소암 환자는 염증과 종양 성장과 연관된 스트레스 호르몬인 노르에피네프린의 수치가 더 높은 것을 발견했습니다.[58] 이 연구는 수술 당시 종양 부위 자체에서 이러한 유해한 호르몬과 염증인자의 증가를 보여주었습니다.

UCLA의 스티브 콜 박사는 아닐 수드, 수잔 루젠도프와 공동연구를 진행했습니다. 콜은 사회적 고립이 어떻게 암 유발 유전자를 "밝히는지"를 열지도heat map 활성화를 이용해 그 과정을 시각화시키는데 성공했습니다.[59-62] 이 세 명의 과학자들은 사회적 지지 기반을 부족하고 우울함에 빠져 있는 난소암 환자들을 가장 심리적으로 위험한 그룹이라고 보았습니다. 이 환자들은 낮은 사회적 지지를 가졌고, 우울감이 적은 환자들보다도 종양 성장을 돕는 유전자의 발현 수치가 높았습니다.[63,64]

이러한 사회적 영향에 대한 연구인 “스트레스 생물학”은 암 생물학자들과 종양 전문의들이 종양과 종양 미세환경을 넘어서 더 포괄적인 이해를 하도록 도와줍니다.[65-67] 콜, 루젠도프, 수드 그리고 이 혁신적인 연구를 하는 연구자들은 다른 암 환자들이 종양 미세환경 외에도 환자의 전체적인 환경을 더욱 깊이 이해하고, 생활방식들이 암의 활동에 미치는 영향을 이해하도록 도와줍니다. 생활방식이 암의 진행에 영향을 미친다는 이러한 이해는 항암생활의 과학적인 증거를 제시하고, 암과 기타 질병을 치료하는데 사회적 지지(또한 다른 6가지 통합치료)의 중요성을 확인해줍니다.

사회적 지지 그룹의 치유력

유명한 정신과 의사인 데이비드 스피에겔David Spiegel과 스탠포드 의과대학팀Team at Stanford University Medical School 암 환자들이 그들과 비슷한 질병을 가지고 있는 다른 사람들과 교류할 때 경험할 수 있는 사회적, 정서적 이점을 연구하고 이해하는 데 앞장서 왔습니다.[68-70] 스피에겔이 40년 전 암 환자를 위한 집단 심리치료를 시작했을 때, 암 환자가 자신의 질병에 대해 이야기하는 것은 불안과 두려움을 악화시킬 것이라는 일반적인 인식이 있었습니다. 반면 그 의견에 반대했던 사람들은 암 환자들을 한 방에 모아본다면 그들의 안녕과 성공적 치료에 어떤 방향으로든 영향을 줄 것이라고 생각했습니다. 스피에겔 자신도 그런 일이 일어날 것이라는 예감을 가지고 있었고 그의 연구는 암 환자들이 한 방에서 서로의 경험을 공유할 때 생기는 중요한 이점에 대해 강조했습니다. 환자가 다른 사람, 특히 비슷한 문제를 겪고 있는 사람들과 두려움과 걱정을 공유할 수 있을 때, 연구 결과는 전반적인 건강 상태가 개선되었음을 보여주었는데, 특히 정서적 안녕과 관련된 부분에서 발전을 보였습니다.[71-73] 그리고 몇몇 결과에서는 이러한 지지 그룹에 속해 있을 때 말기암 환자들의 생존율이 높았다고 밝혔습니다.[74-76] 스피에겔은 "지지 그룹의 힘은 우리에게 큰 의미가 있습니다. 우리는 사회적 생명체이며 우리 두뇌는 다른 사람들과의 연결을 형성하고 우리가 생존할 수 있도록 지원 네트워크를 구축할 수 있게 해줍니다. 이는 위협에 대처하고, 우리 마음속에 있는 젊음을 자라나게 하고, 안정적이고 상대적으로 안전한 문화를 조성하는 데 도움이 됩니다. 특히 질병에 직면했을 때의 사회적 연결은 매우 강력한 협동력을 발휘하며 스트레스 대응을 관리하는 데 도움이 됩니다. 우리 몸이 더 나아지도록 도와주고, 생명을 위협하는 질병을 겪는 서로를 도울 수 있습니다."라고 설명했습니다.[77]

지지 그룹은 정기적으로 모여 정보를 나누기 위한 포럼을 개최합니다. 저는 한 환자로부터 그가 자신의 지지 그룹을 "행동팀"이라고 부르기를 좋아한다는 말을 들었습니다. 그녀의 "행동 친구들"과 함께 함으로써 얻는 에너지는 어려운 치료를 겪고 계속 치료를 받는 데 필요한 용기를 제공한다고 말했습니다. 조쉬에게는, 지지 그룹의 일원이 된 것이 그를 희귀한 유형의 암에 대한 새로운 치료법에 대해 알게 해주었고, 동료 생존자들의 경험에 근거하여 잠재적인 함정을 피하는 데 도움을 주었다고 했습니다. "행동 친구들"을 가진 환자들은 정서를 충만하게 유지하는 데 도움이 되는 깊은 공감적인 지지를 제공받아, 남편과 자녀와의 관계도 더욱 알차게 만들었습니다. 교육과 행동에 중점을 둔 지지 그룹은 치료 또는 회복 기간 중 어느 상황에 있든지 스스로의 몸과 마음을 계속 돌볼 수 있도록 동기를 부여합니다.

암 그룹만의 이러한 사회적 지지의 힘은 우리의 친구 도로시 Dorothy의 경험도 반영합니다. 유방암 장기 생존자인 도로시는 스스로를 "핑크 패거리Pink posse"라고 부르는 생존자 그룹에 속해 있습니다. 이 그룹의 여성들은 치료의 모든 측면에 대해 세부 사항을 친밀하게 공유하며, 도움이 필요할 때마다 그리고 가능할 때마다 서로에게 힘이 되어줍니다. 그룹에 속한 한 친구는 도로시가 남편 또한 암 진단을 받은 후 우울증에 빠지는 것을 보았을 때, 그녀가 명상 수업에 참여해야 한다고 설득했습니다. 또 다른 "배다른 자매"는 도로시가 완전히 지쳐버리기 전에 상담사와 치료받을 수 있는 시간을 선물로 주기도 했습니다. 도로시는 이러한 개입들이 그녀의 삶을 변화시키고 암이 나빠지지 않게 유지하는 데 도움이 되었다고 인정합니다. 그리고 그녀는 이것이 가족 또는 삶의 다른 영역의 사람들로부터의 강요로 인해 받아들인 것이 아니라고 확신합니다. 삶의 속도를 늦추고 몸의 균형을 회복하고 항암 생활방식을 강화하는 방법을 배우는 것은 그녀에게 꼭 필요한 치료였습니다.

모두의 건강, 행복, 안전을 위하여

1976년 마이클 레너Michael Lerner와 두 명의 동료는 캘리포니아 북부의 험악한 태평양 연안에 아주 멋진 치유 공동체를 설립했습니다. 그들은 암 환자들을 위해 건강과 치유, 교육과 예술, 환경과 정의라는 세 가지 주요 영역에 중점을 둔 학습 커뮤니티를 만들겠다는 비전을 반영한 커먼윌Commonweal을 설립하였습니다.[78] 지난 40년 동안 레너는 특히 암 치유과정에서 공동체가 중요하다는 사실을 배웠습니다. 그가 해온 노력 중 한 가지는 커먼윌의 암 도움 프로그램을 치유 공동체 모임들과 파트너를 맺어 암 환자 또는 다른 건강 문제를 가진 사람들에게 저비용 또는 무료로 참여할 수 있는 수업을 제공하는 센터를 만드는 것이었습니다. 이 치유 공동체의 목표는 사람들이 자유롭게 의사소통하고, 정보를 공유하고, 서로를 교육하고, 감정적으로 지지해주어 개개인 모두 온전한 하나의 개체로서 건강해지도록 하는 것입니다. 이 치유 공동체 중 하나를 이전에 언급했던 폐암 장기생존자인 다이애나 린지가 공동 창립했습니다. 그녀의 힐링 공동체는 워싱턴 주 위드베이 아일랜드Whidbey Island의 랭글리Langley 마을에 위치하고 있습니다. 그들의 사명은 지역 사회에 쉽고 개방적이며 지속적인 접근이 가능하게끔 하는 것이며, 2015년에 문을 연 이래로 랭글리는 아주 작은 마을(대략 천 명이 사는 마을)임에도 불구하고 한 달에 평균 600회의 방문횟수를 기록합니다. "몸이 회복됐을 때 우리(다이애나와 그녀의 남편 켈리)는 우리가 속해 있는 사회로 돌아가기를 원했습니다."라고 했습니다. "우리는 지역

사회의 모든 사람이 그들이 원할 때 사회적, 정서적 지원을 보장받을 수 있는 곳을 만들고 싶었습니다. 나는 강력한 정서적, 사회적 지원이 치매, 심장병, 암, 정신 건강 등 여러 분야에서 건강을 향상시킨다는 결과를 보여주는 과학 문헌들을 많이 읽었습니다. 반대로, 행복하거나 불행한 결혼사례들을 살펴본 결과 부정적인 사회적 지지는 건강에 해롭다는 것이 입증되었습니다." 그녀는 계속해서 "우리는 힐링 공동체를 강력한 사회 지원 네트워크를 구축하기 위한 의식적인 노력을 하는 대단히 큰 커뮤니티 실험으로 간주합니다. 이 일은 나에게 매우 의미가 있었고 이런 목적을 가지고 살아가는 것이 스스로를 위하여도 큰 이익이 되었으며, 나를 살려 주었다는 사실을 알고 있습니다."라고 말했습니다.

온라인에서 치유 커뮤니티 찾기

우리가 신중하고 의식적으로 사용할 경우 과학 기술이 다른 사람들과 지속적으로 관계를 맺고 괜찮은 동료를 발견하는 데 도움을 주는 몇 가지 방법이 있습니다. 특히 암 환자들에게 말입니다. 온라인에서 찾을 수 있는 유용한 정보는 너무도 많습니다. 하지만 무엇을 믿어야 하는지, 무엇을 무시해야 하는지 아는 것이 중요합니다.

늦은 밤에 아무 웹사이트를 보고 스스로를 진단하거나, 어떤 사람의 개인 블로그에서 과일 한 가지만 먹거나 매일 커피 관장법을 사용하여 질병을 어떻게 극복했는지를 읽는 것은 별로 지혜로운 방법이 아닙니다. 무슨 뜻인지 아시겠죠? 하지만 우리를 사랑하는 사람들과 연결될 수 있게 해주고, 고립되어 있을 경우 지지 그룹을 찾아주는 훌륭한 곳도 많습니다.

제가 가장 좋아하는 웹사이트는 케어링 브릿지Caring Bridge입니다. 이는 비영리 온라인 플랫폼으로, 사랑하는 사람들과 연락을 유지하고 암 환자가 자신의 경험을 기록할 수 있도록 도와줍니다.[79] 환자는 친구를 사이트에 초대하고 가입하게 하여 스스로의 치료 과정이나 도움이 필요한 요소들을 알려줍니다. 이를 통해 이미 힘든 치료 과정을 겪고 있는 환자가 개개인의 이메일에 응답하거나 전화를 받을 필요없이 자신의 광범위한 커뮤니티 구성원들에게 모든 정보를 반복하여 전달해야 하는 작업을 줄일 수 있습니다. 또한 이 시스템의 훌륭한 점은 암 환자가 먼저 다가가야 하기보다는 오히려 친구들이 환자에게 다가갈 수 있도록 설계되었다는 것입니다. 비슷하게 "식사 집단Meal brigades"이라는 달력 앱이 있습니다. 이 앱에서는 친구와 이웃이 자신들이 아는 환자들에게 음식을 집까지 전달해주는 스케줄이 구비되어 있습니다.

이 웹사이트를 통해 환자는 가장 효율적인 방법(예: 매주 월요일, 수요일, 금요일)을 설정하고, 식이 요구사항과 선호도를 설명하고, 얼마나 많은 음식의 양이 필요한지 등을 표시할 수 있습니다. 이러한 종류의 도움 및 커뮤니티 지원은 매우 소중한 것들이며, 잘 설계된 디지털 플랫폼을 통해 모든 사람에게 매우 쉽게 접근할 수 있습니다.

환자가 질문하고 커뮤니티 회원이 서로에게 경험을 공유할 수 있는 특정 암에 관한 온라인 포럼도 있습니다. 의료 연구 사이트, 환자 블로그는 물론 검색 및 최신 데이터에 대한 정보를 제공해 줄 뿐만 아니라 커뮤니티 기반 지지 그룹, 교육 프로그램 등에 대한 링크를 제공하는 많은 병원, 의료센터, 암센터 및 대학 웹사이트가 정리되어 있습니다.

목적이 있는 삶

삶에 목적이 있는 사람들은 그렇지 않은 경우보다 더 행복하고 더 건강하게 사는 경향이 있습니다.[80] 그들은 또한 지역 사회에 더 잘 적응하고 친구들과 보다 깊은 유대감을 형성하는 경향이 있는데, 연구결과에 따르면 이는 세포 수준의 건강에까지 영향을 미칩니다.[81,82] 많은 사람들에게 인간관계와 서로에 대한 지지는 우리 삶의 목적에 있어서 핵심입니다. 하버드에서 진행된 성인 발달에 관한 연구는 지난 80년간 수백 명의 하버드 졸업생들과 노동자 계급의 남성들을 연구했습니다(이것은 지금까지 수행된 가장 장기 관찰되는 연구 중 하나입니다).[83-86] 주요 연구내용 중 한 가지는 두 그룹에서 가장 기쁘고 건강한 삶을 사는 사람들의 특징은 바로 삶 속에서 친밀한 관계들을 가지고 살아가는 사람들이라는 것입니다. 연구책임자인 로버트 월딩거Robert Waldinger는 "몸을 돌보는 것은 중요하지만, 관계를 돌보는 것도 자기 관리의 한 형태로 이는 중대한 발견이라고 생각합니다."라고 말했습니다.

암 또는 생명을 위협하는 질병의 진단은 종종 사람들로 하여금 사랑하는 사람들과 다시 연결되고, 삶의 우선 순위를 정하고, 명확한 삶의 목적을 발견하고 정의하도록 이끌 수 있습니다. 자신의 질병을 통해 삶의 의미를 찾는 환자들은 삶의 질이 향상되고 스트레스 호르몬이 감소합니다.[87] 요가 및 인지 행동 스트레스 관리와 같은 훈련들의 장점 중 하나는 환자가 질병 경험을 통해 의미를 찾을 수 있는 능력을 향상시킨다는 것입니다.[88-91] 긍정적이고 감사함을 배우는 데 집중하는 목적이 있는 삶은 당신의 항암팀을 구성하는 데 꼭 필요한 두 가지 요소인 사회적 연결과 소속감을 곧바로 개선시킵니다.

암 환자 중 치유에 초점을 맞추며 살아가는 환자들의 이야기에는 모두 한 가지 근본적인 특성을 공유하고 있다는 것을 이 책을 읽으면서 알게 될 것입니다. 각자 자신의 방식으로 두려움과 절망에서 멀어지고 삶을 통해 더욱 확실한 목적의식을 가지려고 노력하고, 배운 것을 서로 공유한다는 것입니다. 이들은 매일 자신의 건강을 돌보기 위해 열심히 노력하며, 삶의 목적을 유지하기 위해 일을 합니다. 인생에서 암과 같은 생명을 위협하는 질병을 경험하게 되면 특히 예후가 안 좋은 경우 긍정적이기는 어려울 수 있습니다. 유명한 비엔나의 정신과 의사이자 홀로코스트Holocaust 생존자인 빅토르 프랭클Viktor Frankle은 자신의 저서 《인간의 의미 찾기Man's Search for Meaning》에서 "어떻게 보면 고통은 고통의 의미가 발견되는 순간 멈춰버린다. Suffering ceases to be suffering at the moment it finds a meaning"고 말했습니다.[92]

아이오와 대학교의 수잔 루젠도프와 그녀의 연구팀은 다음의 두

가지 광범위한 웰빙 또는 행복 범주에 대한 다양한 생물학적 효과를 조사했습니다.

1. **에우다이모니아 웰빙**eudaimonic well-being: 삶의 핵심가치를 지지하고 "진정한 자아" 또는 "영적인" 면을 강조하는 것(고대 그리스인들이 '다이몬*Daimon*'이라고 부르는 것에서 유래된 단어)
2. **헤도니아 웰빙**hedonic well-being: 물질적 만족에서부터 웰빙이 온다고 생각하는 것[93]

건강한 사람들을 대상으로 연구한 결과, 즉각적인 만족과 물질적 성공(헤도니아 웰빙) 비중이 높은 사람들보다 차원 높은 웰빙(에우다이모니아 웰빙)을 중시하는 경우가 염증성 유전자 신호전달이 더 감소했습니다. 물론 두 가지 웰빙 모두 우울증 정도를 낮추는 것과도 연관되어 있고요(166페이지 박스 참조).

루젠도프와 그녀의 동료들은 난소암 환자 중 에우다이모니아 웰빙에서 더 높은 점수를 받은 여성들이 종양의 스트레스 호르몬 수치가 더 낮다는 것을 발견했습니다.[94] 반면, 높은 헤도니아 웰빙 점수를 가진 환자들에게는 동일한 현상이 나타나지 않았습니다. 이러한 결과는 사회적 연결이 증식신호 유지, 성장억제 회피, 염증 등 주요 암 특성을 억제함을 의미합니다. 다시 말해서 다른 사람들과 더 깊은 관계를 맺고 인생에서 더욱 근원적인 목적을 갖는 것은 암을 피하거나 극복하는 데 도움이 될 수 있습니다.

지금까지의 많은 연구들은 사회적 유대감과 유전자 발현 사이에 상관관계가 있음을 보여줍니다. 다시 말해, 이전까지는 이러한 것들이 서로 관련되어 있다고 말할 수 있었지만, 특정한 한 가지가 다른 결과를 초래했다고 결론을 내릴 수는 없었습니다. 하지만 캘리포니아 리버사이드 대학University of California Riverside의 소냐 루보미라스키Sonjua Lyubomirsky와 그의 동료(스티브 콜 포함)들의 2017년 연구에 따르면, 특정한 종류의 친절함이 유전자의 프로파일에 변화를 일으킨다는 사실이 밝혀졌습니다.[95] 루보미라스키와 그녀의 팀은 159명의 건강한 남성과 여성을 4개의 그룹 중 하나에 배정했습니다: ❶ 다른 사람들을 위한 친절한 행동 수행 ❷ 일반적인 친절한 행동 수행 ❸ 자신을 위한 친절한 행동 수행 또는 ❹ 중립적인 행동 수행. 4주 동안 배정된 작업에 참여한 후, 유전자 프로파일의 변화는 다른 사람들을 위한 친절한 행동을 수행한 그룹에게만 나타났습니다. 그들은 염증신호는 낮추고 항체반응율은 높아지게 하는 유전자가 증가함을 보여주었습니다. 우리는 처음으로 다른 사람들에 대한 친절이 질병을 예방할 수 있는 방식으로 유전자에 영향을 미친다는 과학적 근거를 가지게 된 것입니다.

저자들은 결론적으로 "이러한 발견은 백혈구 관련 유전자 조절에 대한 친사회적 행동의 인과적 영향을 보여주었으며, 또한 친사회적 행동과 신체적 건강을 연결시키는 분자 경로를 파악하는 지도화를 확대하는데 기여했다."라고 말했습니다.[95]

애완동물도 우리의 치유를 도와줍니다

의사인 스튜와드 플레시맨Steward Fleishman은 뉴욕시의 베스 이스라엘 의학센터의 일련의 암센터들Continuum Cancer Centers of New York at Beth Israel Medical Center에 있을 때 단독 연구를 수행했습니다. 그 연구는 두경부암 환자들 중에서도 독하고 공격적인 치료들을 받는 환자를 대상으로 했는데, 치료받는 공간이나 병원에 치료견의 존재가 유익한 효과를 낸다는 것이었습니다.[96] 이 환자들은 이미 통증, 피로감, 말하기 또는 삼키기 어려움 등과 같은 심각한 부작용으로 고통받고 있었습니다. 치료(화학요법 및 방사선 치료를 동시에)로 인해 몸에 이러한 증상들이 더욱 심해지고 있었고, 정서적 및 사회적 웰빙 지표는 부정적으로 나타나고 있었습니다. 애완동물 치료를 받은 환자들은, 약 7주간의 치료 과정 후에 신체적으로 예상한 부작용을 보였습니다. 그러나 놀랍게도 이 그룹은 매일 치료견과 조련사들과 함께 시간을 보낸 후 정서 지표 및 웰빙 지표가 상승했다고 보고했습니다. 한 환자는 플레시맨 박사에게 자신은 힘든 애완동물 치료 프로토콜을 그만두고 싶었지만 "치료견을 보고 싶었기 때문에" 그렇게 하지 못했다고 했습니다. 또한 이 연구에 참여한 센터 직원들은 멋진 추가 보너스를 통해 기분과 직업 만족도가 높아졌으며, 그들에게 치료견이 행복하고 편안한 존재가 되어줬음을 인정했습니다. 플레시맨이 2015년에 그의 연구 결과를 발표한 후 몇 년이 지난 지금, 전국 암센터의 환자들을 돕는 애완동물 치료는 보편적인 치료법이 되었습니다. 애완동물이 제공하는 무조건적인 사랑과 충성

어떤 종류의 행복을 느끼시나요?

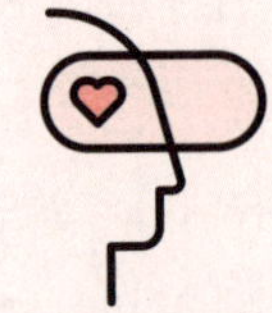

UCLA의 정신신경면역학 커즌스센터* 와 노스캐롤라이나North Carolina 대학의 연구원들은 긍정의 심리학이 인간의 유전자 발현에 어떤 영향을 미치는지 조사했습니다. 이런 종류의 연구로는 최초였습니다.[81] 그들이 발견한 사실은 당신이 행복을 느끼는 근원에 따라 인간의 유전자에 각기 다른 영향들을 미친다는 것이었습니다. 삶의 심오한 목적과 의미, 삶의 더 큰 문제에 대한 인식, 이런 종류의 활동에 참여함으로써 오는 행복인 에우다이모니아 웰빙을 통해서는 면역세포 유전자 증가, 염증성 유전자 발현 감소, 강력한 항바이러스 및 항체유전자 발현 증가를 도왔습니다.[81,94]

높은 수준의 헤도니아 웰빙을 가진 사람들(우리가 즐거운 일을 할 때 경험하는 감정에서 오는 행복의 유형)은 높은 에우다이모니아 웰빙을 가진 사람들에 비해 높은 염증 수치, 비교적 낮은 수준의 항바이러스 및 항체유전자 발현율을 보였습니다.

두 가지 유형의 웰빙은 어느 하나가 다른 하나보다 꼭 우월하다고 볼 수는 없으며 사람들은 두 가지 유형의 웰빙 모두 즐겨야 합니다. 그러나 한 유형의 웰빙이 다른 종류의 웰빙에 비해 유전자가 작동을 시작하는데는 훨씬 더 긍정적인 영향을 미칩니다.

이 연구의 저자 중 한 사람인 스티브 콜Steve Cole은 "높은 수준의 헤도니아 웰빙을 경험하고 있는 사람들은 높은 수준의 에우다이모니아 웰

* '커즌스cousins'는 유머치료와 정신신경면역학으로 유명한 노만 커즌스Norman Cousins(1915-1990)임

빙을 가진 사람들보다 건강 부분에서 안좋다고 느끼지는 않습니다. 그러나 그들의 유전자는 매우 다르게 반응했습니다."라고 말했습니다. 이 연구가 시사하는 바는 좋은 일을 하는 것과 기분 좋게 느끼는 것은 인간의 유전자에 완전히 다른 영향을 미친다는 것입니다. 비록 둘다 비슷하게 긍정적인 감정을 느끼게 할지는 몰라도 말이죠. 장기적으로 에우다이모니아 웰빙을 느끼는 것이 건강에 더 긍정적인 영향을 미칩니다. "명백하게도, 인간의 유전자는 행복을 얻는 각기 다른 방법을 구분하는 데 있어서 우리의 의식보다도 더욱 민감합니다."[97]

은 인간에게는 없는 좋은 대비되는 면의 예시가 되며, 이는 우리 삶 속에서 네 발 달린 친구들(애완동물)에 대해 새롭게 바라보는 문화적 트렌드를 확실하게 보여줍니다.

서로 간의 관계에 대해, 우리는 동물 친구들로부터 배울 수 있습니다. 암 진단은 종종 우리의 사회관계 문제를 직면하게 하고, 관계를 매우 긍정적으로 변화시키거나 자신을 지지하지 않는 사람들에게서 벗어날 수 있도록 도와줍니다. 자만심, 오래된 원한, 실망, 그리고 충족되지 못한 기대들 등 암은 이러한 모든 부분을 흔들고 우리에게 친밀한 관계부터 별것 아닌 관계까지 모든 관계를 돌아볼 기회를 제공합니다. 우리의 삶에서 "두 다리를 가진 해로운 존재들(인간들)"로부터 자신을 분리하는 것은 앞으로 자신의 항암 의료진을 선택하는 것만큼 중요할 수 있습니다. 우리는 다른 사람들이 우리를 어떻게 느끼는지 육감적으로 알고 있습니다. 이러한 감정을 존중하며 건강과 회복을 지지하는 방향으로 조정할 필요가 있습니다.

신앙 공동체의 치유력

영성이 암의 결과에 직접 영향을 미치는 것으로 밝혀지지는 않았지만, 믿음과 세상과의 심오한 관계는 삶의 질, 행복, 우울증 및 사회적 고립을 피하는 것, 질병 및 암과 관련된 모든 요인에 중요한 역할을 합니다. 제가 암 환자들과 함께 일하며 계속 경험하는 것은, 일부 생존자들은 신은 모든 것에 이유를 두고 있고, 새로운 삶의 목적과 목표를 위하여 암을 선물 주셨다는 믿음을 가진다는 것입니다. 종교가 없거나 영적이지 않았던 사람들도 암을 통해 종교를 가지게 되곤 합니다. 암은 삶의 사소한 문제들을 잊어버리게 하는 능력을 갖추고 있어 생존자들이 더 커다란 삶의 목적을 충분히 고려할 수 있게 하는데 때때로 그것은 영적인 목적이기도 합니다.

우리의 친구 몰리Molly M.가 초기진단 및 수술 후 6개월 만에 다시 뇌종양이 재발했을 때, 그녀는 자신이 죽을 수도 있다는 현실과 맞닥뜨렸습니다. 그렇지만 그녀는 이상할 정도로 차분하게 그 사실을 받아들이며 두 번째 수술에 들어갔습니다. 아마도 이번 삶에서는 마지막일 것으로 생각했습니다. 최소한 지난 6개월간은 그다지 유쾌하지 않았습니다. 그녀는 반복적으로 마비증상과 빈번한 쇠약 및 끔찍한 발작을 겪었습니다. "나는 '그래 이제 끝이야. 여기서 헤어 나오지 못할 것 같아'라고 생각했던게 기억나요."라고 했습니다.

그러나 오전 6시에 병원에 도착하고 그날 아침 예정된 수술 시간을 기다리는 사이에, 몰리는 몸 안에서 무언가 움직임을 느꼈고 그 순간에 분명하게 그녀가 괜찮아지리라는 것을 깨달았습니다. 그녀는 남편에게 걱정하지 말라고 말했습니다. 남편은 스트레스를 받고 있었지만, 그녀를 위해 희망적인 상태를 유지하려고 노력했습니다.

첫 수술과 마찬가지로 그녀는 깨어 있는 상태로 수술을 받을 예정이었습니다. 몰리는 외과 의사에게 그녀의 생물학 수업을 듣는 학생들을 위해 수술 과정을 비디오테이프로 녹화해달라고 요청했지만 너무 늦게 요청해서 불가능하다는 답변을 들었습니다. 수술이 끝나고 몰리는 스스로 일어서서 나가려고 했지만 의료팀은 그녀를 휠체어에 앉아 있도록 권유했습니다. 그렇지만 몰리는 퇴원하기 전 회복실에서 겨우 몇 시간밖에 보내지 않았습니다.

수술 대기실에 있었을 때 몰랐던 사실은, 그녀가 가르치는 학교의 450명의 학생이 아침 예배를 드리는 동안 그녀를 위해 치유의 에너지를 보내는 기도를 했다는 것이었습니다. 몰리는 그녀가 애정을 가지고 있는 학교에서 보내준 기도가 그녀를 두 번째 수술에서 살아남을 수 있도록 차이를 만들어주었다는 것을 절대적으로 확신합니다. "그날 나와 내가 가르치는 아이들 사이에는 강력한 치유의 경험이 일어났습니다."라고 그녀는 말했습니다. "매우 심오한 경험이었습니다. 그리고 내가 확신하는 것은 내 생존에 영향을 미쳤다는 점입니다. 이는 마음의 힘에 대한 나의 믿음을 더욱 견고하게 만들어주었습니다."

그것은 몰리가 항암생활로 방향을 전환하는 중요한 순간이었으며, 이는 지난 18년 반 동안 그녀가 생존하고 성장할 수 있는 능력에 중요한 기여를 했습니다. 그녀는 의사들이 틀렸다는 것을 증명하기 위해 무엇이라도 할 것이라고 결심하고, 뇌 기능을 다시 활성화시키고 건강을 되찾기 위해 열심히 노력했습니다. 그녀는 남편과 "천사" 팀들, 즉 가족, 친구, 사회복지사, 호스피스 자원봉사자, 병원의 의료진 및 뇌종양 클리닉, 한약사, 마사지 치료사 등이 이러한 놀라운 결과를 달성하는 데 도움을 주었다고 확신합니다. 몰리는 "기적에는 많은 작업이 필요하네요!"라고 했습니다.

그녀는 생명이 있는 곳에 희망이 있다는 굳건한 신념을 지니고 행동하며, 우리 모두 마음속에 치유할 수 있는 능력이 있다고 믿습니다. "항암생활을 하는 가장 좋은 방법은 자신에게 최선의 치료법을 받아들이는 것입니다."라고 그녀는 설명합니다. "휴식, 운동, 건강한 생활방식과 유기농 식습관의 균형을 유지하면서 당신에게 가장 적합한 어떤 형태의 명상이건 마음을 통해 스스로에게 집중하세요." 긍정적인 자세를 취하고, 면역 체계를 강화하고, 건강에 좋은 음식을 식단에 추가하고, 수천 년 전 우리 선조들이 개발한 기술을 사용함으로써, 몰리는 우리가 암을 퇴치할 수 있다고 믿고 있습니다. 현존하는 근거들은 환자의 생각과 행동이 그들의 건강에 얼마나 큰 영향을 미치는지에 대한 이해 측면에서 몰리가 이미 이것을 깨닫고 있었음을 보여줍니다. 그녀는 저와 앨리슨에게 항상 영감을 줍니다. 우리에게 있어서 그녀는 항암생활의 변화 가능성을 보여주는 살아있는 구체적인 실제 예입니다.

몰리는 그녀가 속해 있는 공동체로부터 받는 치유 에너지에 대해 온전히 믿습니다. 단체활동을 하는 종교를 선호하는 사람들에게 예배 장소란 가까이에 가족이 없는 사람들을 위한 공동체가 될 수 있습니다. 랍비, 성직자, 제사장, 목사들은 신도들에게 무조건적인 사랑과 지원의 정신을 보여줍니다. 60세의 연구간호사 자나Jana L.는 3기 유방암을 진단받았는데, 이는 그녀가 교회행사에 더 많이 참여를 하도록 이끌어주었고, 교회는 그녀의 사회적 지지 네트워크 중 보다 많은 부분을 차지하게 되었습니다. 그녀의 60번째 생일을 축하하기 위해, 자나는 스페인 북부에서 시작해 세인트 제임스St. James의 시신이 묻혔다는 전설이 있는 산티아고 데 콤포스텔라Santiago de Compostela에서 끝나는 한 달 동안의 순례여행을 가기 위해 딸과 사위와 함께 훈련받고 있습니다. 이것은 영성의 중요성을 보여줄 뿐만 아니라 사회적 지지가 건강한 생활방식으로 변화되는 것의 기반이 될 수 있음을 보여주는 훌륭한 예입니다. 자나는 몸이 좋아져 딸과 함께 스페인 교외로의 영적 순례여행을 할 수 있었습니다. 그녀의 믿음과 사회적 지지가 신체적 활동도 좋아지도록 한 것입니다.

물론 믿음과 치유는 인류의 발전만큼 오랜 역사를 가지고 있습니다. 그러나 전적으로 데이터, 통계 및 과학적 근거에 집중되어 있는 현대의학에서는 신앙을 일반적인 암 치료법으로 고려하기는 어렵습니다. 하지만 이것이 모든 사람에게 해당하는 것은 아닙니다.

멤피스의 건강교회

멤피스Memphis*에는 스캇 모리스Scott Morris가 운영하는 특수 보건센터가 위치하는데, 그는 예일대학교Yale University에서 신학 석사학위를 받은 의사 중 한 명입니다. 스캇은 20년 전 1년에 1달러로 임대했던 낡은 건물에서 시작한 비영리 단체인 건강교회를 시작했고, 지금까지 그와 그의 팀은 7만 명이 넘는 사람들을 만났습니다.[98]

목사로서 스캇은 건강과 믿음에 대한 불가항력적인 관계를 이해하고 있었습니다. "왜 그렇게 많은 병원들이 성도나 종교 리더 이름을 따서 지어졌는지 궁금해본 적이 있습니까? 치유의 부름은 사실상 성경 전체에 걸쳐 있습니다. 나는 우리 몸이 진정으로 하나님의 선물임을 이해했습니다. 왜냐하면 우리의 삶은 몸에 달려 있기 때문에 그 선물을 존중하고 보살피는 것이 우리의 책임이기 때문입니다."

건강교회는 그 사람의 현재 위치에서 그 사람을 만난다는 모델입니다. 이 교회의 경우, 일반적인 기준으로는 '가난하다'고 여겨지는 마을의 한가운데에 있음에도 불구하고, 그의 환자, 이웃, 친구들 사이에 만연하게 퍼져 있는 '영적 자본'의 풍부함은 스캇을 아직까지도 놀라게 합니다. 그는 우리의 몸과 정신이 분리되어 있다는 플라톤의 개념에 반대하며 "상처받은 마음은 엑스레이에 나타나지 않습니다."라고 말합니다. 그렇지만 상담사나 목사와 무엇이 그들의 마음을 병들게 했는지 이야기하다 보면 그들의 고혈압이나 호흡곤

* 미국 테네시주에 있는 도시

란이 개선될 수 있고, 눈물을 닦아주는 방법을 제공해줄 수도 있습니다. 알약(의약품)은 신과 영혼이 할 수 있는 의식을 대신하거나 인간들의 관계를 대신할 수는 없습니다.

모리스는 항암생활의 가치를 이해하는 데 있어서 개인적인 신념을 가지고 있습니다. "먼저, 건강하다는 것은 질병이 없는 것이 아니라 사람들이 삶을 잘 살도록 돕는 것입니다." 요양원에서 혼자 2년 더 오래 살면 누가 신경이나 쓰겠습니까? 우리가 하는 모든 일은 골로새서Colossian의 한 성경 구절을 바탕으로 합니다. "그러므로 너희는 하나님이 택하사 거룩하고 사랑받는 자처럼 긍휼과 자비와 겸손과 온유와 오래 참음을 옷 입고. 누가 누구에게 불만이 있거든 서로 용납하여 피차 용서하되 주께서 너희를 용서하신 것 같이 너희도 그리하고 이 모든 것 위에 사랑을 더하라. 이는 온전하게 매는 띠니라." 이 구절이 제게 전달하는 바는 바로 동정심과 사랑이 모리스의 행동의 중심에 있다는 것입니다. 그는 통계나 "결과"라고 말하는 것들에 초점을 두지 않고 오히려 더 심도 있게 그 사람의 건강을 통찰합니다. 병이나 증상 말고 말이죠.

모리스와 그의 팀은 건강한 삶을 성취하기 위한 모델을 만들었습니다. 의료, 신앙/영적인 생활, 영양, 운동, 가족과 친구들, 감정, 마지막으로 일이라는 중요한 7가지 요소에 동등하게 중점을 둡니다.

그는 이러한 구성 요소들이 조화롭게 작동하며 대부분의 구성 요소가 공동체 안에 있을 때 가장 강력하게 통합됨을 알고 있습니다. 모리스는 "모든 교회는 단순한 예배 장소가 아니라 지역 사회의 안식처입니다. 이곳에서 우리는 사랑하는 사람들과 이웃과 함께 세례를 받고 결혼하고 찬양을 받게 됩니다. 또 그는 덧붙였습니다. "우리는 우리의 최고의 모습을 이웃들과 서로 공유할 때 가장 건강하게 살도록 설계되었습니다. '건강교회'에서는 건강한 삶을 살기 위해 노력하는 것이 평생 해야 하는 일이라는 것을 알고 있습니다. 따라서 우리는 어린아이들, 미취학 아동부터 노인들까지 모든 연령을 대상으로 하는 프로그램을 구비하고 있습니다. 건강한 생활방식을 선택한 것을 축하하고, 실천하기 위해 사람들을 교육하고 함께 모이는 것이 핵심입니다. 어디에서나 그 모습을 볼 수 있습니다. 가족과 건강한 식단을 실천하면 이를 이웃과 공유하고 그들은 또 다른 사람들과 공유합니다. 계단운동기구 위에서 혼자 건강을 위해 노력하기보다는 친구와 함께 동네를 걸어 다니며 어떻게 건강해지는지에 대해 배우고 싶지 않으세요? 공동체가 실제로 우리를 치유할 수 있다는 믿음이 나에게는 너무나 분명합니다. 나를 믿을 수 없다면 그냥 성경을 확인해보세요. 하나님도 나름 확신하시는 일입니다."

그가 마지막으로 제게 알려주고 싶었던 것은, 진정으로 이런 항암생활 운동의 일원이 되고 싶은 모든 의사들도 이 사실을 알아야만 한다는 것입니다. "이 사람들이 나를 필요로 하는 만큼 나도 이 사람들이 필요합니다. 우리는 문제에 대해 함께 고민하고, 어려운 결정을 같이 내리기도 합니다. 하지만 대부분의 시간에 우리는 함께 기도합니다. 나는 그들을 위해, 그들은 나를 위해 기도합니다. 우리는 모두 함께 체험해 나가고 있습니다. 나는 지금 이 일을 통해 더 영적으로 나은 사람이 되는 법을 배우고 있기 때문에 절대 여기를 떠나고 싶지 않습니다. 환자들만큼 나도 치유되고 있습니다." 그러나 그는 "모든 사람이 건강교회에 오시는 것을 환영합니다. 나는 이 신념을 믿지 않는 사람을 설교를 통해 신자로 설득하는 데는 관심이 없습니다. 그러나 우리의 건강에 있어서 영적인 차원이 중요하다고 생각합니다. 내가 용기를 가지고 말해본다면, 최소한 신체적인 영역보다는 중요하다고 생각합니다. 나는 당신이 무엇을 믿는지에 상관없이 개인의 신성한 온전함을 인정하는 것이 매우 유익하다고 생각합니다."

사회적 시너지

모리스의 건강교회의 지원이든 또는 헌신적인 가족이든 어떠한 모습이든 상관없이 사회적 지지는 스트레스 관리 및 생활방식 변화, 식이, 운동의 모든 측면에서 중심적인 역할을 합니다. 연구원들은 청소년기부터 노년기까지 삶의 각 단계에서 사회적 연결성과 신체 건강 사이의 명확한 관계를 밝혀냈습니다.[28,82-86] 아닐 수드, 수잔 루젠도프, 스티브 콜, 바바라 프레드릭슨의 연구 등에서는 사회적 지지가 스트레스와 밀접한 관련이 있으며, 여러 암의 특징들에 직접적인 영향을 미치는 것으로 나타났습니다.

우리가 공유한 이야기들에서도 사회적 지지가 어떻게 역할을 하는지 확인할 수 있었습니다. 도로시의 '핑크 패거리' 그룹 회원들은 그녀가 너무 지쳐가는 것을 보았을 때, 도로시의 신체 건강뿐만 아니라 정신 건강에 더 집중하도록 도와주었습니다. 결국 도로시는 수면의 질을 향상시키고 수면제에 대한 의존을 끊을 수 있었습니다. 자나의 영적인 성장과 그녀의 교회 활동 참여는 스트레스를 줄여주었을 뿐만 아니라, 딸과 함께 스페인 전역을 순례할 수 있는 기회를 만들어주었습니다. 이러한 사회적 지지를 통해 그녀는 신체활동을 늘리고 스트레스 수준을 낮추었으며, 한 달 동안 걸으면서 훈련하는 동안 무엇을 먹고 얼마만큼 자는지가 건강에 어떻게 영향을 미치는지 알게 되었습니다. 이 책의 1부에서 만난 게이브 카날스가 설명한 것처럼 사회적 지지는 건강에 대한 책임과 건강을 위한 변화를 유지하는 데 중요한 역할을 합니다. "평생 습관을 바꾸는 것은 어려울 수 있으며, 든든한 다른 지지자들: 배우자, 친구, 동료 또는 영양사/식이요법 전문가, 당신의 목표를 지원해주는 사람, 습관을 지속하도록 격려해 줄 수 있는 사람이 필요합니다." 메그 허쉬버그는 1부에서 소개된 항암생활방법 프로그램의 설립자이며 대중들에게 항암생활의 살아 있는 메시지를 전하는 모델입니다.[99] 항암생활방법 프로그램은 대면 및 온라인으로 제공되고 있습니다. 메그는 두 번이나 암에서 생존했으며, 데이비드의 친구입니다. 그녀는 스스로 설계 및 지도한 그룹의 치유력에 대해 이렇게 설명합니다.

> 사람들이 그룹에 모여 있으면 기적적이고 재미있는 일이 일어나고 유대감이 형성되기 시작합니다. 이것은 우리 프로그램의 정말로 중요한 부분입니다. 우리는 이러한 동지애를 장려하기 위해 최선을 다합니다. 참가자들을 각각 다른 사람에게 전화하도록 만들어 환

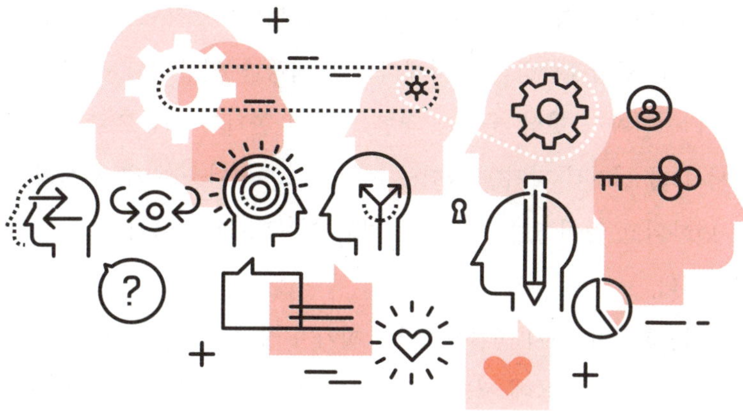

자들이 서로에게 보다 잘 연결되도록 합니다.

때때로 환자들은 처음에 그렇게 하는 것에 대해 불평하지만 결국에는 모두 그 방법을 좋아하게됩니다.

이들은 매우 열심히 살아온 사람들이고, 가족 중 일부는 종종 알코올이나 약물 문제가 있기도 합니다. 이런 경우 그들은 이미 심각한 문제가 있는 삶을 살고 있으며, 그 와중에 암 진단과 마주하게 되면 정말로 좌절하게 됩니다. 우리 그룹에 속했던 한 사람은 이렇게 말했습니다. "이 그룹에 합류했을 때 누군가 나에게 구명보트를 던져준 것처럼 느꼈습니다."

이런 종류의 정서적 지지는 엄청난 힘을 실어주기 때문에 매우 중요합니다. 이 그룹의 수업과 동료들의 지지는 환자들이 어느 정도의 심리적 안정과 웰빙을 통해 미래를 계획하고, 병이 생기기 전에 받지 못했던 지원을 받을 수 있도록 합니다. 이와 같은 치유가 이루어지는 것을 직접 경험해 보면 매우 놀랍습니다.

그룹 치료의 힘은 빠른 속도로 항암생활의 초석으로 인식되고 있습니다. 종합생활방식을 자체적으로 시행한 연구에서 우리는 종종 가족 안에서 항상 돌보는 역할을 하던 환자가 처음으로 진정한 정서적 및 심리적 지지를 경험하게 되고, 그 경험을 통해 자신의 삶이 변화되고 암이 있음에도 불구하고 너무도 잘 살아가는 것을 보았습니다.

저는 최근에 초기 종합생활방식 참가자 중 한 명인 미쉘린Michelene을 만났습니다. 처음에 저는 그녀를 잘 알아보지 못했습니다. 제가 마지막으로 본 이후 미쉘린은 적어도 50파운드(약 23 kg) 이상 빠져있었습니다. 살이 빠진 것 외에도 그녀는 매우 달라져 있었습니다. 그녀는 긍정적인 에너지를 발산했습니다. 그녀의 갈색 눈은 빛나고 있었고, 그녀의 모습을 쳐다보고 있는 동안 "그래, 나 미쉘린이야." 하는 것처럼 고개를 끄덕였습니다.

그녀는 양측 유방 절제술과 유방 재건술을 받았고 암은 3년 동안 재발하지 않았습니다. 미쉘린은 명상호흡을 사용하여 통증을 조절했다고 말했습니다. 매일 식품 라벨을 읽고 질산염이 많이 첨가된 음식을 피했으며, 매일 운동하고 또 명상하고 있었습니다.

미쉘린은 그러한 습관들이 당연하게 여겨지는 환경에서 자란 사람은 아닙니다. 그녀는 필라델피아 북부에서 가난하고 폭력적인 가정환경에서 자랐습니다. 더 나은 삶을 찾기 위해 16살이 되자마자 휴스턴으로 이사하여 가족의 부정적인 에너지로부터 최대한 멀어지면서 학대의 사이클을 끊고, 자신의 어린 자녀들에게 더 건강한 삶을 제공하기로 결정했습니다. 종합생활방식 연구에 참가한 미쉘린에게 우리는 항암생활의 모든 방면을 소개했으며, 3년 후인 지금 그녀는 건강하고 활기차고 강하게 살아가고 있습니다.

미쉘린은 현재 암 연결Cancer Connection이라는 프로그램에서 자원봉사를 하고 있으며, 삼중음성 유방암 3기 진단을 받은 다른 여성들을 지도하고 있습니다. 삼중음성 유방암 생존자인 미쉘린은 독특하고 영감을 주는 자원봉사자입니다. 그녀는 다른 암 환자들에게, 어려운 암 진단에 직면하더라도 삶이 끝나는 것이 아니라고 말합니다. 암 치료기간 중 그녀의 중요한 지지자였던 딸은 엄마의 여정을 지켜본 후 영감을 받아 간호사가 되기 위해 다시 학교에 다니고 있습니다. 연구가 아직 진행 중이지만 미쉘린과 같은 환자들을 볼 때면 우리의 치유모델이 효과가 있음을 알 수 있어 정말 감사함을 느낍니다. 힘든 암 진단 후 그럭저럭 잘 지내는 삶이 아니라 그녀는 정말로 풍성한 삶을 살고 있습니다. 그녀는 단지 자신을 돌보는 것이 아니라 육체적인 외모와 정신적 관점을 변화시켰습니다. 말 그대로 자부심과 내면의 힘으로 빛났습니다. 미쉘린은 다른 사람들을 돕는 데 필요한 충분한 신뢰를 얻었으며, 최근 연구에 따르면 그런 점들이 우리의 건강과 수명을 더더욱 늘립니다.

하지만 그 외에도 미쉘린이 언급한 것 중 사회적 연결의 중요성을 다시 깨닫게 하고 저를 놀라게 한 부분이 있습니다. 6주의 집중 연구기간이 지난 후 그녀는 실망했다고 했습니다. 사회적 지지를 빼앗겨버려 화도 났고요. 여기에서는 훌륭한 팀이 그녀에게 보다 건강한 삶을 사는 법을 가르쳐 주었고, 코치가 함께 새롭고 더 건강한 습관을 조절하고 그녀를 도와주었지만 연구는 끝나버렸습니다. 그녀는 그 다음 해까지 상담 수업에 참여했고, 그것조차 끝났을 때는 홀로서기를 해야만 했습니다.

실제로 미쉘린이 느낀 상실감은 이해가 갑니다. 그녀가 말했듯이 "내가 얼마나 멀리 왔는지 종종 까먹어요. 내가 걸어왔던 길, 장애물, 내가 경험한 축복들을 돌아보지 않으면 말이죠. 스스로를 꼬집으며 물어봅니다. '정말로 나한테 암이 있었나…?' 라고요. 버려진 것 같은 기분이 들 때도 있었지만, 그 느낌을 잊고 최대한 건강하게 살기 위해 계속 배우고 있어요. 이 팀은 다시 내가 어떻게 살아가야 하는지를 알려주었고, 나는 영원히 감사할 것입니다!" 우리 대부분은 삶에서 이러한 집중적인 변화 프로그램에 참여하지는 않을 것입니다. 여기서 질문은, 그렇다면 스스로 어떻게 유사한 변화를 얻어낼 수 있을 것인가입니다.

과학과 경험을 통해 우리가 배운 것은, 전통적인 생활방식 변화 모델에는 결함이 있다는 것입니다. 하프 마라톤에 등록하고 식단을 바꾸는 것은 행동 변화에 영향을 미치는 핵심 문제에 도달하지 못하기 때문입니다. 그런 것들을 하기 전에 미쉘린이 느꼈던 상실감을 생각해봐야 합니다. 즉, 항암생활팀이 필요합니다.

사랑과 사회적 지지를 위한 항암생활 가이드

전국적으로 앨리슨과 제가 만나고 대화한 많은 사람들은 탄탄한 사회적 지지팀을 만드는 아주 중요한 단계를 건너뛰어 버리고 최신 식단이나 운동법에만 집중합니다. 그러나 이러한 변화들을 견디게 해줄 사회적 지지기반이 없다면, 그들이 구축하려는 것은 첫 단계에서부터 붕괴될 가능성이 큽니다. 이제 우리가 건강을 지키는데 정말 도움을 주는 것이 무엇인지에 대한 인식을 바꾸고, 친구, 가족, 동료, 전문가, 공동체, 또 강사들이 주는 영향을 생각해야 합니다. 그들은 지속 가능한 항암생활의 중심에 있습니다. 또한 삶의 목적이나 의미로부터 비롯된 웰빙인 에우다이모니아 웰빙을 추구해야 합니다. 역설적이게도, 그 웰빙은 우리가 이 책에서 나눈 것처럼 우리의 혁신적인 도전을 통해 성취될 수 있습니다.

항암생활팀 구축하기

팀을 구축하려면 주변 사람들을 돌아보고 평가해보아야 합니다. 오랫동안 공동체에 속해 있었다면 그 네트워크를 이용할 수 있습니다. 그렇지 않다면 지금 당신이 가진 것 이외에 필요한 도움과 지지를 모으는 방법을 살펴볼 때입니다. 건강을 위해 가장 중요한 관계는 정신적으로 가깝게 느끼고 넓게 공감할 수 있는 관계입니다. 병원에 가야 할 때 운전해주거나, 그 사이에 누군가가 아이를 봐줄 수 있는지도 중요하지만, 가장 중요한 지지는 건강과 삶에 관한 감정적인 문제들을 돌봐줄 수 있는 사람입니다.

5가지 지지 영역

1. **실용적 지지**: 실용적이고 확실한 방법으로 당신을 지지하는 사람들, 어려운 시기에 의지할 수 있는 사람들은 당신을 병원에 데려다주고, 차례를 정해 당신을 돌봐주고, 식사 계획과 준비 등을 도와줍니다.
2. **정보 지지**: 정보 제공을 받고 치료과정에 대해 상의할 수 있는 사람들. 당신을 정말 생각해주며 믿을만한 의견을 주는 사람들이 필요합니다.
3. **동기부여 지지**: 이 세상에서의 당신의 가치를 지지하는 사람들은 당신이 하려는 변화의 중요성을 보고, 그것을 지속할 수 있는 동기를 유지하도록 도와줍니다. 암 환자에게는 환자가 아닌 인격체로서의 존재를 상기시켜주는 사람들입니다.
4. **지역사회 지지**: 그룹 연결 및 사회적 통합은 타인을 도울 수 있는

능력과 소속감을 제공하여 세상 속에서 자신의 가치를 강화합니다.

5. **감정적 지지**: 가장 큰 어려움과 기쁨을 나누고 무조건적인 사랑과 위안을 제공하는 사람들입니다.

이처럼 앞으로 당신을 안정적이게 도와줄 다른 종류의 지지자들에 대해 생각해보세요. 더 도움이 필요한건 어느 부분인가요? 충분히 가지고 있는 부분은 어느 부분이고, 더 필요한 부분의 도움은 어디서 받을 수 있을까요?

약한 부분들 채우기

- 팀을 채워가고 균형적인 지지를 형성해 나갈 수 있는 사람들과 그룹을 찾으세요. 그러나 친밀하더라도 한 사람이 모든 영역에서의 지지를 제공할 수는 없습니다. 지지 기반을 다양화하는 것이 중요합니다. 간병인도 지칠 수 있으며 모든 사람의 필요가 충족되어야 합니다.
- **사회적 통합 측면**: 취미, 활동 또는 스포츠와 같이 즐길 수 있는 일과 관련하여 참여할 수 있는 그룹이 있습니까? 교회, 영적 그룹, 요가 센터, 독서 그룹, 걷기 그룹, 뮤지컬 그룹 등에 참여하고 있거나 더 참여할 수 있습니까?
- 만약 당신이 돌봄과 돌봄 받는 것에 대한 개념이 부족하다면, 자원봉사를 하거나 다른 사람들을 도와줌으로써 관계를 맺고 또 도움을 받을 수 있는 곳이 있는지요?
- 감정적인 지지를 해줄 수 있는 사람이 없다면 당신과 비슷한 상황이나 문제를 공유하는 사람들로 구성된 지지 그룹이나 문제를 해결하는 데 도움을 줄 수 있는 치료사를 만나보는 건 어떨까요?

당신의 주변 사람들을 다시 돌아볼 때, 누구와 연락이 닿고, 누구와 오랫동안 이야기하지 않았는지 확인해보세요. 그렇지만 오랫동안 연락하지 않은 사람들을 아예 배제해버리지는 마세요. 그들은 당신에게 가장 중요한 사람이 될 수도 있습니다.

에우다이모니아 웰빙 향상시키기: 첫 번째 단계—당신의 핵심가치들을 발견하세요

핵심가치란 우리가 주변에서 보고 느끼고 듣는 것을 평가하는 렌즈입니다. 그것들은 우리가 생계를 위해 무엇을 하는지 또는 목표를 어떻게 달성하는지 하는 방법에 대한 설명이 아닙니다. 우리가 하는 일, 다른 사람들과의 상호 작용, 우리가 하는 선택의 기초가 되는 가치입니다. 그것들이 무엇이고, 그리고 매일의 행동 중 당신의 가치와 상충되는 곳을 식별하고 인식하는 것이 중요합니다. 이것은 보다 목적에 맞는 삶으로 나아가고 매일의 의사결정이 당신이 되고 싶어하는 사람과 일치하도록 하는 중요한 단계입니다. 제가 스테건 리더십 아카데미Stagen Leadership Academy에서 배운 이 운동은 에우다이모니아 웰빙 육성 과정의 첫 단계입니다.[1]

자신의 핵심가치를 고려할 때 개인으로서 자신에게 가장 중요한 것을 지목하는 단어나 용어에 대해 생각하세요. 예를 들자면, 다음은 핵심가치를 설명하는 데 사용하는 문구들입니다.

- 현재에 집중하기
- 건강
- 동정심 / 공감
- 정직 / 도덕
- 차별점 만들기
- 호기심을 항상 유지하기

이 세상에서 내가 어떤 사람이 되고 싶은지, 나에게 중요한 것이 무엇인지, 다른 사람들에게 어떤 영향을 주고 싶은지를 생각해보세요. 나의 핵심가치는 내가 하는 일과 나의 자세들, 즉 새로운 사람들을 만나고, 경험하며 느끼는 새로운 아이디어와 감정에 대한 태도를 결정하는 데 바탕이 됩니다.

당신의 핵심가치는 무엇입니까?

지시사항

- 핵심가치에 맞는 단어를 작성하세요.
- 핵심 단어를 20개 이하로 제한하세요.
- 10개까지 줄인 다음 마지막으로 최대 5~6개의 핵심 단어나 문장을 만들어보세요.
- 각 단어/문장이 현재 내가 세상을 보고 사는 방식과 일치하는지 확인하세요.

당신의 핵심가치를 실현에 옮기기

우리의 삶에서 핵심가치는 말하고 행동할 때 우리를 이끌어주고 자신에게 솔직하도록 도와줍니다. 우리를 "끌고 가는" 삶이 아닌 우리가 선택하는 삶을 살 수 있습니다. 자! 이제 핵심가치를 나타내는 단어/문장을 찾았으면 이러한 아이디어가 자신의 삶에서 어떻게 형성되는지를 설명하는 문장으로 구성하세요. 다음은 본인의 핵심가치를 기반으로 한 몇 가지 예입니다.

가치	행동
현재에 집중하기	나는 현재에 집중하려고 노력하고 누가/무엇이 지금 내 생각을 지배하고 있는지 알아내려고 노력한다.
건강하기	나는 건강에 도움이 되는 음식을 먹고 건강에 해로운 음식을 피한다. 심장과 근육들을 매일 운동시키고 마음을 충족시켜 다스리려고 노력한다.
동정심과 공감하는 능력	현재 나와 함께 있는 사람들과 진심으로 소통하려고 노력한다. 내 행동과 태도들은 다른 사람들을 항상 고려한다.
정직하고 도덕적이기	나는 내가 말하는 것을 지킬 것이다. 나는 책임감을 가지고 의지할 수 있는 사람이 될 것이다.
주위에 도움이 되기	나는 더 좋은 세상을 만들 것이다. 매일 다른 사람을 도와주기 위한 행동을 할 것이다.
호기심 유지하기	나는 모든 새로운 경험에 마음을 열 것이다. 나는 계속해서 새로운 것을 배우고, 세상과 삶의 경험들을 새롭게 볼 것이다.

당신의 핵심가치를 어떻게 구현시킬까요?

지시사항: 각자의 핵심가치를 설명하는 문장들을 만드세요. 그것들이 당신에게 의미하는바, 앞으로의 삶에서 가치에 대해 어떻게 행동할 것인지 계획하세요. 의사 결정을 할 때 핵심가치를 참고하여 매일의 선택과 행동을 핵심가치에 맞추세요.

에우다이모니아 웰빙 향상:
두 번째 단계—다른 사람들을 지지하세요

친구, 가족, 동료 또는 우연한 지인이든 우리 모두는 주변 사람들의 지지를 필요로 하고 혜택을 받습니다. 우리는 다른 사람들을 지지하는 것이 받는 사람과 주는 사람 모두에게 선물이라는 것을 알고 있습니다. 우리는 다른 사람들을 도울 때 심리적, 생물학적으로 혜택을 누리도록 진화되었기 때문에, 경청자와 지지자의 역할을 수행하는 것은 에우다이모니아 웰빙을 실천하는 긍정적인 단계입니다.

자원봉사는 보다 긴 삶, 더 행복한 삶, 그리고 삶에 대한 만족도 향상과 연결되어 있습니다. 다른 사람들을 돕는 것의 건강증진 효과를 조사한 40건의 연구를 검토한 결과 정기적으로 자원봉사를 하면 조기 사망률이 22% 감소한 것으로 나타났습니다.[2] 자원봉사가 당신의 건강에 영향을 주기 위한 당신 인생의 모든 목적일 필요는 없습니다. 연구진은 한 달에 1시간만 자원봉사를 한 참가자들의 건강에 미치는 영향을 찾아낸 적도 있습니다. 데이비드 세르반 슈라이버는 개인의 몸을 최대한 암이 살지 못하는 지형으로 만들어야 한다며, '암이 살 수 없는 지형'이라는 개념을 이야기한 적이 있습니다. 베푸는 행동들을 다음과 같은 방식으로 생각해보세요. 당신은 삶에 대한 기대를 향상시키고, 건강한 사회적 네트워크를 유지하고, 성장하는 데 도움이 되는 양질의 지형을 만들고 있습니다. 자선단체에 기부하고 다른 사람을 돕는 것은 사회적 지지 영역에 대한 비료입니다.

온라인 자원봉사: UN은 다양한 온라인 자원봉사 옵션을 제공하여 문서 번역에서부터 비디오 제작 또는 그림정보 디자인에 이르기까지 다른 국가 및 다른 대륙의 사람들과 연결할 수 있습니다. 구인모집 사이트인 이상주의자Idealist에는 자원봉사자 자원 센터 온라인 자원봉사 연결에 6천 개가 넘는 "가상 자원봉사 기회"를 소개하는 부분이 있습니다. 디지털 시대에 자원봉사할 수 있는 가능성은 무한하며 종교, 관심사, 이데올로기의 모든 경계를 넘나듭니다.

항암생활 가이드
사회적 지지 요약

당신의 항암팀을 만드세요

이 장에서 언급한 지지 범주에 해당하는 사람들을 나열하고, 특정 부분을 채울 수 있는 사람을 어디서 어떻게 찾을 수 있을지 고민하세요.

핵심가치 파악

목적이 있는 삶 및 다양한 경험을 할 수 있는 곳을 생각해보세요. 당신이 살아가며 원하는 5~6개의 단어나 문구를 선별하고, 핵심가치와 일상의 행동을 더 잘 일치시키는 방법에 대한 문장을 구성해보세요.

지지의 선물 제공하기

다른 사람을 지지하고 또 지지를 받는 것에 대한 삶과 건강상의 이점을 과소평가하지 마세요. 그룹 또는 지역 사회의 누군가와 팀을 이루어 한 달에 2시간 동안 함께 자원봉사하는 것을 고려해보세요.

8

스트레스와 회복성

세포의 시작부터 매일 발생하는 크고 작은 사건들과 모든 살아 있는 사람들의 죽어가는 호흡에 이르기까지, 인생에서 발생하는 대부분의 일들은 마찰과 특정 자극의 상호 작용 결과입니다. 우리는 이런 종류의 자극을 스트레스라고 부릅니다. 이렇게 스트레스를 상호 작용하는 에너지라고 정의를 내리게 되면, 우리가 보통 생각하는 부정적인 개념 없이 스트레스를 중립적인 요소(중심적인 요소는 아닐지라도)로 받아들일 수 있습니다. 이것이 중요한 이유는 단기적 스트레스 반응이 삶에 대한 그리고 행동과 상호 작용을 유발하는 확실한 동기가 되기 때문입니다. 그러나 스트레스가 만성화되어 삶을 효과적으로 대처할 수 있는 수준을 넘어서면 심리적, 정서적, 신체적 건강에 문제가 발생하게 됩니다. 이 시점에서 스트레스는 우리 몸, 마음, 정신에 지칠 줄 모르는 부담으로 커질 수 있으며 건강을 해치고 질병을 악화시키며 수명을 단축시킬 수 있습니다.

스트레스는 삶의 구조에 엮여 있으며, 우리는 관련된 생리적 반응(교감신경자극)을 구비하고 있습니다. 그러나 스트레스가 압도적으로 많아지고 매일 발생하는 급성적인 문제에서 만성적인 문제로 바뀌면, 이러한 변화는 부정적인 심리적, 정서적 반응뿐만 아니라 신체의 생리적 손상을 유발할 수 있습니다. 늘어나는 과학적 데이터와 연구 결과는 스트레스가 우리의 삶과 신체의 모든 측면에 미치는 영향들을 보여줍니다.

스트레스와 암의 관계성을 살펴보면서 우리는 스트레스가 암의 위험인자이고 암의 진행과 관련된 주요 생물학적 과정을 조절하며, 만성 스트레스는 암 환자의 나쁜 예후와 관련이 있다는 것을 알게 되었습니다.[1] 사실, 만성 스트레스는 면역 체계를 억제하여 몸이 암에 대해 가진 자연 방어력을 감소시키고 염증을 증가시킵니다.[2] 동시에 스트레스는 단백질을 소모시키고 호르몬을 교란시킵니다. 그리고 종양이 가지고 있는 하나의 목적, 즉 증식을 하기 위해 신체의 자원을 끌어씁니다.[3,4] 가장 무서운 것은 우리는 이제 스트레스가 우리 몸의 모든 세포의 핵 속으로 들어가 핵심 세포 과정을 조절하는 능력을 가지고 있다는 것과, 우리 몸을 암 성장에 더 적합하도록 만드는 유전적 경로를 수정할 수 있다는 사실을 알게 되었다는 점입니다.[5]

스트레스가 건강에 미치는 위험에 대한 연구들이 증가하고 있지만, 좋은 소식은 스트레스는 유전과 관련이 거의 없다는 사실입니다. 우리 중 누구도 운명적으로 스트레스가 많은 삶을 살도록 태어나지는 않았습니다. 실제로 스트레스는 우리가 적극적으로 통제할 수 있는 대상입니다. UCLA의 연구원들은 종종 심한 스트레스를 많이 받는 간병인들이 스트레스를 조절할 수 있도록 설계된 12분 요가 명상에 참여함으로써 염증 프로파일을 바꿀 수 있음을 발견했습니다.[6] 또한 명상은 간병인이 단순히 휴식을 취하고 차분한 음악을 듣는 것보다 생체표지자에 더 많은 영향을 미쳤습니다.[6]

유방암 환자에 대한 제 개인 연구에서는 방사선 요법을 받는 유방암 생존자에게 요가가 단순히 피로를 감소시키고 삶의 질(화학요법 및 방사선 요법을 받는 암 생존자에게 중요한)을 개선하는 것 이상의 효과가 있는 것을 발견했습니다.[7] 긴장완화법과 요가 실습을 통한 명상을 한 환자들은 스트레스 호르몬 수치를 낮추면서 전반적인 건강을 개선시켰습니다. 따라서 만성 스트레스는 심각한 건강상의 위험을 초래할 수 있지만 그 해결책은 쉽게 찾을 수 있고 무료이며, 유일한 부작용이라고 할 수 있는 것은 단지 당신을 기분 좋게 만드는 것뿐입니다.

암의 독특한 정서적 스트레스

암 진단만큼 정신적, 정서적, 육체적으로 급성 스트레스를 유발할 수 있는 것은 없습니다. 1분 전까지만 해도 정상적인 삶을 살았는데, 바로 다음 순간에 모든 것이 문제가 됩니다. 많은 사람들에게, 특히 상당히 진행된 암인 경우에는 암 진단을 받은 후 곧바로 자신의 사망률에 대해 인식하게 됩니다. 인생에서 이보다 더 스트레스를 많이 주는 사건은 없습니다.

암 진단은 또한 굉장한 트라우마를 줄 수도 있습니다.[8] 쓰나미가 경고 없이 오는 것처럼, 많은 불안감으로 삶의 모든 측면에 홍수를 쏟아부어버릴 수도 있습니다. 앞으로도 잘 살 수 있을까? 아이들은 괜찮을까? 우리 가족은 괜찮을까? 내 배우자 그리고 나에게 소중한 다른 사람들은? 나는 여전히 일할 수 있을까? 내 몸이 많이 손상될까? 누가 내 애완동물을 돌보지? 충격의 물결이 우리에게 쏟아지고, 우리는 엄청난 스트레스의 물결에 휩쓸리게 됩니다. 우리는 평생 그 감정을 피하려고 하기도 하고, 처음 겪는 새롭고 힘든 감정들을 극복해 나가기도 합니다.

암 심리학자들은 암이 가져올 수 있는 정서적 손상에 대해 연구하기 시작했습니다. 처음에는 정서적 손상과 같은 경험이 급성으로 나타날 수 있습니다(정신장애 진단 및 통계 매뉴얼Diagnostic and Statistical Manual of Mental Disorders, DST에서 "급성 스트레스 장애Acute Stress Disorder, ASD"로 분류).[9] 이 부분이 바로 해결된다면, 환자는 초기 손상 뒤에 숨어 있는 다른 감정을 다룰 수 있습니다. 그러나 손상반응의 해결은 종종 지연되어 장기적인 외상 후 스트레스 장애PTSD로 나타나기도 합니다.[10] 흑색종, 호지킨림프종 및 유방암 등의 환자들이 가지는 PTSD에 대해 연구된 적이 있습니다. 연구 결과를 종합적으로 살펴본 결과(DSM-IV 진단 기준 사용), 초기 환자의 3~4%가 심리적 외상으로 고통받는 반면 암 생존자의 최대 10~15%가 치료 중 또는 치료 후 우울증 또는 불안과 같은 임상적으로 정의된 감정 장애의 유형으로 고통받고 있다는 사실을 보여주었습니다.[11] 생물학적 결과 및 생존과 관련된 우울증 검사와 같이 임상적으로 객관적인 정신건강 측정방법을 사용하는 경우, 초기 환자의 35% 이상이 손상 징후를 보였고, 재발 암 환자의 최대 80%가 이러한 정신적 스트레스의 징후를 나타내는 것으로 보였습니다.[11-15]

암의 트라우마를 성공적으로 해결하는 것은 환자의 치료 여정을 시작하는 중요한 첫 단계입니다. 질병의 압도적인 정서적 스트레스가 인정되고 치료되어야만 환자는 항암생활에 필요한 정서적 탄력성을 구축하기 위해 노력할 수 있습니다.

죽음에 대한 감정

우리는 솔직하고 감정적인 표현을 나누는 것보다 금욕적인 침묵이 칭찬받는 감정을 억압하는 문화에 살고 있습니다. 어쩌면 다른 분야에서보다 암 치료의 맥락에서 이 문제는 매우 중요합니다. 환자들은 질병과 "싸움"을 하고 "전투"를 벌이고, "강한 삶"을 살도록 독려되기 때문입니다. 특정 종류의 냉소적인 감정을 위한 전투 준비는 효과적인 접근법이 아닐뿐더러, 새로이 병을 진단 받은 사람들에게 가능한 방법도 아닙니다.[16,17] 물론 모든 암 환자들은 알려지지 않은 것들을 직면할 용기를 가져야 합니다. 그러나 용기가 생기기 전에는 수용이 있어야 하고, 수용하기 전에 암이 가져오는 복잡한 감정을 표현하고 처리하는 솔직한 의지가 있어야 합니다.

의료진이 환자가 암 진단을 통해 느끼는 감정과 심리상태를 이해하고 있는 것은 매우 중요합니다. 이것이 통합종양학이 매우 중요한 이유입니다.

이상적으로는 모든 암 환자가 치료에 대해 결정하기 전에 두려움, 희망 및 욕구를 표현하도록 독려되고 또 허락되어야 합니다. 그러나 항상 쉬운 것만은 아닙니다. 젊은 엄마가 어린 자녀를 겁먹지 않게 하면서 어떻게 죽음에 대한 두려움을 표현합니까? 혼자 사는 남자가 화학요법을 받으면서 일을 줄여야 하는데 어떻게 부모님에게 말을 꺼내죠? 여자가 양쪽 유방 절제술을 하면 남편이 더 이상 여자로서의 매력을 찾지 못할 것이라는 두려움을 어떻게 표현합니까?

이러한 질문은 타당하고 솔직하고 중요하며, 암 치료 전문가로서 암이 가져 오는 복잡한 감정을 통해 환자가 자신의 해결 도구를 찾거나 만들어갈 필요성을 인식하게 하는 것이 우리의 임무입니다. 그렇지 않으면 슬픔과 같은 솔직한 감정이 만성 우울증으로 변할 수 있고, 관리되지 않은 두려움은 만성화되고 쇠약하게 만드는 불안감으로 바뀔 수 있습니다. 표면에 드러나는 진실되고, 필요하고, 매우 인간다운 감정들을 처리하는 것은, 방금 언급한 것과 같은 심각한 정신질환의 발병을 예방할 뿐만 아니라 환자가 치유에 집중하도록 견고하게 만들어 줍니다.

먼저 우리는 암 환자들이 스스로 경험하고 있는 감정을 파악할 수 있도록 도와야 합니다. 이것은 공감능력을 가진 종양 전문의나 숙련된 간호사, 그리고 사랑하고 지지하는 가족과 친구에 의해 이루어질 수 있습니다. 그러나 때로는 들어주는 것만으로는 충분하지 않기 때문에, 이 장 전체에서 중요하고 지속적인 생활습관 변화를 위한 필수 단계인 암 환자들과 주변 사람들의 마음을 평화롭게 하는 방법에 대해 논의할 것입니다. 우리가 감정을 식별하고, 표현하고, 감당할 수 있을 때 우리의 "직감"(우리 몸의 타고난 지능)을 활용할 수 있고, 올바른 결정을 내릴 수 있습니다. 이것은 암과 같은 질병에서 특히 중요합니다. 우리가 자신의 감정을 인정하고 지혜롭게 행동할 때, 스트레스가 가져오는 두려움과 불안에 근거하여 결정을 내리지 않고 진정한 가치와 욕구를 반영하는 결정을 내릴 수 있습니다. 정서적 균형을 유지해야 치유 능력을 향상시키는 건강한 생활 방식을 선택할 수 있습니다.

감정 표현의 위대함을 실천하는 것은 암과 다른 질병을 악화시키는 것으로 알려진 스트레스 요인을 억제하는 데 필수적입니다. 이 장에서 앨리슨과 저는 스트레스와 암 증식 사이의 연관성에 관한 혁신적인 연구에 대해 논의할 것이며, 암을 억제하고 전반적인 웰빙과 건강에 대한 감각을 개선하는 데 도움이 되는 방식으로 삶의 스트레스를 줄이는 방법에 대한 실용적인 팁을 제공할 것입니다.

스트레스를 유발하는 것, 즉 스트레스 요인들은 현재 문화와 사회에서 피할 수 없는 것처럼 보입니다. 하지만 그것들 자체가 해를 끼치지 않는다는 것을 인식하는 것이 중요합니다. 바로 우리의 반응이 해를 끼치는 것입니다. 질병을 예방하고 가능한 한 건강하게 생활하려면 스트레스 관리 방법을 배우는 것이 중요합니다. 이는 일상생활에서 스트레스가 많은 사건에 대한 반응을 관리하는 것을 의미합니다. 우리가 스트레스를 통제할 수 있어야 항암생활을 위한 긍정적인 변화를 만들 수 있습니다.

죽음의 감정

다음은 암 진단 또는 죽음을 생각하게 만드는 다른 삶의 경험들과 관련된 감정들입니다. 암이 있던 없던 이 중에서 경험한 감정이 있으십니까?

- 불안
- 두려움
- 화/분노
- 우울
- 거부
- 무기력
- 후회
- 죄책감
- 외로움/소외
- 상실감
- 수치심
- 혼란
- 감정에 압도됨

이런 감정을 공유할 수 있는 사람이 있나요? 이러한 감정을 인정하고, 존중하고, 처리하여, 감정적으로 통합하고 상황의 현실에 직면할 수 있나요? 삶의 감정적인 면에서, 당신은 이해하고 존중 받는다고 느끼십니까? 암에 걸린 경우, 의료팀은 당신의 감정을 인식하고 정서적 문제를 포함해서 치료하고 있나요? 사랑하는 사람들도 당신이 겪고있는 감정을 알고 있습니까?

인생에서 나타나는 감정은 힘들고 강렬하지만, 자연스럽고 필요한 것입니다. 그것들을 당신 스스로, 그리고 다른 사람들에게도 공개적으로 인정한다면, 암 진단을 포함하여 인생의 도전들, 피할 수 없는 스트레스 요인들에 지속적인 이익을 받을 수 있는 방법을 찾을 수 있을 것입니다.

현실을 포용하기

일부 암 생존자들은 암 진단이 "나에게 일어난 최대의 사건"이라고 합니다. 그러나 지난 18년 반 동안 매우 치명적인 뇌종양을 가지고 살았던 몰리에게는 좀 달랐습니다. "암에 걸리는 것은 끔찍했습니다. 그러나 암은 내가 모든 일을 여유있게 하게 하고, 내 몸이 하는 말을 듣도록 만들었습니다. 나는 학생들과 내가 좋아하는 교직을 떠나야만 했지만, 아이러니하게도 새로운 직업은 나 자신을 교육시켜 다른 사람들을 도울 수 있는 일이었습니다. 나는 암을 내게 일어난 가장 좋은 일로 묘사하지는 않습니다. 그러나 암은 나를 더 현명하게 만들었습니다. 결국 요점은 나는 선택의 여지가 있었다는 것입니다. 암이 나를 지배하게 할 수도 있었고, 내가 암을 지배할 수도 있었습니다. 나는 내 스스로가 질병보다 더 중요하다고 결정했고, 지금은 항암생활의 중요한 부분에 매일 집중하고 있습니다." 몰리는 암이 우리에게 가져다줄 수 있는 아주 실용적인 면들을 설명했습니다. 암 진단이나 삶의 중대한 변화들은 우리를 스스로 지킬 수 있는 역량을 키워주어 항암생활 목표를 향해 한 걸음 더 나아가게 합니다. 먼저, 우리는 감정을 제어할 줄 알아야 하고, 삶의 피할 수 없는 혼란들을 이겨낼 수 있는 감각적 평형상태를 찾을 수 있어야 합니다. 우리가 스트레스를 저 멀리 둘 수 있는 능력을 찾게 되면, 그때 우리는 스트레스와 병을 멀리하고 건강과 웰빙을 우선순위로 생각하는 삶의 선택들을 만들어나갈 수 있습니다.

긍정적인 태도가 도움이 될까요?

암 환자들이 겪고 있다고 말하는 스트레스 요인 중 정말 놀라웠던 부분은, 바로 친구와 가족들, 심지어 모르는 사람들조차도 표현하는 좋은 의도의 부담감입니다. 단순히 "긍정적인 마음을 가져!" 또는 "할 수 있어!" 같은 말들, 더 최악으로 "이건 이기기 쉽다고 들었어!"와 같은 말들로 암 환자에게 불필요한 압력(스트레스)을 가하고, 암 환자 스스로 작아지고 덜 중요해지는 느낌을 줄 수 있습니다. 비록 그런 의도로 말한 것이 아니라고 해도 말이죠. 긍정적이기만 한 마음을 가지라고 조언을 받는 것은 긍정적인 결과를 찾도록 응원하는 것과는 다른 것입니다. 저는 이것이 다소 미묘한 차이라는 것을 알고 있지만, 너무 많은 암 환자, 특히 재발에 직면한 사람들은 올바른 "긍정적" 태도를 가지지 않은 것에 대해 스스로를 비난합니다. 심리학자로서, 저는 사람들이 누군가가 암에 걸렸다는 사실을 알았을 때 어떤 말을 해야 하는지 알지 못하고, 심지어 가까운 친구나 가족조차도 우리가 희망하는 것만큼 지지하거나 집중해 줄 수 있는 능력이 없다는 것을 깨달았습니다. 암 환자들에게 중요한 것은 보다 정서적으로 지지해 주며 공감해 주는 사람들을 그들의 삶 속으로 끌고오는 것입니다.

마이클 레너Micheal Lerner 박사는 우리가 암 환자들을 지지하고 있다고 생각하며 전달하는 미묘한 메시지들에 대해 살펴보았는데, 암 환자들에게 "긍정적인 자세를 취한다면 암을 이길 것입니다."라고 하는 말은 원래 의도와는 달리 강조하는 부분이 달라진다고 했습니다. 환자에게 즐겁고 건강한 생활방식을 의도적으로 구축하는 대신 암 자체에 집착하도록 강요한다는 것입니다.[18] "사람들은 자신이 느끼는 모든 감정을 경험할 수 있어야 합니다. 그것이 두려움이나 불안, 우울이건 세상의 아름다움이나 사랑에 대한 열린 마음이던지 상관없이 말입니다." 그는 계속해서 말했습니다. "광대하고 신비로운 세상과 연결되어 즐겁고 행복하게 느끼는 것은 꽤 건설적이고 강력한 변화가 될 수 있습니다. 나는 암으로 죽어가면서 운명적인 사랑에 빠진 사람들도 보았습니다. 이보다 긍정적인 경험도 없을 것입니다."

다른 항암생활 지도자들과 마찬가지로, 레너도 강제적으로 만들어진 긍정주의는 독이 될 수 있고, 감정을 편안하게 다루는 것에 익숙해지는 것이 목표임을 강조했습니다. 이것을 실천할 때, 우리를 자연스럽게 삶의 긍정적인 결과로 이끌어 주고 우리 삶의 동반자인 죽음과의 관계를 쌓아주고, 여기here서 지금now을 살아가는 능력을 키워줍니다.

온 세상을 덮고 있는 담요처럼 보이는 스트레스(건강심리학 박사이자 《텔로미어 효과》의 저자인 엘리사 에펠은 "우리 모두가 사는 스트레스라는 집"이라고 했습니다)를 벗어나는 것이 건강한 삶의 길로 가는 중요한 단계입니다.[19] 이것은 우리 모두의 중심에 있으며, 우리를 일깨우는 도덕성에 집중하는 것도 포함합니다. 데이비드 세르반 슈라이버는 그의 회고록인 《마지막 인사가 아닙니다: 삶, 죽음, 치유, 암에 대한 회고》에서 "암에 대한 최선의 방어책 중 하나는 내면의 평온함을 찾는 것입니다."라고 기술했습니다.[20]

우리가 1부에서 소개했던 장기 암 생존자인 글렌 사빈 역시 최초 진단을 받을 때의 감정을 넘어서서 내면의 평화를 찾는 능력을 중요시합니다. "차분한 마음가짐은 '내가 어떻게 질병을 의미 있는 방식으로 관리할 수 있을까?'라는 질문에 대해 근본적인 답을 얻을 수 있는 방법을 제시해주었습니다. 질병을 가지고 있음에도 불구하고 어떻게 건강하게 살 수 있을까요? 내 건강의 토대는 바로 자유로운 마음을 얻는 것입니다."

상당히 주목할 만한 점은, 저는 사람들에게 암 진단이 "기회"라는 힘을 실어주는 능력이 있다고 생각합니다. 인생의 엄청난 불확실성에도 불구하고 희망은(암의 유무에 관계없이) 사람들을 두려움에서 벗어나 행동하게 해줍니다. 두려움을 뒤로 물러나게 할 수 있다는 것은, 암의 예후에 상관없이 새로운 인식과 호기심을 가지고 삶이 우리에게 제공해줄 수 있는 보다 근본적인 보상을 바라보며 삶에 더 가까이 다가가도록 해줍니다. 상황의 진실에 굴복하고 답을 찾기 위해 내면을 들여다볼 때, 우리는 선천적이고 강력한 치유의 원천을 이용할 수 있습니다.

최근에 제가 다이애나 린지에게 그녀의 기적적인 회복의 비결이 무엇인지 물었을 때 그녀는 "나는 모른다고 말할 수 밖에 없습니다." 라고 답변했습니다. "잘 알지 못하는 세상에 들어갔고 잘 알지 못하는 세상에 남아 있습니다. 하지만 뭐라도 말해보자면, '우선 나 같은 예후를 판정받았다면, 이 땅에서 스스로를 들어올려서 희망이 있는 곳에 놓으세요.'라고 할 수 있습니다. 나는 치유에 온전히 몰입했고 모든 것을 포기하면서 전적으로 헌신했습니다. 나는 내 몸을 건강하게 만들기 위해 내 몸의 소리를 듣고 필요한 것을 분별하는 법을 배웠습니다."

수도원의 마음 다스림

서양의 의사들은 오랫동안 마음이 우리 몸에 극적인 영향을 미칠 수 있다는 주장에 흥미를 느끼는 동시에 의구심을 가져왔습니다. 1970년대 초 하버드 의사인 허버트 벤슨Herbert Benson 박사는 과학자로 구성된 팀을 인도 북부로 데려갔으며, 그곳에서 티베트 승려 그룹을 만났습니다. 그들은 명상을 통해 인체의 생리 부분을 통제할 수 있다고 주장한 승려들이었습니다. 당시의 서구적 개념에서는 심박동수, 혈압 및 피부 온도와 같은 생리적 현상은 우리 마음의 통제를 받지 않는 것으로 보았습니다. 하지만 벤슨 박사가 발견한 사실은 그를 놀라게 했습니다. 승려들은 자신의 생리 반응을 정교하게 통제했습니다. 명상만 사용하여 심박수와 혈압을 낮추었으며 신체의 특정 부위의 체온을 낮추거나 높일 수 있었습니다.[21]

그 후 위스콘신 대학교University of Wisconsin의 리처드 데이비슨Richard Davidson은 그 승려들 중 일부를 실험실로 데려와 뇌의 작동 방식을 연구했습니다.[22] 그는 오랫동안 명상을 해온 승려들이 일반 사람들과는 다른 뇌 기능을 가지고 있음을 발견했습니다. 그들을 비 명상가나 초보 명상가와 비교했는데, 심박수 감소, 신진대사 및 호흡, 스트레스 완화에 있어서 차별되는 반응을 보였습니다.[21,23,24] 그들은 생리적, 심리적으로 스스로의 반응을 더 잘 통제하고 상태를 유지할 수 있었습니다. 심지어 스트레스가 많은 상황에서도 몸을 침착하게 만들 수 있었습니다.

약 40년 전, 매사추세츠 의과대학University of Massachusetts Medical School의 스트레스 감소 클리닉의 창시자인 존 카바트 진Jon Kabat-Zinn은 마음챙김 명상Mindfulness-based stress reduction, MBSR이라고 불리는 프로그램을 개발하기 위한 임상연구를 시작했습니다.[25] MBSR은 다양한 동양의 명상 행위들을 결합한 8주 프로그램으로 마음 명상의 한 형태인 위빠사나Vipassana 명상[*]에 중점을 둡니다. 카바트 진과 그의 팀은 수십 년에 걸친 연구를 통해 MBSR 프로그램을 8주만 시행해도 뇌파 활동에 뚜렷한 변화를 준다는 사실을 밝혔습니다.[26] 긍정적인 감정을 처리하는 뇌 영역의 활동은 증가했으며, 부정적인 감정을 처리하는 영역의 활동은 감소했습니다. 또한 그들의 연구는 명상으로 인한 뇌의 변화와 면역기능 사이의 직접적인 상관관계를 보여주었습니다. 2003년 한 연구에서 카바트 진, 데이비슨 및 그들 팀은 8주간의 스트레스 감소 프로그램을 거친 명상 참가자들과, 그 프로그램 참가 예정인 대조군을 대상으로 뇌에서의 전기 활동에 대해 연구했습니다. 8주 후 두 그룹 모두 독감 백신을 접종했습니다. 두 달 동안 MBSR을 경험한 사람들은 스트레스와 회복력 면역 반응이 강화되어 몸이 예방 접종에 더 잘 반응하였습니다. 더구나, 연구원들은 그 관계 속에서 명상 분량에 따른 백신 반응 효과의 차이를 발견했습니다. 다시 말해 많이 명상할수록 백신이 더 효과적이었다는 것입니다.[26]

* 부처님이 깨달음을 얻은 수행 방법

명상

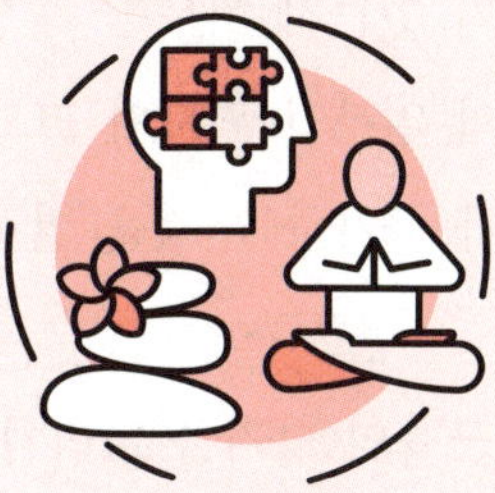

명상에는 많은 종류가 있지만, 집중되고 통제된 호흡 조절과 어느 정도 자신의 생각과 감정을 통제한다는 공통점이 있습니다. 전통적인 의미에서는 실제로 "통제"가 아니며, 생각과 감정이 호흡에서 멀어지도록 주의를 기울이지 않고 떠다니도록 하는 의도입니다.

주의집중 명상

집중 명상은 대개 호흡으로 시작되며 음절이나 문구 또는 간단한 기도를 낭독할 수 있으며, 타는 촛불이나 자신에게 영향을 주는 이미지에 주의를 집중할 수도 있습니다.

마음챙김 명상

명상, 생각, 느낌, 감정이 오고 갈 수 있지만, 핵심은 그것들에 집중하지 않고 자유롭게 왔다 갔다 하게끔 하는 것입니다. 이것은 연습이 필요하며 집중 명상보다 더 어려울 수 있습니다. 주의가 산만해지거나 생각이나 사물에 고착되기 시작하면 스스로 화내지 마십시오. 숨을 쉬고 다시 시도하십시오.

연민기반 명상(사랑-친절 명상이라고도 함)

사랑-친절 명상은 본질적으로 사랑을 키우는 것입니다. 가까운 사람에게 사랑과 동정심을 기르면서 시작하십시오. 그런 다음 사랑과 친절을 자신에게 보내고 스스로를 위한 동정심을 키우십시오. 그리고 가족, 친구 및 가까운 사랑하는 사람들로 이동합니다. 세 번째 단계에서는 갈등이나 투쟁을 겪고 있는 인생에서 도전적인 사람에게 집중하도록 선택할 수 있습니다. 마지막으로 타인에게 초점을 맞추고 모든 사람에게 사랑의 마음으로 친절과 동정심을 보내십시오.

하버드 대학교의 사라 라자르Sara Lazar 박사는 카바트 진의 연구를 한 단계 더 발전시킨 연구를 진행했습니다. 그녀는 MRI 스캔을 사용하여 뇌의 실제 해부학적 구조에 변화가 있는지 여부를 측정했습니다.[27] 그녀는 교감신경을 담당하는 뇌의 일부인 편도의 크기가 줄어들고 기억력을 담당하는 해마의 크기가 증가하는 것을 발견했습니다.

그래서 우리가 심장기능을 향상시키고 근육의 크기를 늘리기 위해 운동하는 것처럼, 심신 수련에서도 같은 방식으로 적용되는 것입니다. 우리는 뇌가 기능방식을 바꾸도록 운동할 수 있습니다.

명상의 놀라운 혜택

지난 10년 동안 발표된 연구에 따르면 명상은 우리의 삶을 변화시킬 뿐만 아니라 뇌 기능과 해부학적 구조를 바꾸고, 염증을 줄이며, 세포핵에 직접적으로 영향을 미쳐 주요 생물학적 과정을 조절하고 유전자를 변화시킨다는 것을 명확히 보여줍니다.[28-33] 웨이크 포레스트Wake Forest에서 연구자들은 사람들이 명상을 훈련하면 고통을 (이 경우 120도의 뜨거운 패드를 오른쪽 종아리에 6분 동안 올려놓고 실험) 40%나 줄일 수 있음을 발견했습니다.[34] 모르핀 및 기타 진통제는 일반적으로 통증을 25% 정도 낮춘다고 알려져 있습니다. 이제 심리학자들은 미국 해병들이 전쟁 지역에서 집중력을 높이고 경계를 유지할 수 있는 방법으로 명상을 하도록 훈련시킵니다. 연구자들은 해병이 하루에 최소 12분 동안 명상을 한다면, 생사의 상황에 직면했을 때 집중력을 유지하고 전쟁훈련 기억을 유지하는 능력이 향상되었다는 사실을 발견했습니다.[35] 외상 후 스트레스로 고통받고 있는 아프리카인들은 명상하는 법을 배운 후 불안 수준을 극적으로 줄일 수 있었고, 이처럼 베트남 참전 용사들도 명상을 통해 우울증, 불면증 및 알코올 남용을 줄였음을 보여주었습니다.[36,37]

종합생활방식 연구를 거친 유방암 생존자들은 심신 수련을 배우는 것이 그들의 삶을 바꾸는 데 매우 도움이 되고, 가장 기억에 남는 배움으로 종종 평가된다는 것을 경험을 통해 알고 있습니다.[38] 연구의 일환으로 환자는 일종의 앉아서 하는 명상과 요가에 기반한 운동 프로그램(빈야사 요가Vinyasa yoga에 익숙한 사람들은 알만한 "태양 예배자세")을 배웁니다. 환자들은 하루에 12번의 태양 예배자세, 간단한 이완기법, 최대 20분의 가이드명상*까지 매일 수련(6주 이상)을 해야 합니다. 프로그램 마지막에 하는 인터뷰에서 참가자들은 스트레스를 관리하는 것이 그들의 시각을 바꾸고, 삶의 질을 높이고, 건강한 식단, 운동, 수면 습관 및 사회관계에 참여하는 데 도움이 되는 핵심 요소라고 지적합니다.

이 여성들은 어떤 특권도 가지고 있지 않았고, 평화를 찾기 위해 삶에서 도망치거나 직장을 그만두지도 않았습니다. 그들은 단지 매일 직면하는 스트레스 요인에 대한 반응만을 바꾸었습니다. 브루셋 엠Brucett M.의 이야기를 한 예로 살펴보겠습니다. 브루셋은 휴스

* 초보자가 쉽게 할 수 있는 명상 중의 하나로 지도자의 안내 또는 음성이나 영상에 따라 명상하는 방법

요가, 심신 수련과 종교

많은 심신 수련의 관행은 인도, 티베트, 일본과 같은 동양 국가 및 종교 관행(예: 힌두교 또는 불교)에서 시작되었습니다. 서구의 기독교 전통 또한 명상 기도와 같은 관습을 포함하고 있습니다. 지구에 사는 모든 인간들은 자신 또는 자신과 다른 사람과의 연결이나, 더 차원 높은 힘이나 우주에 초점을 맞추는 방법을 갈구했습니다. 심신 수련에 참여하는 것은 순간을 늘이거나 인식을 집중시키고, 침착함을 추구하는 시간입니다. 삶의 영적인 면을 단련하고 확장하는 것은 최적의 건강과 안녕을 달성하기위한 중요한 측면입니다. 사람들은 자신의 개별 요구를 충족시키고 자신의 종교적 관행에 부합하도록 명상법을 조정할 수 있습니다. 실제로, 우리는 종종 우리 환자들과 함께 이러한 문제를 해결합니다. 예를 들어, 초창기에는 깊은 기독교 신앙을 가진 종합생활방식 환자 중 한 명이 요가와 명상이 자신의 신앙과 신념에 충돌할 것인지에 대한 우려가 있었고, 실제 이 문제가 발생했습니다. 하지만 요가와 명상에 사용되는 용어를 수정함으로써 환자는 나중에 실제로 하나님과 더 가까워졌다고 이야기했습니다.

턴에서 세일즈 담당자로 일하면서 매장 진열 작업을 합니다. 그녀는 온종일 서 있다가 16년간 함께한 남편, 장성한 두 10대 자녀가 있는 분주한 가정으로 돌아갑니다. 그녀가 2기 유방암 진단을 받았을 때는 겨우 43살이었습니다. 제가 만난 많은 사람들의 경우와 같이, 브루셋에게는 스트레스를 관리할 수 있는 방법을 찾는 것이 그녀의 장기적인 생존과 삶을 즐길 수 있는 열쇠였습니다. 그녀는 온종일 힘든 일을 하고, 무례하기까지 한 아이들을 응대하며, 말하고 싶지만 참는 것도 많았습니다. 명상은 그녀 스스로를 좀 더 잘 알게 만들고 스트레스 요인에 대한 그녀의 반응을 더 의식하게 만들었습니다. "다른 사람들도 이렇게 느꼈는지 모르겠어요. 엄청나게 많은 질문이 있었는데 그 안에 갇혀있는 느낌이요. 오랫동안 그렇게 느꼈습니다. 그래도 나는 명상과 깊은 쉼을 통해 이런 질문에 대한 해답을 얻었어요. '내 인생에 대해 그렇게 깊이 생각해본 적이 없다.'고 솔직하게 말할 수 있습니다."

브루셋의 변화와 많은 연구결과들은 암 진단 같은 스트레스가 다양한 시기를 겪을 때, 우리의 마음이 우리가 초점을 유지하는 데 도움을 주고 직면한 도전들을 견디게 해준다는 것을 알려줍니다. 제가 한 가지 제안하고 싶은 것은 이것입니다. 명상의 혜택이 이렇게 광범위하고 다양해 보이는데, 우리 모두 하루 15분에서 20분 동안 마음, 몸, 정신을 젊어지게 하기 위해 호흡에 집중해보는 것은 어떨까요?

스트레스와 암 확산 연결고리

스트레스가 암 질환의 발병을 유발한다는 과학적 데이터는 없지만 만성 스트레스와 종양의 성장 및 확산을 연관시키는 연구가 점차 늘어나고 있습니다.

MD 앤더슨의 부인 종양과에서 일하는 동료 의사인 수드Sood는 거의 20년 동안 만성 스트레스를 포함한 만성 우울증, 불안 및 사회적 고립 같은 심리 사회적 요인이 암의 성장 및 확산 능력에 직접적인 영향을 미친다는 혁신적인 연구를 진행하고 있습니다.[39-41]

모든 암 사망의 주요 원인은 암이 발생한 부위에서 다른 곳으로 퍼지는 전이입니다. 전이가 발생하면 암세포는 원래의 종양에서 벗어나 혈액을 통해 이동하며, 신체의 다른 영역에 머물며 적응하고 새로운 혈액 공급원을 만들어 자랄 수 있습니다. 암이 이 정도 수준으로 진행되면 치료하기가 매우 어려워집니다. 암 전이의 단계는 신생혈관 생성, 증식, 침윤 및 효과적인 면역체계 감시 회피가 포함됩니다. 연구에 따르면 환자의 만성 부정적 영향은 이러한 증식 과정의 지속적인(또는 만성) 활성화와 관련이 있습니다.[3,39]

수드의 유명한 실험 중 하나는 쥐에게 특정 양의 난소암세포를 주사하는 실험입니다.[42] 그는 일부 그룹을 매일 2시간씩 3주 동안 스트레스 환경에 노출했습니다(쥐들은 움직일 수 없을 때 스트레스를 받습니다). 그리고 나머지는 하고 싶은 대로 하도록 했습니다. 자유가 억제된 동물들은 암이 엄청나게 자라며 몸 전체에 암이 퍼졌습니다.

수드는 종양이 자라는 데 주요 원인을 제공하는 것이 스트레스 호르몬인 노르에피네프린norepinephrine의 영향이라는 사실을 발견했습니다. 노르에피네프린을 차단했을 때(그는 프로프라놀롤propranolol이라는 일반적인 베타 차단제를 사용했습니다. 하지만 인간에게는 명상이나 다른 스트레스 관리 기법을 사용할 수 있습니다), 스트레스가 종양 성장에 미치는 영향은 완전히 사라졌습니다. 노르에피네프린이 차단된 후 스트레스에 노출된 동물은 스트레스에 노출되지 않은 동물과 비

슷한 결과를 나타냈습니다.[42]

스트레스가 암 성장에 미치는 영향에 대한 이 실험들은 이제 다른 동물 연구에서도 스트레스가 생물학적 차이를 만들어 종양이 자랄 수 있는 환경을 만든다는 사실을 명확히 보여줍니다.[3,43-45] 수드와 다른 연구자들은 만성적인 스트레스와 그에 따른 스트레스의 순차적인 반응들이 암 특징 및 암 성장과 관련된 다른 생물학적 과정에 영향을 줄 수 있음을 분명히 보여주었습니다.[1-4,31,42,46-49]

추가적으로 놀랍게도, 수드와 다른 연구자들이 밝혀낸 바에 따르면 암이 확산되고 퍼지면서 종양이 실제로 뇌에 영향을 줄 수 있는 사이토카인이라는 염증성 물질을 분비한다는 사실입니다.[50] 수드는 최근에 이렇게 설명했습니다. "생각해보세요. 우리는 과도한 스트레스를 경험하는 사람들이 더 많은 염증을 가지고 있으며, 동시에 적극적으로 증식하는 종양이 실제로 스트레스를 자극할 수 있는 동일한 염증 요소를 방출한다는 것을 알고 있습니다. 다시 말하면, 암은 심리적 스트레스를 유발할 뿐만 아니라 실제로 생물학적 변화를 통해 기분에 영향을 줄 수 있습니다." 수드가 설명하는 바에 따르면 "여기에는 만성 스트레스와 관련하여 우리의 영향(우리의 감정 상태라고 생각하는 것)과 암이 어떻게 작용하는지는 관련이 없다는 인식을 깨부수는 양방향성이 있습니다." 수드의 실험실에서는 이제 종양이 스스로 자라게 만들기 위한 자체 혈관계를 생성할 뿐만 아니라 자체 신경 공급을 발달시킨다는 증거도 밝혀냈습니다. 종양의 신경 생성은 만성 스트레스와 그로 인해 생성되는 호르몬으로부터 촉진됩니다.[3,41] 이 연구에서 우리가 배울 수 있는 것은 만성

스트레스와 암이 암의 증식을 지원하는 쌍방향 연결고리를 생성한다는 것입니다.[1-4,42,49]

만성 스트레스가 모든 세포의 핵에 도달하여 손상을 일으킬 수 있음을 보여주는 또 다른 중요한 연구는 4장에서 텔로미어와 텔로미어 효소에 대해 다루었던 연구입니다. 텔로미어는 우리 몸의 모든 세포의 핵에서 발견되는 염색체 끝에 있습니다. 텔로미어는 염색체의 구조적 완전성을 보호합니다. 텔로미어가 짧아지면 염색체 불안정성이라는 것이 생깁니다. 염색체 불안정성을 갖는 세포는 증식하면 돌연변이를 일으킬 수 있습니다. 특정 조치가 취해지지 않으면, 이 염색체 불안정성이 암으로 이어질 수도 있습니다. 우리 세포의 핵 안에는 텔로미어를 "건강하게" 유지하는 데 도움이 되는 텔로머라아제라는 효소가 있습니다. 세포가 한번 분열할 때마다 텔로미어의 길이가 약간씩 줄어드는 텔로미어 감소가 발생합니다. 우리가 나이가 들면서 텔로머라아제가 줄어들고, 그에 따라 텔로미어도 줄어듭니다. 텔로미어 감소는 실제로 정상적인 노화 과정의 일부이며, 텔로미어 길이는 사람의 생물학적 나이를 반영하는 것으로 생각됩니다.

엘리사 에펠Elissa Epel과 엘리자베스 블랙번Elizabeth Blackburn은 건강한 어린이의 엄마와 만성 질환으로 고생하는 자녀를 둔 엄마의 텔로미어의 길이를 비교했습니다. 아픈 어린이를 돌보는 엄마는 텔로미어 길이가 짧고 텔로머라아제 수치가 낮았습니다.[49] 또한 만성 질환을 앓고 있는 아이들을 돌보는 시간이 텔로미어 길이에 반영되었으며, 간병 기간이 길수록 텔로미어가 짧아지고 만성 스트레스로 말미암아 노화 과정이 빨라졌습니다.

다른 사람을 돌보기 위해 스스로를 먼저 돌보세요

인간의 수명이 길어짐에 따라 점점 더 많은 사람들이 간호사나 간병인처럼 공식적인 훈련을 받지 않았음에도 불구하고 간병인의 역할을 하게 됩니다. 비공식 간병인은 현재 미국에서 장기간 간병의 80%를 차지합니다.[51] 간병인들은 믿을 수 없을 정도의 큰 부담에 직면하므로 그들이 혼자서 이 부담을 지게 하지 않는 것이 중요합니다. 사랑하는 사람을 돌보는 스트레스는 만성화 됨에 따라 간병인의 면역 기능 감소, 염증 증가, 질병 및 조기 사망으로 이어집니다.[52-55] 당신이 누군가를 돌보고 있다면, 스트레스를 관리하고 통제하고 아파지지 않기 위해 취할 수 있는 몇 가지 단계는 다음과 같습니다.

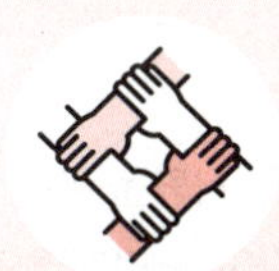

1. 혼자 다 하지 마세요

사회적 지지는 당신의 건강을 유지하는 데 중요합니다. 이것은 친구 또는 사랑하는 사람에게 연락하거나 당신이 겪고있는 일을 이해하는 간병인 그룹에 들어가는 것을 의미합니다. 간병인 그룹의 추가적 장점은, 누군가의 건강을 최전선에서 돌보는 사람으로서 당신이 느끼고 있는 엄청난 부담감에 도움이 될 다른 자원들이 생긴다는 것입니다.

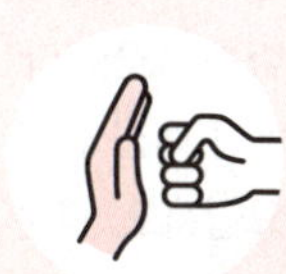

2. 한계를 인식하세요

당신은 완벽한 보좌진이 될 수 없습니다. 항상 모든 것을 제공하려고 하면 결국 스스로를 무너뜨릴 것입니다. 다른 사람들이 하루에 몇 분 또는 1주일에 몇 번이라도 방문하게 함으로써 끊임없이 혼자 간병하지 않도록 하는 방법을 찾으십시오. 그리고 그 시간을 최대한 활용하십시오. 당신이 돌보는 사람을 위해 식료품점에 가거나 심부름을 하지 마십시오. 시간을 내어 스스로의 마음과 몸을 돌보세요.

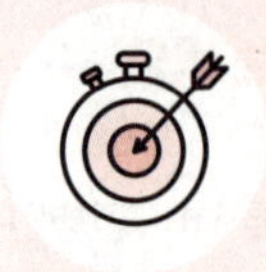

3. 스스로 목표를 설정하세요

일을 작은 단계로 나누고 일상의 계획을 정하십시오. 추가 부담을 감수하지 마십시오. 간병 의무 이외의 일에 도움을 요청하는 사람을 거절하고, 약속을 제한하고 자신을 돌보는 데 집중하십시오.

4. 도움을 받으세요

스스로 부담을 줄일 수 있는 유일한 방법은 다른 사람들이 당신을 도와주도록 하는 것입니다. 그들이 당신이 돌보는 그 사람을 모른다던지, 당신이 하는 것처럼 그대로 못해도 말입니다. 가능한 한 놓아주는 법을 배우십시오. 그것은 당신을 건강하게 유지하고 질병을 피하게 하는데 도움이 될 것입니다.

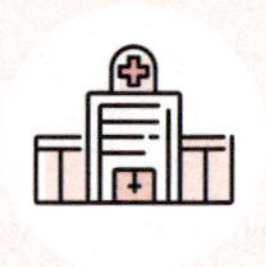

5. 의사를 만나세요

자신의 건강과 복지를 희생하면서까지 다른 사람을 우선시하지 마십시오. 자신을 최우선으로 생각하는 것이 양쪽 모두에 좋습니다.

6. 매일 건강한 행동을 하세요

간병인이 직면한 가장 큰 문제 중 하나는 정신적 또는 육체적으로 자신을 돌보지 않는 경향이 있다는 것입니다. 가정에서 운동 DVD를 보거나 간식으로 쿠키 대신 썰어 놓은 채소를 먹는 것 같은 건강을 유지할 수 있는 방법을 찾으십시오. 작은 실천들을 늘려가십시오. 매일 건강한 선택을 하여 건강식을 유지하고 건강한 식습관, 운동, 스트레스 관리 및 수면 습관을 기르십시오.

스트레스와 신체

스트레스가 우리 건강에 미치는 위험성을 살펴볼 때, 만성 스트레스와 급성 스트레스의 차이를 이해하는 것이 중요합니다. 우리가 스트레스를 받을 때(우리가 임박한 또는 인지한 위험이 있다고 느껴질 때) 일련의 화학 과정이 시작되고 전신에 걸쳐 영향이 발생합니다. 우리는 깜짝 놀랄 때 몸에서 어떤 일이 일어나는지 압니다. 스트레스 호르몬인 코티솔, 에피네프린 및 노르에피네프린이 증가하고 심박수가 상승하고, 호흡이 빨라지고 땀이 나기 시작할 수 있습니다. 이는 우리가 움직일 준비가 되었다는 생물학적 신호들입니다! 우리를 준비시켜주는 가장 중요한 호르몬은 코티솔과 같은 스트레스 호르몬입니다. 이 호르몬은 효율적인 전달 시스템을 가지고 있어 위험이 사라질 때까지 통제 시스템을 제어해버립니다.

그러나 우리가 그 투쟁-도피 반응을 이끌 수 없고 반대로 코티솔의 지배 아래에서 많은 시간을 보내면 어떻게 될까요? 우리 몸을 "게으른 상태"로 전환하도록 지시하는 주요 통제 시스템의 방해로 고통받게 된다는 것입니다. 도움이 될만한 비유가 있습니다. 출근길 운전하는 것을 생각해보세요. 사이렌이 뒤에서 다가오는 소리를 듣습니다. 백미러를 들여다보면 구급차가 사이렌을 울리며 다가옵니다. 어떻게 해야 할까요? 당신은 속도를 늦추고 길가 쪽으로 차를 피해줍니다. 구급차가 지나가면 도로 가운데로 돌아와 계속 운전합니다.

이것은 급성, 짧은 스트레스를 겪을 때의 모습이며, 이는 필연적이고 우리의 주요 시스템이 정상적 기능을 수행하는데 문제가 없습니다. 그러나 도로로 돌아가려고 할 때 타이어가 구멍나 펴진 것을 발견하면 어떻게 될까요? 이제 비상사태가 지속됩니다(다른 상황일 수도 있습니다). 차에서 내려 타이어를 교체하는 순간 우박이 시작됩니다. 어떤 느낌인지 아시겠죠. 잠깐의 스트레스의 순간이었던 것이 끝이 보이지 않는 스트레스가 되었습니다(자동차 보험회사를 기다려야 하고, 중요한 회의 모임에 늦는 등). 당신의 집중력을 위한 코티솔, 에피네프린 및 노르에피네프린과 같은 스트레스 호르몬이 여전히 정맥을 통해 분비되고 있습니다. 소화, 면역 및 기타 통제 시스템은 소위 보류 상태가 되거나, 더 나빠질 것입니다. 이것이 만성 스트레스를 받고 있는 상황인 것입니다. 머리에서 발끝까지 우리를 약하게 만듭니다.

직장에서 스트레스를 받은 첫날, 병에 걸리는 이유가 무엇인지 또는 대학에서 졸업을 한 후에 왜 쓰러지게 되는지 궁금한 적이 있나요? 오하이오 주립대학Ohio State University에 있는 부부팀인 심리학자 자니스 케이콜트-글라이서Janice Keicolt-Glaser와 면역학자 론 글라이서Ron Glaser는 매년 정확히 시험 기간에 인후통과 기침이 있는 학생들이 늘어나는 것이 스트레스로 인한 면역력 약화 때문이라는 생각이 맞는지를 알아보기 위해 연구를 수행했습니다.[56] 그들은 몇 년 동안 오하이오 주립대학의 의대생들을 추적관찰 했습니다. 그들이 관찰한 것은 예측했던 것과 같이 스트레스 호르몬 수치의 증가와 면역 체계의 붕괴였고, 이는 학생들을 바이러스와 감염에 더 취약하게 만들었습니다.

또 다른 2013년의 매력적인 연구에서, 오하이오 주립대 연구원들은 부정적인 생각에 잠겨 있는 것에 대해 연구를 했습니다. 이 경우 안좋았던 직장 인터뷰가 건강한 젊은 여성의 신체에 염증을 증가시켰는지 여부를 확인했습니다.[57] 이 실험은 가짜 직무 인터뷰와 비교하게끔 설계되었습니다. 각 청년들(모두 30대)이 자신의 재능을 발휘하기 위해 최선을 다했지만 "인사담당" 실험 팀원들은 팔짱을 낀 채 그들을 쳐다보고 무표정하고 반응이 없는 채로 하얀 벽의 실험실에 앉아 있었습니다(생각만 해도 긴장되는 상황입니다!). "면접" 후, "구직자"의 절반은 방금 일어난 일에 대해 생각하도록 요청받았고 1시간 후에 그들의 혈액을 뽑았습니다. 다른 "구직자"(다른 절반) 그룹은 혈액을 채취하기 전 보다 중립적으로 생각하도록 요청받았습니다. 스트레스에 대한 생각을 유지해달라고 요청한 여성들에게는 혈액검사상 C-반응성 단백질(염증을 촉진하고 부상, 질병, 사망률 증가, 암 결과를 악화시키는)[58-60] 수치가 증가한 것으로 나타났습니다. 반면 스트레스가 많았지만 면접에 대해 덤덤해 했던 사람들에게는 이 염증 촉진, 면역 억제 단백질의 상승이 보이지 않았습니다.

스트레스가 암에 미치는 영향에 관해서, 저는 제 연구를 통해 암 진단 당시 스트레스를 많이 받고 우울한 신장암 환자에게 스트레스 호르몬인 코티솔 조절 장애가 있으며, 주요 염증성 유전자 경로가 활성화되었음을 알아냈습니다.[61] 특히 스트레스를 받는 신장암 환자들은 스트레스가 적고 우울하지 않은 환자들보다 오래 생존하지 못했음을 발견했습니다.

스트레스와 유전자 발현의 상호 작용

이 책의 초반에서는 사회 및 심리적 요인과 유전자 기능의 관계를 연구하는 인간 사회유전체학의 획기적인 발견에 대해 언급했었습니다. 생활방식이 질병에 영향을 미치는 것에 대한 많은 연구가 이루어졌고, 우리는 이제 긍정적이든 부정적이든, 생활방식의 요소들이 모든 세포와 생물학적 과정의 행동에 어떻게 영향을 미치는지에 대한 유전자 발현 방식을 시각화할 수 있습니다.

UCLA의 스티브 콜Steve Cole 박사는 빈곤, 외로움, 슬픔, 범죄에의 노출이나 암과 같은 심각한 질병이 우리 건강에 미치는 영향이, 대부분의 생물학자나 암 전문의들이 인지하는 수준보다 어떻게 더 깊숙이 세포에 영향을 미치는지 알아보는 연구를 하는 데 앞장서고 있습니다.[62,63] 콜이 개척한 것은, 스트레스와 외로움 등과 같이 건강에 도움이 되지 않는 행동이나 심리과정들이(딱히 더 기분이 안 좋은 날이 아니더라도) 시간이 지남에 따라 건강에 심각한 문제를 일으킬 수 있다는 것에 대한 이해입니다.[64]

이 분야에서 일하는 연구자들은 장기적인 사회적 행동이 질병에 기여한다는 것을 알고 있지만, 우리는 이러한 부정적 영향을 바꿀 수 있고, 그로 인한 피해를 되돌리거나 멈추게 할 수 있다는 것을 알고 있습니다. 당신이 원한다면, 이런 종류의 반전의 행운은 데이비드 세르반 슈라이버나 몰리, 메그 허쉬버그, 게이브 카날스, 그리고 다른 많은 장기 생존자들의 경험에서 찾아볼 수 있습니다. 이 사실을 다른 의학계에 알리는 것을 돕기 위해 콜은 유전자의 기능을 분석하여 스트레스, 외로움 및 기타 건강 행동에 대한 유전자를 조사해 왔습니다.[65] 콜은 이렇게 할 수 있는 유일한 이유가 최근에 완성된 인간 유전자 시스템 분석의 완성 덕분이라고 했습니다. 이제 연구자들은 특정 외부 스트레스 요인의 영향으로 특정 유전자가 어떻게 반응하는지를 정확히 알 수 있습니다. 이제 우리는 말 그대로 외부 세계와 내부 세계가 어떻게 스트레스의 박자에 맞춰 "춤추는지"를 볼 수 있습니다. 이것은 암치료 분야에서의 놀라운 발전입니다. 현재 콜과 다른 사람들이 분명히 찾아낸 것은, 만성 스트레스는 말 그대로 우리 세포에 들어가서 유전자 발현의 양상을 증가시켜, 우리를 질병에 더 취약하게 만들고 건강과 안녕을 유지하는 데 도움이 되는 주요 유전자 경로를 감소시킨다는 것입니다.[65] 이 결과들은 요가, 태극권, 기공과 같은 심신 수련의 생물학적 영향을 조사하는 연구에 대해 새로운 과학적 정당성을 부여했습니다. 2014년 UCLA 연구진(스티브 콜 포함)이 수행한 12주간의 요가 훈련 연구는, 지속적인 피로로 고통받는 유방암 생존자들에게 염증 관련 유전자 발현을 감소시키는 것으로 밝혀졌습니다.[66] 또 다른 UCLA 연구(역시 콜을 포함한)는 태극권을 3개월 동안 실시한 유방암 환자는 염증과 관련된 유전자의 발현을 감소시켰음을 발견했습니다.[67] 요가 외에도 기공, 명상 및 행동 치료도 비슷하게 유익한 유전자들의 발현에 변화를 나타냅니다.[31,66,68]

해결되지 않은 문제 해결하기

어린 시절에 우리에게 일어나는 일은 나중에 우리의 건강에 영향을 미칩니다. 그 경험이 어린 시절의 불행한 경험 또는 심한 스트레스나 학대라면 더더욱 말이죠. 어린 시절의 학대 경험 또는 유아기 학대 경험Adverse childhood experiences, ACE에 대한 연구는 어린 시절의 심한 학대가 여러 질병, 행동 문제, 약물 남용 및 중독, 그리고 성인 비만과 직접적인 관계가 있다는 것을 보여줍니다.[69-71]

미국 질병통제예방센터CDC에서 정의한 범주는 다음과 같습니다.[72]

1. 학대
   a. 정서적 학대
   b. 신체적 학대
   c. 성적 학대

2. 가정 문제
   a. 어머니가 당한 가정폭력
   b. 가정에서 마약 사용
   c. 가족구성원의 정신 질환
   d. 부모의 이혼 또는 분리
   e. 가족 중 범죄자

3. 방치
   a. 정서적 방치
   b. 신체적 방치

당신이 이들 중 한 가지 이상을 경험했다면, 당신은 더 이상 혼자가 아닙니다. 질병통제예방센터는 카이저 퍼머넌트Kaiser Permanente와 협력하여 아동 학대와 방치의 장기적 영향에 대한 가장 대규모 연구 중 하나를 수행했습니다. 질병통제예방센터-카이저 ACE 연구에 따르면 1만7천 명 이상의 사람들 중 거의 3분의 2가 적어도 한 가지의 ACE를 경험했다고 보고했습니다.[73,74] 5명 중 1명은 세 가지 또는 그 이상의 ACE를 경험했다고 보고했고, 이 중 신체적 학대와 마약의 비율이 가장 높았습니다. 한편, 질병통제예방센터 주관의 건강 관련 전화 조사도 이루어졌는데, 32개 주의 5만5천 명 이상에게 전화를 걸었습니다. 세 가지 이상의 ACE를 경험한 사람은 5명 중 1명으로 결과는 유사했습니다.[75]

최근의 연구들은 특히 어린아이들이 유해한 수준의 스트레스를 받았을 때, 뇌의 구조와 기능뿐만 아니라 발달 중인 면역계, 호르몬계, 심지어 DNA를 읽고 복사하는 방식에까지도 영향을 미친다는 것을 발견했습니다.[76,77] 이렇게 쌓인 근거는 우리가 어릴 때 경험하는 ACE가 암, 심장 질환, 당뇨, 간 질환, 또한 중독, 정신병, 성인의 행동 이상 문제 등과의 관련이 있음을 시사합니다.[78]

네이딘 버크 해리스Nadine Burke Harris 박사는 대중에게 ACE에 대해 교육하는 운동을 주도하고 있습니다. 샌프란시스코에 있는 청소년 건강센터 팀은 모든 환자들에게 어린 시절의 역경에 대해 질문하고, ACE 점수를 부여하여 더욱 총체적인 방식으로 건강을 평가하는 데 도움을 주었습니다. 2011년에 실시한 연구에서 버크 해리스는 자신이 진료한 수백 명의 환자 중 3분의 2가 ACE 범주 중 하나

이상을 경험한 것을 발견했습니다. ACE 점수가 4 이상인 어린이는 학습 및 행동 문제가 있을 가능성이 30배 높았고(ACE 점수가 0인 어린이와 비교했을 때), 비만이 될 확률은 2배 높았습니다.[79]

버크 해리스는 이렇게 설명합니다. "내가 환자에게 꼭 설명하는 것 중 하나는, 당신에게 일어났던 일 때문에 당신의 몸은 다른 사람들보다 더 많은 스트레스 호르몬을 만듭니다." "우리는 사람들이 스트레스 반응을 통제하도록 돕고 있습니다."

알코올 중독자들이 알코올에 대해 보통 사람과는 다르게 반응하는 것 같이, 그들의 신체는 다른 환자들보다 스트레스 호르몬을 더 많이 생성합니다. ACE 점수가 높으면 암 진단을 포함, 스트레스 및 갑작스러운 일에 일반인들과는 다르게 반응합니다. 실제로 많은 연구에 따르면 소아 외상을 경험한 유방암 환자는 치료 중 피로, 우울증, 스트레스 지수가 높아 삶의 질이 낮은 것으로 보고되었습니다.[80-83] 또한 어릴적 트라우마가 있는 여성은 면역기능이 감소하고 염증 물질이 증가하며, 염증과 관련된 유전자의 발현도 증가했습니다. 어린 시절 스트레스를 많이 받았던 사람들에게는 몸과 마음을 돌보는 수련을 실천하고 유지하며, 안전하고 지지적인 네트워크를 만드는 것이 항암 생활방식의 가장 중요한 구성요소가 될 수 있습니다.

버크 해리스는 "약은 없습니다."라고 합니다. ACE 유년기를 보냈다면 스트레스 반응이 더 빠르고 어려워질 것입니다. "아, 그건 다 극복했고 이제 끝났어요."라고 말하는 경우는 별로 없을 것입니다. 그녀의 최근 출간된 책, 《가장 깊은 우물: 어린 시절 역경의 장기적인 영향을 치유함》[*]에서는 독성 스트레스를 다루기 위한 해법을 제공합니다. 완전히 끝내기는 어렵지만, 관리하고 완화시킬 수 있습니다.

이전 장에서 만난 미쉘린은 3가지 이상의 ACE를 경험한 5명 중 1명에 속해 있었습니다. 미쉘린은 어린 시절 정서적, 신체적 학대, 정서적, 신체적 소홀함과 부모의 이혼을 경험했습니다. 열여섯 살에 가출하여 오랜 기간 방황한 후 미쉘린은 그녀가 최고의 건강상태를 만드는 데 성공하려면 과거의 문제를 해결해야 한다는 것을 깨달았습니다. 그녀가 현재의 상황인 '가족 중 유일하게 고등학교와 대학을 졸업하고 유방암에 걸렸지만 그 전보다 건강하다고 느끼고 있는 유일한 자녀'가 되기까지는 아주 긴 여정이었습니다. 그녀는 이렇게 말했습니다. "궁극적으로 나는 학대를 받았지만 그건 학대를 당한 사람처럼 살아야 한다는 것을 의미하지는 않으며, 나는 절대 자녀를 학대하지 않을 것이라는 것을 알게 되었습니다." 삶의 초기에는 이런 경험과 타협하기까지 시간이 걸렸지만, 그녀는 지금의 상태에 도달하기 위해 이 문제를 정면으로 돌파해야만 했습니다.

나쁜 습관과 마찬가지로 나쁜 경험은 해결되지 않으면 계속 우리를 따라옵니다. 우리는 종종 너무 힘들거나 고통스러운 일을 무시하거나 부인하는 경향이 있지만, 유아기에 우리에게 무슨 일이 일어났는지를 이해해 나가는 것은 건강한 삶을 위해 중요한 일입니다.

---

* 한국에서는 "불행은 어떻게 질병으로 이어지는가: 어린 시절의 트라우마가 신체 건강에 미치는 영향"으로 번역 출간됨. 네이딘 버크 해리스 저/ 정지인 역/ 원서: The Deepest Well/ 출판사: 심심 푸른숲(2019년)

긍정적인 마음 기르기

긍정적인 사고방식을 가지는 것은 보다 건강한 공동체를 만드는 능력과 특별하고 친밀하게 관련되어 있습니다. 그러나 그렇게 하는 것은 진화된 우리의 과거로부터 완전한 180도 전환이 필요합니다. 초기 인류들에게는 위험을 인식하고 피하는 것이 중요한 생존 기술이었습니다. 하지만 연구 결과에 따르면 부정적인 생각에 잠겨 있는 것은 우리의 건강에 지속 가능한 항암생활을 만들어 가는 데 안좋습니다.[84,85] 우리는 부정적인 결과를 피하기 위해 결정을 내리는 경향이 있습니다. 우리는 긍정적인 사건보다는 부정적인 소식에 더 많은 영향을 받고, 부정적인 것을 말하는 사람들이 긍정적인 사람들보다 더 똑똑하다고 생각합니다. 또한 연구들은 우리가 어떤 일에 집중하지 않고 있을 때, 우리의 정신이 과거나 미래의 부정적인 것에 초점을 맞추고 "걱정" 상태에 있는 경향이 있음을 보여줍니다.[86] 부정적인 것에 지나치게 집중하는 것은 스트레스 반응을 자극하고 몸의 염증 반응을 증가시킵니다.[87] 우리의 건강에 영향을 미침과 더불어 우리의 사고방식과 관점은, 우리가 사회적 지지를 활용하고 신뢰와 동정심을 바탕으로 하는 우정을 쌓을 수 있는 능력에도 영향을 미칩니다. 공감하는 것은 자신의 가치를 인정하고 믿는 것부터 시작됩니다. 자신을 믿는다는 것은 주변의 모든 선함에 대해 감사한다는 의미이며, 결과적으로 더 행복하고, 사람들과 잘 어울리며, 강력하고 탄탄한 관계를 형성할 수 있습니다. 당신의 항암팀을 키우는 것은 당신이 다른 사람들에게 알게 모르게 스스로를 투영하고 있는 태도에서 시작됩니다.

그녀가 두 번째 뇌 수술 후 병원을 떠났을 때, 우리의 친구 몰리는 미국에서 20년 만에 처음으로 승인된 치료약으로 1년 반 동안 뇌종양 치료를 시작했습니다. 그녀는 의사에게 내가 죽던지 암이 없어지던지 할 때까지 이 약을 복용하겠다고 말했습니다. 그녀는 경혈 전기자극이라는 치료법을 사용하여 백혈구 수치를 높여 화학요법을 받을 수 있도록 노력했으며, 긍정적 마음 상태를 만드는 등 모든 노력을 다했습니다. 그녀의 아버지는 긍정 카드를 만들어 그녀가 읽을 수 있게 해주었고, 몰리는 집에 있는 서랍, 거울, 찬장, 냉장고에 스티커 메모를 썼습니다. 이 메모는 "계속 웃어" 같은 뻔한 내용이 아니었습니다. 대신 이들은 "너는 건강해" 또는 "이 질병 자체는 너가 아니야" 또는 "긍정적으로 행동하라" 같은, 암과 그리고 끔찍한 암 치료 부작용들을 이겨 낼 수 있고 관리할 수 있는 단어(문장)들이었습니다. 그녀는 이렇게 설명했습니다. "나는 말도 안 되는 꿈을 꾸거나 원하지 않았습니다. 나는 현실에 머물고 균형을 되찾고 싶었습니다(뇌 수술을 받는 것은 정말 힘들거든요). 균형을 유지하는 방법을 알아내고 희망을 쌓는 방법을 찾아서, 스스로를 교육하고 질병의 끔찍한 스트레스 속에서 벗어날 방법을 찾기 위해 노력했습니다. 보고 듣고 뉴스를 읽는 것과 같은 것들을 포함하여 내가 감당할 수 있는 것보다 커다란 외부 스트레스를 제거했습니다." 이 메모들은 그녀의 생각의 방향을 바꾸고 불안, 우울증 또는 절망으로 이어질 수 있는 사고의 고리에서 멀어지게 하는 방법이었습니다. 또한 종교를 통해 매일 심신을 단련하여 중심을 잡고 그녀가 가는 길에 확신을 가졌습니다.

감사 기르기

부정적인 생각에서 긍정적인 생각으로 바꿀 수 있는 방법 중 하나는 감사한 것들에 집중하는 것입니다. 우리가 소위 말해 "머릿속에서" 생각하는 많은 것들이 실제로는 우리의 육체적, 정신적 안녕에 상당한 영향을 미칩니다.[88] 캘리포니아 데이비스 대학교University of California in Davis의 2003년 한 연구에서, 연구자들은 대상자들에게 매주 몇 문장씩 작성하게 했습니다. 한 그룹은 감사한 것에 초점을 맞추고, 두 번째 그룹은 짜증나게 한 것들을 기록하고, 마지막 그룹은 부정적이지도 긍정적이지도 않은 경험들을 적었습니다.[89] 10주 후 감사에 초점을 맞춘 그룹은 긍정적으로 되고 자신감이 높아졌다고 보고했습니다. 또한 이 그룹의 회원들은 보다 많은 양의 운동을 하게 되고 병원 가는 횟수가 줄었다고 보고했습니다.

몇 년 전에 저는 이 연구의 변형된 방법을 직접 시도해보았습니다. 처음에는 이를 실천하는 게 어렵고 짜증난다는 것을 인정해야만 했습니다. 저는 학계에 있는 과학자로서, 제 뇌가 부정적인 것에 초점을 맞추도록 스스로 적극적으로 훈련되어졌다는 것을 알게 되었습니다. 저는 스스로가 연구, 연구기금 또는 논문에서 고쳐야 할 부분 같이 온종일 해결해야 할 문제를 찾으며 보낸다는 것을 깨달았습니다. 반대로 긍정적인 면을 바라보기 위해 노력을 해보았는데, 실제로 제 주변에서도 긍정적인 일이 일어나고 있다는 사실을 깨달았습니다. 그리고 이러한 노력은 제가 예상하지 못한 방식으로 보답을 해주었습니다. 매일 계속해서 긍정적인 것을 인지하고 기록하려고 했습니다. 거리에서 서로를 돕는 긍정적인 교류들, 동료들이 복도에서 웃고, 제 아이들이 서로 친절하게 대하는 등 저는 제 주변의 좋은 점들에 모두 귀를 기울일 수 있었고, 스스로의 행동과 관점이 바뀌기 시작했습니다.

10주 동안 감사 연구를 진행했던 주요 연구원 중 한 명인 캘리포니아 데이비스 대학교의 로버트 에몬스Robert Emmons는 자신의 연구 및 다른 감사와 관련된 연구에서 건강 데이터의 중점 목록을 작성했습니다. 그리고 이 결과를 기반으로 적극적으로 감사하는 것이 암을 포함한 다양한 질병과 관련된 두 가지 생체지표인 스트레스 호르몬 코티솔과 염증 수치를 감소시킨다는 사실을 발견했습니다.[90,91] 또한 감사를 실천함으로써 우울함을 낮추고 수면의 질을 향상시킬 수 있음을 발견했습니다.[89,92,93]

스트레스 관리가 어떻게 치유를 시작하는지

정신신경 면역학자 마이크 안토니Mike Antoni 박사는 존 카바트 진Jon Kabat-Zinn처럼, 스트레스가 우리의 건강에 미치는 영향을 연구할 뿐만 아니라 건강을 유지하는 데 도움이 되는 스트레스 관리 계획을 세우는 데 앞장서고 있습니다. 수십 년 동안 안토니는 진단 초기에 인지행동 스트레스 관리cognitive behavioral stress management, CBSM 프로그램에 참여한 유방암 환자들이 장기적으로 치료를 어떻게 견뎠는지 조사했습니다.[94] 이 트레이닝은 긴장을 푸는 방법들(근육긴장풀기, 깊이 호흡하기), 부정적인 생각을 줄이는 법 등을 훈련했습니다. 이들은 10주 동안 매주 수업을 받았습니다. 안토니는 이 스트레스 관리 프로그램이 삶의 질을 개선하고 생체의 생물학적 과정에 영향을 미쳐 장기적으로 질병 진행 및 사망의 위험을 줄이는지 알아보고 싶었습니다. 실제로, 참여한 환자들에게 생존율이 증가한 것으로 나타났습니다. 그리고 11년간의 평균 추적 조사를 통해서는 관해 기간이 더 길어진 것을 발견했습니다.[95] 이 연구는 스트레스를 효과적으로 관리하는 방법을 배우면 스트레스 호르몬 조절, 면역기능 조절, 그리고 최근에는 유전자 발현을 개선하여 면역기능 유전자의 염증 조절을 제어하는 유전자의 하향 조절을 보여줍니다–이 모든 것이 전이 과정을 억제하는 데 도움이 됩니다.[96]

또한, CBSM 참가자들은 삶의 질이 개선되고 치료받지 않은 그룹들보다 우울증과 불안의 수준이 낮았다고 보고했습니다. 이러한 긍정적인 이점은 장기간 유지되었습니다.[97]

항암생활을 실제에 적용하는 차원에서 이 연구가 너무 흥미로운 이유는 초기 스트레스 중재의 영향이 얼마나 오래 지속되는가입니다. 계속해서 진행되는 연구들은 스트레스를 관리하는 모든 사람에게 이런 효과가 있을 것임을 밝힐 것입니다.

스트레스를 끝내야만 시작되는 항암생활

스트레스의 존재는 우리가 잘 먹고, 잘 쉬고, 적절한 운동을 하고, 다른 건강을 좋게 하려는 우리의 좋은 의도와 노력을 약화시킵니다. 가장 중요한 것은 인생에 대한 전반적인 만족도를 향상시키는 것입니다. 스트레스는 우리가 옳은 일을 하는 능력을 방해할 뿐만 아니라 과음과 흡연을 유도하고, 화를 내거나 사랑하는 사람들에게서 등을 돌리게 하는 경향이 있습니다.[98,99]

스트레스는 말 그대로 우리의 모든 건강한 관계를 망칩니다. 스트레스를 받고 지친 직장에서 집으로 돌아오면 건강을 위해 채소를 썰면서 시간을 보내는 경향이 낮아집니다. 스트레스는 '나는 오늘 운동하러 가지 않을 거야' 또는 '피자나 먹으러 나가지 뭐'라는 말을 하게 만듭니다. 또한 수면 시간을 줄임으로써 건강을 더욱 위협합니다.

속보: 스트레스는 식이조절을 소용없게 만들어버립니다

다음은 스트레스가 어떻게 건강한 식사에 대한 우리의 좋은 의도를 방해할 수 있는지의 예입니다. 오하이오 주립대Ohio State University의 한 팀은 전날 받은 스트레스가 몸에서 저밀도 포화지방과 고밀도 포화지방에 대한 생물학적 반응의 차이를 없게 만들어버린다는 사실을 발견했습니다.[100] 즉, 스트레스를 관리하지 않으면 사람들이 무엇을 먹든 소용이 없습니다. 건강한 음식을 먹든지 건강에 해로운 음식을 먹든지 효과는 동일했습니다. 연구에 참여한 38명의 유방암 생존자들과 20명의 암 환자가 아닌 참가자들은 포화 지방이 과도한 식사를 했고 다른 날에는 포화 지방이 적은 음식을 먹었습니다. 연구 기간 동안 여러 번 채혈한 혈액 샘플에서 연구원들은 동맥, 지방 및 탄수화물 산화, 인슐린, 포도당 및 중성 지방의 퇴적물plaque 형성과 관련된 두 가지 염증성 마커(C-반응성 단백질 및 혈청 아밀로이드) 그리고 휴식하는 동안 얼마나 칼로리를 쓰는지 정도를 검사했습니다.

그들의 첫 번째 발견은 전날에 더 많은 스트레스 요인을 경험하면, 식사 후 휴식하는 동안 에너지 소비도와 지방 산화도 및 인슐린 수치가 낮아졌다는 점이었습니다.[100] 식사 전날에 스트레스 요인을 경험하지 않은 여성의 경우, 높은 포화 지방 식사를 하면 염증 생체 지표가 증가한 반면 저지방 식사에서는 증가하지 않았습니다. 그러나 하루 전에 스트레스를 겪은 여성들에게는 두 종류의 식사에 대한 신체의 반응에 차이가 없었습니다. 즉 식사 후에 염증 및 세포 부착 표지자 수치는 비슷했습니다. 다시 말해, 건강한 식사에 대한 신체의 반응이 건강에 해로운 식사를 한 것과 동일했다는 것입니다.[100] 이 연구에서의 스트레스와 식이의 관련성은 스트레스가 비만을 촉진하고 염증 반응을 증가시킬 수 있는 방식으로 대사를 변화시킨다는 것을 시사합니다. 그렇기 때문에 스트레스 관리가 식이요법이나 다른 건강을 위한 변화보다 먼저 이루어져야 합니다. 스트레스를 조절하지 않으면 다른 생활습관 개선이 헛된 노력일 수 있습니다.

그렇지만 우리는 생활방식 변화가 스트레스의 유해성을 줄일 수 있음을 확인하기도 합니다. 2014년의 연구에 따르면 건강한 생활습관을 유지한 여성들에게는 스트레스가 텔로미어 길이에 영향을 크게 미치지 않는 것으로 나타났습니다.[101] 에펠과 블랙번이 참여한 이 연구는 폐경기 이후 239명의 여성이 식물성 식단, 규칙적인 운동 및 적절한 수면을 포함하여 건강한 생활방식을 실천할 경우 스트레스로 인한 텔로미어 단축이 감소한다는 사실을 발견했습니다. 이 연구는 건강한 생활습관이 스트레스를 완화시키고 보다 긴 텔로미어와 관련이 있음을 보여주는 이전 연구들을 모방했습니다.[102-104]

우리는 스트레스를 조절하는 것이 직접적으로는 우리의 건강에, 간접적으로는 수면, 식사, 운동과 같은 모든 방면에 얼마나 영향을 미치는지 깨닫기 시작했습니다. 이 연구는 우리 모두가 매일 긴장을 풀고 삶의 요구와 책임에서 스스로를 분리하는 시간이 꼭 필요함을 지적합니다. 하루 중 단 몇 분이라도 이것에 집중하면 시야가 바뀌고 건강에 큰 영향을 줄 수 있습니다. 스트레스를 줄이고 관리하는 것이 다른 분야에서의 삶을 변화시키고 시간이 지남에 따라 이러한 변화를 유지하는 데 성공하는 핵심입니다.

당신의 인생에서 만성 스트레스를 어떻게 줄이는지는 다른 모든 항암생활들과 마찬가지로 대부분 당신에게 달려 있습니다. 당신이 직감에 귀를 기울이고 신체에서 필요로 하는 것을 들을 때, 더이상 뉴스나 페이스북에서 친구들의 매력적인 삶의 사진을 보더라도 자극받거나 스트레스를 받지 않을 수 있습니다. 당신은 마침내 에너지가 너무 소모되는 직장을 그만두거나, 밤에 잠을 잘 수 없는 불편함을 느끼게 하는 질 나쁜 식단을 포기하거나, 행복하지 않은 관계나 결

건강한 식이요법, 운동 및 수면은 스트레스로 인한 텔로미어 단축을 막는다

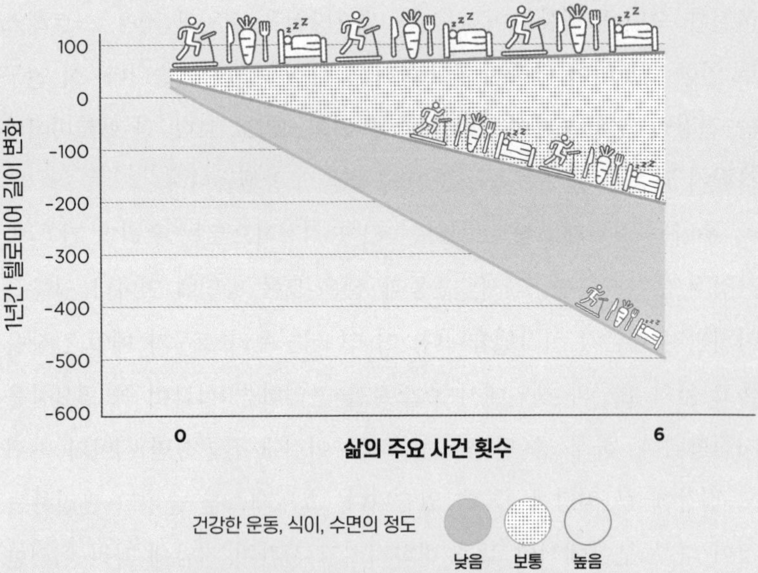

비록 연구 결과들은 인생에서 보다 큰 사건들이 일어날수록 텔로미어 길이가 짧아진다고 보고하고 있지만, 건강한 식단은 스트레스로 인해 텔로미어가 짧아지는 것을 막아줍니다. 가장 위에 있는 선은 가장 높은 수준의 건강한 활동들, 운동, 식단, 수면과 같은 생활방식을 실천하는 여성들을 나타냅니다. 인생에서 일어난 주요한 생활 사건의 수와 관계없이 그들의 텔로미어는 변하지 않은 채 남아 있습니다. 그러나 보통 또는 낮은 수준의 생활방식을 실천하는 사람들에게는 주요 사건이 많아질수록 텔로미어가 더 단축되었습니다.

맥밀란 출판사로부터 사용 및 재인쇄를 승인받음: E. Puterman, J. Lin, J. Krauss, E. H. Blackburn, E. S. Epel, "건강한 나이든 여성들에 대한 1년 이상의 텔로미어 단축 결정인자들: 스트레스와 건강활동" 〈분자심리학〉 20(4):529-35 (2015년 7월). 로라 벡맨Laura Beckman 출판사와의 협력에 의해 인용

혼 생활을 끝내야 할 때를 결정할 수도 있습니다. 또는 당신이 우리 대부분과 비슷하다면, 우리가 살고 있는 이 앞만 보고 나아가는 세상에서 잠시 피해 어떻게 긴장을 푸는지를 배우고 평화로운 쉼을 경험하는 것이 필요합니다.

저는 스스로의 경험을 통해 알고 있습니다. 과거에는 어쨌든 경쟁자보다 더 치열하거나 더 성공 지향적이면서 엄청난 양의 업무 스트레스를 받고(예! 이것이 전혀 의미가 없다는 사실을 이제는 깨닫고 있습니다), 제가 만약 멈추면 경쟁이 치열한 암 연구 세계에서 어떻게든 뒤처질 것이라고 생각했습니다. 스트레스(그리고 두려움)에 의한 동기 부여를 줄이고, 느려지면 얻을 수 있는 건강상의 이점에 더 집중하는 데는 오랜 시간이 걸렸습니다. 자신을 돌보는 것이 근심 걱정을 덜어줄 뿐만 아니라 연구실에서 보다 적은 시간을 투자하더라도 생산성과 집중력을 향상시킬 수 있다는 것을 알지 못했었습니다.

기쁨 프로토콜

다이애나 린지는 그녀의 마음, 몸, 정신에 특이하게 적응을 잘한 사람입니다. 하지만 원래부터 그러지는 않았다고 말합니다. 그녀는 "암 진단을 처음 받았을 때 나 자신을 치료하는 방법을 몰랐으며 의사도 나를 치료하는 법을 몰랐다."고 설명했습니다. "어느 날 밤 4기 암이 있다는 소식을 들은 직후 꿈을 꿨고, 다음 날 아침에 모든 친구들을 우리 집으로 초대했습니다. 현실적으로 친한 친구들에게 한 명씩 전화해서 내가 아프다고 말하기는 싫었습니다. 그건 너무 어려워 보였어요. 그래서 친구들이 집에 왔고 춤을 추고 웃으며 너무 재미있게 놀았습니다. 추모식 같은 그런 분위기는 아니었어요. 그냥 내가 사랑하는 많은 사람들이 모여 행복해지는 시간이었어요. 다음 날, 치료 방법을 찾기 위해 갔을 때 스스로 '기뻐할 수 있는 부분은 뭐가 있는 거지?'라는 질문을 했어요. 몸이 너무 아파도 여전히 기뻐할 수 있는 여지가 있는지 알고 싶었습니다. 나는 '기쁨 프로토콜'이라고 생각하는 것을 따르기로 결심했습니다. 또 강렬한 행복을 느낄 때 몸에 무슨 일이 생기는지 연구해보았습니다. 결국 엔돌핀, 옥시토신 그리고 도파민이 많이 생성된다는 걸 알아냈습니다. 걱정 없이 행복할 때, 뇌 안에서 생성되는 자연 화학물들 말입니다.

그리고 이런 물질들이 모두 면역계를 자극한다는 사실을 알았습니다. 그래서 나는 기쁨을 찾을 수 있는 곳 어디에서나 기쁨을 찾는 방법에 대해 진지하게 생각했습니다. 나는 이것이 내가 오랫동안 생존 확률을 무시하고 살아갈 수 있었던 주요 원인이라고 확신합니다. 삶을 즐기고 있는 사람들을 우울하게 만드는 것은 어렵습니다.

자신의 상황을 받아들이고 암에 대해서조차 기쁨을 찾겠다는 린지의 결심은 항암생활의 목표를 잘 보여줍니다. 이것이 통합종양학을 연구하는 우리 모두에게 암 질환의 심리적, 정서적 현실을 강조하고, 환자가 스스로 치유를 촉진할 수 있는 정신적, 정서적 회복력을 개발하도록 도와야 하는 이유입니다. 스트레스를 줄이는 데 집중할 때 걱정과 두려움은 평온함과 삶의 기쁨에 대한 새로운 감사의 느낌으로 대체됩니다.

스트레스 감소를 위한 항암생활 안내서

긍정적이거나 부정적인 생각은 암 진단 전후에 우리의 건강에 있어서 중요한 역할을 합니다. 우리는 부정적인 생각을 관리하고, 긍정적인 사고방식을 채택하고, 희망과 기쁨을 키우고, 순간을 즐기며 사는 연습이 필요합니다. 더 길게 수영하거나 더 빨리 달리도록 신체를 훈련시키는 것과 마찬가지로, 시간을 투자하여 정신을 훈련시켜야 합니다.

목표: 하루 30분

심신단련 수련을 시작하는 것은 규칙적인 운동을 시작하는 것과 비슷합니다. 처음에는 도전적이고 고통스럽지만 시간이 지남에 따라 고요함을 즐기고 이 특별한 시간을 갈망하게 됩니다. 자신과 함께 휴식을 취하세요. 초반에 난관을 극복하는 것이 핵심입니다. 이러한 연습은 한두 번만으로는 결과가 표나지 않으며 "이건 내게 적절하지 않아."라고 생각할 수도 있습니다. 하지만 초기 단계에서 더 큰 목표를 떠올리세요. 한 주간의 또는 매일 두 번의 연습 후, 당신은 스스로를 더 잘 느끼고 더 이상 사소한 일들이 거슬리지 않을 것입니다. 스트레스 관리 연습에 참여할 때마다 면역 체계를 강화하고 노화 과정을 늦추며 정신적 경지를 향상시킨다는 사실을 기억하세요.

심신 수련의 목표

- 통제력을 높이고 사소한 일에 덜 신경쓰며 중요한 일을 더 잘 처리할 수 있게 하기 위해
- 끊임없이 압도되는 느낌에서 멀어지기 위해
- 매일 몇 분 동안 방해받지 않고 자유롭고 가벼운 느낌을 느끼기 위해
- 보다 활동적이고 덜 예민한 생활을 시작하기 위해

암을 극복하는 스트레스 감소 기법

MD 앤더슨에서는 인지행동요법cognitive behavioral therapy, 명상, 요가, 태극권, 기공 및 기타 스트레스 감소와 같은 다양한 방법들을

암 환자들에게 제공합니다. 다른 삶의 영역에서 건강상의 변화를 만들기 위해서는 스트레스를 해소하는 것이 필요합니다. 전에 언급했듯이, 심신 수련은 종종 종합생활방식 참가자들이 프로그램 종료 후 자신의 생활과 항암 생활습관을 지속할 수 있는 능력에 가장 큰 영향을 미쳤다고 말하는 경우가 많습니다.

스트레스 감소 기술들 간략 정리

인지행동요법 이 단기 요법은 부정적인 생각을 긍정적인 생각으로 바꾸고 인식의 기본 설정을 '재설계'함으로써 의식적으로 생각을 바꾸는 방법을 환자에게 가르칩니다. 이 긍정적인 장기 효과는 스티브 콜의 열 지도heat map, 장기 생존자에 대한 종단 연구에서 확인할 수 있습니다.[1,2]

명상 10년 이상 동안, 제 친구 몰리는 캐나다 힐링 여행 프로그램을 기반으로 스스로 디자인한 심신 수련을 통해 하루를 시작했습니다. 매일마다의 연습은 전날에 가져 왔을 수도 있는 스트레스를 씻어버리고 그녀에게 "깨끗한" 시작점을 제공합니다. 그녀는 이완, 이미지, 명상의 조합을 연습합니다. 그녀는 맞춤형 시각적 이미지가 모든 사람에게 적합하지 않을 수도 있다고 말합니다.[3] 중요한 것은 자신에게 맞는 편안한 형태의 휴식을 찾아 매일 유지할 수 있게 하는 것입니다.

깊은 횡격막 호흡 이 연습은 시간을 내어 따로 연습하거나 우리 몸에 산소를 공급해 차분한 상태로 몸을 바꾸어야 할 때 즉시 실천할 수 있습니다. 깊고 깨끗한 숨을 몇 번 들이쉬는 것은 특히 우리가 피할 수 없는 스트레스를 받고 있을 때, 몸의 중심을 찾게하고 현재에 집중할 수 있게 합니다.[4]

태극권 및 기공(및 기타 공식적인 운동 단련) 몸과 마음에 중심을 두고 안정시키는 명상, 호흡 연습과 움직임을 합친 것들입니다. 저는 이것이 방사선 치료를 받고 있는 백여 명의 중국 여성들의 유방암 치료에 미치는 영향에 대한 임상 연구를 수행했습니다.[5] 기공을 실시한 사람들은 대조군보다 낮은 우울증, 피로 정도를 보였고 전반적인 삶의 질이 높아졌다고 보고되었습니다. 이러한 결과는 인지행동요법 및 기타 스트레스 감소 기술과 마찬가지로 오래 지속되는 장점을 제공했습니다.[6]

요가 제 할머니 반다 스칼라벨리는 전설적인 요가 전문가였습니다. 그녀는 삶의 후반부에 요가 연습을 시작했습니다. 저는 요가를 배우기 위해 1년 동안 그녀와 함께 살았으므로 그 치유력을 확실히 이해하고 있습니다. 이러한 경험은 심지어 연구 초창기에 기초를 형성해주었고, 다른 사람들의 연구들과 마찬가지로 요가는 신체 인식을 높이고, 유연성을 부여하고, 암 환자의 수면을 돕고, 기분을 개선하며, 피로를 줄이고, 신체 기능을 향상시키며, 혈액 중 스트레스 호르몬을 조절하는 데 도움이 된다는 것을 보여주었습니다.[7-10] 더 심오한 수준에서 요가는 질병 경험에 대한 본질적 의미를 발견하고 우리의 삶을 변화시키는 데 도움을 줄 수 있는 능력을 향상시킬 수 있습니다.[11,12] 반다 할머니는 종종 저에게 "스테이 아텐토Stai attento"* 라고 했습니다. 이 말은 두 가지로 해석될 수 있습니다: ❶ 조심하라거나 ❷ 세심한 주의를 기울이라는 것입니다. 대부분은 그녀가 이탈리아 할머니로서 손자에게 주의를 주려고 앞의 의미로 쓴다고 생각하지만, 사실 뒤의 의미입니다. 오늘날 우리는 "유의하는mindful"이라는 단어로 대체해 씁니다. 하지만 반다 할머니가 의도한 것은 삶의 모든 측면에 깊이 관여하는 것이었습니다. 요가는 세심하게 주의를 기울이는 것을 도와주는 수단이 됩니다. 그녀는 자기 저서인 《척추 깨우기: 건강, 활력, 에너지를 위한 요가》에서 다음과 같이 기술했습니다. "'요가'는 순간마다 변화하는 살아있는 과정입니다. 우리가 먹을 때 어떻게 먹고, 걸을 때 어떻게 걷고, 어떻게 말하는지를 보는 것은 시시각각 변합니다. 이 모든 것들이 우리 안에 있어야 하며 우리는 그들 모두에 대해 열정적으로 관심을 가져야 합니다."[13]

자연 속에 있기 외출하고 피부를 통해 햇볕을 느끼세요. 자연은 가장 위대한 치유자, 가장 부드러운 동반자입니다. 걸어 다니고 야외 활동을 하면서 외부에서의 시간을 통해 자신에게 치유의 선물을 주세요. 자연을 조금씩 느끼는 것도 건강과 복지를 위해 엄청난 힘이 됩니다.[14]

* 이탈리아어로 '조심하라'는 뜻

암을 극복하는 스트레스 해소를 위한 최적의 3단계

1. 신중하게 내면 들여다보기 및 공유 단계를 통해 매일 명상 훈련법을 개발하세요.
2. 하루 중 명상시간을 통해 삶에 차분함을 결합시키세요.
3. 매일 일기에 반영하는 글을 써서 자신의 정신 상태를 기록하세요.

1. 매일 명상 연습

매일 연습한다면, 명상은 스트레스와 질병의 위험을 줄입니다. 또 삶의 질을 개선하고 두뇌를 재설계하는 데 도움이 됩니다. 이 효과는 성인에게만 국한되지는 않습니다. 최근의 많은 연구에 따르면 명상은 9살 정도의 어린이들에게 있어서도 사고력과 학습 기술이 향상되었다는 것이 밝혀졌습니다.[15] 8주간의 명상 후 한국의 초등학생들은 공격성이 줄고 사회적 불안이 낮아지며 스트레스를 덜 경험했습니다.[16]

암 환자들에게 명상은 화학요법의 부작용을 줄이고 코티솔 수치를 낮추며 염증을 줄이는 것으로 나타났습니다. 연구결과 명상을 통해 마음을 진정시킴으로써 신체와 전반적인 건강에 뛰어난 안정 효과를 보여주었습니다.

횡격막 호흡

우리 모두는 숨을 쉬지만 일상생활에서 호흡을 신경 쓰지는 않습니다. 이 운동은 복식 호습을 연습하는 데 도움이 되며, 하루 중 어느 때라도, 특히 스트레스, 불안 또는 화를 느낄 때 더욱 편안하고 평온하게 만듭니다. 가슴으로 숨을 쉬면 보통 숨이 얕고 빨라집니다. 복부로 숨을 쉬면 더 완전하고 깊고 천천히 숨을 쉽니다.

다양한 명상 수련에서도 호흡은 중심 구성요소입니다. '배꼽 호흡'이라고도 하는 느리게 횡격막으로 하는 호흡을 권장합니다.

지시 사항: 의자에 앉거나 바닥이나 매트에 눕습니다. 처음에는 깊은 호흡을 누워서 연습하는 것이 좋습니다. 이 자세는 가슴으로 숨을 쉬는지 배로 숨을 쉬는지 알아내기 쉽기 때문입니다.

- 호흡을 잘 살펴보려면 갈비뼈 밑 복부에 한 손을 대세요.
- 코를 통해 숨을 깊게 들이쉬고 폐 밑바닥에 닿을 수 있다고 느끼세요. 다시 말해 가능한 한 깊숙이 공기를 보내세요.
- 배로 숨을 쉬면 숨을 들이마실 때 가슴이 움직이지 않으면서 배 위에 올려놓은 손이 올라가야 합니다.
- 코를 통해 천천히 숨을 내쉬기 전에 완전히 숨을 멈추고 잠시 쉬세요. 코로 숨을 내쉬는 것이 어려운 경우, 입을 통해 숨을 내쉴 수는 있지만 입술을 약간 펴서 공기 방출을 느리게 하세요. 숨을 크게 들이마신 다음 숨을 내쉴 수 있도록 더 많은 폐의 공간을 만드세요.
- 5초 동안 숨을 들이쉬고 6초 동안 천천히 깊게 숨을 내쉽니다. 날숨은 들숨보다 약간 더 길 수 있습니다.

매일 아침 기상하거나 매일 밤 잠자리에 들기 전에 하기 좋은 연습입니다. 깊고 명확하게 숨을 쉬면서 몇 분을 보내세요. 적어도

5분 이상 연습해보세요. 직장이나 집에서 어려운 과제에 직면했을 때, 시작하기 전에 세 번 숨을 쉬고 몸을 안정시키세요. 자녀가 있는 경우, 자기 전에 또는 좌절감을 느낄 때 이 연습을 하도록 격려해주세요. 이것은 자신의 심호흡을 일과에 포함시키고, 아이들과 함께 조용한 시간을 보내고, 효과적이고 쉽게 스트레스를 관리하는 평생 기술로, 항암 도구상자를 채우기 시작하는 좋은 방법입니다.

집중 명상으로 시작하기 이제 횡격막 호흡을 이해했으므로 다음 단계는 집중 명상 연습을 시작하는 것입니다. 집중 명상은 직설적으로건 비유적으로건 하나의 대상에 개별적인 집중상태를 유지합니다.

지시 사항:

- 바닥이나 의자에 앉거나 선택한 물건에 집중할 수 있는 편안한 자세를 찾으세요.
- 횡격막 호흡을 시행하고 최대 5분 동안 호흡에 집중하세요.
- 실수로 호흡이나 선택한 물체로부터 주의를 빼앗긴 경우에도 횡격막 호흡을 계속 유지하세요.

호흡에 집중한 명상을 하는 것을 추천합니다. 물론 촛불 또는 특정 소리에도 초점을 맞출 수도 있습니다(예: '옴'이라는 소리를 내며 집중하기, 고요, 기쁨, 건강 등의 단어들, 또는 '나는 강하다, 가치가 있다, 나는 온전하다' 등의 문장을 되새기는 것 등입니다). 명상하는 동안 쓸데없는 생각이나 삶의 문제가 초점을 흐트러지게 할 때, 부드럽게 숨을 쉰 다음 다시 초점의 대상에 집중합니다.

마음챙김 명상하기 집중 명상 수련이 탄탄하게 하루 20분씩 명상할 수 있다면, 마음챙김 명상으로 들어가세요. 이 안내 기반의 앉아서 하는 명상은 마음을 고요하게 하고 자신과 다른 사람들을 평정하게 관조하는 법을 배우는 데 도움이 됩니다. 연구에 따르면 마음챙김 명상을 하면 면역 기능이 향상되고 우울증이 감소하며 전반적인 건강 상태가 개선됩니다.

지시 사항:

- 5분의 횡격막 호흡 집중 명상 연습으로 시작하세요. 호흡에 집중하고, 공기가 몸에 들어오고 부드럽게 몸을 떠나는 느낌에 집중하세요.
- 당신의 마음이 호흡으로부터 멀어지는 것을 발견할 때마다 부드럽게 현재로, 그 순간으로 다시 가져오고, 호흡의 흐름을 지속적으로 관찰하고 주목하세요.
- 호흡을 관찰할 때, 종종 몸의 감각을 인식하게 될 수 있습니다. 계속 호흡을 유지하면, 몸을 전체로 느끼는 감각이 있는지, 인식의 영역을 확장할 수 있는지 확인하세요.
- 호흡을 관찰하면서 때때로 신체의 감각을 인식하고 있음을 발견할 수 있습니다. 호흡에 대한 인식을 유지하면서, 당신이 경험하고 있는 모든 감각을 인식하면서 당신의 몸 전체에 대한 감각을 포함하도록 당신의 인식 영역을 확장하는 것이 가능한지 살펴보세요.
- 이러한 감각들을 인지하면서 판단하거나 반응하지 마세요.
- 개인의 생각을 따르지 말고, 가만히 앉아서 그 생각을 목격하고 단순히 관찰하면서 생각들이 오고 가도록 하세요. 그들을 하늘의 구

름처럼 떠돌아다니거나 당신 위에 날아 다니는 새처럼 떠오르게 하세요.

- 명상이 끝나면 주변 환경을 천천히 인식하세요. 명상할 때의 안정되고 평화스러운 느낌을 나머지 하루의 시간으로 가지고 가세요.

동정/사랑-친절 명상으로 확장 이상적인 암을 극복하는 명상 연습은 집중 명상에서 시작하여 마음챙김 명상으로 이동하며 동정/사랑-친절 명상으로 끝납니다. 사랑-친절 명상은 본질적으로 사랑을 배양하고 진정으로 사랑하는 것입니다. 당신에게 너무 무리한 방법처럼 들린다면, 다음 사항들을 고려하세요: 연구에 따르면 동정 명상은 우리의 건강, 복지, 외모, 자신감, 그리고 다른 사람들과의 관계에 단기 및 장기 영향을 미친다는 것을 보여주었습니다.[17-19] 사랑-친절 명상은 참전 용사의 외상 후 스트레스 증후군PTSD 및 기타 증상을 감소시키고, 편두통과 요통을 완화하며, 웰빙의 생리학적 지표인 미주신경긴장도*를 개선하는 효과를 보였습니다.[20]

지시 사항:

- 몇 분 동안의 횡격막 호흡으로 시작하세요.
- 추가 5분 동안 마음챙김 명상으로 이동하세요.
- 이제 깊은 사랑의 감정을 가지고 있는 사람을 생각하세요. 그 사람을 그려보고 당신의 몸이 그 사람에게 느끼는 감정을 알아채세요.

---

* 미주신경에 의해 수행되는 부교감 신경 섬유를 통해 심장 박동수가 조절될 때 심장에서 야기되는 효과

- 당신의 상상에서 그 사람을 놓아주세요. 그렇지만 사랑의 감정은 유지하세요. 같은 사랑의 감정으로 자신을 생각하세요. 이러한 감정을 자신에게 향하게 하면서 다음 문구(또는 당신이 스스로 만든 문구)를 큰 소리로 또는 조용히 반복하세요.

  나는 행복하고 즐거워질 수 있습니다.
  나는 건강해질 수 있습니다.
  나는 침착해지고 집중하면서 인생의 주인공이 되기를 바랍니다.
  나는 평화롭게 살기를 바랍니다.

- 당신의 감각과 느낌에 주목하세요. 그러한 감각이 일어나도록 하고 어떤 식으로 건 판단하지 마세요.
- 다음으로는 항상 "당신 편에 서 있는" 당신을 지원하는 사람들에게 사랑의 친절을 베풀어보세요. 그 사람을 생각하고, 당신 앞에 있는 걸로 상상하고, 다음 말들을 큰 소리로 또는 스스로에게 반복하세요.

  당신이 행복하고 즐겁기를 바랍니다.
  당신이 건강하길 바랍니다.
  당신이 침착하고 집중하면서 인생의 주인공이 되기를 바랍니다.
  당신이 평화롭게 살기를 바랍니다.

- 그런 다음 초점을 친구나 지인으로 옮깁니다.
- 마음을 당신이 살고 있는 더 큰 지역사회로 이동하세요. 그리고 친구, 동료 또는 이웃을 상상해보세요. 다음과 같은 문구를 당신의 지역사회를 향해 말하거나 생각하세요.

당신이 행복하고 즐겁기를 바랍니다.
당신이 건강하길 바랍니다.
당신이 침착하고 집중하면서 인생의 주인공이 되기를 바랍니다.
당신이 평화롭게 살기를 바랍니다.

- 이 명상을 마치면 당신이 살고 있는 더 큰 세상으로 마음을 가져가세요. 가족, 친구 및 동료로부터 확장하여 예외 없이 자신을 포함한 지구상의 모든 사람들과 생물들을 포함시키고 이를 반복하세요.

모두가 행복하고 즐겁기를 바랍니다.
모두가 건강하길 바랍니다.
모두가 침착하고 집중하면서 인생의 주인공이 되기를 바랍니다.
모두가 평화롭게 살기를 바랍니다.

- 당신의 마음에서 그런 나눔을 느끼기 위해 잠시 시간을 내세요. 개방성을 느끼십시오. 당신은 당신 내면의 공간, 빛으로서의 인식, 사랑의 친절, 동정심, 그리고 내적인 기쁨의 따뜻함을 느낄 수 있습니다.
- 방으로 돌아갈 때 천천히 주변 환경을 인식하세요. 이런 수련의 혜택이 인생의 모든 측면으로 확장되도록 하세요.

이상적인 방법 명상의 효과를 조사하는 대부분의 연구에는 매일 20분 이상의 수련이 포함됩니다. 그러나 일부 연구에 따르면 매일 12분씩만 명상해도 텔로미어에 영향을 주는 것을 포함한 여러 이득이 있습니다. 짧은 수련시간으로 시작하면 그 혜택을 느끼거나 측정하기가 어렵습니다. 20분씩 고정적인 수련을 하게되면 명상기간이 짧더라도 많은 영향을 줍니다.

추가 안내가 필요한 경우 안내가 있는 명상에 더 쉽게 참여할 수도 있습니다. 우리 웹사이트를 통해 보다 쉽게 안내받을 수 있습니다.

2. 명상의 시간들

매일 명상을 시작함에 따라, 새로운 평온과 평화의 느낌을 일상에 적용하고, 호흡과 다시 연결되고 스스로 그렇게 하고 있다는 인식을 높이는 것이 중요합니다. 우리의 친한 친구이자 동료인 알레한드로 카울Alejandro Chaoul 박사는 짧은 시간 동안 당신의 삶에서 시간을 내어 호흡에 다시 집중할 수 있는 짧은 명상법들을 소개했습니다.

- **집이나 사무실에서**: 팔을 위로 뻗습니다. 등을 늘리면서 코를 통해 깊게 숨을 들이쉬고 배를 통해 숨을 쉽니다. 팔을 내리고 손을 모읍니다. 눈을 감고 몇 차례의 깊은 심호흡을 합니다.
- **손과 마음 씻기**: 화장실 거울에 포스트잇을 붙여서 손을 씻을 때마다 호흡에 집중하고 마음을 깨끗하게 하세요. 손을 씻는 데 집중할 때 숨을 쉬면서 마음이 깨끗해지는 느낌이 듭니다.
- **도로에서 평화 찾기**: 우리는 차 안에서 너무 많은 시간을 보내므로 도로에서 명상 시간을 찾는 것이 필수입니다. 미국 자동차협회의

보고서에 따르면 미국인들은 하루에 100분 이상 운전하며, 이는 1년으로 따지면 1주일에 7시간씩의 노동 시간에 해당하는 것으로 나타났습니다.[21] 즉 우리 자녀들을 과외, 연습 또는 수업에 데려가거나 우리 자신이 일하거나 학교에 다니기 위해 운전할 때, 우리 모두는 운전석에서 명상의 시간을 찾아야 한다는 것입니다. 신호등이 빨간색으로 바뀌면 잠시 시간을 내어 자신과 연결하세요. 스마트폰을 치우고 라디오를 끄고 숨을 멈추고 평화롭게 숨을 쉬세요. 숨을 내쉴 때 긴장과 불안을 풀어주세요. 신호등 빛이 빨갛게 유지되는 한 차분하고 평화로운 생각으로 숨 쉬고, 자극적이고 성가시고 부정적인 감정을 내쉬어 버리세요.

- **보행 명상**: 걸을 때 걷기와 관련된 모든 것, 즉 몸의 움직임, 발과 땅이 만나는 느낌 등과 같은 일에만 집중해서 1~2분 정도 주의해서 걷습니다.

3. 생각이 담긴 글쓰기

10분에서 15분 정도 다음 리스트에 대하여 글을 써보세요. 철자나 문법, 문장구조를 맞게 쓰는 것에 대해 너무 걱정하는 것보다는, 이 글쓰는 시간을 최대한 스스로의 삶에 대해 생각해보는 시간으로 사용해보세요.

명상에 대한 생각 명상이 끝나면 명상에 대해 기록해보세요. 무엇을 알게 되었나요? 지난번보다 마음을 집중시키는 것이 더 쉬웠나요?

당신의 마음은 어디에서 방황했나요? 당신의 마음은 긍정적인 생각과 감정, 또는 부정적인 감정과 염려로 방황했나요? 명상 연습에서 경험한 생각과 감정을 탐구해보세요.

핵심가치 회복 7장의 핵심가치를 적용해보세요. 당신의 마음과 몸을 다스리는 연습들은 스스로 믿고 있는 것과 가치를 두고 있는 것들을 삶의 중심에 두는 데 도움을 주나요? 중심을 유지하기 위해 무엇을 바꿔야할까요?

촉발자 및 해결책 탐색 스트레스를 촉발하는 요소를 탐색하세요. 각 촉발요소를 관리하기 위한 생각들을 작성하세요. 스트레스 관리에 성공했을 때의 전략을 살펴보세요. 스트레스를 관리하기 위해 우선순위를 어떻게 정할 수 있을까요?

스트레스 감소를 위한 항암생활 가이드 요약

매일 명상하세요 최소 20분 동안 이 세 가지 종류의 명상을 연습하려고 노력해보세요: 집중 명상, 마음챙김 명상, 동정/사랑-친절 명상

성찰하는 글쓰기를 해보세요 명상을 연습한 기록, 나의 삶에 핵심가치들은 무엇인지, 그것들의 계기는 무엇이고 어떻게 관리하는지에 대한 방법에 대해 기록해보세요.

하루 중 명상의 순간들을 찾아보세요 팔을 몇 분 동안 위로 뻗고 배로 숨을 쉬어보세요. 마음을 다하는 행동들을 해보세요. 손을 씻고, 양치질을 하고, 신호등을 기다릴 때 마음을 다하는 시간을 가지거나, 또는 몇 분 동안 주의 깊게 걷기를 시도해 보세요.

스트레스는 가장 다루기 힘든 영역일 수 있지만, 가장 보람 있는 영역이기도 합니다. 우리의 권장 사항은 건강한 개인과 암 환자 및 생존자 모두를 대상으로 한 연구에 의해 뒷받침 되고 있습니다. 이전에도 써놨지만 여기에도 반복하는 게 좋을 것 같습니다. 가장 좋은 마음을 다스리는 방법은 이것을 매일 실천하는 것이라고 말이죠.

9

휴식과 회복의 필요성

삶에 자연스러운 리듬이 있는 것처럼 건강과 치유에도 자연스러운 리듬이 있습니다. 인체는 시계처럼 작동하도록 설계되어 있습니다. 실제로 우리 몸에는 장기(간, 췌장, 신장, 폐 및 내장)의 면역, 호르몬 및 화학 시스템이 원활하고 리듬감 있게 작동하도록 활성과 휴식을 조절하는 내부의 통제 시스템들이 있습니다. 이러한 복잡한 과정을 관리하는 실존하는 기관이 몸에 있으며 이는 "신체 시계body clock" 또는 관리자 시스템이라고 불리고, 신체 시계는 앞서 언급한 인체의 "2차적인" 시스템과 함께 상호작용하고 조절하는 완벽한 시스템입니다.[1]

신체 시계는 양쪽 뇌의 반구 안의 전뇌 시상하부 구역에 위치한 두 개의 실제 구조입니다.[1] 이러한 구조 내에서, 작은 뉴런* 무리들이

* 신경계의 단위

태양 주위 지구 궤도의 1일 회전과 24시간 주기를 기준으로 수면 주기를 조절합니다. 실제로, 뉴런의 무리들 안의 각각의 뉴런 또한 대략 24시간의 리듬으로 조절되는 것처럼 보이며 우리 신체 시계는 실제로 지구의 자연적인 낮과 밤과 조화를 이루어 작동하는 수천 개의 작은 "시계"에 의해 작동됩니다.[1] 몸에 있는 조직들 또한 시계를 포함하고 있습니다.[2] 본질적으로 뇌의 시계는 오케스트라 지휘자와 같은 역할을 하는 반면, 조직에 있는 시계들은 부분의 현악기의 줄처럼 국소적으로 리듬을 유지하며 오케스트라 내의 시간을 유지합니다. 이런 추가적인 시계들과 몸의 중심 시계를 통해, 우리는, 24시간 주기 리듬이라고 하는 것을 구성합니다.[2]

우리는 밤에 적절한 휴식을 얻지 못했을 때 어떤 일이 일어나는지 알고 있습니다. 다음 날 힘들고 그 결과 자연스럽게 부정적인 생물학적 영향을 받습니다.[3] 우리의 삶의 질이 떨어지며 신체적으로나 정신적으로 무기력해지고, 만성질환을 포함하여 불의의 사고나 병에 걸리기 쉬워집니다.[4-7]

신체 시계는 수면과 식사, 혈당조절, 세포 재생, 뇌파 활동 등 모든 것을 조절하는 등 끊임없이 많은 일을 합니다. 이것들을 무시하는 것은 경제적으로(임금 손실), 사회적으로(커뮤니케이션이 나쁘고 대인 관계 스트레스가 많음), 정신적으로(정신병부터 우울증까지, 얼마나 신체 리듬이 깨어졌는지에 따라 다르지만), 육체적으로(면역계의 억제와 질병을 막고 건강을 회복시키는 신체의 전반적인 능력의 약화) 영향을 미칩니다.[8]

따라서 우리 고유의 시간 리듬을 식별하고 존중하는 법을 배우는 것은 건강 유지와 질병 예방에 필수적입니다. 생물학적 시계가 온종일 우리에게 주는 미묘한(어쩌면 미묘하지 않은) 신호에 귀를 기울이고 자연적인 신호를 인정하고 지지할 수 있도록 생활방식 선택을 조정하는 것은 꼭 필요합니다. 몸이 고유한 리듬에 맞춰지면 이 조화에 아름다움이 있다는 것을 알게 될 것입니다. 행동하라거나 휴식하라는 신호에 귀를 기울이면 몸과 마음을 깊게 치유할 기회가 생깁니다. 당신은 몸이 치유와 질병 예방에 더 잘 적응하게 함으로써 당신의 삶을 보다 활기차고 건강하게 만들어주는 균형 잡힌 상태를 경험하게 될 것입니다. 이것이 항암생활의 목표입니다. 당신에게 최대한 건강한 상태를 위해 생물학적으로 필요한 정보를 제공하는 것입니다.

휴식과 재충전은 항암생활의 필수 요소이며, 우리의 삶에 휴식이 포함되도록 생활방식을 조정하는 것은 암이 있든지 없든지 간에 보다 건강한 삶을 살 수 있도록 해줄 것입니다. 드라마 엘리자베스의 작가 토마스 데커Thomas Dekker가 "수면은 건강과 신체를 연결하는 황금 사슬입니다."라고 한 것처럼 말입니다.[9]

처음에 제 삶을 항암 생활방식으로 바꿀 때 저는 수면의 중요성을 과소평가했습니다. 식이습관을 바꾸고 운동량을 늘려보았지만 매일매일 실천하기란 어려웠습니다. 그래서 1시간 일찍 일어나서 운동을 하고 하루를 시작하기로 결정했습니다. 기대했던 효과를 누릴 수 있는지 확인하기 위해 1주일에 6일, 최소 6개월 동안 이것을 시도할 것이라고 다짐했습니다. 매일(일요일 제외) 오전 5시부터 일어나 운동과 샤워를 한 후, 6시에는 오늘도 항암 생활습관을 위해 무엇인가를 했다는 큰 뿌듯함을 가지고 출근을 했습니다. 처음에는 이 변화가 너무 쉬워 스스로 만족했습니다. 하지만 몇 개월 후에 저는 가족과 동료들로부터 걱정스러운 피드백을 받기 시작했습니다. 직장에서는 더 짜증이 많아졌고 책임감이 떨어지고 집에서는 화를 잘 내며 예민해졌습니다. 게다가 일에도 영향을 미치기 시작했습니다. 저는 이른 아침이 제가 가장 생산적으로 쓸 수 있었던 "집중" 시간이었음을 잊고 있었고, 그 시간을 운동으로 대체했다는 것을 깨달았습니다. 스트레스가 많았던 하루를 보낸 어느 날 저녁 앨리슨은 저를 보고 "얼굴이 너무 안 좋아 보여. 더 자야 할 것 같아."라고 말했습니다. 물론 그녀의 말이 옳았습니다. 사람이 최적의 기능을 수행하는 데는 7시간 이상의 수면이 필요한데 저는 잠자야 할 1시간을 단축시키고 깨어 있었습니다. 큰 실수였습니다.

더 많은 운동을 하기 위해 수면을 희생하는 것은 몇몇 이유 때문에 전반적으로 건강을 위해서는 생산적이지 않은 것으로 판명되었습니다. 스트레스를 받았기 때문에 일의 효율은 떨어지고, 더 쉽게 짜증냈고, 제 주변에 있는 것들이 별로 재미가 없었습니다. 단 몇 달만에 저의 기분은 좋은 상태에서 안좋은 상태로 바뀌었습니다. 당시에 알지 못했던 사실은 밤에 1시간 잠을 덜 자면 몸은 염증을 증가시키고 면역 기능이 감소되며 유전자 기능이 변하여 세포 수준에서 부정적인 영향을 미친다는 것이었습니다. 저는 새벽 5시에 일어나는 것을 그만두었고, 깨어 있는 시간을 활용해 운동하기로 결정했습니다. 이것에 대해서는 나중에 더 이야기하겠습니다. 제가 말하고 싶은 요점은 일단 몸에 꼭 필요한 수면을 취했을 때 가족, 직장 및 다른 삶에 더 투자할 수 있었고 기분이 나아지는 경험을 했다는 것입니다.

24시간 주기 리듬의 아름다움

우리의 몸은 우리 내부 시스템의 수많은 썰물과 밀물처럼 균형을 이루는 조화로운 상태에 있을 때 최적으로 기능하고 질병을 예방하도록 설계되었습니다. 낮에 우리는 "24시간 주기 시스템"에 의해 지배를 받습니다. 이는 새벽 5시 또는 새벽 즈음에 코티솔을 분비하는 것으로 시작됩니다.[10] 아침이 지나고 코티솔 수치가 올라가면서 장기와 세포가 연료를 소비하기 시작하고 호르몬이 흐르고 뇌가 깨어납니다. 낮 시간은 생물학적으로 가장 활력이 있고, 이상적으로는 가장 정신적, 신체적으로 활발해야 하는 시간입니다. 시간이 지나고 태양이 기울기 시작하면서, 이 시스템은 "항상성 수면 과정"으로 나아가고, 코티솔 수치가 떨어지기 시작하면서 자연스럽게 낮잠을 자거나 쉬고 싶어하는 이른 오후의 욕구를 느끼게 됩니다(대략 오후 1시에서 오후 3시 사이). 이때가 많은 사람들이 커피, 사탕 또는 다른 자극제를 섭취하여 깨어 있으려고 노력하는 시간입니다. 최소한 미국에서는 그렇습니다(제 고향인 이탈리아와 같은 지중해 문화에서 이 생물학적 둔화 현상은 한때 인정되었고 모든 사람이 낮잠을 자면서 업무 활동을 중단했습니다). 저녁이 되면 우리 몸은 코티솔 생산을 줄이고 천연 이완물질인 멜라토닌을 생성하기 시작합니다. 어둠이 깔리고 우리의 신진대사 시스템이 느려지기 시작하고 마음이 고요해지고 몸이 이완되기 시작합니다. 체온이 떨어지고, 호흡이 느려지고 우리가 허락할 때 잠이 들게 됩니다. 실제로 눈을 감고 아무 일에도 집중하지 않은 채 잠들어있는 동안 엄청난 양의 치유와 회복이 이루어집니다. 우리는 더 이상 에너지를 외부로 소모하지 않습니다. 이제 모두 내부에서 소모됩니다.

우리의 부서진 생물학적 시계들

마지막으로 피곤해서 잠이 들어본 적이 언제인가요? 또는 마지막으로 진정으로 상쾌한 기분을 느끼며 일어난 적은요? 우리 중 대부분은 기억해내기 힘들 것입니다.

왜 우리의 행동들이 몸의 일주기 리듬Circadian rhythm과 같은 선상에서 작동하는 방식으로 진화되었는지에 대한 이유는 다양합니다. 우리는 세상에서 가장 멀리 떨어진 지역에서만 볼 수 있는 깊은 어둠은 거의 경험하지 못하는 전기가 발달한 시대에 살고 있습니다. 우리 몸에게 최적의 수면을 위해 필요한 어둠이 없어짐에 따라 우리에게 필요한 가동 중지 시간도 같이 제거되어 버렸습니다. 낮과 밤에 일을 하며(우리는 밤에 주기적으로 일을 하는 사람들에게 심각한 건강 문제가 발생하는 것을 보곤 합니다). 한때는 블루라이트(컴퓨터 모니터, 스마트폰, TV 등에서 나오는 파란색 광원) 가 없었던 우리 침실에, 이제는 텔레비전, 컴퓨터, 전자책, 핸드폰 등이 어디에나 침범해 들어와있습니다. 실제로 전자 장치에서 방출되는 빛은 멜라토닌을 억제하고 잠들지 못하도록 방해할 수 있습니다.[11] 전기와 기술의 발전, 정보를 쉽게 얻는 것, 책상에 앉아서 일하면서 앉아있는 것 등은 수명을 상당히 단축시킵니다. 이 운동부족은 다소 역설적으로 들리지만 수면하는 능력을 방해합니다.[12] 하루 24시간 동안 켜져 있는 TV 프로그램을 소파에서 계속 보면서 앉아 있거나, 휴대 전화가 침대 옆 탁자에서 진동하거나 밤새 문자 메시지와 알림이 울린다면 충분한 휴식을 취하기는 어렵습니다. 밝게 밝혀진 세상에서 사는 삶의 혼란과 더불어, 우리의 먹는 습관도(이상적으로는 우리의 일주기 리듬에 의해 규제되는) 고통을 겪습니다. 그리고 이것은 결국 우리의 수면에 악영향을 미치며, 일에 집중하는 능력이나 신체적으로 민첩할 수 있는 능력에 영향을 미치고, 결과적으로 체중과 전반적인 건강에 영향을 미칩니다. 어떤 의미인지 충분히 알 것이라고 생각합니다.[13-15] 인체의 생물학적 시계는 우리의 야망과 발명 덕분에 속수무책으로 무너져버렸습니다. 연구에 따르면 우리가 24시간 주기 리듬을 중시하고 그것을 따라 활동해야 할 때 활동하고 휴식이 필요할 때 휴식을 취한다면 최적의 건강상태를 달성할 것이라고 합니다.[16-20]

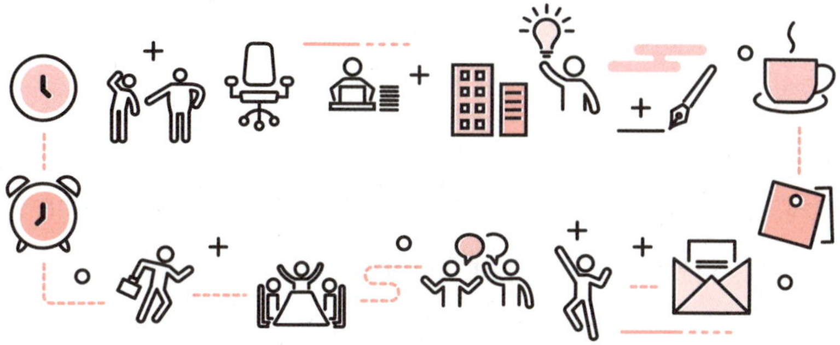

수면의 치유력

우리는 인생의 3분의 1 동안 잠을 잡니다. 우리가 75세(대부분의 미국인의 평균 수명)까지 살면 적어도 25년은 잠을 잔다는 것을 의미합니다.

오랜 세월 동안 시인과 철학자들은 신비롭고 심지어는 낭만적인 '수면'에 흥미를 느꼈으나, 수면 현상에 대한 이해가 의료 전문분야로 검증된 것은 지난 50년 정도밖에 되지 않았습니다. 우리 몸이 원래 알고 있었던 대로, 적절하고 질 좋은 수면이 전반적인 건강에 아주 중요하다는 것을 증명하는 설득력 있는 연구와 데이터가 점점 늘어나고 있습니다.[21]

하지만 현실적으로 우리는 별로 잠을 잘 못 잡니다.[22,23] 5명 중 4명은 적어도 1주일에 한 번은 잠을 제대로 자지 못한 후 지쳐서 일어난다고 말합니다.[24] 미국 성인인구의 35%가 수면을 "보통" 또는 "나쁨"으로 특정짓습니다.[24] 전 세계적으로, 인구의 20% 이상이 어떤 형태로건 간에 수면 문제를 가지고 있다고 보고합니다.[25] 요컨대 대부분의 사람들은 몸과 마음이 최적으로 활동하기 위해 진정으로 필요한 휴식의 양이나 질을 거의 얻지 못하고 있습니다.

일상생활은 정신적으로나 육체적으로나 힘든 일입니다. 밤에는 살면서 받은 스트레스 요소들에서 물러나서 장기와 세포에 대한 스트레스를 처리해야 합니다. 우리는 대부분의 사람들이 수면 자체가 규칙적인 리듬을 따르며, 밤새 다양한 단계의 수면 깊이와 활동이 규칙적으로 발생한다는 것을 알고 있습니다. 또한 매일 밤 잠을 자면서 여러 가지 수면 주기를 겪는다는 것을 알게 되었습니다. 밤에 일어나는 치유 과정 중에, 인간 성장 호르몬human growth hormone이 방출되고(흥미롭게 어린이의 뼈는 주로 수면 중에 자랍니다) 단백질이 합성되며 지방은 조직 복구를 위해 분해됩니다.[26-28] 성장호르몬은 가장 깊은 수면 단계에서 분비되며 세포 분열과 회복을 자극합니다.[29] 시간 생물학자와 다른 과학자들도 최대 치유 시간을 오후 11시에서 오전 1시 사이로 파악했습니다. 오래된 속담인 "일찍 일어나는 것은 사람을 건강하고 부유하고 현명하게 만든다."라는 말이 그래서 생긴 것 같습니다. 밤 11시 전에 잠들면 매우 바람직한 수면 주기의 매우 깊은 단계에 도달할 수 있고, 우리 몸이 스스로 회복됩니다.

몸이 스스로를 회복시키는 동안, 우리의 면역체계는 낮 동안 우리를 건강하게 유지시켜준 후 재충전이 됩니다. 면역시스템은 몸의 자연 방어 시스템입니다. 그리고 우리가 잘 쉬어야만 역할을 잘 감당합니다. 적절한 휴식을 취하지 못하면 염증 증가와 면역 기능 저하를 포함하여 주요 암 특징에 부정적인 영향을 미쳐 감염에 취약하게 하고, 종양성장에 악영향을 미친다는 연구 결과가 있습니다.[3,30,31] 또다른 연구결과들은, 수면 장애와 주요 신체 리듬이 유전자의 조절 및 기타 암 특징(증식 신호 활성화, 복제 불멸성 활성화, 침윤 및 전이 활성화 포함)에 영향을 미친다는 연관성을 발견했습니다.[32-38] 제 연구실에서 진행된 연구에서도 24시간 동안 코티솔 리듬이 잠에서 깰 때 높아지고 저녁이 될 때 낮아지고 다음 날 깰 때까지 상승하지 않는 것이 유방암, 신장, 폐암의 사망률과 관련이 있음을 밝혔습니다.[39-41]

적절한 수면은 또한 낮 시간 동안 사고 위험을 낮춤으로써 수명을 연장시킵니다. 또 우울증과 불안과 같은 정신 건강 및 문제의 발병 또는 악화로부터 우리를 보호합니다. 우리가 매일의 스트레스에 더 잘 대처할 수 있도록 도와주고, 체중을 적절히 유지하고 일부 암의 발병을 포함하여 신체와 관련된 많은 건강 문제를 최소화합니다.[7,26,42-48]

잠을 자는 동안 휴식을 취하는 것은 우리의 기관과 세포만이 아닙니다. 우리의 전체 근육골격 시스템이 긴장을 풀고 활력을 되찾게 됩니다. 수면 중 꿈꾸는 단계(REM 또는 빠른 안구 운동 수면이라고 함) 동안, 어느 정도 마비 상태가 되고 근육은 이완됩니다.[49] 전문가들은 이런 이완의 과정이 우리의 뇌가 재정비될 동안 우리를 움직이지 않게 만든다고 합니다. 실제적으로 아주 조용히 가만히 있는 것은 불필요한 호르몬의 생성을 낮추고 회복이 필요하지 않은 부분으로 가는 에너지를 낮추어 대사를 줄입니다.

그래서 잠을 자는 동안 당신은 복합적인 재생과 치유과정을 겪습니다. 자유라디칼(유리기)*은 진공화되어 산소와 결합되거나 세포를 손상시킬 수 없게 됩니다.[50] 이 과정은 우리가 휴식을 취하는 동안 가장 집중적으로 일어나기 때문에, 일부 과학자들은 자연적인 항산화제는 바로 '수면'이라고 말합니다.[51] 이제 의료계에서 수면은 자유라디칼 손상을 성공적으로 차단하는 데 필수적인 것으로 여겨지고 있고 과학자들은 수면 방해, 특히 "긴 시간 동안 교대근무를 하는 것"을 "발암물질 가능성"으로 분류하기 시작했습니다.[3,52-56]

---

* 정상적인 세포기능의 부산물로 활성산소라도고 불림

이것은 중요하고 부정할 수 없는 사실로 연결됩니다. 만성 수면부족(성인에게 수면시간이 하루에 6.5시간보다 적음)은 사망률[6]을 증가시키고 이제는 암 유발 인자로 여겨진다는 것입니다.

2013년 영국 서레이 대학교University of Surrey의 연구에서는 1주일 동안 매일 8.5시간씩 잠을 잔 24명이 넘는 사람들의 전혈 RNA 샘플을 채취했습니다.[38] 그리고 같은 연구에 참여한 평균 5.7시간으로 제한된 수면을 취한 사람들의 샘플과 비교했습니다. 여기서는 부족한 수면이 신진대사, 염증반응, 면역력과 관련된 수백 개의 유전자에 영향을 미친다는 것을 알아냈습니다. 모두 암을 만들어내는 요소들입니다.

다른 연구는 또한 만성 수면부족이 짧은 텔로미어와 연관되어 있다는 사실을 찾아냈습니다. 앞에서 이미 보았듯이, 이는 암 유발과 관련된 항목입니다. 2012년 영국에서 진행된 연구결과에 따르면 하루에 7시간씩 자는 남자들에 비교해서 5시간 또는 그보다 적게 자는 남자들에게서 평균적으로 6% 짧은 텔로미어가 발견되었다고 발표했습니다.[57] 평균나이 63세의 200명이 넘는 건강한 중년 또는 노년의 남자들을 조사한 연구결과에서는 나이, 몸무게, 흡연 여부, 교육의 차이, 고용 여부의 차이, 우울함을 느끼는지 여부에 상관없이 수면이 중요하다고 밝혀졌습니다. 또한 그들의 얼굴에 나타나는 생물학적 나이도 수면 시간과 직접적인 연관이 있는 것으로 나타났습니다.

추가적으로, 잠은 이제 수면부족과 종양성장 사이의 연관성을 연구하는 몇몇 연구의 주제가 되고 있습니다.[58,59]

수면과 최고 성능

종양학에서 성장하고 있는 분야가 있습니다. 미리 환자들이 힘든 치료를 피할 수 있도록 준비시키려는 노력입니다. 새로운 "수술 전 재활prehabilitation"* 모델은 전통적인 재활치료나 무슨 일이 생길 때까지 기다렸다 치료하는 현대 치료 모델이 아닌 예방의학적인 철학과 일치합니다. 사전 예방치료는 나쁜 일이 발생하는 것을 미리 예방하고, 암 치료의 경우 부작용이 적어지도록 결과를 개선하는 것을 목표로 합니다.

엘리트 운동선수들은 정서적으로나 육체적으로 힘든 훈련을 준비하는 방법에 대해 알고 있습니다. 훈련의 주요 과정은 식이요법, 운동 및 정서적 균형에 중점을 둡니다. 스포츠계의 많은 훌륭한 운동선수들도 수면을 매우 중요하게 생각합니다. 세계적으로 유명한 올림픽 선수이자 미국 최고의 수영 선수인 마이클 펠프스Michael Phelps가 좋은 예입니다. 펠프스는 훈련 기간 동안 1주일에 7일 내내 수영하고 수영장에서 7~10만 야드(약 64~91km)를 기록합니다.[60] 이것은 매일 물에서 3~5시간 정도를 보낸다는 의미입니다. 거의 풀타임 직장과 비슷합니다. 펠프스는 힘과 지구력을 위해 영양이 풍부한 고칼로리 식단을 섭취합니다(영양사들은 수영선수의 훈련 기간 동안 1시간마다 약 1,000칼로리, 또는 하루에 6,000칼로리가 필요하다고 추정합니다).[61] 그러나 가장 중요한 것은 그는 잠을 잔다는 사실입니다. 아주 많이 잡니다. 그는 훈련을 할 때, 밤에는 8시간을 자고

* 의학적 또는 외과적 개입의 부작용을 완화시키는 것을 목표로 하는 다양한 재활 분야의 의료 개입

매일 2~3시간의 낮잠을 잡니다.[60] 즉, 펠프스는 훈련 기간 동안 매일 10~12시간 정도의 수면을 취한다는 것을 의미합니다. 펠프스는 "이보다 더 수면의 중요성을 강조할 수는 없습니다. 저는 사람들이 잠이 얼마나 중요한지에 대해 너무 관심이 없다고 생각합니다."고 말했습니다.[60] 그와 비슷한 사람이 또 있습니다. 위대한 농구선수인 르브론 제임스LeBron James는 NBA 시즌 동안 밤에 평균 12시간의 수면을 취한다고 합니다. 테니스 스타 로저 페더러Roger Federer도 밤에 약 12시간의 수면을 취하며, 가장 빠른 인간인 우사인 볼트Usain Bolt 또한 테니스 스타 비너스 윌리엄스Venus Williams처럼 밤에 최소 10시간 이상 잔다고 확언합니다.[62]

최근 연구에 따르면 충분한 시간 동안 잠을 자는 것은 반응 시간, 민첩성 및 정확성을 향상시키고 부상 및 질병의 가능성을 줄이며, 운동선수로서의 수명을 연장하며 정신상태도 향상시킨다는 것을 발견했습니다.[63,64] 즉, 수면은 운동선수의 성공에 필수적입니다.

"운동선수에게 '스트레스와 관련된 화학물질을 줄이고, 자연적으로 인간 성장 호르몬 분비를 촉진하고, 회복 속도를 높이고, 능률을 향상시키는 치료가 있다.'고 하면 모두가 그 치료를 원할 것입니다. 잠은 그 모든 역할을 합니다." 달라스 매버릭스Dallas Mavericks의 운동 트레이너인 케이시 스미스Casey Smith가 한 말입니다. 운동선수들이 최고의 건강상태를 유지하기 위해 수면의 힘을 활용하는 것처럼, 우리 또한 우리 몸을 최상으로 유지하기 위해 질 좋은 수면을 추구해야 합니다. 그럼으로써 건강을 위해 그리고 암 예방 및 암 치료와 회복을 위해 미리미리 준비해야 합니다.

수면 부족의 부작용

우리에게 수면이 중요하다는 예시로 운동선수들의 상황을 이야기하면 대부분의 미국 성인들은 곤란하게 될 것입니다. 2013년 갤럽의 여론 조사에 따르면 평균적으로 미국 성인들은 밤에 6.8시간 잠을 자는 것으로 나타났으며, 이는 지난 70년 동안 1시간 이상 감소한 수치입니다.[66] 갤럽 분석에 사용되기 시작한 기준연도인 1942년에는 84%가 매일 밤 7~9시간 잠을 잤습니다. 수면 전문가들이 여전히 동의하는 최적의 건강과 복지에 권장되는 수면시간은 7~9시간입니다.[67,68] 하지만 오늘날에는 인구의 59%만 그 시간을 충족하는 잠을 자고 있으며, 거꾸로 40% 이상의 사람들은 수면 부족이라는 의미입니다.[66]

어린이들의 상황은 더 안 좋습니다. 특히 청소년들에게 말이죠. 10대의 뇌는 어마어마한 신경의 생성과 발달 과정을 겪고 있고, 이 과정이 진행되는 동안 청소년의 뇌는 10대의 하루를 독특한 일주기 리듬으로 지배하고, 거의 대부분 오후 11시에 수면하게 만들어(호르몬과 다른 신호들로 인해) 우리보다 자연스럽게 늦게 수면 시간이 시작됩니다.[69,70] 오후 11시경 또는 자정에 자연스럽게 잠든 10대가 최적의 건강을 위해 권장되는 8~10시간의 수면시간에 도달하기 위해서는 최소 오전 7시에서 9시까지는 잠을 자야 한다는 것을 의미합니다. 그러나 오후 11시부터 아침 8시까지 자는 것은 학교 시간과 맞지 않아 현실적으로 불가능합니다. 학교 시간이 생물학적 리듬과 맞지 않는 것입니다. 연구에 따르면 미국 청소년의 15%만이 8~10시간 수면시간의 목표를 달성하고 있으며, 85%는 그렇지 않고 신체적, 심리적, 정서적, 학업 수행 측면에서 힘들다고 대답했습니다.[71] 2014년 한 조사에 따르면 모든 미국 고등학생의 90% 이상이 수면부족이라고 밝혔습니다.[72] 너무나 많은 질병, 특히 암(발견되기 40년 전부터 "몸에 뿌려질 수 있는") 같은 질병이 나타나기전 몇 년 동안이나 몸 안에서 자라고 있다는 사실을 생각해보면, 이러한 사실은 더욱더 받아들이기 힘듭니다. 단지 암 치료와 예방의 전문가로서가 아닌 10대의 아빠로서 말입니다. 브라운 대학교 워렌 알퍼트 의대Warren Alpert Medical School의 수면 연구자이자 정신과 및 인간행동 분야의 교수인 메리 카스카던Mary Carskadon은 청소년기의 생물학적 발달로 늦게 일어나야하는 것과 학교를 가기 위해 일찍 일어나야 하는 필요성 사이의 갈등을 "엄청난 폭풍"이라고 표현했습니다.[69] 간단히 말해, 학교시작 시간에 관한 사회 규범은 청소년의 일주기 생물학과 맞지 않습니다.

2015년 2월 〈청소년 및 청년기 학술지〉에 발표된 한 연구에 따르면 버지니아주의 2만8천여 명의 고등학생 샘플이 조사되었습니다.[73] 이 10대 집단의 3%만이 9시간의 평균 수면 목표를 달성했다고 보고했습니다. 20%는 하루 5시간 미만으로 잠을 자는 것으로 나타났으며 평균은 하루 6.5시간이었습니다. 질문에 근거하여 연구자들은 잠을 못 이루는 시간이 증가할 때마다 슬픔이나 절망감이 커졌다고 추론했습니다. 자살 충동은 42% 증가했고 마약남용 또한 23% 증가했습니다. 물론 이런 종류의 조사를 통해 수면부족이 정신건강 문제 증가의 유일한 원인이라고 결론 내릴 방법은 없습니다.

수면부족의 값비싼 대가

1970년대에 과학자들은 수면부족이 이 나라에서 사망의 주요 원인이라는 사실을 이해하기 시작했고 '수면의학'은 비로소 전문분야가 되었습니다. 교통사고 사망자의 대부분은 졸음운전과 관련이 있으며, 수면부족 및 인간이 잠들도록 만들어진 시간에 일하는 것이 쓰리마일섬* 과 체르노빌의 핵붕괴, 엑슨 발데즈 유조선 원유 유출 사고, 우주 왕복선 챌린저호 폭발사건들을 포함한 일련의 중대한 재난 사고와 연계되어 있다는 사실을 발견했습니다.[74]

좀 더 최근에는 2013년 4명이 사망한 뉴욕과 뉴저지에서의 열차 충돌사고도 수면부족이었던 엔지니어들과 관련이 있었습니다.[75] 오늘날 현재 인구의 10% 이상인 4,700만 명의 미국인이 복잡한 불면증을 앓고 있는 것으로 추정됩니다.[76] 그리고 우리 중 9백만여 명은 불면증을 해결하기 위해 수면 보조제를 복용하고 있습니다.[77]

2016년 수면부족으로 인한 생산성과 작업장 사고의 피해는 미국 경제에 4,410억 달러(약 492조)의 비용을 소비하는 것으로 추정되었습니다.[78] 다른 어느 나라보다도 높은 수치입니다.

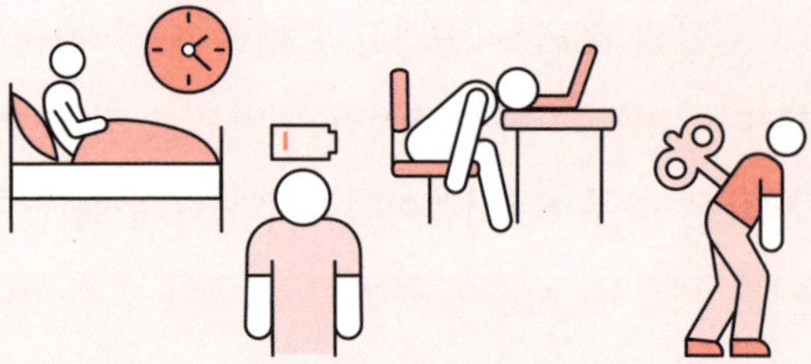

* 1979년 이곳 원자력 발전소에서 사고가 일어남

수면이 항암생활에 주는 이점

- 수면은 식욕을 조절하므로 질 좋은 수면은 식단을 건강하게 유지할 수 있게 하고 몸무게를 유지해줍니다.[81]
- 수면은 비만과 관련된 주요 생물학적 과정을 조절합니다.[79]
- 수면은 최상의 신체 상태를 유지하기 위해 필수적입니다. 우리의 근육과 세포는 재생, 해독 및 치유를 위해 수면이 필요합니다.[26]
- 수면은 긍정적인 마음에 필수적입니다.[85] 잘 쉬면 온종일 스트레스 요인에 효과적으로 대응하고 건강한 관계를 유지할 수 있습니다.[86,87]
- 수면은 정신적 수행에 필수적입니다.[88,89] 사고와 부상을 피하는 데 있어서 더 나은 대응을 할 수 있습니다.[4,90]
- 수면은 우리 건강에 영향을 미칩니다. 잘 자면 암을 포함하여 질병을 예방하고 더 좋은 결과를 얻을 가능성이 더 큽니다.[23]

그러나 10대들이 이미 높은 우울증, 불면증 및 기타 정신 건강 문제의 위험에 처해 있다는 것을 알고 있다는 점을 감안할 때, 이러한 발견은 주목할 만한 일입니다.

수면부족이 심리적, 신체적으로 이렇게 문제를 초래한다면, 우리는 무엇을 할 수 있을까요?

충분한 수면을 취하지 않으면 우리는 오히려 게을러지고, 하루를 버티기 위한 노력으로 커피, 담배, 음식, 알코올 또는 약물과 같은 각성제에 의존합니다. 그러나 그것들은 장기적으로 건강에 막대한 손상을 줍니다. 충분한 수면을 취하지 못하면 우리는 과식, 운동 부족, 우울증과 불안, 특히 우리 몸을 감염, 염증 및 질병에 취약하게 만드는 잘못된 생활방식 선택 등 도미노 효과를 유발할 수 있는 만성 스트레스 상태에 돌입합니다.

수면부족은 또한 우리 몸이 인슐린과 다른 주요 호르몬을 조절하는 방식에 영향을 주어 음식을 대사하는 방식을 바꾸고 세계적 문제인 비만과 제2형 당뇨병의 유행에 기여합니다.[79] 연구에 따르면 일상 생활에서 하루에 6시간 이하로 자면 규칙적으로 운동하더라도 비만이 될 가능성이 큽니다.[80] 또한 충분한 수면을 취하지 않으면 다음 날 배고픔을 증가시키는 호르몬 수치에 영향을 미친다는 사실도 밝혀졌습니다.[81] 2013년 필라델피아의 시골 고등학교에서 1,400여 명의 10대를 대상으로 한 연구에서는 학생들이 수면시간이 1시간씩 늘어날 때마다 체질량BMI 지수가 더 감소되었고, 최고로 비만한 10대들에게서 가장 높은 감소율을 보였습니다.[82] 성인에게 있어서 부족한 수면은 당뇨병, 뇌졸중 및 심장 질환 등과 연계되어 있습니다.[83,84]

부족한 수면에 대한 최선의 치료법은 바로 자는 것입니다. 그러나 잘 자는 방법이 있는 것이지, 주중에 잠을 안 자고 주말에 몰아서 자는 것을 의미하는 것은 아닙니다.

주말에 잠을 몰아서 자면 “사회적 시차”가 발생할 수 있습니다. 이는 시차가 다른 지역에 여행을 가는 것과는 틀립니다.[91] 수면 주기는 규칙적이고 정해져 있지만, 수면 리듬은 개인마다 다릅니다. 몸이 말하는 것에 귀 기울이려고 노력해보고, 몸이 잘 시간이라고 말할 때는 그 말에 집중해주세요.

얼마큼 자야 충분한가?

많은 사람들은 수면이 중요한 활동이 아니라고 교육받았습니다. 그래서 우리는 항상 수면을 줄이는 방법을 찾기 위해 노력하고 있습니다. 하지만 수면을 줄이려고 시도해 본 사람들은 알고 있듯이, 이는 불가능합니다. 수면은 복잡한 과정입니다.

2015년 국립수면재단National Sleep Foundation은 연령대 별 수면 시간 목표에 대한 새로운 권장 사항을 다음과 같이 발표했습니다.[67] 새로운 권장 사항은 다음과 같습니다:

연령	권장 수면 시간
신생아(0~3개월)	하루 14 ~ 17시간 (12 ~ 18시간에서 좁혀짐)
유아(4~11개월)	하루 12 ~ 15시간
유아(1~2세)	하루 11 ~ 14시간 (12 ~ 14시간에서 확대됨)
미취학 아동(3~5세)	하루 10 ~ 13시간 (11 ~ 13시간에서 확대됨)
학교 연령 어린이(6~13세)	하루 9 ~ 11시간 (10 ~ 11시간에서 확대됨)
10대(14~17세)	하루 8 ~ 10시간 (8.5 ~ 9.5시간에서 확대됨)
젊은 성인(18~25세)	7 ~ 9시간*
성인(26~64세)	7 ~ 9시간(변경되지 않음)
노인(65세 이상)	7 ~ 8시간*

* 새로운 범주

잠은 긴장을 푸는 적절한 시간과 완전을 위한 적절한 진행이 요구되는 생리적인 일련의 과정입니다.

우리가 이것을 짧게 줄일 수 있다는 것은 말도 안 되는 일입니다. 수면 연구자들이 우리가 자는 동안 생리학적으로 일어나는 일들에 대해 점점 더 많이 알아냄에 따라, 무엇이 이상적인 수면 시간을 구성하는지에 대한 이해를 좀 더 명확하게 할 수 있었습니다.

우리는 수면 시간이 중요하다는 인식이 증가하고 있다는 사실을 보여주려고 권장 사항을 적었습니다. 과학자들은 점차 수면이 휴식의 절정이라는 것을 더욱 확실히 인지하기 시작했고, 수면의 구체적인 생물학적 과정을 이해하고 있습니다. 우리의 삶은 유동적이고, 우리의 바이오리듬도 그에 따라 유동적입니다.

이는 왜 적절한 수면 시간이 범주별로 구별되는지를 설명합니다. 하지만 이는 대부분 사람들이 생각하는 이유는 아닙니다. 실제로 덜 자는 것 뿐만 아니라 너무 많이 자는 것도 가능하며, 미국 인구의 최대 30%는 너무 많이 수면하는 것으로 추정됩니다.[92] 만약 우리가 건강한 수면 시간을 곡선으로 본다면, 40%는 목표범주 아래로 떨어지고 30%는 목표범주를 넘어 우리 중 특별한 30% 정도만이 적당한 수면을 취한다는 것입니다.[92,93]

좋은 것이 과할 때

UCLA의 시멜 신경과학센터Semel Institute of Neuroscience의 의사인 마이클 어윈Michael Irwin은 수면과 질병의 접점을 연구하는 선구적 연구자 중 한 명이며, 우리가 8시간 꿀잠 목표를 갖는 것이 얼마나 중요한지를 잘 알고 있습니다. 어윈에 따르면 8시간 이상 자는 사람들 중에도 많은 경우가 양질의 수면을 즐기지 못하고 있다고 합니다. 긴 수면은 오히려 질병에 걸리기 쉽게 만듭니다. 예를 들어, 잠을 너무 많이 자면 심장병이 발병할 위험이 거의 35%나 증가할 수 있습니다.[94] 또한 너무 오래 자는 것은 비만, 우울증, 당뇨병 사망률과 같은 만성 질환에 영향을 미치는 다른 조건에 작용한다는 강력한 증거가 있습니다.[6] 아직 확실하지 않은 것은, 건강문제와 질 나쁜 수면 중 어떤 것이 먼저인가입니다.

그렇지만 어윈은 "불완전한 수면은 너무 많든지 적든지 간에 염증 증가와 관련이 있는데, 이는 암과 같은 심각한 질병의 발병 또는 악화를 포함하여 모든 건강 문제와 연관되어 있습니다."고 하면서 문제를 고치는 데에 있어서 어떤 것이 먼저인가는 중요한 게 아니라고 했습니다. 이 장의 후반부에서, 우리는 꿀잠에 도달하기 위해 조절해야 하는 생활방식을 의논해볼 것입니다.

밤에 뇌에서 일어나는 엄청난 일들

잠과 뇌에 대해 생각해보면, 꿈이나 칼 융Carl Jung에 대해 떠올리고, 미묘하거나 엉뚱한 추상화가 떠오르곤 합니다. 최근까지도 우리는 실제로 우리가 잠이 들었을 때 세포와 신경과 혈관에 무슨 일이 일어나는지에 대해 충분히 생각을 해보지 않았습니다.

뇌는 신체 총 질량의 약 2.5%만을 차지하지만 우리가 생성하는 에너지의 25%와 우리가 호흡하는 산소의 25%를 사용합니다.[95,96] 뇌는 신체의 다른 부분들에서 생성되는 포도당을 공급원으로 사용하는 신경 조직들로 구성되어 있습니다. 또한 전신의 명령 센터로서, 신체 다른부분들의 역할은 뇌에 연료를 공급하기 위해 에너지를 만드는 것이라고 할 수도 있습니다.

그렇다면 우리가 잠을 자는 동안 무슨 일이 일어날까요? 우리는 깊은 잠이 우리를 상쾌하게 하고, 마음을 깨끗하게 하며, 몸에 필요한 휴식을 준다는 것을 알고 있습니다. 그러나 뇌는 어떻습니까?

2013년, 뉴욕에 있는 로체스터 대학University of Rochester의 연구팀은 겉보기에는 간단한 이 질문에 대해 탐구했습니다. 자는 동안 뇌에 무슨 일이 일어날까요? 의사인 메이켄 네더가드Maiken Nedergaard 팀이 발견한 것은 우리가 잠자는 동안 뇌가 실제로 중요한 정화 과정을 겪는다는 사실입니다.[97]

네더가드와 그녀의 팀은 쥐가 자는 동안 쥐의 뇌를 관찰했습니다. 그들이 발견한 것은 정말 놀라웠습니다. 생쥐의 뇌세포는 말 그대로 수축하여 글리아 신경세포glia cells*가 확장하고 신경 및 혈관을 감싸 뇌의 세포 폐기물을 뇌척수액을 통해 운반할 수 있도록 했습니다. 네더가드는 신경 아세포 네트워크와 신경 세포의 이 특별한 제거 과정을 글림프 시스템glymphatic system**이라고 명명했습니다. 체내 림프계의 필수 정화능력을 반영하기 때문입니다.

---

* 신경아교세포라고도 하며 중추신경계의 조직을 지지하는 세포

** 뇌의 노폐물 제거 시스템

그녀의 팀은 쥐가 잠을 잘 때 뇌가 쉬기는 커녕 바쁘게 움직인다는 것을 발견했습니다. 이 독특한 혈관 네트워크는 조용히 뇌세포와 뉴런을 세척시키면서 빠르게 움직이는 뇌척수액으로 흘러 나오는 동안 활성화되었습니다.[97]

더욱 놀랍게도, 네더가드팀은 낮 동안에는 림프계가 활성화되지 않았다고 지적했습니다. 밤에만 발생하는 신경 독소의 제거 과정은 궁극적인 의문을 제기합니다. 두뇌 청소의 이 특별한 과정이 실제로 우리가 잠이 드는 주요 이유 중 하나일까요?

우리는 불충분한 수면으로 인해 비판적 사고, 판단, 반사 및 기타 과정이 얼마나 많은 피해를 입었는지 알고 있습니다. 아마도 자연적인 정화 과정을 방해하기 때문일 것입니다.

연구원들은 현재 치매와 알츠하이머병과 같은 질병과 관련된 것으로 알려진 단백질 플라크(베타-아밀로이드)의 존재와 림프계의 작용 사이의 연관성을 적극적으로 연구하고 있습니다.[98-100] 연구 결과는 수면과 인지 기능 사이의 직접적인 연관성과 수면 손실이 조기 발병 치매와 알츠하이머의 위험 요소라는 것을 설명하는 데 도움이 될 것입니다.[101-103] 사실, 최근 연구에 따르면 수면 장애 또는 치매로 고통받지 않는 사람 중에도 잠을 못 잔 사람은 뇌에서 가장 높은 베타-아밀로이드 농도를 보였으며, 또 다른 연구에 따르면 시험 참가자가 깊은 수면을 하루라도 방해받으면 베타-아밀로이드가 증가하는 것으로 나타났습니다.[104] 그렇다면 알츠하이머 또는 암과 같은 상태는 신경 청소 시스템의 결함으로 인한 부산물일 수 있을까요? 그렇다면 밤에 적절한 뇌 정화의 부족으로 영향을 받는 일부 암을 포함한 다른 질병이 있을까요?

이 연구의 핵심은, 뇌는 단순한 컴퓨터 그 이상의 특별한 것으로, 켜졌다 꺼졌다 하는 일련된 뉴런 집합체라는 것입니다. 뇌는 보호받아야 하고 유지되야 하는 연약한 장기입니다. 그렇게 하기 위해서는 건강을 도와주는 습관을 만드는 것이고, 가장 중요한 건 충분한 휴식이 되는 잠을 자는 것입니다.

수면과 몸

단지 40분입니다. 하룻밤에 40분을 덜 자면 우리 몸이 질병에 취약한 상태가 됩니다.[105] 7시간 보다 적은 수면시간은(성인에게 권장되는 건강한 범위의 최저수준) 사망률 증가를 초래한다는 사실이 연구되었습니다. 이는 더 높은 당뇨병, 체중 증가 및 심장 질환 비율을 포함합니다.[106,107]

암과 수면

연구에 따르면 수면부족은 당뇨병, 심혈관 질환 및 알츠하이머병과 관련이 있을 뿐만 아니라 암 위험 증가와 암 생존자의 낮은 생존율과도 연관되어 있습니다. 클리블랜드 소재 케이스 웨스턴 리저브 대학Case Western Reserve University의 2012년 연구에 따르면 만성적인 수면부족이 있는 폐경기 이후 여성들에게는 공격적인 형태의 유방암이 발병할 가능성이 높고 재발의 위험이 증가한 것으로 나타났습니다.[108] 이 연구는 최근에 진단받은 100명 이상의 유방암 환자를 대상으로 조사했는데, 암 진단 전 수면 습관을 조사한 결과 환자들의 만성적인 수면부족과 초기 호르몬 수용체 양성 유방암 재발 사이의 연관성을 발견했습니다. 연구 대상자의 수면 시간이 짧을수록 암이 재발할 가능성도 높아집니다. 이 상관관계는 연령, 흡연 이력, 신체 활동 및 참가자의 과체중 또는 비만 여부를 비교했을 때도 유효한 지표로 작용하였습니다.

대장암과 관련하여 케이스 웨스턴의 연구원들은 6시간 미만의 수면을 취하는 환자와 그보다 단지 1시간만 더 잠을 자는, 즉 7시간 동안 자는 사람들을 비교했는데, 대장암의 전 단계인 결장직장 선종의 위험이 수면부족 환자에게 50% 증가한 것으로 나타났습니다.[109] 2011년에 진행된 이 연구는 대장 내시경 검사를 받기 전 12,000명의 환자를 대상으로 수면 관련 조사를 한 결과입니다.

수면부족이 암의 직접적인 원인으로 확인되지는 않았지만, 이제는 암 진단을 받은 후 수면이 부족하면 나쁜 결과를 초래한다는 것이 보편적으로 받아들여지고 있습니다. 따라서 의료계는 암 환자들의 생존 가능성을 높이고 재발 위험을 낮추기 위해 충분한 휴식을 취하도록 돕는 데 집중합니다.

유럽에서 진행된 흥미로운 연구가 있는데, 이 연구에서는 진행성 대장암 환자가 항암 화학요법을 받는 중에 일주기 리듬이 손상되어 있으면(화학요법의 흔한 부작용) 사망 시기가 빨라짐을 밝혔습니다.[110] 이 연구는 화학요법을 받고 있는 70명의 환자의 일주기 리듬을 추적했는데 정상적인 수면 패턴을 유지할 수 있었던 사람들은 수면을 방해받은 사람들보다 훨씬 더 오래 살았다는 사실을 발견했습니다. 따라서 화학요법 중 일주기 리듬 장애를 예방하면 치료의 독성을 줄이고 효과를 향상시킬 뿐만 아니라 사망률을 낮출 수 있다고 예측했습니다.

이 분야의 과학은 계속 발전하고 있지만, 우리는 이미 가장 중요한 결과를 이해하고 있습니다. 수면과 휴식은 암 환자 인지 아닌지에 상관없이 양질의 삶과 전반적인 건강에 필수적이라는 것입니다.

스트레스를 줄이고 수면을 늘리기

대부분의 사람들이 충분한 수면을 취하지 못하는 이유는 심리적 스트레스 때문입니다. 하루를 마치고 불이 꺼져도 사회적, 경제적, 업무 관련 문제 등을 생각하는 경향이 있습니다. 암과 싸우는 사람들에게 스트레스는 심리적 스트레스와 더불어 통증과 같은 신체적 스트레스가 결합되어 있을 수 있습니다.

저는 긴장을 풀고 잠을 잘 자는것이 제일 힘들다는(이 문제는 종종 오랫동안 지속됨) 환자들과 많은 이야기를 나누어 보았습니다.

이는 심리적인 그리고 현실적인 이유들 때문입니다. 자신의 몸이 치명적인 문제를 가지고 있다는 사실을 알게 되면 밤에 불면증과 스트레스를 가져오기 쉽습니다. 밤에 환자들은 암이 쉬고 있지 않다는 사실을 알면서도 평화로운 휴식을 취하기는 힘들 것입니다.

의학적으로 스트레스는 죽음을 직면하게 합니다. 그리고 불면증을 초래하는 가장 큰 이유라고도 할 수 있습니다. 우리 몸이 휴식하고 있을 때야 비로소 심리적으로 또 정신적으로 긴장이 풀립니다.

마샤 홀Martica Hall 박사는 피츠버그 대학University of Pittsburge에서 지난 20년간 스트레스와 수면의 관련성을 연구해 왔습니다. 그녀의 연구는 암 진단, 사랑하는 사람의 죽음과 같은 스트레스가 많은 사건과 불면증 사이의 연관성을 지적했습니다.[47,111,112] 홀 박사와 그녀의 동료들은 수면이 스트레스와 건강 악화의 연결점이라고 설명했습니다.[113–115] 스트레스는 말 그대로 피부와 세포로 들어가서 질병에 더 취약하게 하고 예후가 나빠질 가능성도 크다는 사실도 발견했습니다. 삶의 모든 스트레스 요인을 제거할 수는 없습니다(물론 스트레스를 끊어버리기 위해 과감한 노력을 기울일 수는 있지만). 하지만 수면을 개선하면 스트레스로 인해 신체에 해를 끼칠 수 있는 재앙을 막을 수 있습니다.

종합생활방식 연구에서는 유방암 환자의 수면 개선이 환자가 스트레스를 덜 받게 하고 활력을 회복하는 데 어떻게 도움이 되는지 직접 살펴보았습니다. 8장에서 언급했던 브루셋이 이 연구에 참여했을 때, 그녀는 평균적으로 하루에 4~5시간 정도 수면을 취하고 있었습니다. 그녀는 스스로를 "타고난 걱정이 많은 사람"이라고 생각했으며, 이제 암 진단을 받았기 때문에 전혀 잠을 자지 못할 것이라 걱정했습니다. 그러나 우리는 그녀의 스트레스를 밀접하게 관리하기 위해 노력했으며 수면이 개선되는 것을 지켜보았습니다. 치료 후 4년이 지난 지금, 그녀는 계속 잘 자고 있으며 수면이 치유의 중요한 부분이라고 생각합니다. "솔직히 말하면, 나는 예전처럼 스트레스를 받지 않습니다."라고 최근에 그녀는 저에게 말했습니다. "나는 침대에 누워 천장을 응시하지 않습니다. 이제는 바로 잠이 듭니다."

우리가 긴장을 풀고 할 수 있는 한 최선을 다할 때, 마음과 몸은 스스로를 치유하고 강해지기 위한 최선을 다할 수 있습니다. 그러면 수면은 신념(신앙 등)에 바탕을 둔 행위가 됩니다. 우리는 잠을 잘 때 일어나는 과정에 대한 믿음과 날마다의 치유 및 질병 예방의 자연현상에 대한 감사를 배우게됩니다.

약물 복용 VS 습관 바꾸기

저는 암 생존자 등 사람들이 수면제 복용을 피해야 한다는 의견을 강력히 지지합니다. 물론 의사의 지시에 따른 수면제 복용이 필요한 경우가 있습니다. 나쁜 수면 습관을 고치기 위해서나, 짧은 시간 내에 시차 적응을 돕기 위함입니다. 그러나 수면제가 수면 장애를 유발하는 근본 문제를 해결하지 못함을 이해하는 것은 중요합니다. 또한 약을 이용한 수면은 진정으로 수면을 취하는 것이 아닙니다. 수면제가 잠이 들게는 하지만, 벤조디아제핀 등 약물은 모든 수면 단계를 거치지 않습니다. 실제로, 시장에 출시된 약물들은 당신의 건강 유지에 중요하고 수면의 가장 깊은 단계인 회복 부분까지 증가시키지는 않습니다. 그래서 당신은 숙면을 취한 것처럼 느낄지 모르지만, 진정한 회복과 건강을 개선하는 데 필요한 요소는 결손되어 있는 것입니다. 마이클 어윈은 "벤조디아제핀의 사용은 서파수면 slow wave sleep의 손실을 포함해 수면 구조에 상당한 변화를 줍니다. 이러한 결과는 벤조디아제핀이 불면 관련 염증반응 감소, 또는 불면증 환자의 정상적인 생리적 항상성 복구 등 수면치료제로서의 효과가 있는지 실제적인 의구심을 갖게 합니다. 수면제를 복용하는 노인들은 한밤중에 깨어나기도 하며 위험한 낙상으로 이어지는 문제도 생길 수 있습니다. 수면제를 복용하는 사람들이 낮에는 약물의 영향을 받지 않을까 하는 우려도 있습니다. "우리는 진정제나 수면제가 인지, 기억, 시각공간능력 등 각 기능에 문제를 일으키는 것이 낮 시간에도 지속된다는 사실을 수많은 연구들을 통해 알고 있습니다."

수면 개선 방법

건강한 수면을 방해하는 스트레스 요인을 해결하기 위한 여러 가지 항암생활 접근법이 있으며, 다음과 같은 것들이 포함됩니다.

인지행동 치료요법 COGNITIVE BEHAVIORAL THERAPY-INSOMNIA, CBT-I

짧고 집중된 대화요법은 불면증 치료에 매우 효과적입니다. 단 몇 주만에 환자는 수면 습관을 바꾸는 방법을 배웠고, 연구 결과 처방약보다 장기적인 측면에서도 훨씬 효과적이라는 사실이 밝혀졌습니다. CBT-I는 그룹 형식으로 직접 치료나 전화 또는 인터넷을 통한 치료를 통해 암 환자의 수면 개선에 장기적인 이점이 있는 것으로 나타났습니다.[120–124]

태극권

로스앤젤레스 캘리포니아 대학교UCLA의 마이클 어윈은 불면증으로 고통받는 유방암 생존자들이 태극권을 통해 수면이 향상될 수 있는지를 살펴보는 놀라운 연구를 수행했습니다. 결과는 수면 지속시간과 수면의 질 모두 "확실한" 개선이었습니다. 대화치료, 인지요법 또는 다른 치료들과 비교했을 때 낮의 피로를 감소시켜주었다는 추가적인 이점도 제공했습니다.[125] 비록 CBT-I가 현재 비약물적인 표준 수면 치료법이지만 비용이 많이 들기 때문에, 종종 공동체, 노인센터, 공공 도서관, 야외 공원에서 무료 또는 저렴하게 제공되는 태극권이 대안책이 될 수 있다는 이야기입니다. 또한 사람들과 함께 태극권을 배운다면 사회적인 연결도 높아진다는 추가 이점이 있습니다. 어윈은 태극권의 미묘하고 리드미컬 한 움직임이 몸을 이완시키고 호흡을 완만하게 하며 암을 재발시키는 염증을 감소시킨다는 사실을 밝혀냈습니다.

어윈은 연구를 위해 42세에서 83세 사이의 유방암 생존자 90명을 모집했습니다. 절반의 여성은 매주 CBT-I 치료를 받았고, 다른 그룹은 3개월 동안 매주 태극권을 진행했습니다. 두 그룹은 매 달마다 평가되었으며, 15개월 후에 두 그룹 모두 지속적으로 수면이 개선되었고 피로감이 덜해졌다고 보고했습니다. 어윈은 수면 결과를 개선하는데 태극권이 CBT-I만큼 효과적일 뿐만 아니라, 태극권이 CBT-I보다 염증 지표를 더 크게 감소시킨다는 사실을 발견했습니다. 또한 태극권은 염증성 유전자 발현을 감소시켰습니다. 이

는 암과 같은 질병의 진행을 감소시키고 발병을 줄이는 중요한 요소입니다.[126]

어윈은 이 연구를 통해 전반적 건강과 항상성(인체 내의 균형) 유지에 수면이 얼마나 중요한지를 밝혀냈다고 믿습니다. "우리는 수면이 암을 포함한 심각한 질병을 예방하기 위해 균형이 잘 맞아야 하는 내분비계, 교감신경, 면역력을 조절하는 데 중요한 역할을 한다는 것을 알고 있습니다. 예를 들어 태극권과 같은 생활습관 변화는 사람의 일주기 리듬을 재조정하고 열악한 수면을 회복 및 강화할 수 있습니다. 이는 우리를 보다 건강하게 하고 심지어 암 재발을 예방하는 데 중요한 요소입니다."

명상

명상은 편안한 수면을 촉진하는 것으로 잘 알려져 있습니다. 어윈과 그의 팀은 중증 수면장애를 호소하고 있는 55세 이상의 소그룹에 명상을 가르쳤습니다.[127] 이 명상 그룹은 단순히 수면 교육만 받은 다른 그룹과 비교되었습니다. 명상을 한 그룹은 잠을 잘 잤을 뿐만 아니라 덜 우울했고 낮에 피로감도 덜했습니다. 또한 이후 연구에서는 명상에 참여하면 수면을 시작하고 유지하는 데 필요한 호르몬인 멜라토닌 수치가 높아진다는 사실도 발견했습니다.

요가

로체스터 대학교University of Rochester에서는 수면 장애를 경험하고 있는 400명의 암 생존자들을 연구했습니다. 환자들은 4주 동안 1주일에 2번의 요가 프로그램에 참석한 후 주관적 및 객관적인 수면의 질이 모두 향상되었다고 보고했습니다.[128] 또한 MD 앤더슨에서 유방암 치료를 받은 여성을 대상으로 시행한 연구에 따르면 방사선 치료 기간 동안 1주일에 최대 3번 요가를 하는 사람들은 가벼운 스트레칭을 하는 사람들보다 코티솔 수치의 조절이 더 잘 되었습니다. 치료 종료 시점과 1개월 후에도 마찬가지였습니다.[129] 실제로 요가 그룹의 코티솔 수치는 대조군보다 매일 더 많이 떨어졌으며, 신체가 긴장을 풀고 수면을 취하도록 준비시켜 주었습니다. 우리는 또한 항암 화학요법을 받으면서 1주일에 적어도 2번 이상 요가를 하는 여성들도 수면이 개선되는 결과가 나타난다는 사실을 발견했습니다.[130] 태극권, 명상, 요가 또는 다른 신체-정신 훈련들이 수면의 질과 건강 결과에 장기적으로도 영향을 미치는지는 두고 봐야 하지만, 지금까지 수집된 자료로는 유망하다고 볼 수 있습니다.

암과 피로

암 환자들에게도, 치료를 받은 다음 수년이 지난 환자들에게도 병과 함께 찾아오는 피로는 치명적일 수 있습니다. 심지어 암성 피로cancer-related fatigue라는 이름이 붙여질 정도입니다. 암성 피로는 암 치료와 우리 몸에 가해지는 질병 및 치료에 의한 높은 수준의 스트레스로 인한 복잡한 증후군입니다. 암성 피로는 국가 종합 암 네트워크National Comprehensive Cancer Network에 의해 "암 또는 암 치료와 관련된 최근 활동에 비례하지 않으면서 평상시 생활을 방해하는 불편하고, 지속적이고, 주관적인 감각"이라고 정의되었습니다.[131]

강력한 의학적 치료법들은, 특히 화학요법 및 약물 요법, 수술 약물은 말할 것도 없이(특히 마취제와 안정제들), 우리의 24시간 주기를 방해하고 세포 회복 과정, 내분비 조절 및 신경 기능을 방해하는 것으로 알려져 있습니다. 이러한 방해된 생물학적 시스템은 통증, 불면증 및 상열감과 같은 신체적 증상을 유발하여 잠을 잘 자는 것을 거의 불가능하게 만듭니다.[132-134] 결과적으로 이런 생물학적 결과들은 암성 피로를 겪는 환자들을 더 피로하게 만들고 수면의 질을 떨어뜨리는 염증 물질 수치를 높이는 것으로 판명되었습니다. 그럼 신체적으로 수면이 방해받으면 우리는 어떻게 해야 할까요?

암성 피로에 관한 사실들[135]

- 암성 피로는 암 환자 중 25~99%에 영향을 끼칩니다.
- 암성 피로는 치료를 끝낸 후에도 5년 또는 그 이상 지속될 수도 있습니다.
- 암성 피로는 단순 휴식으로 인해 나아지지 않습니다(이 증상이 특히나 잔인한 점이죠).
- 암성 피로는 암 치료 중과 치료 후 수면의 질에 영향을 미칩니다.
- 암성 피로는 암의 재발 및 전체 생존율 감소와 관련이 있습니다.

빛에 노출하기

더 나은 수면을 위한 인지행동 치료요법 외에도, 광선요법(풀 스펙트럼 또는 고효율 LED 라이트가 있는 라이트 박스를 사용하거나 자연빛에 노출하는 것)도 항암 화학요법을 받는 중에 수면의 질을 개선해 암성 피로를 낮출 수 있다고 여겨지는 유망한 기술들입니다. 광선요법은 심지어 태극권보다 훨씬 저렴합니다. 이 분야의 주요 연구자 중 한 명은 캘리포니아 샌디에이고 의과 대학UCSD 정신과 교수이자 길린 수면 및 연대 생물학 연구 센터Gillin Sleep and Chronobiology Research Center 소장인 소니아 앙콜리-이스라엘Sonia Ancoli-Israel입니다. 그녀의 연구는 화학요법 전후에 짧은 양의 밝은 빛에 노출된 유방암 환자의 피로도가 낮아졌음을 보고했습니다.[136] "내 가설은 이렇습니다. 항암 화학요법을 받은 환자들은 너무 피곤해서 집에서 나가지 않습니다. 그들은 오로지 실내에서 망가진 수면 리듬을 가지고 피곤한 채로 앉아 있습니다. 이렇게 불충분한 빛 노출이 다른 여러 가지를 더 나쁘게 만드는 것입니다."

앙콜리-이스라엘과 그녀의 동료들은 매일 아침 30분 동안 여성이 밝은 빛에 노출되는 것이 화학치료를 받고 있는 동안 어떻게 그들의 피로에 영향을 미치는지에 대한 연구를 했습니다.[136] 밝은 빛에 노출된 사람들은 피로로 고생하지 않았고, 같은 시간 덜 밝은 빛에 노출된 사람들에게는 피로가 눈에 띄게 증가했습니다. 밝은 조명을 받은 그룹의 환자는 항암 화학요법의 파괴적인 영향에서 더 빨리 회복되었습니다.

앙콜리-이스라엘과 그녀의 팀은 현재 암 생존자에 대해 유사한 연구를 완료했으며, 밝은 빛에 노출되면 낮 시간의 졸림과 우울한 증상이 감소하며 삶의 질이 향상되는 것을 발견했습니다.[137] 가장 최근에 그녀는 광선요법이 화학요법을 겪은 뇌에 미치는 영향(항암 화학요법 치료로 인한 인지기능 감소)에 관심을 두고 있습니다. 이 중요한 연구 결과를 기대합니다.

20년 동안 수면 및 24시간 주기 리듬이 질병 진행에 미치는 영향에 집중한 그녀는, 의심의 여지 없이 암을 가진 사람들과 암을 예방하고자 하는 사람들 모두에게 수면의 중요성을 강조합니다. "당신이 먹고 물을 마시는 것처럼, 당신은 잠을 자야 합니다. 수면이 없으면 나머지는 불가능합니다. 숙면을 취하지 않으면 모든 것이 무너져버립니다."

우리 몸에 귀를 기울이기

암성 피로를 극복하기 위해서는 더 이상 우리가 짧은 시간 안에 무엇을 할 수 있을까에 대한 기대는 포기하고 아마도 처음일지도 모르는, 몸의 소리에 귀를 기울이려는 의지가 필요합니다.

암은 무엇보다도 정말로 사람을 피곤하게 하지만 암 치료 후 에너지를 조절하는 방법을 배우면 진정한 항암생활로 가는 길을 열 수 있습니다. 피로는 강력한 메신저이고 그것에 귀를 기울일 때 몸의 어디가 치료되어야 하는지 들을 수 있습니다. 우리는 아플 때 휴식이 최고의 약이라는 사실을 알고 있습니다. 암 환자를 포함하여 우리 모두에게 휴식은 중요하지만 너무 과도한 휴식은 필요 없습니다. 오히려 깔끔한 수면과 기상 시간을 갖는 것이 더 빠르고 효율적인 회복에 도움이 됩니다.

낮에 신체활동을 유지하는 것이 밤에 잘 쉴 수 있게 하는 데 중요하며, 또한 암성 피로를 완화시키는 데 도움이 됩니다.[138] 물론 암(또는 질병) 치료를 받은 후 소프트볼팀에 재가입하거나 체육관에 다시 다니기 시작하라고 하는 건 좋은 조언일지라도 몸에 많은 부담을 줍니다. 하지만 걷기 또는 스트레칭 또는 가벼운 요가와 같은 활동에 참여하라고 하는 것은 이상적입니다. 실제로 여러 연구에 따르면 요가, 태극권 및 마음챙김 명상에 참여하는 것은 암성 피로를 경험하는 환자에게 스트레스를 엄청나게 줄일 수 있었습니다.[139-141] 목표는 근육의 기억을 되살리고 호흡계와 순환계를 재활성화시켜 부드럽게 환경에 재적응을 시작하는 것입니다. 다시 기운을 얻고 나면, 언제 다시 강도 높은 게임에 참여할 수 있을는지도 알 수 있을 것입니다. 체력적인 부분에서 암 환자들이 적응해야 하는 주요 변화 중 하나는, 다른 사람들보다 스스로를 먼저 돌보는 법을 배우는 것입니다. 이러한 변화는 물론 어려울 수 있지만 제한된 체력을 현명하게 사용하여 자신의 건강과 치유를 최우선으로 하는 법을 배우는 것이 중요합니다. 이러한 체력 방향 전환은 많은 사람들에게 핵심적인 사안이 되곤합니다.

UCLA의 마이클 어윈과 UCSD의 소니아 앙콜리-이스라엘과 같은 전문가들은 수면 장애 및 암성 피로에 대한 치료법을 연구하고 찾는 데 전념했습니다. 그들은 지속적으로 수면이 방해된 상태에서는 제대로된 치유가 이루어질 수 없다는 것을 알았기 때문입니다. 네덜란드의 연구원들은 8시간을 자는 15명의 건강한 청년들의 백혈구 수치를 확인한 다음 29시간 동안 자지 않은 상태의 백혈구와 비교했습니다.[142] 수면 부족일 때 몸에서 나타나는 현상은 신체가 흡사 급성 스트레스 반응을 경험하는 과정과 비슷하여, 이때 면역계가 바이러스나 박테리아와 싸우는 것을 돕는 종류의 백혈구 생성을 유발한다는 사실을 발견했습니다. 면역세포가 증가한다는 것은 좋은 것처럼 들릴 수도 있지만, 면역세포의 반응을 원하는 병원균이 없는 경우에는 이상적이지 않습니다. 실제로 연구자들은 이러한 반복된 공격에 반응한 면역세포는 전형적인 낮과 밤 리듬, 즉 그들의 자연적인 24시간 주기 리듬을 잃었다는 사실을 발견했습니다. 다시 말해 수면부족인 사람의 신체기능이 저하되는 것처럼 백혈구도 비슷한 반응을 보이며, 시간이 지남에 따라 수면 손실은 면역 억제 및 염증 증가로 이어지는 것입니다.

우리의 목표는 이 주기를 깨고 우리의 몸의 시간을 되돌리고, 수면 주기를 되찾아 우리 몸이 건강과 웰빙을 위해 최선을 다할 수 있도록 하는 것입니다.

저는 자는 시간이 수동적인 시간 제한이 아니라 건강을 증진시키는 중요한 활동으로써 수면을 바라보는 방식을 재구성하는 것이 매우 중요하다고 생각합니다. 수면이 없게되면 몸이 기능이 저하되고 비참하게 되며 아프게 됩니다. 저는 우리가 운동, 학업, 일에서의 성공처럼 수면을 가치 있게 여기고 이에 관심을 기울이기 시작하는 것을 보고 싶습니다. 수면을 최우선으로 생각하면 6가지 통합 치료의 다른 모든 영역에서 건강한 생활습관 변화를 채택하는 능력을 포함하여 모든 노력의 질이 향상되게 됩니다. 당신의 인생은 여러 방면에서 나아질 것입니다.

편안한 수면 항암 작용 단계를 위한 항암생활 가이드

1. 수면 상태를 평가하십시오.
2. 수면 패턴과 개선해야 할 부분을 식별하십시오.
3. 건강 전문가와 상담해야 하는지 판단하십시오.
4. 밤을 개선하기 위해 낮을 개선하십시오.
5. 최적의 수면 건강을 위해 "감각"을 사용하십시오.

1. 수면 상태 평가

수면 장애는 6가지 주요 범주로 분류됩니다.

- 잠이 드는 것이 힘듦
- 잠든 후 잠을 잘 자는 것이 힘듦
- 너무 일찍 깸
- 길게 자지 못함
- 불규칙한 수면 주기
- 전체적으로 안 좋은 수면 질

잠시 시간을 내어 어떤 수면 문제가 있는지 알아보세요. 여러 가지 수면 문제에 직면했습니까? 아니면 관심이 필요한 특정 영역이 있습니까? 매일 밤 문제가 있습니까? 아니면 어떨 때만 그런가요?

더 확실히 알아보고 싶다면, 수면 패턴을 이해하기 위해 수면 일기를 쓰거나 수면 시 손목에 착용하는 활동 모니터를 사용해보세요. 이 정보는 다운로드되어 수면 패턴을 체계적으로 볼 수 있습니다.

이 부분들을 솔직하게 평가해 보세요.

- 잠자러 간 시간
- 일어나는 시간(필요 이상으로 일찍 일어났나요?)
- 총 수면 시간
- 잠드는 데 걸린 시간
- 밤에 몇 번이나 깼는지
- 밤에 얼마나 오래 깨어 있었는지
- 0~10으로 전체적인 수면의 질을 평가해보세요.

7~30일 동안 수면 패턴을 추적해보세요

수면 패턴의 규칙성 또는 불규칙성을 포함하여 특정 수면 패턴이 나타나는 데까지는 시간이 걸릴 수 있습니다. 수면 건강에 대한 명확한 그림이 나올 때까지 수면 패턴을 기록하십시오.

2. 수면 패턴 및 도전과제 확인

나이에 대한 수면 권장사항을 보려면 271페이지의 상자를 참조하십시오. 당신의 수면은 각 연령 그룹의 권장 수면량과 비교해 어떻습니까?

첫 번째 목표는 최소 6.5시간의 수면을 취하고 밤에 7시간에서 8시간 사이로 잠을 취하도록 하는 것입니다. 충분한 수면을 취하고 있다면, 수면의 질이 좋은지 묻고 싶습니다. 다시 말해 잘 자고 있습니까? 수면의 질이 좋은지 판단하는 것은 주관적인 측정이지만 평가하는 것은 간단합니다. 낮에 피곤함을 느끼십니까? 그렇다면 충분한 수면을 취하지 않았거나 수면 상태가 좋지 않았을 수 있습니다. 너무 적은 수면량 외에도 일반적인 문제들은 잠들기까지 오랜 시간이 걸리고, 너무 일찍 일어나고, 밤에 반복해서 깨어나는 것들입니다. 규칙적인 수면 패턴을 따르십니까? 충분한 수면을 취하지만 낮 동안 여전히 피곤하다고 느낀다면 하나 이상의 이러한 문제들을 가지고 있을 수 있습니다. 수면 시간은 괜찮더라도 수면 효율은 좋지 않은 것입니다.

잠이 잘 들지 않거나 한밤중에 다시 잠을 잘 수 없으면 명상 호흡을 시도하십시오. 코를 통해 심호흡하면서 숨을 들이쉴 때 배가 올라가는 것을 느끼십시오. 몇 초간 숨을 멈춘 다음 입을 통해 천천히 숨을 내쉬십시오. 진정하고 긴장을 푸는 동안 이 방법을 반복하십시오. 명상 호흡은 심장 박동수와 혈압을 낮추고 유지할 수 있으며 잠들지 못하게 하는 스트레스나 불안이 사라지도록 도와줍니다. 1시간 이상 수면 시간이 변화하지 않도록 최선을 다하세요. 반복적으로 시차가 바뀌는 것도 좋지 않습니다.

3. 건강 전문가들과의 상담이 필요한지 이해하기

수면 문제에 대해 의사가 증상을 평가하고 치료법을 제공할 수도 있습니다. 도움이 필요한지 고려하십시오. 한 수면 전문가는 공식적인 수면 장애를 다음과 같은 방식으로 설명했습니다. 3개월 동안 1주일에 3번 이상 발생하는 경우, 임상적으로 문제가 있는 수면 장애로 간주됩니다. 이 상황이 당신에게 해당한다면, 해결 방법에 대한 조언을 얻기 위해 전문가를 만나보십시오. 수면 장애에 대한 최우선 치료법으로는 인지행동요법이 권장됩니다. 인지행동요법은 수면을 최적화하는 방법을 가르쳐주기 때문에 장기적으로 영향을 미칠 수 있습니다. 수면제 처방전을 받기 전에 의사에게 이 옵션에 대해 문의하십시오. 증상뿐만 아니라 문제를 치료해야 합니다. 태극권, 요가 또는 스트레스 관리 기술과 같은 다른 비약물적 접근법도 효과적입니다.

4. 밤을 개선하기 위해 낮을 개선하십시오

- **광선요법**: 선글라스를 착용하지 않은 상태로 일어나자마자 매일 아침 30분 동안 밖에 나가십시오. 바깥에서 아침 식사를 하거나 또

는 보다 나은 방법으로 산책하는 것이 있습니다. 그럴 기운도 없다면 밖의 발코니나 뒷마당에 앉아있으십시오(또는 광선 상자 가까이에). 아침 일찍 밝은 빛에 노출되면 온종일 피로를 줄이고 에너지를 끌어올릴 수 있습니다.

- **침실**: 밤에 잠을 자는 데 어려움이 있다면, 침실을 수면에 친밀한 공간으로 존재하게끔 만들어야 합니다. 노트북을 사용하려면 소파에서만 하고 빛에 대한 노출을 제한하십시오. 텔레비전을 보거나 뉴스를 듣고 싶다면 거실에서 하세요. 피곤하다면 일어나서 침대로 가세요. 일단 침실을 오로지 수면을 위한 곳으로 지정하기 시작하면, 당신의 몸과 마음은 휴식의 방에 들어갈 때 수면을 더 잘 취할 수 있습니다.
- **일상**: 매일 밤 똑같은 시간에 잠이 들어야 합니다. 매일 똑같거나 비슷한 시간에 잠자리에 드는 것은 수면의 질을 향상시킬 뿐만 아니라 일주기를 도와줍니다. 완벽하게 튜닝된 오케스트라처럼 느껴질 것입니다!
- **낮잠**: 낮잠을 자야 하는 경우 30분 이하로 제한하고 오후 5시 이후에는 잠을 자지 마십시오. 낮잠을 길게 자면 24시간 주기 리듬이 중단되고 밤에 잠이 들지 못할 수 있습니다.
- **신체 운동**: 하루에 10분 정도의 유산소 활동으로 수면의 질이 크게 향상될 수 있습니다. 요가와 태극권은 또한 수면의 질과 지속시간을 향상시키는 것으로 나타났습니다. 그러나 자기 전에 너무 힘든 운동은 피하십시오.

5. 최적의 수면 건강을 위해 "감각"을 사용하십시오

수면 시간이나 수면의 질을 향상시킬 때 가장 먼저 고려해야 할 것은 수면 환경과 수면 습관을 정직하게 평가하는 것입니다. 수면의 질과 수면 개선 방법을 생각할 때 앨리슨과 저는 오감, 즉 후각, 시각, 청각, 미각 및 촉각을 고려하고 있습니다. 이것은 우리 자신의 수면 건강을 개선하기 위해 할 수 있는 일이며, 매일 밤 저희 세 명의 10대 아이들이 몸이 회복가능한 깊은 수면을 취할 수 있는 방법입니다.

당신의 코는 알고 있습니다

- 깊은 심호흡을 하세요. 이전 장 마지막에서 배운 깊은 횡경막 호흡을 온종일 하고, 특히 자기 전에 그렇게 하는 것이 중요합니다.
- 명상은 6가지 치료의 모든 부분에서 다양하게 사용됩니다. 잠자리에 들기 전 명상은 어지러운 마음을 가라앉히고, 재정리하고, 해소하는 데 매우 효과적일 수 있습니다. 또한 밤에 깨어난 후 다시 잠들 수 있도록 도와주는 효과적인 방식입니다.
- 수면 시작을 돕기 위해 라벤더와 같은 에센셜 오일을 사용하십시오. 밤에 베개에 유기농 라벤더 에센셜 오일을 스프레이로 뿌리는 것을 고려하십시오. 상큼하게 느껴지고 수면 시작에도 도움이 됩니다. 편안한 냄새로 방을 채우는 디퓨저를 사용할 수도 있습니다.

문제를 살펴 보세요

- 침실 LED 조명, 외부 조명 등 주변 조명에 대한 노출을 줄입니다.
- 잠자기 30분 전에 TV 및 모든 전자 장치에 대한 노출을 제한하십시오. 그것들은 푸른 빛을 방출하여 송과체(체내 수면 주기를 조절하는 기관)가 수면 주기를 시작하는 데 필요한 멜라토닌을 방출하기 어렵게 만듭니다.
- 휴대 전화를 침실에 두지 마세요. 침대 옆에 전화기를 두면 잠을 자지 못할 때 핸드폰을 보고 싶거나, 방금 떠오른 일을 하고 싶은 유혹을 느끼게 됩니다. 요즘에는 다른 방에 휴대 전화를 놓는 것이 아주 어렵습니다. 나이가 많은 부모님이 있거나, 당신의 10대 자녀들이 밖에 나가있다면 언제나 핸드폰을 근처에 두길 원할 것입니다. 누군가가 긴급상황 외에 방해를 금지하는 앱을 만들기 전에는 이 문제를 해결하기 어려울 것입니다. 전화벨이 울리는 건 들리지만 귀찮은 문자는 들리지 않도록 충분히 멀리 떨어뜨려 놓으십시오. 9시 또는 10시가 되면 앨리슨과 저는 핸드폰과 컴퓨터를 보지 않습니다. 물론 우리 아이들이 이 규칙을 지키도록 하는 것은 어려운 일이지만, 우리는 아이들이 취침시간에 가까워지면 전원을 끄고 접속을 끊기를 권장합니다.
- 저는 안대가 정말 좋다고 확신할 수 있습니다. 저는 급속안구운동REM 수면 중에 안대가 안구를 밀지 않고 눈의 움직임을 방해하지 않도록 눈을 위한 오목한 부분이 있는 안대를 착용합니다. 암막 커튼도 좋지만 생각보다 비쌉니다. 저렴한 대안으로, 제 친구 중 한 명은 두꺼운 스치로폼을 사서 창 모양의 크기로 잘라 씁니다.

- 호텔 객실의 LED 조명을 덮기 위해 절연 테이프를 가지고 여행하십시오. TV의 적색 LED가 얼마나 많은 양의 빛을 방출하는지는 매우 충격적입니다. 눈을 뜨면 한밤중에 망막에 닿는 빛이 수면 패턴을 방해할 수 있습니다.

청각 해결책

- **소리**: 이웃, 파트너의 코골이, 외부 소음 등. 쉬운 해결책은 귀마개입니다. 머리 위에 가벼운 베개를 사용하는 것도 좋은 방법이 될 수도 있습니다.
- **음향기기**: 안정적인 백색 소음을 발생시켜 배경 소음을 차단하는 것은 일반적인 선택입니다. 백색 소음으로 다른 소음들이 안 들리게 해줍니다.
- **파트너의 코골이는 종종 힘듭니다**: 옆으로 자거나 뒤집어서 자면 종종 도움이 될 수도 있습니다. 다른 방에서 자거나 코를 고는 파트너 쪽으로 베개로 벽을 세우는 것도 고려해보세요.

섭취 제한

- 알코올 섭취를 자제하세요. 알코올은 잠들기 시작하기 위해 도움이 되기도 하지만, 알코올이 분해되는 밤의 후반기 시점에는 오히려 자극제가 되어 당신을 깨우거나 깊은 잠을 잘 수 없게 만듭니다.[1]
- 주간 카페인 섭취량을 확인하십시오. 정오 이후에는 커피나 카페인 음료를 마시지 마십시오. 초콜릿은 맛있지만, 특히 우리의 건강에 도움을 준다고 알고 있는 다크 초콜릿 등으로 카페인 섭취 효과를 얻을 수 있습니다.

- 취침 시간 가까이에 무엇을 먹으면, 몸이 자고 있어야 할 때 소화를 해야 한다는 것을 의미합니다. 기름진 음식, 알코올 및 설탕을 혼합해 섭취하면 잠을 잘 자지 못하게 될 확률이 높습니다. 속쓰림은 사람들이 잠이 들거나 잠을 지속할 수 없는 일반적인 이유입니다. 쉬운 대책으로 취침 시간에 가까워졌을 때는 기름진 음식, 감귤류 또는 탄산음료를 섭취하지 마십시오.

졸리게 느끼는 것

수면 시작 및 수면 유지 관리에는 온도가 중요합니다. 당신의 잠옷이 너무 따뜻하거나 시원하지는 않나요? 놀랍게도 이러한 요소들은 온도 변화가 큰 휴스턴에서는 중요한 차이를 만듭니다. 온도 변화가 심해 가벼운 면에서 따뜻한 플란넬(얇은 모직)로 하루 만에 갈아입어야 하곤 합니다. 당신이 가진 이불의 양과 종류(그리고 파트너가 한밤중에 이불을 가져가는 경우)도 같은 효과를 초래할 수 있습니다.

자기 전에 온도조절 장치를 조정하시나요? 우리는 시원한 방에서 더 잘 잠들 수 있습니다. 1도의 변화가 좋은 숙면과 열악한 수면의 차이를 만듭니다. 선풍기는 돈이 거의 들지 않는 저렴한 해결책입니다.

밤에는 체온이 자연스럽게 변화합니다.[2] 깊은 잠에 빠지면 체온이 떨어집니다. 전기담요처럼 이 자연적인 과정을 방해하는 침구는 오히려 잠을 방해합니다. 오리털 이불 같은 커버는 몸이 따듯해졌을 때 같이 더워지고 몸이 식었을 때 적당한 열을 가둬주어 체온유지에 도움을 줍니다.

침대와 베개가 편안하시나요? 또는 교체해야 합니까? 더 나은 베개나 매트리스가 필요하다는 신호는 다음과 같습니다. 목을 움직일 때 소리가 나거나, 몸이 침대 중앙으로 가라앉거나 10년 이상 된 매트리스를 가지고 있으면 바꿔야 합니다.

수면 건강을 다시 최적화하기 전까지는 특정 상황이나 인생의 다른 부분에서 당신이 왜 어려움을 겪는지 알 수 없습니다. 꾸준한 수면 일정을 취하고 잘 자야만 식사와 운동 같은 보다 분명한 생활 방식 변화를 실천할 수 있습니다.

항암생활을 위한 수면 솔루션 요약

다음은 수면에 문제가 있는 분들이 더 나은 수면을 취하기 위한 가능한 방법들에 대한 요약입니다.

낮에 할 수 있는 일

- **빛 노출**: 매일 아침 기상 후 선글라스를 착용하지 않고 30분 동안 밖에 나가십시오.
- **침실 분위기**: 침실은 수면과 편안함을 위한 공간이어야 합니다.
- **취침 시간**: 매일 밤 같은 시간에 잠을 주무십시오.
- **낮잠 시간**: 낮잠을 자야 하는 경우 오후 일찍 30분 이내로 제한하십시오.
- **신체 운동**: 하루에 10분 이상 운동하십시오.

수면 가이드로 오감을 사용하십시오

후각

- 횡격막 호흡
- 취침 전 명상
- 아로마 테라피 - 라벤더

시각

- 모든 유형의 빛이 없는 어두운 침실을 만드십시오. 패드가 들어간 안대를 쓰는 것을 고려하십시오.
- 청색광(노트북과 태블릿)에 대한 노출을 잠들기 30분 전 침대에서 제한하십시오.
- 밤에는 휴대 전화를 침실 바깥에 놓으십시오.
- LED 조명을 가리기 위한 절연 테이프를 가지고 다니십시오.

청각

- 귀마개 또는 가벼운 베게
- 백색 소음 기기
- 코골이-옆으로나 엎어져서 자거나, 다른 방에서 자거나, 코 고는 사람 쪽으로 베개를 높이는 것을 권장합니다.

미각

- 특히 취침 직전에 알코올 섭취를 조절하고 주의하십시오.
- 오후나 저녁에 카페인 음료를 마시지 마십시오.
- 특히 밤에는 초콜릿과 설탕 섭취를 제한하십시오.

촉각

- 온도는 수면 시작 및 수면 유지 관리에 중요합니다. 온도를 염두에 두고 잠옷을 고르세요.
- 침실 온도를 가장 낮게 조절하십시오. 시원한 게 가장 좋습니다.
- 밤에는 체온이 유동적입니다. 오리털 이불은 몸 온도를 조절하는 데 도움을 줍니다.
- 매트리스나 베개 교체를 고려하십시오.

10

건강을 위한 움직임

이 글을 읽으면서 대부분의 사람들은 자리에 앉아 있거나, 실내 자전거의 페달을 밟고 있거나, 러닝 머신이나 계단운동 머신elliptical trainer 위에 있거나, 누군가는 심지어 누워 있을 수도 있다고 생각합니다. 원래 독서는 우리가 앉아 있을 때만 할 수 있는 몇 안 되는 활동 중 하나였습니다. 하지만 이제는 기술의 경이로운 발전에 따라 칼로리를 계산하며 체육관에서 걸음 수를 세는 동안 휴대용 독서 기기를 들고 독서를 하거나 오디오북을 들을 수 있습니다. 그러나 우리는 대부분의 생활을 앉아서 합니다.[1] 저는 이러한 기술들이 최소한 일시적으로는 우리를 곤경에 빠지게 한 것이라고 생각합니다. 우리는 일하기 위해 앉아 있고, (물론) 먹기 위해 앉아 있고, TV 시청을 하기 위해 앉아 있습니다(역사상 하루 중 가장 많은 시간 동안 말이죠). 우리는 자동차와 비행기와 기차에 앉아 있습니다. 이것이 과학자들과 연구자들이 앉아 있는 것이 직접적으로 건강에 영향을 미치는 중요한 요소가 되고 있다는 사실을 발견한 이유입니다. 앉아 있는 것은 우리를 질병에 취약하게 만드는 흡연을 하거나, 나쁜 것을 먹거나, 건강에 좋지 않은 생활방식을 선택하는 것과 마찬가지로 건강에 해롭습니다.[2]

생명공학 진화의 걸작인 인체는 움직이도록 설계되었습니다. 생각해보십시오. 우리는 생각의 명령에 따라 근육, 뼈, 힘줄, 장기 및 체액들은 유동적이고 신속하게 움직일 수 있도록 훌륭하게 만들어져 있습니다. 우리는 놀랍도록 정확한 범위 안에서 몸을 구부리거나, 늘리거나, 닿거나, 들거나 할 수 있습니다. 또한 우리 대부분은 뛰고, 수영하고, 놀랍도록 정확하게 물건을 던질 수 있습니다. 특히 연습한다면 말이죠. 사람들이 즐거움과 자신감으로 가득 차 절묘하고 정밀하게 중력을 극복해내는 젊은 올림픽 체조선수들의 모습을 보는 것을 즐거워하는 것이 놀랍지 않습니까? 만일 자리에서 일어나서 단지 발걸음을 내딛는 것만으로도 이러한 개인적인 만족감을 느낄 수 있다면 어떻게 하시겠습니까? 정말로 꼭 필요한 것은 이게 다입니다.

최고의 시너지를 위해 더 많이 움직이십시오

움직임은 6가지 통합치료 중 최고의 시너지 효과를 만드는 요소가 될 수 있습니다. 신체활동은 단순한 운동 이상의 것을 포함합니다. 신체활동은 휴식 상태에 있는 것이 아닌 에너지 소비를 증가시키는 골격근의 움직임으로 정의됩니다. 반면에 운동은 신체적 또는 심리적 건강 또는 건강 관련 결과 변화를 목표로 구조적이고 반복적이며 체계적인 방식으로 수행되는 신체활동으로 정의됩니다.[3] 이것을 기억한다면, 우리가 움직이는 것만이 신체활동으로 간주된다는 것을 알 수 있습니다. 우리가 움직일 때 다른 사람들과 교류하게 되고, 그러면 우리는 몸과 마음뿐만 아니라 사회적으로도 풍요로워지고 건강을 유지할 수 있습니다. 활동적임을 유지하는 것은 신체적 차원에서 다른 사람들과 함께 교류할 수 있도록 해주며, 이를 통해 비언어적 방식으로 상호 기쁨과 만족을 경험할 수 있습니다.

스트레스 감소 및 정신건강 증진: 운동은 정신 및 시력, 심박수 조절, 정서 조절 및 기타 인지기능과 관련된 특정 신경전달 물질의 분비를 증가시킬 수 있는 것으로 나타났습니다.[4-8] 이들은 우울증과 불안장애 같은 신경성 문제로부터 우리를 보호해줄 수 있는 신경전달 물질(몸과 뇌의 대화를 유도하는 화학적 메신저)입니다.

캘리포니아-어바인 대학교University of California- Irvine 정신과 및 행동과학 교수인 리차드 매독Richard Maddock 박사는 최근 활발한 운동이 신체적, 정신적 건강을 증진시키는 신경전달 물질을 방출한다는 연구 결과를 발표했습니다.[4] 매독은 대사 활동량만 살펴본다면 강렬한 운동은 뇌가 직면한 가장 까다로운 활동으로, 미적분 문제 풀이나 체스 게임보다 훨씬 더 강렬한 활동이지만, 그 에너지에 의해 어떤 일이 일어나는지는 아직 아무도 모른다고 말했습니다. "분명히, 운동이 하는 일 중 하나는 더 많은 신경전달 물질을 만드는 것입니다."[9] 그리고 더 많은 신경전달 물질 분비는 더 나은 뇌-몸 건강을 의미합니다. 오하이오 주립대학교Ohio State University 스포츠 의학 프로그램의 수석 스포츠 심리학자이자 조교수인 제니퍼 카터Jennifer Carter 박사는 정기적이고 균형 잡힌 운동을 환자의 일상생활의 일부로 만드는 것은 정신건강 문제를 치료하는 데 필수적이라고 보고 있습니다. "환자가 우울증에 빠져있다면, 나는 환자에게 가장 좋은 두 가지 전략이 운동과 사회적 지지라고 말해줍니다. 불안증이 있는 환자의 경우 운동이 어떻게 걱정, 공황 및 기타 증상을 줄이는 데 도움이 되는지 그들에게 가르쳐줍니다."[10,11]

수면 개선: 2011년 오리건 주립대학교Oregon State University 연구원들이 이끄는 팀은 18세부터 85세 사이의 2,600명의 남녀에게 1주일에 150분(미국 보건복지부에서 권장하는 시간) 동안 적당한 또는 강도 높은 운동을 하도록 했고, 그들은 운동하지 않는 사람들과 비교해 낮 동안 덜 졸리게 느꼈다고 보고했습니다.[12] 신체활동은 우리의 24시간 주기 리듬을 재설정하여 밤에 더 양질의 수면을 취하고 낮에는 더 정신이 맑고 상쾌하게 해줍니다.[13] 오리건 주립대학교의 운동과학 교수이자 연구자 중 한 명인 브래드 카디널Brad Cardinal은 "점점 더 많은 과학적 근거들을 통해 규칙적인 신체활동이 수면을 개선하기 위한 비약물적 대안으로 작용할 수 있다."라고 얘기합니다.[14] 주의할 점은 해당 연구 참여자들은 하루에 충분한 수면을 취하기 힘들고 맑은 정신을 유지하는 데 어려움을 겪는다고 보고한 미국 인구의 약 40%에 포함되지 않았다는 것입니다. 하지만 연구

에 따르면 규칙적인 신체활동을 한 이들 그룹의 수면의 질도 마찬가지로 개선되었습니다. 그 효과를 유지하는 데 좀 더 오래(수 주 이상) 걸릴 수 있지만 말이죠.

비만율 낮추기: 스탠포드 대학의 연구원들은 1988년부터 2010년까지의 전국적인 조사 결과 비만율이 상승하는 동안 비활동 비율이 함께 증가한 반면 칼로리 소비량은 일정하게 유지되고 있음을 발견했습니다.[15] 비록 인과관계가 아닌 상관관계의 형태이지만(상관관계는 인과관계의 필수지표는 아님), 비활동 비율이 매우 급격히 상승한 것에는 충격을 받았습니다. 여성의 경우 22년 동안 19%에서 50% 이상으로 급증했습니다(비만율은 25%에서 35%로 증가했습니다). 남성의 비활동 비율은 11%에서 43%로 증가했습니다(비만율은 20%에서 35%로 증가했습니다). 당연하지만 우리는 가만히 있을 때보다 활동할 때 더 많은 칼로리를 소비합니다. 따라서 식이가 일정하게 유지되면서 신체활동으로 인해 칼로리 연소 속도가 높아질 때 지방으로 저장된 에너지가 연소될 수 있습니다. 브릭햄 영Brigham Young 대학교에서 실시된 연구에 따르면 매일의 운동은 "충분한 포만감"을 촉진하는 호르몬을 방출하기 때문에 자연적인 식욕 억제제로 작용할 수 있다고 합니다.[16] 그러나 증가된 신체활동으로 인해 과식이 유발될 수도 있으므로, 신체활동에 참여할 때는 합리적인 식사 계획을 유지하여, 체지방이 에너지 대사에 효율적인 날렵한 근육으로 대체될 수 있도록 하는 것이 중요합니다.

야외에서 시간 보내기: 체육관에서 운동하는 것도 좋지만, 대부분의 사람들에게 햇빛과 신선한 공기가 있는 실외에서 뛰는 것보다 좋은 것은 없습니다. "녹색 환경"에서의 운동과 건강상의 이점에 관한 연구는 새로운 분야이지만, 관찰연구에 따르면 야외에서 시간을 보내는 사람들은 모든 방면에서 보다 큰 활력과 긍정적인 의식을 느꼈다고 보고합니다.[17,18] 이 연구들은 기분과 자존감 등의 감정들이 향상됨을 보여줍니다(특히, 초반 몇 분 동안). 불행하게도, 전 세계에서 거의 31.1%의 성인들은 실내에서든 실외에서든 신체활동을 하지 않습니다.[19] 이것은 물론 기술 발전, 특히 컴퓨터 및 디지털 연결 분야의 발전 때문입니다. 결정적으로 일들이 실내에서 주로 이루어지면서 운동도 그 변화를 따라가게 되었는데, 반드시 좋은 변화만은 아닌 것 같습니다. 이 연구에서는 자연환경에서 시간을 보낼 때 기분만 영향받는 것이 아니라 유익한 생리적 반응도 있는 것으로 밝혀졌습니다. 실제 산림 환경에서 걷기(산림욕)의 생리적 효과를 모니터링하는 일본의 연구에서도 비슷한 결과가 보고되었습니다.[20] 혼자서 숲을 보거나 산림 환경에서 걷는 것과 도시에서 동일한 활동을 하는 것을 비교해 보았을 때, 수축기 혈압과 이완기 혈압 모두 산림 환경에서가 현저히 낮아졌습니다. 자연에서 우리는 긴장을 풀 수 있고, 마음을 풀어놓고 온전하게 홀로 존재할 수 있습니다. 또한 연구결과에 따르면 실내 환경에서보다 실외에서 운동할 때 운동이 더 쉽게 느껴지고 더 많이 하는 경향이 있었습니다.[21] 도시화와 산업화 이전에 우리가 항상 시간을 보냈던 자연은, 우리를 진정시키고 긴장을 풀어주는 동시에 우리를 더 생기있고 깨어있게 하여 더 움직이고 싶게 만들어줍니다.

몸을 움직이고 건강을 개선하세요

앉아만 있는 것은 비만과 연결되는 것 외에도 다음과 같은 심각하지만 예방 가능한 건강 문제를 일으킵니다.

- 인슐린 저항성 증가. 이는 미국, 인도, 중국, 멕시코, 브라질 및 기타 여러 나라에서 유행하는 제2형 당뇨병의 발병 전단계입니다.[22] 미국 질병통제예방센터(CDC)에 따르면 모든 미국인의 3분의 1 이상이 알 수 없는 인슐린 저항으로 고통받고 있는 것으로 추정됩니다.[23]
- 심장마비 및 기타 심혈관질환의 비율이 높아짐.[24] 〈간호사 건강연구 학술지〉의 연구 결과에 따르면 신체적으로 1주일에 3시간 이상 활동하는 사람들은 심장마비 및 뇌졸중의 위험이 50% 줄었습니다.[25] 활동량이 많은 사람은 뇌졸중의 위험이 3분의 2로 줄었고, 심장 마비의 위험이 3분의 1로 줄었습니다.[26]
- 면역결핍 문제와 감기 및 공기로 전달되는 질병을 막는데 어려움이 발생합니다.[27]
- 우울증 및 기타 정신건강 문제의 위험이 높아짐.[28]
- 적절한 미네랄 함량과 근육을 유지하기 위해 필수인 운동이 부족하면 뼈 건강이 약화됨.[29] 근육 건강도 마찬가지입니다.[30,31] 활동적인 사람들보다 좌식생활을 하는 사람들에게 뼈와 근육 건강은 더 빠르게 퇴보합니다.[32]
- 치매 및 알츠하이머와 같은 인지 기능 저하 및 질병의 발병.[33]
- 세포 및 혈관에서 장기 악화에 이르기까지 모든 수준에서 일반적인 생리학적 노화.[34]

우리가 움직이지 않는 것에 익숙해지면 충격적인 일들이 벌어지게 됩니다. 물리 법칙, 특히 관성에 관한 법칙처럼 그대로 유지되며 움직이지 않는 것이 마치 우리 몸이 의도한 것처럼 느껴지기 시작합니다. 하지만 이는 사실이 아닙니다! 우리는 질병을 통제하고 최적의 기능을 발휘하기 위해 적극적으로 영양을 공급해야 하는 신체의 진정한 목적을 달성하기 위해 그리고 그것을 돕기 위해 움직일 수 있도록 노력해야 합니다.

저도 이미 바쁜 날들에 또 해야 할 일로서 운동을 추가하는 것보다는 수면을 우선순위로 정한 후에 새로운 접근법을 시도하기로 결정했습니다. 신체활동을 부담스러운 추가 작업으로 보는 대신, 제가 이미 하고 있는 일의 맥락에서 찾기 시작했습니다.

저는 "편함" 요소를 제거할 수 있는 순간을 찾아보기 시작했습니다(우리의 항암생활 목표를 방해할 수 있는 곳으로 안내하는 단어가 또 나오네요). 그리고 일상에서 더 움직이기 시작했습니다.

아침에 일을 할 때 엘리베이터와 가장 가까운 주차 공간을 찾는 대신 주차장 전체를 가로지르도록 더 멀리 주차했습니다(물론 주차할 수 있는 곳도 더 많습니다). 또한 한 층 위에 주차하고 일곱 층의 계단을 내려가기 시작했습니다. 실내에서는 엘리베이터를 타지 않고 계단을 이용하기 시작했고, 또 다른 사무실까지도 계단을 이용했습니다. 저는 동료들과 함께 가야 하는 경우에만 엘리베이터를 이용하거나 아니면 같이 계단을 오르자고 설득합니다. 꽤 오랫동안 이 방법을 유지하여 이제는 엘리베이터를 타는 것이 더 이상하고 부자연스럽게 느껴집니다.

한때는 운동 추적장치를 통해 모든 활동을 기록하였고, 하루 동안 차를 타기보다 조금 더 걷는 실천을 하면서 얼마나 많이 걸을 수 있는지에 대해 새삼 놀랐습니다. 별 의식을 하지도 않았는데 만 보를 기록하고 있었습니다. 그리고 제가 하루 평균 50층의 계단을 올라다닌다는 사실에 놀랐습니다. 정말로 많은 계단량입니다. 하지만 솔직히 말해서, 제가 조명이 밝은 체육관의 계단운동 머신 위에 서 있었다면 이런 일은 일어나지 않았을 것 같습니다.

이 데이터는 저에게 더 움직이도록 영감을 주었습니다. 그래서 모든 주차장을 걷기 좋은 곳으로 인식하기 시작했고, 시간이 허락될 때마다 가능한 한 목적지에서 멀리 주차할 수 있는 곳에 주차하기라는 게임을 만들었습니다. 우리 아이들의 축구 경기에서 앨리슨과 저는 2시간 동안 가만히 서 있지 않고 잔디밭 주변을 걸어 다니기 시작했고, 곧 다른 부모님들이 우리와 합류하여 이것은 어른들의 수다 시간이 되었습니다.

그리고 보너스가 있다면요? 저는 1시간의 수면을 포기하거나 직장에서 몰래 빠져나가거나 가족과 보내는 시간을 포기할 필요가 없어졌습니다. 그리고 제가 얻은 혜택은 놀라운 방식으로 나타났습니다. 저는 더 차분하고 균형 잡히고 정신이 맑아짐을 느꼈습니다. 또한 실제로 책상에 덜 앉아 있는데도 적은 시간 동안 보다 양질의 일을 수행하고 있음을 알게되었습니다. 제 자신의 자연스러운 24시간 리듬이 강화됨에 따라 수면과 식단조절에도 도움이 되었습니다.

저는 이것이 시작이라는 것을 깨달았습니다. 하지만 회의실에서 회의실로 이동할 때를 제외하고는 직업상 주로 앉아서 일을 봐야만 하는 것은 어떻게 해결해야 할까요? 저는 저와 집에 있는 가족을 위해 서서 일할 수 있는 업무용 책상과 노트북 책상들을 구입했습니다. 비록 우리는 서 있는 것이 앉아 있는 것보다 낫다는 것을 알고 있지만, 과연 제가 서서 움직일 수 있는 방법도 있었을까요? 저는 러닝머신 책상을 찾아보았습니다. MD 앤더슨의 상사에게 그것을 사용할 수 있는지 물어보았을 때 그는 잠재적 위험과 책임에 대한 우려를 표명했습니다. 그들의 우려를 이해했기 때문에 대신 고정식 자전거를 요청했지만 거절되었습니다(이유: "만약 당신에게 허락한다면, 모든 직원에게 하나씩 허용해야 합니다."였습니다. 상상해본다면 그렇게 나쁘지는 않을 것 같습니다). 그래서 저는 회사의 승인을 얻지 않는 대신 편법을 썼습니다.

저는 제 새로운 입식책상에 잘 어울리는 150달러(약 18만원)짜리 반좌위* 자전거를 발견했고, 일하면서 동시에 페달을 밟을 수 있도록 설치했습니다. 평균적으로 저는 수제 "자전거 책상"에서 작업하는 동안 매일 1~2시간씩 페달을 밟습니다. 너무 긴장하거나, 페달을 너무 많이 밟거나, 땀을 너무 많이 흘리지 않고 약간의 저항을 느끼도록 하면서 말이죠. 페달을 밟지 않을 때는 동료들에게, 특히 일대일 미팅이라면, 우리가 걸으면서 모임을 가질 수 있는지 그리고 가능하다면 외부에서 걷는 쪽을 선호하는지를 물어봅니다.

저는 다른 사람들과 책상을 두고 건너편에 앉는 게 아닌 옆에 앉을 때 더 친밀감이 높아짐을 발견했습니다. 그리고 그렇게 할 때 우리의 창조적인 두뇌가 더 잘 발현되는 것처럼 보였습니다. 이렇게 걸

* 머리를 45도 상승시킨 체위

으며 제가 혼자 앉아서 열심히 생각만 하고 있었다면 찾지 못했을 문제를 해결할 방법들을 찾습니다. 자연에서 햇빛으로부터 비타민 D 및 기타 영양을 얻는 것은 다른 곳에서는 얻을 수 없는 상쾌함을 주고, 야외 근무 시간을 업무 시간에 통합함으로써 일을 더 잘하는 보다 나은 동료가 될 수 있다는 것을 알게 되었습니다.

저는 "운동"처럼 완전히 새로운 범주의 일을 시작해서 추가적인 노력과 비용을 들이지 않고도 제가 말하고 다니는 것을 정말로 실천하고 있습니다. 이것은 헬스장에 가는 것이 나쁘거나 건강에 좋지 않다고 말하는 것은 아닙니다(인생에 스트레스를 더하는 방식으로 돈이나 수면 또는 시간을 소비하지 않는다면). 그것이 당신에게 효과적이라면 매우 훌륭합니다! 헬스장에 다닌다고 해도, 평소에 의자에서 벗어나 가능한 한 많이 움직이고 가능한 한 덜 앉아 있는지 확인하십시오. 의학 및 과학 스포츠&운동 분야에 발표된 2016년 연구에 따르면 이미 운동을 하고 있는 사람들의 경우라도 일상에서 추가로 몇 분 동안 소파나 사무실 의자에서 추가적으로 운동을 하면 사망률이 감소하는 것으로 나타났습니다.[35] 이 연구는 50세와 79세 사이의 3,000명의 사람들의 데이터를 분석했습니다. 주 저자인 펜실베이니아 대학University of Pennsylvania 인구 연구센터의 에즈라 피쉬맨Ezra Fishman 교수는 설거지를 하거나 바닥을 닦는 것조차도 사망률에 영향을 끼치는 것으로 보인다고 했습니다. 8년 동안 조사한 결과 가장 활동량이 적은 사람들이 가장 활동량이 많은 사람들에 비해 사망할 확률이 5배나 높음을 발견했습니다.

암 진단 후, 신체활동은 동일하거나 심지어는 더 중요합니다. 캐나다의 연구자들은 17년 동안 전립선암 환자 800명에 대한 매일마다의 운동을 추적했습니다.[36] 가장 활동량이 많은 남성은 사망률이 40%까지 줄었습니다. 암 진단 후 운동의 이점을 얻기 위해 운동선수처럼 될 필요는 없습니다. 캐나다 연구진은 하루 30분만 운동해도 전립선암 생존자가 운동에 대한 혜택을 얻는다는 사실을 발견했습니다. 〈미국 의학 협회 학술지〉에 발표된 연구에 따르면 중간 강도의 운동을 한 유방암 생존자는 재발 위험이 50% 줄었습니다. 오히려 더 많은 운동을 하는 사람들보다도 높은 결과였습니다.[37] 연구자들은 또한 규칙적인 운동을 하는 것이 유방암과 전립선암 환자들에게 종양이 자라지 못하는 환경을 만드는 데 도움이 된다고 말했습니다. 또한 유산소 활동들이 항암 화학요법을 받는 환자의 종양증식을 더 약해지도록 만든다고 언급했습니다.[38-42]

운동 부족이 암을 가져올 수 있을까요?

물론 암 예방 연구의 궁극적 목표 중 하나는, 충분한 과학적 근거와 함께 운동이 실제로 암 질환의 발병을 예방할 수 있는지를 알아보는 것입니다. 식이요법과 마찬가지로 현재 시점에서의 연구들은 대체로 역학적이고 관찰적이며, 과학적 근거를 확립하기 위해 충족시켜야 할 표준에 맞는 연구는 아직 존재하지 않습니다. 그럼에도 불구하고 국립암연구소National Cancer Institute에 의해 요약된 방대한 양의 데이터에 대한 메타 분석 및 코호트 연구에 의해 수집된 충분한 근거가 있으며,[43,44] 신체활동에 참여하는 것은 특정 암으로 진단받을 확률을 긍정적으로 낮추는 효과가 있습니다.

결장암 2009년 542건의 역학연구 분석에 따르면 신체활동이 활발한 사람들이 신체활동이 가장 적은 그룹의 사람들보다 결장암 발병 위험이 24% 낮다는 사실이 밝혀졌습니다.[45] "레저" 활동에 참여하는 사람들을 조사한 다른 연구의 분석 데이터에서는 발병 위험이 16% 감소한 것으로 나타났습니다. 신체활동은 또한 대장용종을 줄이는 것으로 나타났습니다. 미국암연구소American Institute of Cancer Research에 따르면, 신체활동 부족과 연관된 결장암 발생 건수는 미국에서 매년 4만 3천 건에 달합니다.[46]

유방암 2013년의 31건의 연구 결과에 따르면 신체활동에 참여한 여성은 발병 위험이 12% 감소한 것으로 나타났습니다.[47] 흥미롭게도, 이는 폐경기 이후 여성에게 더욱 분명하게 나타났습니다. 이는 노년의 여성들에게도 젊은 여성들처럼 암 예방을 위한 운동이 동일하게 중요함을 나타냅니다.[48-50]

자궁내막암 33건의 연구데이터를 분석한 결과, 신체활동이 많은 사람은 적은 사람보다 발병 위험이 20% 감소했습니다.[51] 자궁내막암은 비만도와 높은 관계를 보이므로 낮은 신체활동 수치 및 비만 수치와 관련이 있는 것으로 보입니다.[52,53]

또한, 100만 명 이상을 추적한 연구에서 "레저" 활동은 간, 신장, 식도, 방광암을 낮춰주는 것으로 밝혀졌습니다. 그리고 이러한 결과는 국제적으로 제공되는 데이터 세트에 대한 다른 대규모 연구와 메타 분석을 통해 지지됩니다.[43]

우리는 앉아 있는 생활방식이 암 질환 발병 가능성에 대한 위험을 반드시 증가시킨다고 말할 수만은 없지만, 우리가 수집한 많은 근거들은 확실히 이런 방향을 제시하고 있습니다.

암 치료 프로토콜에 신체활동을 추가하는 것에 대한 의미

에드몬턴의 앨버타 대학교University of Alberta in Edmonton 교수 겸 캐나다 연구 위원장인 케리 코네야Kerry Courneya 박사는 운동이 암에 미치는 긍정적인 영향을 연구한 선구자 중 한 사람입니다. 그가 20년 전에 연구를 시작했을 때, 암 환자의 삶에 운동이 영향을 미친다는 연구는 암 치료 분야의 관심사 밖이었습니다. 코네야는 치료 전, 치료 중 및 치료 후에 암 환자의 운동 패턴을 추적하는 차트를 비교해 봤을 때, 대부분의 환자가 진단 후 및 치료 중 많은 활동을 하지 않는다는 것을 발견했습니다.[54,55] 이는 암 진단을 받기 전에 신체적으로 활동적이었던 환자에게도 마찬가지였습니다. 그는 치료가 완료되면 환자들의 신체활동이 재개되지만 암 진단 전과 동일한 수준에 도달하는 경우는 거의 없음을 지적했습니다.[56] 즉, 암은 개인의 신체활동에 매우 부정적인 영향을 미치는 것으로 보입니다.

코네야는 환자의 신체활동 그래프에서 일직선 구간을 살펴보는데 관심을 갖게 되었고 "진단 직후와 치료를 받는 동안 체계화된 운동 프로그램에 참여하면 어떻게 될까? 이것이 치료의 효과에 영향을 미칠까? 앞으로 환자의 전반적인 삶의 질에 어떤 영향을 미치겠는가?"를 궁금해했습니다. 그가 발견한 사실은 그 스스로를 놀라게 했을 뿐만 아니라 운동과 활동이 전통적인 암 치료 프로토콜을 어떻게 강화할 수 있는지에 대한 견해를 근본적으로 바꾸었습니다. 과거에 당연시 여겨지던 사실은 암 치료 과정에서는 쉬고 무리하지 않아야 한다는 것이었습니다. 그러나 연구 결과에 따르면 휴식은 암 치료의 부작용(수술과 항암 화학요법으로부터 방사선 및 면역치료까지), 신경병증(신경통), 암성 피로, 일반 통증, 뇌가 멍해지는 증상 및 기타 많은 증상들을 더 악화시킨다는 것입니다. 심지어 최근 여러 연구를 검토한 결과, 암성 피로에 대한 최고의 치료법은 신체활동을 하는 것으로 밝혀졌고, 이는 약물치료들보다도 효과가 더 좋았습니다.[57]

코네야와 그의 동료들이 공식적 임상시험의 맥락에서 치료 효과에 대한 운동의 영향에 대해 연구했을 때도, 이해하기는 어려웠지만 결과는 일관되었습니다. 화학요법이나 방사선 치료를 받는 동안 운동을 한 환자는 계획된 스케줄 내에 치료를 마칠 수 있는 가능성이 높았으며, 자존감과 신체 기능이 향상되었고, 뇌가 멍한 증상이 적어졌고 정신이 맑아졌다고 했습니다. 또한 피로 및 불면 개선, 메스꺼움 감소 및 식욕 증진, 사지의 신경통과 마비감 감소 등이 나타났습니다. 기분이 좋아지고 우울증과 불안이 줄어들었고, 입원 기간 단축 및 병원 내원횟수 감소도 관찰되었으며, 가장 중요한 것은 전체적인 삶의 질이 좋아졌다는 것입니다.[40,58,59]

코네야는 2016년 메타 분석의 일환으로 24건 이상의 연구를 살펴보았는데, 유방암, 결장직장암, 전립선암 환자들이 신체활동에 관여했을 때 3분의 1 이상이 암으로 인한 사망률이 감소한 것으로 나타났습니다.[59] 〈임상 암 연구지〉에 발표된 바에 따르면 가장 많이 운동을 한 그룹과 가장 적게 운동한 그룹을 비교할 때 더 많이 운동한 그룹의 재발률이 감소하는 것을 발견했습니다.

코네야의 연구에서 가장 흥미로운 발견은 신체활동이 실제 암 치료의 효과를 나아지게 하는 것으로 보이며, 이는 전 세계 종양 전문의들의 관심을 끌었습니다. 다음과 같은 질문이 제기되었습니다. 신체활동이 암을 치료하거나 통제하는데 사용되는 치료법에 도움이 된다면, 우리가 하는 일에 환자에게 운동의 이점에 대해 교육을 받고 신체활동에 대해 추적하는 것을 포함시켜야 할까요?

시간이 지나 더 많은 데이터가 수집됨에 따라 운동은 유방암, 전립선암, 결장직장암, 자궁내막암을 포함한 여러 가지 암으로 인한 재발률을 낮추고 사망 위험을 낮추는 것으로 나타났습니다.[37,60-63]

그러나 연구결과는 우리가 운동으로 얻는 이점을 알고 있는 것도 중요하지만, 암 생존자들이 앉아 있는 시간을 줄이기 위해 노력해야 한다는 점도 제시합니다. 〈종양 임상 학술지〉에 발표된 연구에서는 운동의 긍정적인 이점과 앉아 있는 생활습관의 부정적인 영향을 모두 강조합니다. 우선 좋은 소식: 1주일에 약 2.5시간의 활동적인 걷기를 실천한 비전이성 결장암 환자들은 15년 동안 사망률을

40% 이상 줄였습니다. 나쁜 소식: 하루 6시간 이상 앉아 있는 결장암 환자는 신체활동을 했음에도 불구하고 위와 같은 기간 동안 사망률이 거의 30% 증가했습니다.[63] 다시 말해서, 신체적으로 활동적임에도 불구하고 장시간 앉아 있으면 여전히 해롭습니다. 요컨대, 우리 몸은 장시간 앉아 있도록 설계되지 않았습니다. 코네야는 "우리가 배워야 할 것은 누워있음으로써 암을 만들면 안된다는 것입니다."라고 설명합니다. "재발과 사망에 대한 혜택의 수준은 최소 활동량과 최고 활동량을 비교할 경우 최고 활동량의 경우가 재발과 사망률이 30~40% 더 낮습니다. 매우 큰 차이입니다."[64]

다음 단계의 톱니바퀴 찾기

5장에서 나눈 이야기에 등장하는 글렌 사빈에게 있어 "움직임"은 그의 기본처방이었습니다. 20년 전 그가 치료 불가능한 암 진단을 받았을 때 운동과 암의 연관성은 거의 알려지지 않았습니다. 그는 다른 사람들과 마찬가지로 무리하지 말라는 말을 자주 들었습니다. 글렌은 자신의 질병을 통제하는 데 성공하기 위해서는 운동이 중요하다는 것을 직감적으로 알고 있었습니다. 28세에 만성 림프성 백혈병으로 진단받기 전 글렌은 운동을 하는둥 마는둥 하는 사람이었습니다. 그는 정기적으로 근력 운동을 했지만 유산소 운동을 꾸준히 하지는 않았습니다. 하지만 암 진단 후 모든 것이 변했습니다. 신체활동의 건강상의 이점에 대해 읽은 후 글렌은 매일 운동

운동과 화학요법

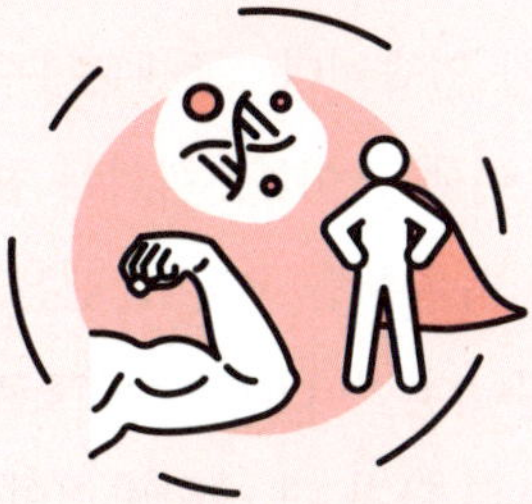

노스캐롤라이나 대학교UNC의 종양 전문의들은 화학요법 치료가 생물학적 노화에 미치는 영향을 직접 측정했습니다. 의사이자 보건학석사인 한나 사노프Hanna Sanoff,는 UNC의 조교수이자 UNC 라인버거Lineberger 종합암센터의 회원이자 저의 동료입니다. 그녀는 유방암 치료를 위해 항암 화학요법을 받은 33명의 50세 이상 환자들의 혈액에서 세포 노화를 유발하는 단백질인 p16의 수준을 측정했습니다.[65] 또한 환자로부터 분자적 연령 분석을 위해 화학요법 전, 화학요법 직후, 그리고 요법이 끝난 1년 후에 샘플을 채취했습니다. 결과는 항암 화학요법이 15년 동안의 노화와 동등하게 분자적 연령 증가를 일으킨다는 사실을 보여주었습니다.

운동과 신체활동은 화학요법으로 인한 가속화된 노화를 효과적으로 방지하며 그 효과는 시간이 지나도 지속됩니다. 암 운동연구의 선구자인 리Lee 박사에 의한 연구는 운동이 염증성 유전자 발현을 감소시키며 대조군이 겪는 항암 화학요법의 부정적인 심혈관 및 생물학적 효과에 대항하게 할 수 있음을 발견했습니다.[66-68] 이 연구가 수행될 때 그는 듀크 대학교Duke University 의학센터인 듀크 암센터에서 근무하고 있었습니다. 메모리얼 슬론 케터링 암센터Memorial Sloan Kettering Cancer Center에서 현재 일하고 있는 그는 생존자들이 단지 운동을 통해서도 생물학적 시계를 원래의 위치로 늦추어 항암 화학요법의 영향에 의한 노화를 중화시킨다는 사실을 발견했습니다.

하겠다는 결심을 했습니다. 그리고 현재까지 20년 동안 그 다짐을 지켰습니다. 그는 필라테스와 역도에서 요가와 수영에 이르기까지 하루에 적어도 1시간 30분의 운동을 그의 하루 일과에 포함시켰습니다. 그러나 그의 일상의 중심에는 걷기가 있습니다. 글렌은 1주일에 30km 이상을 걸었습니다. 집에 있든, 여행 중이든, 회의에 참석하든, 고객과 일하든 관계없이 그 일상을 유지했습니다. 글렌은 어디에 있든 무엇을 하든 걷는 시간을 가집니다. "나는 운동 프로그램에 참가하고 있는 것이 아니다."며 "이것은 단지 내 생활방식의 일부가 되어 기분을 좋게 만들어준다."고 설명했습니다.

운동이 당신의 생리에 미치는 영향

코네야 등의 연구에 따르면, 글렌과 마찬가지로 우리 삶에서 더 많은 신체활동을 위해 시간을 내는 것이 암 환자와 생존자를 위한 표준 치료의 일부가 되어야 합니다(또한 우리의 일상이 되어야 합니다). 그러나 운동이 우리에게 어떻게 도움이 될까요? 우리 몸을 변화시키고 세포 수준에서 우리에게 영향을 줄까요?

막대한 양의 연구에서는 그렇다고 대답합니다. 실제로, 운동은 모든 암의 특징에 영향을 미칩니다. 특히 증식신호 차단, 대사, 면역 기능 및 염증에 영향을 미칩니다.[67,69-76] 2014년에 발표된 훌륭한 스웨덴의 연구는 참가자들 모두를 대조군과 시험군으로 만들었습니다(또는 정확하게는 그들의 "다리"를). 각각 운동하는 다리 그리고 운동 안 하는 다리로 나눈 거죠.[77]

3개월 후, 연구자들은 운동하는 다리에서 신진대사, 인슐린 반응 및 염증에 영향을 미치게끔 유전자 발현이 변화된 것을 발견했습니다. 그리고 운동하지 않은 다리에서는 찾아볼 수 없었던 5,000가지 이상의 이점이 운동하는 다리에서 발견되었습니다.

운동이 남성 전립선암 환자들과 여성 유방암 환자들에게 미치는 영향을 연구한 여러 연구에서도 유사한 유전적 영향이 발견되었습니다. 신체활동은 종양을 자라게 하고 정상 성장을 막는 유전자를 꺼버리고, 종양 예방을 촉진하는 유전자를 활발하게 합니다.[67,76,78] 그리고, 많은 연구결과들은 운동을 하는 것이 종양 미세환경에 영향을 미침으로써 주요 유전 조절 체계를 바꾼다고 말합니다.[79-81] 종양은 저산소 환경에서 잘 자라는데, 운동은 산소를 조직으로 보내어 종양 성장을 감소시킬 수 있습니다.[79] 최근 연구에 따르면 각기 다른 종류의 종양이 운동에 다르게 반응하는 것으로 나타났습니다. 특정 유형과 암 병기에 맞게 특별히 고안된 각각의 운동법이 권장될 것입니다.[81]

운동과 종양 발달 사이에 직접적인 인과 관계를 이끌어내기 위해서는 더 많은 연구가 필요하지만, 현재 연구들은 운동을 통해 암 생존자들이 더 오래 살고, 더 인생을 즐기고, 재발을 피하는 것을 도울 수 있음을 시사합니다. 특히, 운동을 한 암 생존자에서 부작용이 발견된 연구는 없습니다. 따라서 운동의 혜택의 범위에 대해서는 여전히 논쟁의 여지가 있지만, 우리가 매일 특히 암 생존자인 경우에도, 운동을 하는 것에는 단점이 거의 없습니다.

암에는 어떤 운동이 가장 좋을까요?

뉴욕 로체스터 대학교 윌모트 암 연구소Wilmot Cancer Institute의 운동 종양학 분야 리더인 카렌 머스티안Karen Mustian 박사는 암 환자를 운동시키는 것이 얼마나 어려운지 잘 알고 있습니다. "15년 전 우리가 이 연구를 시작했을 때, 많은 사람들은 대부분의 암 환자가 운동하는 것이 안전하지 않다고 생각했습니다."라고 그녀는 최근에 말했습니다. 그녀의 연구에 등록한 환자의 80%는 대부분 앉아서 지내는 생활을 하고 있었고, 암 자체가 버거워 환자들이 운동의 이점에 대한 정보를 듣고도 실천하기가 어렵다는 사실을 발견했습니다.[82] 그래서 머스티안은(코네야나 다른 연구자들처럼) 환자들에게 조심스럽게 자신의 연구결과를 제시합니다. 그녀는 환자들이 다음의 사실들을 알기 원합니다.

- 운동은 비쌀 필요가 없습니다. 비싼 장비를 사거나 좋은 체육관에 갈 필요가 없습니다.
- 걷기는 염증을 효과적으로 줄이고 화학요법의 부작용으로 뇌가 인지장애를 겪지 않도록(화학요법 후에 오는 인지장애) 하고 기억력 저하를 방지합니다.[83]
- 운동은 암 치료의 가장 흔한 부작용인 암성 피로 증상을 약물보다 더 잘 줄입니다.[57]
- 요가와 태극권은 스트레스, 피로, 불안, 불면증, 통증, 인지 장애 증상을 줄일 수 있는 완만하지만 효과적인 방법입니다.[84-89]

- 환자는 4주 동안 정기적으로 걷기 또는 집에서 할 수 있는 저항 밴드* 근력 운동을 통해 전반적인 삶의 질이 향상되는 것을 볼 수 있습니다.[90]

당신에게 가장 잘 맞는 운동이 최고의 운동입니다

흥미진진한 이 모든 연구들에서 중요한 것은 모든 암 환자에게 맞는 일관된 프로그램이 있다거나, 심지어 암 환자 1명에게 1가지만의 운동 선택이 주어지는 것은 아니라는 점입니다. 모든 6가지 통합치료에 속하는 다른 요소들과 마찬가지로, 개인은 각자에게 주어진 시점에서 본인에게 가장 유익한 것이 무엇인지를 결정하기 위해 몸의 소리를 들어야 합니다. 수술 후, 정기적으로 테니스를 치던 환자는 잠시 쉬면서 유연성과 힘을 되찾고, 코트에 다시 나가기 전에 먼저 완전히 편안한 잠을 잘 수 있는 능력을 되찾는 데 집중해야 합니다. 그녀에게는 이 시점에 요가를 하는 것이 더 올바른 선택일 수도 있습니다. 나중에 치료가 끝나고 몸이 더 강해졌다고 느껴졌다면, 요가로 인해 스트레스가 감소되었기 때문에 6개월의 운동 중단에도 불구하고 테니스 게임능력(특히 서브)이 향상되었다는 것을 알 수 있습니다. 신체활동은 각 환자의 매우 독특하고 개별적인 요구에

* 근력 운동을 목적으로 만든 저항력이 있는 고무 밴드로 다양한 종류가 있음

맞게 조정되어야 하기 때문에 암 치료에서 치료 목적으로 운동을 활용해 접근하는 것을 전문가들은 "정밀의학"이라고 부릅니다.[91,92]

또한, 암 질병으로 인해 가장 많은 타격을 받는 인구인 노인들에게는 우리가 간과하는 많은 것들이 신체활동으로 간주될 수 있습니다. 정원을 가꾸는 것은 몸을 움직이고 유연하게 유지하면서 햇빛과 신선한 공기를 받을 수 있는 훌륭한 형태의 활동입니다. 개를 산책시키는 것도 일어나서 걸을 수 있는 또 다른 훌륭한 기회 중 하나입니다. 심지어 집안일을 하는 것도 신체활동으로 여겨집니다. 우리는 앉기보다는 단순히 서 있는 것만으로도 이익을 얻는다는 사실을 알게 되었으므로, 전화를 받거나 회의에 참석하거나 TV를 볼 때 일어서 있는 것도 유익합니다.

두려움과 춤추기

데보라 코한Deborah Cohan은 캘리포니아 대학교 샌프란시스코 의과대학University of California San Francisco School of Medicine의 산부인과 전문의이자 교수입니다. 그녀는 또한 두 어린아이들의 엄마이기도 합니다. 그리고 그녀는 움직임이 얼마나 놀라운 치유 과정이 될 수 있는지를 경험을 통해 알고 있습니다.

그녀는 2013년 9월, 44세의 나이에 2B기 유방암 진단을 받았습니다. 딸을 학교에 데려다준 직후 그 소식을 들었고, 상사에게 전화를 걸어 하루를 쉬었습니다. 그날 저녁 그녀에게는 "1주일 중 신성한 시간"이었던 춤의 일종인 소울 모션soul motion 수업에 참여했습니다. 그녀는 그날 저녁 거의 압도적인 두려움으로 가득 차 수업에 들어갔습니다. 그녀는 아이들을 엄마 없는 아이들로 만들까요? 그녀는 사랑할 수 없는 사람이 될까요? 그녀는 혼자 죽을까요? 그러나 그녀는 이러한 두려움에서 멀어지기보다는 이 심오한 움직임들을 통해 그녀의 몸이 그 두려움에 깊숙이 빠져들도록 하였습니다.

코한은 그녀의 몸이 진단받은 순간부터 받은 모든 감정을 느끼고 춤을 통해 그 감정을 표현할 수 있도록 허용했습니다. 처음에는 감각을 잃고 그녀의 몸에서 멀어지는 것 같았지만, 수업이 끝날 무렵에는 새로운 장소, 오히려 놀랍게도 기쁨의 장소로 되돌아왔습니다. 코한은 "실제로 내 몸은 기쁨을 느낄 수 있다는 마음을 가르치고 있었다."고 말했습니다. "암으로 진단받은 지 불과 몇 시간 안 됐는데 말이죠."

코한은 이 카타르시스적 경험을 춤이 그녀의 약이라는 신호로 받아들였습니다. 그녀는 암을 통해 자기 관리의 우선순위를 정하고 신체적, 정서적, 정신적, 영적 건강에 주의를 기울이기 위한 경각심을 되찾았습니다. 그녀는 매일 춤을 추기 시작했습니다. 말로 표현할 수 없는 암 진단과 함께 찾아온 복잡한 감정을 춤을 통해 표현했습니다. 코한의 아이들을 돌보는 것을 돕고 병원에 갈 때 운전을 해주던 그녀의 친구들은 계속해서 "내가 도와줄 것 있을까?"라고 물었습니다. 코한은 무엇보다도 그녀가 원하는 것이 기쁨과 사랑에 둘러싸여 있는 것임을 깨달았습니다. 그래서 그녀는 친구들에게 함께 춤을 추자고 요청했습니다. 그녀는 "난 매력적이니 얼른 다가와요

Get Me Bodied"라는 영감을 주는 비욘세Beyonce의 노래를 발견하곤, 모든 친구들에게 그 노래에 맞춰 같이 춤추는 것을 촬영해줄 수 있는지 물었습니다. 그녀가 수술 후 회복할 때 볼 수 있도록 말입니다. 그녀는 소셜 미디어 페이지를 만들었고 친구들을 초대해서 가상 댄스파티를 열었습니다. 그녀는 한 발짝 더 나아갔습니다. 마취과 의사에게 수술받으러 수술실에 들어갈 때 "Get Me Bodied"를 추면서 들어 올 수 있느냐고 물어봤고, 의사는 동의했습니다.

수술 전날 코한은 스튜디오를 빌렸고 가까운 친구들과 함께 비욘세의 노래에 맞춰 춤을 추었습니다. 그녀는 "내가 경험한 기쁨이 내 몸에 새겨졌다."고 말했습니다.

다음 날, 그녀는 수술실로 명료하고 안정된 상태로 들어갔습니다. "Get Me Bodied"의 음악이 시작되었을 때 몸에 각인된 기쁨은 그녀를 가득 채웠고, 기쁨과 자유로 충만하여 수술실 팀과 함께 춤을 추었습니다. 마취과 의사는 수술실의 플래시몹flash mob*을 촬영했습니다. 친구 중 한 명은 그녀가 수술을 받고 있는 동안 그 비디오를 유튜브에 올렸습니다. "내가 마취에서 깨어났을 때, 그 비디오는 완전 유명해졌어요." 그녀는 말했습니다. 현재까지, 코한의 수술팀 비디오는 수술 전 비욘세의 춤을 추는 8백만 뷰 이상의 유명한 비디오가 되었습니다.

코한은 한순간의 유명인이 되는 것에서 더 나아가 이 새로운 플

* 인터넷을 매개로 만난 사람들끼리 이메일이나 휴대전화를 통해 사전에 공지된 지령에 따라 정해진 시간과 장소에 모여서 주어진 행동을 하고 곧바로 흩어지는 행위

랫폼을 사용하여 치유의 다차원적 성격과 평화를 찾는 방법에 관해 이야기하기 시작했습니다. 그녀는 수술 후 네 차례의 화학요법을 받는 동안 계속 춤을 추었습니다. 2014년에 커먼윌과 제휴한 비영리 프로그램인 "내면화된 의학 재단(마이클 레너의 프로그램)"을 창안하여 환자, 간병인 및 의료 전문가를 위한 댄스 및 운동 실습을 제공하였고 신체의 타고난 지혜와 치유를 경험할 수 있도록 했습니다.[93]

부정적인 비교

2017년 〈건강심리학지〉에 발표된 스탠퍼드 대학교Stanford University 경영대학원 박사 과정 생인 옥타비아 자흐트Octavia Zahrt와 심리학자인 알리아 크럼Alia Crum은 국가 건강 인터뷰 설문National Health Interview Survey과 국가 건강 및 영양 검사설문National Health and Nutrition Examination Survey에서 얻은 데이터를 조사했습니다. 그들은 "건강 상태, 체질량 지수, 나이 등과 관계없이 다른 사람들보다 활동량이 적다고 생각하는 사람들이 일찍 사망할 가능성이 더 크다."고 밝혔습니다.[94] 사람들이 다른 사람들과 자신을 비교할 때, 그 생각이 머릿속에 있을 때 부정적인 효과가 발생합니다. 당신이 얼마나 운동하는지 따지는 것은 장기적으로 건강이나 실제 움직임에 중대한 영향을 미치지 않습니다. 그것이 부정적인 결과를 초래할 수 있다는 사실이 중요합니다. "사람들을 예민하게 만드는 것" 중 하나는 누군가가 자신에게 운동해야 한다고 말하는 것에서 오는 압박감입니다. 우리가 그런 압박감을 느끼거나 심지어 구박을 받게되면, 상쾌한 기분을 유지하고 항암 생활방식을 바꾸려는 노력은 훼손됩니다. 가장 중요한 것은 당신이 즐거움과 활력을 주는 활동에 참여한다는 것입니다. 그것이 바로 몸에게 필요한 것을 주고 있다는 증거입니다. 그것이 느긋하게 걷기, 16Km 자전거 타기 또는 1시간의 고강도 인터널 트레이닝이든 뭐든 말이죠.

댄 부엣너Dan Buettner는 주민들이 일상적으로 100살이 넘게 사는 블루존 지역에서는 삶과 활동을 구분하지 않고 모두 하나이며 동일하다고 말합니다.[95] 이 작은 건강한 공간에서는 자유롭고 자연스럽게 움직이는 것이 가장 중요한 일인 것입니다.

얼마나 해야 충분한가요?

미국 암 협회는 암 환자들이 1주일에 150분(2.5시간)의 신체활동을 목표로 하도록 권장하고 있습니다.[96] 7일로 나누어서 계산하면 이 시간은 하루 평균 약 22분입니다. 이런 식으로 생각한다면, 이 정도는 꽤 할만한 목표입니다. 더 좋은 점은 22분조차도 한 번에 할 필요가 없다는 것입니다. 실제로 연구 결과에 따르면 운동 시간을 짧고 강하게 할수록 오랜 지구력을 필요로 하는 운동보다 건강에 더 큰 이점이 있을 수 있다고 합니다.[97] 2016년에 마틴 기발라Martin Gibala와 그의 동료들이 맥마스터 대학교McMaster University에서 시행한 연구에 따르면, 원래 잘 앉아 있는 사람들에게 간단하지만 힘이 드는(총 10분, 20~30초 동안 아주 숨이 차는 운동) 운동을 12주 동안 시켰을 때, 1주일에 한 번 45분 동안 운동한 사람들과 비교해 체력의 신체적, 생물학적 측정에서 비슷한 개선을 가져 왔습니다.[98] 이전 연구에 따르면 경계성 고혈압이 있는 성인의 30분 걷기와 비교해보면 10분씩 3번 걷기가 동일한 효과가 있음을 발견했습니다.[99] 짧게 걷기는 전반적으로 혈압에 동일한 영향을 미쳤지만 30분 걷기와는 달리 혈압의 급상승을 감소시켜 전반적인 건강에 더 커다란 영향을 미쳤습니다. 연구에서 말하듯이 우리는 앉아 있는 것을 줄이고 더 움직이는 것이 좋은 시작이라는 것을 압니다. 하루에 1시간 동안 운동하고 나머지 14시간 동안 가만히 있는 것보다, 자주 가볍게 더 많이 걷고 덜 앉아 있는 것이 사망률을 더 낮춥니다. 그리고 짧은 고강도 운동은 염증 수치도 줄일 수 있습니다.[63,100-104]

앨리슨과 저는 우리 몸 자체가 가장 좋은 건강 코치라고 생각합니다. 따라서 몸이 뭐라고 말하는지를 잘 듣고, 원하고 필요한 대로 반응해주세요. 당신이 건강하고, 힘 있고, 균형 잡히고, 유연하고, 자신감 있게 느낀다면, 좋은 방법을 선택하고 있는 것이 맞습니다.

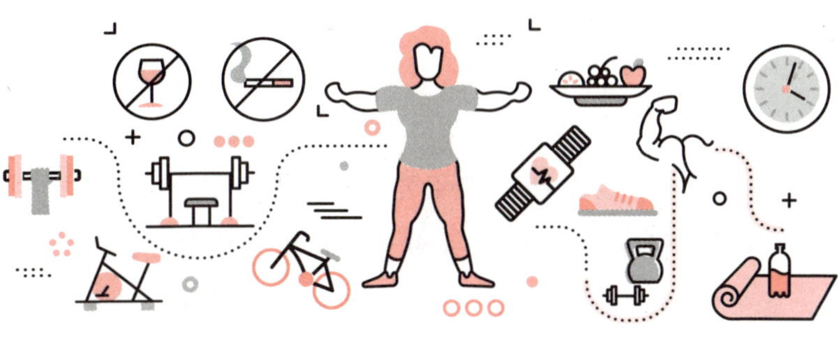

규칙적으로 유산소 운동(심장 박동수를 올리는 것)을 근육 운동만큼 하는 것도 중요합니다.

비록 암과 운동에 대한 막대한 양의 연구 결과들이 유방암 환자에게 집중되어 있지만, 우리가 3장에서 이야기한 게이브 카날리스는 이런 패턴을 바꾸려고 노력 중입니다. 9월은 전립선암 인식의 달입니다. 비영리단체인 블루큐어를 통해 게이브와 그의 팀은 미국에서 세 번째 주요 사망원인(남성 7명 중 1명이 삶에서 언젠가는 이 암으로 진단받을 것입니다)인 전립선암에 대한 인식을 높이는 것 뿐만 아니라, 사람들에게 생활방식의 변화를 통해 전립선암을 예방하는 방법을 가르치고 있습니다.[105]

게이브 카날리스의 자전거

게이브는 이제는 42살이고 그의 전립선 수치는 그가 35살에 암을 진단받았을 때보다도 낮습니다(암도 진행하지 않고 유지하고 있습니다). 최근에 게이브와 이야기했을 때 그는 매일 자신이 암과 함께 살고 있다는 사실로 인한 스트레스를 관리하는 것이 가장 큰 도전이었다고 말했습니다. 또한 그는 남자들이 많이 모이는 장소를 활용하여 독특하고 매우 효과적인 방법으로 남성과 젊은 청년들에게 다가가 항암생활을 실천하도록 영감을 주었습니다. 전국의 스포츠 경기장 및 트랙에서 암 예방 및 항암 생활방식 메시지를 전달했습니다. 블루큐어는 이사회에 전문 운동선수들이 참여하고 있으며, 야간 달리기와 농구 캠프를 주최하고, 전문적인 축구 단체 및 아마추어 운동연합AAU과 제휴하여 전립선암 발병 예방 및 결과 개선과 관련한 건강한 생활방식 습관 정보를 전달합니다.

게이브가 이 일을 시작했을 때 그의 삶은 모조리 바뀌었습니다. 그는 휴스턴 교외의 큰 집을 팔고 원룸을 구입하여 블루큐어 사무실 더 가까이로 이사하였습니다. 초기에는 단체를 운영하는 것이 힘들었습니다(그는 단체를 만들기 위해 초창기 많은 월급을 포기했습니다).

그는 새로운 자동차 리스 계약을 하려고 했던 중요한 순간을 기억합니다. 자신의 손에 펜을 쥐고 있었고, 계약서에 사인을 하려는 순간 운전 중에 받았던 스트레스가 생각났습니다. 그가 문자를 하거나 핸드폰만 바라보고 있는 모습, 항상 다음 회의를 가려고 급하게 다니는 모습 등이 떠올랐습니다. 생각만 해도 스트레스 수치가 올라가는 걸 느낄 수 있었습니다. 피가 솟구쳤고 숨이 차기 시작했습니다. 그 모든 것들과 함께 게이브는 지금이 삶에서 더 중요한 것을 찾고 스트레스를 줄여야 하는 순간이라는 것을 깨달았습니다. 그리고 새 차를 구입하는 것은 여기에 도움이 되지 않음을 깨달았습니다. 그는 펜을 내려놓고 일어섰습니다. "아 말이에요. 나 이거 안 살래요."라고 말했습니다. 딜러는 게이브를 보고 "그럼 어떻게 하시겠습니까?" 하고 물어봤습니다. 게이브는 "대신 자전거를 살꺼에요."라고 대답했습니다.

3년이 지난 지금까지 게이브는 자전거로 하루 평균 24km를 탑니다. 이러한 변화는 그의 사고방식을 바꾸고 건강을 개선시켰을 뿐만 아니라 비영리단체에 긍정적인 영향을 미쳤으며, 항암생활과 관련하여 게이브가 단순히 말만 하는 것이 아니라는 좋은 인식을 가져왔습니다. "내가 자전거 헬멧을 팔에 끼고 캐주얼 한 옷을 입고 회의를 가면 사람들은 정말로 내 말을 이해해요."라고 설명했습니다. "나는 항암 생활방식을 장려하고 있으며, 사람들에게 내가 실제로 그렇게 생활하고 있다는 것을 알리는 것은 사람들이 동참하는데 도움이 된다고 생각합니다."

게이브의 이야기에서 알 수 있듯이 신체적 잠재력을 실제로 실천하는 것이 우리를 안심시킬 수 있는 가장 좋은 방법입니다. 저는 우리가 어떤 종류의 새로운 활동을 시도할 때, 특히 몸의 움직임을 요구하는 활동을 할 때, 6가지 항암생활의 모든 부분에 긍정적인 영향을 미친다고 믿습니다. 결국 이 모든 것은 질병 없는 장수의 삶을 얻기 위한 것입니다.

항암생활
운동지침

항암 생활방식의 일환으로써 운동은 하루의 생활 속에 움직임을 넣는 것입니다. 더 서 있고 움직이고, 꽤 간단하게 들리지만, 우리가 사는 문화에서 이 정도의 활동을 하기 위해서는 정말 열심히 노력해야 합니다.

매일 움직임을 모니터링하십시오

신체활동을 정직하게 평가하는 것부터 시작하십시오. 현재 상태를 깨닫고 개선할 부분을 알고 있어야 하기 때문에 우리는 이 단계를 중요하게 생각합니다. 걸음 수와 매일 평균 얼마나 많은 시간을 걷는지를 추적하기만 하면 됩니다.

- 대부분의 핸드폰에는 걸음 추적 프로그램이 있습니다. 아니면 만보기 구입을 고려하십시오. 하루에 몇 걸음을 걷는지 셀 수 있는 가장 좋은 방법입니다.
- 걸음 수와 함께 1주일 동안 앉아 있는 시간을 기록하십시오.

1주일 동안의 활동을 모니터링한 후 다음 질문에 답하십시오.

- 매일 운동을 늘리기 위해 무엇을 할 수 있습니까?
- 운동을 이미 하고 있다면, 하루의 나머지 시간을 더 움직이려면 어떻게 해야 할까요?
- 움직임을 늘려 하루의 걸음 수를 늘립니다. 완벽한 걸음 수는 없습니다. 그 숫자는 단순히 전보다 더 많으면 됩니다. 일부에서는 하루 1만 보(약 8km)를 목표로 하지만, 이보다 개인적 활동 수준을 높이는 것이 더 중요합니다.

앉아 있는 시간을 줄여야 합니다

여러 연구에 따르면 앉아 있는 시간을 줄이는 것이 좋습니다.

- 가끔 한 번만 실천하지 말고 1시간에 한 번씩 실천하세요.
- 처음에는 서 있는 것이 이상하게 느껴지지만, 그것을 고수하십시오. 대부분의 습관과 마찬가지로 익숙해 질 것입니다.
- 다리미판은 집에서 서 있는 책상을 대체할 수 있는 훌륭한(저렴한) 대체물이며 당신의 일과 관련한 문서들을 늘어놓을 수 있습니다.

- 컴퓨터나 TV 쇼를 볼 때는 서서 보십시오.
- 노트북 책상(약 40달러부터 시작하는)을 구입하는 것을 고려하세요. 직장에 가지고 다니기 쉽습니다.
- 자녀를 생각하십시오. 취학 연령 아동에게는 서 있는 책상이 필요합니다. 그들은 온종일 앉아 있고 집에 돌아와 저녁 숙제, 비디오 게임, 저녁 식사 또는 TV 시청을 위해 대부분 앉아 있습니다.
- 행사에 참석하거나 외출해서 있을 때는 서 있는 습관을 가지십시오. 강의실 뒤쪽에 서 있고, 공연 중간에 서 있고, 회의 중에 서 있고, 다른 사람들과 장시간 만난다면 친구와 동료들이 더 많이 서 있고 걸을 수 있도록 격려하십시오.

앉는 대신 걸으십시오

- 가끔 하면 안 됩니다. 매일 하세요. 최소한 하루에 1~2시간 정도 하십시오. 집 주변, 동네 주변 또는 사무실 주변이라도 걸으십시오.
- 직장, 영화관, 공항, 의사와 약속이 있을 때, 올라가거나 내려갈 때마다 계단을 사용하십시오.
- 걷기 모임을 진행하십시오. 메모를 하려면 클립 보드를 가지고 다니십시오. 직장에 있는 누군가가 아이디어를 논의하기를 원한다면, 밖에서 걸으면서 이야기하는 것을 제안하십시오.
- 목적지에서 떨어져 주차하고 몇 걸음 추가로 걸으십시오.
- 가능하면 직장에 걸어 다니거나 자전거를 타십시오.

- 사랑하는 사람들과 저녁 식사 후에 걷는 것은 이야기하며 일상을 나누고 친해지는 시간이 됩니다. 특히 식사 후에 걷는 것(특히 많은 양의 식사 후에)은 몸이 음식을 소화하는 데 도움을 주고 노인들이 당뇨에 걸리는 것을 방지하는 데 도움을 줍니다.
- 걸으면서 오디오북을 듣습니다.

운동 루틴 개발

- 에어로빅이나 피트니스를 할 준비가 되었을 때 운동 파트너를 찾는 것이 좋습니다. 앨리슨에게 운동 파트너를 갖는 것은 그녀의 동기부여를 유지하고 자신이 아닌 다른 사람까지 책임을 지도록 도와줄 수 있는 체력을 향상시키는 데 필수적인 부분이었습니다.
- 당신의 일정과 성격에 따라 쉽게 접근할 수 있는 무언가로 시작하십시오. 앨리슨은 매일 아침과 저녁에 우리 집에서 조깅하는 사람들을 존경하지만 그녀는 그들 중 하나가 되고 싶지는 않아 합니다. 하고 싶은 일과 유지할 수 있는 일에 대해 솔직하게 생각해보세요. 마라톤을 하지 않아도 됩니다. 당신은 당신을 위해 더 많이 움직일 방법을 찾아야 합니다. 친구, 온라인 또는 DVD를 통해 따라할 수 있는 짧은 운동 루틴을 설정하십시오.
- 유연성과 동작 범위에 따라 운동하십시오. 우리의 관절은 사용될 때 유연해집니다. 수영이나 요가와 같은 최대 동작범위ROM를 요구하는 활동에 참여하십시오.

- 힘과 체력을 키우십시오. 근력 운동은 근육을 만들고 뼈 건강을 보호하는 데 좋습니다. 그리고 당신의 몸은 가장 좋은 저항의 원천입니다. 거의 완벽한 운동은 단순 플랭크입니다. 큰 근육들을 움직이고 팔에 힘을 기르게 됩니다. 근육에 더 많은 긴장을 주기 위해 프리 웨이트 또는 저항 밴드를 사용할 수도 있습니다.

운동을 나눠서 하세요

- 체육관에서 오랫동안 하는 운동 대신 짧은 운동을 하루 중 나눠서 하십시오. 세 번 10분씩 나누어 걷는 것은 긴 하루 중 휴식을 취하는 데 도움이 됩니다.
- 달리기를 하고 싶다면 짧은 전력질주를 반복하는 것이 긴 조깅보다 더 많은 칼로리를 태웁니다.
- 일관되게 반복할 수 있는 7분에서 10분 정도의 강렬한 운동을 하는 것을 고려하십시오. 이것은 당신의 근육뿐만 아니라 심장의 건강도 도와줍니다. 가장 유명한 운동은 의자 하나를 두고 일련의 운동을 연속으로 수행하는 것으로 각 운동 사이에 30초의 휴식이 필요합니다.

활동적인 생활방식 모델링

- 가족 활동의 일환으로 운동을 하십시오.

- 일상생활에서 휴식을 취하거나 개인의 성취를 축하할 때 신체활동을 포함시키세요. 공원으로 놀러가거나 해변에서 하루를 보내는 것도 좋습니다.
- 재미있게 보내십시오. 주말에 자녀들과 함께 뛰어다니거나 옛 친구들과 축구공을 차는 것도 포함됩니다. '활동적'은 '사회적'과 동의어이며, 둘 모두를 합하면 항암생활 지수가 높아집니다.

적극적인 여행

우리 대부분에게, 출장이나 여행 같이 집이아닌 다른 곳으로 이동하는 것은 불가피한 일입니다. 이렇게 당신의 일상이 무너질 때 활동적인 패턴을 유지하는 방법을 찾는 것은 어렵지만, 조금만 노력한다면 당신이 집에서 떠나 있을 때도 건강한 습관을 유지할 수 있습니다.

여행 중에도 계속 움직이기

- 운동복과 테니스화 또는 운동화를 지참하십시오. 이것이 얼핏 어리석게 들릴 수 있다는 것을 알지만, 좋은 하이킹을 할 수 있는 곳이나 아주 좋은 체육관이 있는 호텔에 도착한 후에야 적절한 복장을 갖추고 있지 않았다는 것을 얼마나 자주 깨달았는지 모릅니다. 옷이나 신발이 없어서 여행 중 건강한 몸을 유지하는 것을 방해받지 않도록 하세요.

- 긴 비행시간 중 주기적으로 일어서십시오. 저는 실제로 화장실에 갈 필요가 없더라도 일어나서 화장실에 줄을 섭니다. 왜냐하면 승객 안전에 위협이 되지 않으며 비행 도중 일어서 있을 수 있는 유일한 방법이기 때문입니다.
- 운동 루틴을 적어서 가지고 다니세요. 저희는 최근 휴스턴에서 7분 운동 루틴을 한 장의 종이에 가지고 다니는 손님을 만났습니다. 그는 의자를 거실로 가져 왔고 10분도 채 되지 않아 일상생활 속에서 몸의 모든 근육 그룹을 작동시키면서 심박수를 늘렸습니다.
- 저항 밴드는 쉽게 가지고 다닐 수 있으며 어디서나 사용할 수 있습니다.
- 아침 요가 수행을 계속하려면 요가 매트를 가지고 여행하십시오.

신체활동의 이득을 얻기 위해 지구력이 대단한 운동선수가 될 필요는 없습니다. 실제로 활동적이 되는 것(앉는 자세를 최대한 줄이고 앉아 있다가도 규칙적으로 일어나 쉬는 것)이 더 멀리 또는 더 빨리 달리는 것보다 중요합니다. 작은 행동부터 실천하십시오. 오늘부터 시작하십시오. 연구에 따르면 좌식 생활을 계속하는 것은 우리를 서서히 죽이는 것입니다. 앞으로 수 년 동안 당신에게 유익한 습관이 지속될 수 있도록 하십시오.

항암생활 가이드
운동 요약

1. 1주일 동안 매일 신체활동을 기록해보세요.
2. 평소 앉아 있을 시간에 걸을 수 있는 방법을 찾아보세요.
3. 1시간마다 일어서서 앉아 있는 시간과 분리하십시오. 짧은 운동으로 하루를 마무리하세요.
4. 운동 루틴을 개발하세요.
5. 신체활동을 가족 행사, 친구와의 시간 및 여행에 녹여보세요.
6. 운동을 계획하고 여행할 때도 신체활동 레벨을 유지하는 방법을 찾아보세요.

11

음식이 약이다

음식을 먹는 시간이나 장소는 어떻게 정해진 것일까요? 우리 스스로 음식을 공급하는 방식은 우리의 건강과 복지에 어떤 영향을 미치는 것일까요? 음식은 사람 몸의 에너지 공급원입니다. 이것이 기본 생물학적 사실입니다. 하지만 문화적인 요소들, 편리함의 요소들 등 복잡한 것들이 많이 섞여 매일의 음식 선택에 영향을 미칩니다. 이러한 수많은 요소들을 우리가 항상 인지하고 의식적인 선택을 한다기보다는, 메뉴를 고를 때 음식 광고의 영향을 받거나 습관대로 해버립니다. 하지만 우리 몸과 현대 과학 연구들은 우리가 무엇을 그리고 어떻게 우리 자신에게 먹게하고 있는지에 대해 훨씬 더 많이 인식해야할 때라고 말해주고 있습니다.

당신이 미식가이든, 채소를 스스로 재배할만큼 좋아하는 사람이든, 패스트푸드를 즐겨 먹는 사람이든 간에 점점 더 많아지는 연구결과들은 우리가 음식과 치유에 관해 관심을 갖고, 우리가 먹는 것을 한 단계 더 발전시킬 필요가 있다고 말합니다.

음식의 치유력을 인지하는 것

7장에서 만났던 도로시가 1998년에 공격적인 유방암으로 진단받았을 때, 그녀는 1년 동안 코르티코스테로이드를 맞아야만 하는 고강도의 치료를 받았습니다. 이는 항암치료를 받는 중 매스꺼움과 구토를 막는 데 사용되는 약입니다. 코르티코스테로이드의 흔한 부작용은 체중 증가입니다. 치료 도중 도로시는 22파운드(약 10kg)가 쪘습니다. 치료를 마치고 다시 찐 살을 빼려고 했을 때 그녀는 현실적 문제에 직면했습니다. 원래 상태로 돌아갈 수 없다는 것이었습니다. 살을 빼기 위해 단지 굶거나 샐러드만 먹을 수는 없었습니다. 이것은 웨딩드레스를 입기 위해 살을 빼는 것이나 비키니를 입었을 때 몸매가 좋아 보이도록 하는 차원이 아니었습니다. 보다 본질적인 문제였습니다. 회복하기 위해서는 건강한 음식이 필요했습니다. 그녀는 "음식을 나의 친구라고 생각해야 했습니다."라고 말했습니다. 이 사건은 그녀의 식사 습관을 아예 바꿔버렸습니다.

매일 저녁, 그녀와 그녀의 11살 그리고 9살의 아이들은 한 끼에 얼마나 많은 과일 또는 채소를 먹을 수 있는지 내기를 합니다. 그것은 일종의 게임이 되었습니다. 그녀 스스로는 식품 라벨을 읽는 사람이 되었습니다. 그녀는 수소첨가유(경화유), 설탕과 화학물질들, 그리고 정제된 여러 종류의 음식을 피하고 유기농 과일과 채소를 사기 시작했습니다. 시간이 지날수록 그것은 더 확고하고 유지 가능한 습관이 되었습니다. 그녀는 더 이상 다이어트를 하고 있지는 않지만 건강하게 살기 위한 식습관을 가지고 있습니다.

새로운 식습관의 영향 때문에 도로시는 살이 빠지기 시작했습니다. 처음 진단받은 후로부터 천천히 계속 살이 빠지고 있었습니다. 하지만 더 중요한 것은, 건강이 좋아졌고 몸에 필요한 건강하고 활력 있게 유지되기 위한 영양을 충분히 공급해 준다는 것이었습니다. 또 주목해야 할 변화가 있었습니다. 도로시는 건강하게 먹는 습관을 아이들에게 자연스레 가르쳐 주었습니다. 그 아이들은 이제 어른이 되어 각자의 가정을 가지게 되었고, 또한 90살 된 텍사스 출신인 고기와 감자를 많이 먹는 그녀의 아버지의 습관조차도 바꾸었습니다. 그녀의 변화가 가족들에게 연쇄적으로 좋은 변화를 가져다 준 것입니다.

경각심을 일깨우는 암

다른 삶의 요소들과 더불어, 암은 문화적 차이를 넘어서 매일마다의 결정이 건강에 어떤 영향을 미치는지 볼 수 있게 해줍니다. 하지만 우리 모두는 암을 가지고 있든 아니든 간에, 음식을 먹는 진정한 목적을 다시 생각해보아야 합니다. 음식의 목적은 우리에게 영양을 공급하고, 치유하고, 우리를 유지시키는 것입니다. 최근 미국 보건복지부가 함께 발표한 식단 가이드 라인에 따르면, 미국 성인의 절반은 안 좋은 식습관이나 운동 부족과 연관되어있는 만성병을 가지고 있습니다. 그리고 2/3 이상의 성인은 과체중이거나 비만입니다.[1] 4명 중 1명의 미국인만이 하루에 과일 1개를 먹고, 10명 중 1명만 권장 섭취량을 충족시키는 채소를 섭취합니다.[1] 심지어, 미국인들은 항산화 요소가 풍부한 음식을 워낙 먹지 않아 미국 항산화 식단 순위 중 맥주가 5위를 차지합니다.[2,3] 반대로 미국인들이 1주일 동안 섭취하는 케일의 양은 반 티스푼입니다. 일부 집단에서 채소가 새로이 인기를 얻었음에도 불구하고 말이죠.

우리의 종합생활방식 연구 참가자들은 MD 앤더슨의 복도와 다른 병원 식당에서 제공하는 프라이드 치킨, 프렌치 프라이, 그리고 체인점에서 나온 피자와 같은 건강에 안 좋은 음식의 유혹에 직면하고 있습니다. 몇몇 선구적인 병원들만이 그들의 정원에 유기농 채소를 심는 것과 같은 혁신적인 방법을 내놓았으며, 이는 전체 지역사회에 많은 혜택을 제공합니다.[4]

종합생활방식 연구에서는 집중 6주 트레이닝을 통해 환자들이 식단전문가와 영양사를 만나서 어떻게 건강한 음식을 구입하고, 건강하고 맛있고 충분히 영양분을 섭취할 수 있는 방법으로 요리하는지에 대해 배웁니다. 그렇게 하루를 보낸 후 텍사스나 루이지애나의 작은 동네에 있는 집에 돌아갔을 때, 참가자들은 그들의 냉장고 안이 우리가 먹지 말라고 말해왔던 음식으로 가득 차 있는 것을 발견합니다. 그들은 먹는 방식에 대해 유지가 가능한 변화(프로그램 중 가장 어려운 부분 중 하나)를 만들려고 노력하지만, 집에 도착했을 때는 그들을 위해 크림 가득한 캐서롤*, 라자냐, 파이 등 소위 말해 위로감을 주는 음식들을 준비한 친구들과 가족들과 만납니다. 그래서 우리는 이 문제를 해결하고자 노력합니다. 친구들과 가족들은 진심으로 환자를 도와주고 싶어 합니다. 몇 가지의 간단한 가이드라인만 알면 그들은 건강하고, 유지 가능하고, 맛있고, 안정감을 주는 음식들을 냉장고에 채워 넣을 수 있습니다.

몸에 해가 되는 음식을 먹으면 기분이 좋아진다는 인식은 이상하지만 우리들 문화(미국 문화)에서는 만연한 생각입니다. 그리고 우리는 단지 서구사회에서만 이러한 생각을 퍼지게 하고 있는 것이 아니라 세상 모든 곳에 전달하고 있습니다.[5] 암이나 다른 만성 질환들이 서구 식단이 가장 잘 정착되어 있는 곳에서 많이 발견되는 것은 이상한 일이 아닙니다.[6] 전에는 가장 낮은 암 환자 비율을 가지고 있었던 나라들이 이제는 많은 암 환자를 가지고 있습니다(중국, 인도의 유방암 그리고 일본의 결장암). 증가하는 발병률은 사람들이 패스트푸드와 가공된 음식에 가장 많이 노출되는 도심에 집중되어 있습니다.[7,8]

미국의 식습관을 수출하는 것의 위험성은 아프리카계 미국인들과 남미 시골 지역 부족들의 식사습관을 바꾸어 살펴본 2015년의 연구에서 아주 잘 나타납니다.[9] 피츠버그 의과대학교University of Pittsburgh School of Medicine의 스테판 오크페Stephen O'Keef는 왜 남미 사람들이 건강한 결장을 가지고 있고 결장암의 위험성이 낮고, 반면 아프

* 찜 냄비요리

리카계 미국인들은 미국에 있는 다른 인종 가운데 가장 높은 위험률을 가지고 있는지 알고 싶었습니다. 오크페와 그의 동료들은 각각의 나라에서 20명을 골라 2주 동안 식단을 바꾸도록 했습니다. 남미 사람들은 아침으로 팬케이크나 소시지, 점심으로 햄버거나 감자튀김, 저녁으로 고깃덩이나 밥과 같은 고지방, 저식이섬유, 고동물성 단백 식단을 먹었습니다. 그동안 아프리카계 미국인들은 아침으로 옥수수튀김 그리고 연어 크로켓(튀김), 점심으로는 생선타코, 집에서 만든 감자튀김, 망고를 먹었고, 저녁으로는 별고추okra, 토마토, 검은눈 콩, 파인애플과 같은 저지방, 고식이섬유의 음식을 먹었습니다. 새로운 식단을 도입한 지 14일 만에 연구자들은 중대한 변화를 발견할 수 있었습니다. 아프리카계 미국인들이 더 빠른 변화를 경험했는데, 그들의 장내 생태계와 미생물들(장 균형을 맞추는 박테리아)이 변하였습니다. 결장암과 연관된 위험요소들이 줄어든 거죠. 반면 남미 사람들은 결장암과 연관된 요소들이 증가했습니다. 이 발견과 함께 최근 80만 명을 조사한 연구에 따르면 염증을 유발하는 음식들이 직장결장암의 위험요소를 높인다는 것을 밝혀냈습니다(남자는 51%, 여자는 25% 올라갑니다).[10]

이런 건강하지 않은 식단이 우리 서구 문화의 일부라는 것은 당황스럽지만, 계속 유지할 필요는 없습니다. 남미의 연구에서 볼 수 있듯이 지역적인 문제가 아니라, 건강한 음식으로 식단을 바꾸게 되면 우리의 건강에 많은 영향을 미칩니다. 그리고 그 영향은 빠르게 전달됩니다. 오크페는 "단지 2주 만에 서구화된 식단을 고식이섬유, 저지방 식단으로 바꾸었을 때 암을 증가시키는 생체 지표들을 줄일 수 있었습니다. 이것은 결장암의 개선을 위해 식단을 바꾸는 것이 아직 늦지 않았다는 뜻입니다."라고 설명합니다.

미생물 관리하기

남미 식단 연구에서 가장 흥미로운 결과 중 하나는, 얼마나 빨리 영양 상태가 달라졌느냐는 것입니다(좋은 방향, 나쁜 방향으로 말이죠). 그 식단은 우리 몸 안과 밖에 사는 미생물이라고 알려진 박테리아, 바이러스, 진균류(곰팡이)의 상황에 크게 영향을 줍니다. 심지어 매일 목욕을 하거나 양치를 하거나 손을 씻을 때 당신은 특별한 미생물 생태계를 가지고 걸어 다니는 것입니다. 이는 거의 100조 개의 박테리아들로 구성되며 일부는 이롭고 일부는 해롭습니다. 사실, 우리의 인간 세포는 비인간 세포들(미생물)에 비하면 10 대 1로 수적으로 열세입니다. 유전자 분석처럼 미생물을 분석하는 일은 전 세계적으로 진행되고 있는 노력입니다.[11-13]

건강하지 않은 미생물은 클로스트리듐 디피실 장염, 건선, 역류성 식도염, 비만, 유아기의 천식, 소화기 문제들, 우울증과 같은 신경 정신 관련 질병, 다양한 약물 내성, 심장 관련 문제, 그리고 암과 같은 다양한 문제들과의 관련성을 보입니다. 또한 연구들은 식욕조절 장내 박테리아와 주요 호르몬인 그렐린과 렙틴 사이의 연결 관계를 발견했습니다.[14-15]

계속되는 연구들에 따르면 다양한 미생물 군집은 보다 건강한 몸을 만든다고 말합니다.[16-18] 다양성이 증가되면 몸의 전체적인 지방을 낮추고, 인슐린 저항성과 암의 위험을 높이는 요소 중의 하나인 염증을 낮춥니다.[16-18] 새로운 데이터는 흑색종에 대한 많은 데이터뿐만 아니라 간암, 췌장암, 폐암, 유방암을 비롯한 여러 가지 암과 미생물 군집 사이의 명확한 연관성을 보여줍니다.[19-21]

임상연구에서 미생물 군집과 암 사이의 인과 관계를 확정적으로 보여주지는 않았지만, 동물연구에서는 더욱 직접적인 연관을 끌어낼 수 있었습니다. 여러 가지 기전이 미생물 군집을 암과 연결시키는데,[22,23] 그중 하나는 염증 과정의 증가입니다.[22] 면역계는 장내 미생물과 아주 관련이 많습니다. 실제로 과학자들은 우리 면역계의 중요한 측면과 면역 반응이 우리의 장에 존재하고 있다고 믿고 있습니다.[24,25] 장내 미생물은 면역 반응을 활성화, 훈련 및 조절하는데 필수적인 역할을 합니다.[25,26] 발암에 영향을 미치는 추가 기전이 아마도 더 발견될 것입니다. 한편, 면역학적 조절 실패는 우리의 미생물들이 암에 어떤 영향을 미치는지에 대한 중요한 통찰력을 제공할 가능성이 큽니다.

뻔하게 들릴지 모르지만, 우리가 먹는 것이 우리의 미생물 군집에 직접적인 영향을 미치고, 건강한 미생물 군집을 만들고 유지하는 것이 암 치료 효과에 중요한 역할을 미칠 수 있다는 증거들이 있습니다. MD 앤더슨의 동료 중 한 명인 제니퍼 와고Jennifer Wargo는 장내 미생물 연구의 최전선에 있습니다. 2017년 진행된 흑색종 환자 연구에서 와고는 장내 세균의 다양성과 구성이 면역요법에 얼마나 잘 반응하는지 영향을 미친다는 사실을 발견했습니다.[27] 그녀의 연구에 따르면 몇몇 특정 미생물이 면역력을 돕고, 면역치료에 반응하는 역할을 한다고 했습니다. 암 치료에 대한 반응을 개선하기 위해 프로바이오틱스를 구입하려고 약국에 달려가기까지는 더 많은 연구가 필요하지만, 지금까지의 연구들은 건강한 미생물 군집을 유지함으로써 혜택을 분명히 얻을 수 있다고 제시합니다. 미생물 군집이 다양할수록 신체의 염증이 적어지고 면역 체계가 건강해집니다.

채식 식이요법 도입

근거가 부족한 건강식품과 알약을 복용하지 않고도 건강한 미생물 군집을 만드는 비결은 식물 중심의 고섬유 식이를 섭취하여, 몸에 좋은 박테리아에게 식량을 공급하고 나쁜 박테리아를 몰아내는 것입니다.[28,29] 실제로 2013년 사이언스지에 발표된 획기적인 동물 연구는 생쥐에게 표준 미국식 식이를 먹인 후 장내로 건강한 미생물을 이식했을 때 미생물 군집이 살지 못한다는 사실을 발견했습니다.[30] 그들은 이 새로운 환경을 서식하고 성장하기에 부적합한 장소로 인식했습니다.

건강과 암 저항성 측면에서 가장 큰 이점을 보인 식단은 데이비드의 《항암》 책에서 언급한 것처럼 지중해식 식단입니다.[31] 1980년대에 지중해 지역에서 인기 있는 요리책 두 권을 쓴 이탈리아계 미국인과 미국계 미국인 부모를 둔 제게 채소, 올리브 오일, 통곡물, 견과류가 많은 식단은 마음 한구석에 소중하게 자리 잡고 있습니다.

10대 시절, 저는 매우 다양한 채식 수프, 전채요리 및 반찬에 대한 맛 평가자로 일하기도 했었습니다. 연구들은 오랫동안 지중해 식단을 심혈관 질환 및 당뇨병의 위험 감소와 연결시켜 왔습니다. 2015년의 최근 연구는 지중해 식단이 암 위험과 뇌 건강과의 연관성에 미치는 잠재적 영향을 제시합니다.[32-37] 2015년 5천 명 이상의 이탈리아 여성들을 분석한 연구에 따르면 지중해 식이요법을 따르는 사람들에게는 자궁내막암 위험이 57% 감소했습니다.[38] 순응 정도에 따른 반응 효과 또한 보고되었습니다. 식이요법을 잘 따르는

왜 음식이 보충제보다 나은가?

저는 종합생활방식 연구 프로토콜에 보충제를 추가하는 것에 대해 많은 고민을 한 끝에 하지 않기로 했습니다. 저는 이제 항암식단 속에서 보충제를 없애는 것을 제안합니다. 음식은 영양소를 가장 효율적이고 유용한 방식으로 몸에 전달하도록 특별히 고안된 것입니다. 물론 보충제가 아무 효과가 없다는 것은 아닙니다(예를 들어, 비타민 D가 낮은 환자는 특정 암의 발병과 관련이 있다는 것을 알고 추가로 비타민 D를 섭취하도록 권장합니다).[40] 그러나 우리는 점점 음식(우리의 매일의 식이요법)이 우리에게 필요한 모든 것을 줄 것이라고 믿지 않고, 반면 알약과 만병통치약이라고 홍보하는 건강식품에 대해 너무 많은 믿음을 갖는 경향이 있습니다. 저는 가장 다양한 영양소가 포함되어 있는 밀도있는 음식을 선택하는 법을 알게 될 때, 우리에게 필요한 모든 것을 음식으로부터 얻을 수 있다고 믿는 사람입니다. 암 치료를 받는 사람들의 경우, 종양전문가certified as a specialist oncology, CSO로 인증된 영양사와 상담하는 것이 이상적입니다.

사람들은 암 위험이 상당히 줄어든 반면, 식이요법을 덜 따르는 사람들은 상대적으로 덜 줄어들었습니다.

네덜란드 연구진의 2017년 연구에 따르면 지중해 식이요법과 폐경기 이후 유방암 위험 사이에는 명확한 연관성이 발견되었습니다.[39] 연구자들은 네덜란드 코호트 연구에서 55~69살 사이의 6만2천 명 이상의 여성을 대상으로 20년간 식단과 생활방식 습관들에 대해 연구했습니다. 그들은 일반적으로 예후가 좋지 않은 에스트로겐 수용체 음성 유방암 환자들이 지중해 식이요법으로 바꾼 경우 그렇지 않은 사람들에 비해 위험이 약 40% 감소한 것을 확인했습니다. 게다가 에스트로겐 수용체 양성 및 음성 유방암 환자 모두 지중해 식이요법에 대한 순응도가 높을수록 유방암 위험이 낮아졌습니다.

지중해 식이요법의 핵심은 채소와 과일의 섭취입니다. 과일과 채소 섭취는 많을수록 좋습니다. 95건의 전향적 코호트 연구에 대한 메타 분석에 따르면 하루에 10가지 과일과 채소를 일정하게 먹는 사람들은 심장병과 암을 포함한 만성 질환의 위험이 현저히 낮다는 것을 밝혔습니다.[41] 연구자들은 200g씩의 추가적인 과일과 채소(2가지) 섭취가 암 위험을 3% 감소시킨다는 사실을 찾아냈습니다. 그들은 780만 명의 암으로 인해 사망한 환자들, 그리고 심장 질환, 뇌졸중을 겪은 사람들이 하루에 10가지 과일과 채소를 섭취했다면 예방될 수 있었을 것이라고 결론지었습니다. 추가적으로, 2017년의 연구에서는 청소년기와 청년기에 섭취한 음식의 종류가 나중에 유방암 위험을 예측한다는 사실을 보여주는 놀라운 결과가 나옵니다.[42] 카린 미쉘과 UCLA의 동료들이 수행한 이 연구는, 〈간호사 건강 연구 II〉

에 등록된 4만5천 명 이상의 여성들을 22년 동안 추적했습니다. 연구진은 염증 정도에 따라 식이요법 점수를 매겼습니다. 염증 점수가 높은 식이요법을 한 그룹은 염증 점수가 낮은 식단을 가진 사람들보다 유방암 위험이 35%나 높았습니다. 마찬가지로, 초기 성인기 동안 가장 높은 염증 점수의 식사를 한 사람들은, 어릴 때 항염증 식사를 한 사람들보다 유방암 발병률이 41% 높았습니다.

이는 관찰연구였지만, 2013년에 발표된 스페인에서 실시된 대규모 무작위 대조 연구도 있었습니다. 그 연구에서는 저지방 식사를 한 남녀를 엑스트라 버진 오일이 좀 더 들어간 지중해식 식사를 한 집단 및 견과류가 더 들어간 지중해 식이를 한 집단과 비교했습니다. 주요 심혈관 질환의 발병률을 감소시킬 수 있는지 확인하기 위함이었습니다. 이 연구는 성공적이었고, 〈뉴잉글랜드 의학 학술지〉에서 4년의 추적 기간 동안 지중해식 식단을 먹은 두 집단 모두 저지방 식단에 비해 더 적은 뇌졸중 발생 비율을 보였다고 보고했습니다.[43]

같은 연구에서 저자들은 지중해식 식이요법이 체중 감소, 당뇨병 발생률 감소, 대사 증후군 완화, 산화 스트레스 감소 및 C-반응성 단백질(전신적 염증의 일반적인 척도) 감소로 이어진다는 것을 밝혔습니다.[44-47] 암 관련 분야에서 가장 중요한 발견은, 엑스트라 버진 올리브 오일을 많이 함유한 지중해식 식단을 먹도록 무작위로 배정된 여성들이, 저지방 식이를 섭취한 대조군에 비해 5년 동안 유방암 발생 위험이 70% 이상 감소했다는 것입니다.[48] 심장 건강에 좋은 결과를 보인다는 것은 암 예방에도 도움이 됨을 의미합니다.[49]

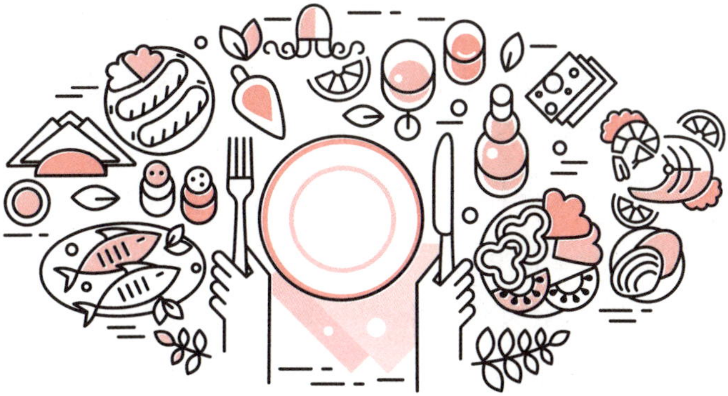

또한 식물성 식이요법을 채택하는 것이 다양한 암종을 진단받은 후에 중요하다는 근거가 있습니다. 2015년 연구에 따르면 전립선암 진단을 받은 남성이 과일, 채소 및 통곡물이 풍부하고 지방, 설탕, 콜레스테롤이 낮은 "채식 식이요법"을 따를 경우 그 질병으로 사망할 확률이 50% 이상 낮아지는 것을 발견했습니다.[50] 반면에 2만2천 명 이상의 남자 의사가 참여한 동일한 연구에 따르면 전형적인 서양 식단을 고수한 사람들은 전립선암으로 사망할 가능성이 2.5배 이상 높은 것으로 나타났습니다.

지중해식 식단이나 채식 식이요법이 중요한 이유 그리고 연구결과가 계속 음식을 건강한 신체와 연결하는 이유는 식단이 주요 암 특징의 변화에 기인하기 때문일 것입니다. 바로 신생혈관 형성의 감소, 면역 기능의 개선 및 전반적인 염증 부하의 감소 등입니다. 배추과 채소들, 곡물 및 기타 고섬유질 식품과 같은 짙은 녹색 잎이 많은 채소는 미량 영양소와 식물 화학물질의 원천이며 여러 수준의 염증성 지표와 관련이 있습니다.[51-54] 채소와 과일은 비타민과 미네랄이 풍부할 뿐만 아니라 조기 암을 예방하는 단계의 중요한 항산화물질을 포함하고 있습니다.[55-57] 배추과 채소는 특히 설포라판, 식물 영양소를 포함하는 높은 수준의 인돌 화합물을 가지고 있습니다. 이들은 암세포의 증식, 염증, 후성 유전적 생체 지표들을 줄일 수 있는 성분들입니다.[58-60] 채소가 많은 식이요법의 또 다른 이점은 저칼로리, 낮은 탄수화물 함량 및 낮은 당지수로 염증 감소와 관련이 있다는 것입니다. 실제로 식이요소들은 건강하게 먹으면 종양생성 과정을 감소시키고, 또는 건강에 해로운 음식을 섭취하면 종양생성 과정을 증가시킴으로 어느 방향으로든 모든 암 특징에 영향을 미칩니다.[55,60-77]

지중해 식단은 또한 인간과 그들이 살고 있는 환경 사이의 더욱 자연스럽고 편안한 상호 작용을 반영합니다. 역사적으로 지중해 문화에서는 식재료를 쉽게 구할 수 있는 것을 먹습니다. 즉, 계절에 따라 자라는 것을 먹습니다. 바다에서 잡히거나, 작은 터에서 사육하거나 키울 수 있거나(닭 포함), 근처에서 수확할 수 있는 것들입니다. 물론, 산업화된 농업이 전 세계의 구석구석까지 퍼지면서 이러한 패턴은 바뀌었지만, 다행히도 우리 모두에게 지중해 식이(및 문화)의 주요 원칙은 그대로 남아 있습니다.

전 세계에서 가장 건강한 식단인 지중해식 식단, 아시아식 식단 또는 남아프리카 농촌 식단도 마찬가지입니다. 식물, 과일, 견과류, 씨앗, 통곡물 및 기타 섬유질이 많은 식품, 동물성 단백질, 가공식품 및 설탕 첨가량을 최소한으로 섭취하는 등 대부분의 식물 기반 식단에는 유사성이 있습니다. 이런 식으로 먹는 것은 우리의 미생물 군집에 양질의 영양이 잘 공급되도록 도와줍니다. 이름과 세부 사항이 다를 수 있지만 식단의 기본 사항은 거의 동일합니다.

건강한 식습관, 다양한 이름

건강한 식습관의 가장 중요한 패턴의 예는 블루존Blue Zone에서 명확하게 확인할 수 있습니다.[78] 지역 주민들의 질병 발생이 거의 또는 전혀 없이 100살까지 살고 있는 지역 사회입니다. 어떻게 그런지 살펴보자면, 블루존 주민들의 식습관이라고 엄청나게 다르지는 않습니다. 캘리포니아주 로마 린다Loma Linda의 제 칠일 안식일 예수 재림 교회 주변에 집중된 이 공동체는 완전 채식을 선호합니다. 이탈리아 사르디니아Sardinia 지역의 표준 식이는 지방과 오일 함유가 높지만, 이는 주로 견과류와 올리브에서 나오는 건강한 지방과 오일입니다. 니코야Nicoya 지역에 사는 코스타리카 사람들은 고기를 포함시켜 먹지만 채소가 많은 식단, 특히 그 지역에 많이 나는 채소들을 선호합니다. 일본 오키나와Okinawa에서는 신선한 생선과 채소 및 쌀과 같은 전분 섭취를 주로 하고 지방섭취는 적습니다. 그리스 이카리아Ikaria의 식이요법은 전통 지중해 식이와 가장 가깝습니다. 표면적으로는 이 다섯 블루존 지역의 식단은 아주 다릅니다. 그들이 공통적으로 가지고 있는 특징은 지역의 신선하고 자연적인 음식에 중점을 두고 가공식품이 거의 없다는 것입니다. 다시 말해 그들은 지중해식 다이어트와 동일한 원칙을 공유하지만, 그들의 위치에 따른 지역 문화, 기후 및 환경에 기반하여 먹는다는 공통점이 있습니다. 비록 이러한 식이 패턴이 암 발병 또는 암 환자에게 더 나은 결과를 얻게 한다는 것을 절대적으로 확신할 수는 없지만, 압도적으로 많은 근거들이 확실하게 이 방향을 가리키고 있습니다.

저는 최근에 의사인 데이비드 카츠David Katz와 건강한 식단의 유사점에 관해 이야기를 나누었습니다. 그는 저와 비슷한 견해를 가지고 있었으며, 올드웨이즈 커먼 그라운드Oldways Common Ground 컨퍼런스 전문가 모임에 참석했을 때 얻은 정보들을 공유해 주었습니다. 그 컨퍼런스에서는 다양한 식단에 대한 소규모 세션이 있었으며, 각 식단은 그 영역에 집중할 때의 특별한 장점을 부각했습니다. 원시인 식사paleo 주장 그룹은 동물성 단백질에 대해 이야기했고, 채식주의자vegan 주장 그룹은 유제품 관련 염증에 대해 논의했으며, 지중해 식이 세션의 사람들은 건강한 지방에 대해 정보를 얻었습니다. 함께 점심을 먹으러 갔을 때 카츠는 모든 사람들의 식습관이 거의 똑같다는 것을 알았습니다. 대부분은 많은 채소와 샐러드, 적은 단백질, 약간의 지방과 곡물을 가져왔습니다. 카츠는 "결국 우리는 모두 주제별로 같은 입장이었고, 그 중요한 교훈이 나를 놀라게 했습니다."고 했습니다. "건강한 식단이 무엇인지에 대해서는 많은 의견이 있지만 반드시 그럴 필요는 없습니다. 우리 모두가 목표로 하는 것은 간단한데, 많은 혼란을 초래한다는 사실을 깨달았습니다. 몸이 좋아하는 음식을 현명하게 조합하여 먹어야 한다는 겁니다."

건강 식물 중심의 식이 패턴은 어떤 이름으로 불리든 상관없이 현대 문명이 홍보하는 식단이나 우리가 먹고 마실 수 있는 것 중 손

쉽게 선택하기 어려운 경우가 많습니다. 평생 저는 설탕, 소금, 지방에 대한 갈망을 일으키게 하는 중독성 있는 음식 문화 속에 살았었습니다. 언젠가 암학회 도중 이런 방식으로 먹는 것에 대해 질문을 받았지만 "식이요법은 암 환자들을 위한 규칙입니다. 우리는 아직 암이 없습니다."라고 대답한 적이 있습니다. 그러나 제가 깨닫게 된 것은, 암 위험을 줄이고 암 진단 후 생존 가능성을 높이려면 건강한 식습관에 더욱 적극적으로 접근해야 한다는 것입니다. 데이비드 세르반 슈라이버의 주장은 여전히 우리 모두에게 영향을 미칩니다. 암은 우리 모두 안에 살고 있습니다. 하지만 우리가 모두 암에 걸리지는 않을 것입니다. 우리는 암세포가 활성화되고 증식하는 가능성을 줄일 수 있습니다. 매일 하는 생활방식 선택과 영양적 선택들에 의해서 말입니다.

도넛 기계의 전원 끄기

2015년 여름, 직장 동료가 제게 "장사 잘 되겠네!"라는 제목과 함께 도넛 기계 사진을 보내왔습니다. 이 기계가 MD 앤더슨 안에 설치되어 있다는 것을 알자마자, 저는 즉시 확인하러 갔습니다. 신선한 도넛 향은 "도넛 사 가세요."라고 옆에 적혀 있는 바퀴 위에 밝게 채색된 손수레를 발견하기 전부터 저를 반겼습니다. 주변에는 병원 가운을 입은 근무자들과 신난 아이들과 함께 있는 환자들이 무리를 지어 둘러싸고 있었습니다. 손수레는 주 병원과 교직원/직원

건물로 연결되는 주차장 외부의 구름다리에 위치해 있었습니다. 이 위치는 암 치료 도중 환자와 가족이 함께 머물 수 있는 최상급 호텔 바로 바깥이었습니다.

이는 저에게 매우 충격적으로 다가왔습니다. 저희는 MD 앤더슨에서 많은 규칙과 규정을 따라야만 합니다. 캠퍼스에서 신선한 채소 주스를 제공하려면 승인을 받아야 하는 위원회가 얼마나 많은지 셀 수도 없습니다. 많은 세부 사항을 해결해야 합니다(사실 노력했지만 결국 살균되지 않은 음식의 위험에 대한 우려로 실패했습니다). 하지만 만약 누군가가 병원의 직원들이 있는 병원 가운데로 가져와서 도넛을 팔고 싶으면 플러그만 꽂고 기계를 켜서 쇼를 시작하도록 놔두면 됩니다.

기계를 운영하는 남자인 옆 체인 호텔의 수석 요리사가 자부심을 내뿜고 있었습니다. 제가 그에게 이게 병원에 계속 있어도 되는 것인가 물었을 때, 그는 "이것은 매우 비싼 기계입니다. 이 기계를 유지하려면 많은 도넛을 판매해야 할 것입니다."라고 대답했습니다. 의심할 여지 없이 그는 제가 사무실로 급히 돌아가 긴급 직원 회의를 소집할 것으로 생각했을 겁니다. "여러분들! 이건 중요한 사항입니다. 우리 모두는 더 많은 도넛을 먹어야 합니다!" 사실 그는 이미 이런 반응을 경험하고 있었습니다. 그리고 저는 압도되었다는 것을 인정해야 했습니다. 모두가 너무 행복해 보였습니다. 설탕을 입힌 튀긴 반죽의 분홍색 봉지를 가능한 한 빨리 전해주는 요리사의 웃는 얼굴, 기다리는 병원 직원과 환자의 큰 눈은 모두 매일의 기름과 탄수화물, 설탕 섭취량에 큰 성공을 거둔듯한 표정이었습니다.

몇 장의 사진을 찍은 후 사무실로 돌아왔지만, 이번엔 도넛 소비 속도를 탄원하는 대신 당시 MD 앤더슨 병원장인 론 데핀호Ron DePinho 박사에게 이메일을 보냈습니다. 그렇다고 제가 병원장에게 습관적으로 이메일을 보내는 사람은 아닙니다. 하지만 암과 식이요법의 연관성에 대해 제가 아는 것이 있는데, 이 사실을 무시할 수는 없었습니다. 비만은 전 세계적으로 13종의 암과 관련이 있으며 5종의 암의 주요 원인이 된다는 것을 우리는 알고 있습니다.[79,80] 앉아 있는 생활방식과 건강하지 않은 식단이 합쳐지면 암에 걸릴 확률은 30% 더 늘어납니다.[81] 이 의미는 모든 암의 3분의 1이 우리가 건강하게 먹고 활동성을 늘리면 예방될 수 있다는 뜻입니다. 실제로 국립암연구소NCI는 미국의 모든 성인이 자신의 체질량 지수BMI를 1%씩 줄이면(모두 2 파운드가 조금 넘게 감소) 100만 건의 새로운 암 사례(2030년까지 미국에서 예측되는 추가적인 50만 건의 새로운 사례)가 줄어들 것으로 추정하고 있습니다.[6,82-85]

사람들이 채소를 더 먹고 도넛을 적게 먹었을 때 암을 피할 수 있는 이 놀라운 통계에도 불구하고, 우리는 우리가 조절할 수 없는 요소들, 즉 유전자, 유전자 변형 식품, 호르몬 주사가 투약된 고기, 대기 오염 등등이 암의 원인이라고 비난합니다. 미국 암 연구회AICR의 최신 암 위험 인식 설문 조사에 따르면, 미국인 중 절반만이 채소와 과일이 부족한 식단이 암 위험을 증가시킨다는 것과, 비만과 암의 연관성에 대해 알고 있는 것이 밝혀졌습니다.[86] 붉은 육류 또는 가공육을 많이 섭취하면 결장암에 걸릴 수 있다는 사실은 세 명 중 한 명꼴로 알고 있었습니다.

따라서 식이요법과 암 사이의 관련성에 대한 근거가 계속 많아지고 있더라도 대중에게 전달되는 것은 모호하고 단편적입니다. "도넛 사 가세요." 줄에서 대기 중인 병원 직원들은 어느 정도의 모순이나 아이러니함을 인지하지 못한 채 환자와 관련해 토의했거나 그날의 회진에 관해 이야기했을 수도 있습니다. 환자들은 그들이 지금 먹으려고 하는 음식이 다음 화학요법 때, 수술 전 종양을 줄이기 위한 화학요법의 의도된 효과에 반작용할 수도 있다는 아무런 생각 없이 그들의 다음 화학요법을 통탄하고 있었을지도 모릅니다.

그러나 그들의 행복한 웃음이 제 앞에 어른거리기에, 저는 큰 기대는 하지 않고 이메일을 작성했습니다.

제가 휴가를 보내고 돌아왔을 때 정말 놀랍게도 도넛 기계는 사라져 있었습니다. 병원장은 저에게 "정말 훌륭한 감시자가 되어줘서 고맙다."는 글을 썼지만 많은 사람들이 저를 부정적으로 꼬인 사람buzzkill이나 파티를 망치는 사람party pooper이라고 생각할겁니다. 솔직하게, 저는 둘 다 되기 싫지만, 현재의 상황에서는 종종 제가 그런 역할을 하는 것을 발견합니다. 우리를 치명적으로 망칠 수 있고 중독시키려는 수십억 달러 규모의 산업과 대항할 때, 도넛 기계가 사라진 것은 저에게는 단순한 승리 그 이상이었습니다.

그다지 달콤하지 않은: 설탕의 위협

1960년대와 70년대에 설탕산업 관련 내부문서를 검수하던 샌프란시스코 대학의 연구원들은, 우리가 얼마나 강력한 세력에 대항하고 있는 것인지에 대한 증거를 찾았습니다. 이 문서는 담배 산업이 담배를 덜 위험하게 보이도록 노력한 캠페인과 이상하리만큼 비슷하게 잘못된 정보를 광고한 문서였습니다. 50년 전 설탕 산업계는 설탕이 심장병에 영향을 미치는지와, 지방 문제의 원인인지라는 연구 프로그램을 후원했습니다.[87] 설탕과 암을 연결시키는 연구는 아예 없었습니다.[88] 그 연구는 크게 성공했으며 설탕에 대한 의심을 줄이는 동시에, 심장 질환에서의 지방과 콜레스테롤의 역할을 강조하며 일련의 권장 사항을 이끌어냈습니다.

그러나 지방 소비가 줄어드는 동안 심장 질환과 암을 포함한 다른 만성 질환은 늘어났고,[89-92] 지방을 대체하기 위해 식품에 첨가된 막대한 양의 설탕으로 인해 설탕의 소비는 계속 증가했습니다. 평균적으로 미국인은 현재 하루에 약 23티스푼의 설탕을 섭취합니다. 그 수치는 세계보건기구WHO가 권장하는 일일 섭취량의 두 배 이상이고 미국심장협회American Heart Association가 여성에게 권장하는 양의 세 배 이상입니다.[93]

아직까지도 많은 종양 전문의들에게 "설탕이 암을 만든다"는 개념은 논란의 여지가 있으며 과장이라고 여겨지기도합니다. 하지만 지난 10년간의 연구에 따르면 고혈당 수치와 특정 유형의 암 사이에는 명확한 연관성이 있음을 시사합니다.[94-100] 2011년 뉴욕시의 알

베르트 아인슈타인 의과대학Albert Einstein College of Medicine에서 폐경 후 12년간 45명의 여성의 건강 데이터를 분석했는데, 혈당 수치가 가장 높은 사람들이 결장암 발병 가능성이 두 배나 높은 것으로 나타났습니다.[101] 2012년에 발표된 장기 연구에서 스웨덴 연구자들은 하루에 12온스(약 340mL)의 소다를 마신 남성들이 전립선암이 걸릴 위험이 40%나 증가했다고 밝혔습니다.[102] 이 연구를 위해 과학자들은 15년 동안 43~75세 사이의 8천 명 이상의 남성들의 건강상태를 추적했습니다. 또한 위험 가능성이 낮은 전립선암이 아닌 가능성이 높은 빠르게 성장하는 전립선암과의 관련성이 더 높음을 발견했습니다.

설탕 섭취와 암의 직접적인 연관성을 증명하려면 더 많은 연구가 필요하지만, 설탕 섭취와 제2형 당뇨병의 폭발적인 발생과의 연관성은 의심할 여지가 없습니다. 제2형 당뇨병은 전 세계 성인인구 10명 중 1명에 해당하는 4억2천만 명 이상에게 영향을 미치며,[103,104] 제2형 당뇨병이 있는 사람들에게 췌장암 및 결장암 진단 가능성은 거의 2배 가까이 높습니다.[105] 그러므로 암과 설탕의 연관성에 대해 직접적인 확신이 서지 않는다고 해도, 당뇨병을 통한 암 발병 경로를 무시하거나 과소평가하기는 어렵습니다.[106]

당 부하 지수 낮추기

설탕이 혈당 상승의 유일한 원인은 아닙니다. 흰 빵, 흰 쌀, 아침

알코올의 진퇴양난

알코올은 국가 독성물질 프로그램에서 사람의 발암물질로 지정되었습니다.[107] 술을 더 많이 마실수록 두경부, 식도, 간, 위, 유방 및 결장직장을 포함한 특정 유형의 암 발병 위험이 커집니다.[108-112]

2009년 미국의 암의 약 3.5% 사망은 알코올과 관련이 있었습니다.[113] 최근 연구에 따르면 중등도의 알코올 섭취조차도 암 발생 위험과 암으로 인한 사망 위험을 증가시킨다고 밝혀졌습니다.[107,113,114]

2013년에 발표된 연구에 따르면 하루에 3잔 이상의 술을 마시는 사람이 암 관련 사망률의 3분의 1을 차지합니다. 하지만 미국, 캐나다, 프랑스의 연구자들이 함께한 연구에서는 하루에 1.5잔 또는 그 이하의 술을 마시는 사람들 또한 알코올 관련 암 사망의 3분의 1에 해당합니다. 따라서 암에 관련해서는 술은 적으면 적을수록 좋고, 아예 이 위험요소를 제거하는 것이 현명합니다.

만일 당신의 암이 술과 직접적으로 관련이 있는 것으로 밝혀지지 않았다면, 그래도 당신이 고려해야 할 사항은 알코올은 당이고 당이 염증을 유발한다는 사실입니다. 그리고 암이 염증성 질환이라는 것을 우리는 잘 알고 있습니다. 미국 암 연구회는 만일 술을 마실 것이라면 여성은 하루 1잔 이하, 남성은 하루 2잔 이하를 권장합니다. 그리고 당 수치가 치솟는 것을 줄이려면 빈속에 마시지 마십시오. 술을 마신다면 유럽인들처럼 식사하면서 느긋하게 마시는 것이 좋습니다.

설탕 대체제들

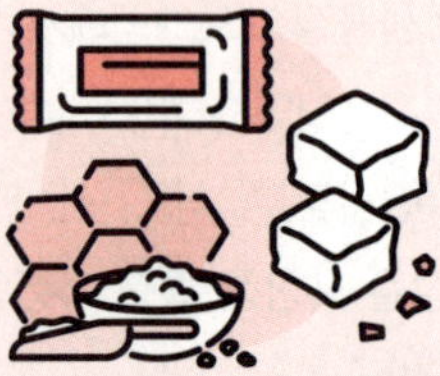

설탕 과다 섭취에 관해 이야기하는 모든 강의에서 앨리슨과 저는 이런 질문을 받습니다. "제로 칼로리, 무당 설탕은 어떻습니까?" 이런 대체 감미료들은 크게 두 가지로 분류됩니다. ❶ 스테비아, 자일리톨과 같은 천연 설탕 대체물 및 기타 다른 당 알코올(예: 에리스리톨Erythritol과 같은 가공된 형태로 나타남) 또는 ❷ 인공 설탕 대체물 사카린, 아세설팜, 아스파탐, 네오탐 및 수크랄로스입니다. 모순적이게도, 인공 설탕 대체물이 암 위험을 증가시킨다는 연구는 있지만, 현재까지 천연 설탕과 암을 연결시키는 연구는 없습니다. 불행하게도 인공이나 진짜 감미료로 설탕을 대체하는 것은 체중 감량 측면에서 원하는 만큼 효과적이지 않을 수 있습니다(결국 대부분의 사람들이 감미료를 사용해서라도 칼로리나 체중 증가 없이 단맛을 먹으려고 하지만 말이죠). 실제로 이 설탕 대체제는 뇌의 보상 반응을 약화시켜 음식 소비를 증가시킬 수 있습니다.[119-121] 이는 칼로리가 없는 감미료로 뇌를 속이는 것이 실제로 역효과를 낳을 수 있음을 의미합니다. 일부 설탕 대체물은 체중 증가, 포도당 과민증 및 당뇨병과 관련성을 보이기도 했습니다.[119-121] 이상적인 해결책은 단것을 먹고 싶어 하는 욕구를 재교육하여 설탕 중독을 관리하는 것입니다.

시리얼 및 크래커와 같은 고도로 가공되고 정제된 식품 모두 고혈당을 만드는 음식들로 알려져 있습니다.[115] 즉 몸이 이런 음식들을 소화하고 혈당으로 빠르게 변화시킬 수 있음을 의미합니다. 따라서 사탕을 빨거나 소다를 마시는 등 혈당 지수가 높은 음식을 섭취하면 혈당이 치솟고 인슐린 분비와 베타 카테닌 수치가 증가합니다. 베타 카테닌은 특정 암을 생성하는 주요 원인물질입니다.[116.117]

MD 앤더슨의 시펑 우Xifeng Wu 박사와 그의 동료들이 함께한 2016년 연구에 따르면 혈당 지수가 가장 높은 식품을 섭취한 환자군은 혈당이 가장 낮은 환자군에 비해 폐암 발생 확률이 거의 50% 더 높았습니다.[118] 담배를 피우지 않더라도 혈당 지수가 가장 높은 사람들에게 폐암 위험은 80% 이상 증가했습니다.[118]

비슷하게 설탕, 혈당 부하와 전립선암, 유방암, 난소암, 결장암 및 자궁내막암 사이의 연관성이 있다는 유사한 데이터가 존재합니다.[94-96,122,123]

정제된 탄수화물과 설탕이 암의 위험 요소로서의 역할을 증명하는 광범위한 연구결과 및 이해에도 불구하고, 왜 병원에는 공짜 사탕이 있고, 점심식사를 하는 곳에 도넛이 있는 것이 정상적이고 심지어는 위로가 되는 것처럼 보이는 걸까요? 설탕이나 정제된 탄수화물에 대한 경고 메시지가 대중들에게 전달되지 않거나 심지어 우리 최고 암센터 건물에도 스며들지 못하는 이유는 무엇인가요?

붉은 육류 및 가공 육류의 위험성

건강에 어떤 음식이 건강하고 건강하지 않은지에 대한 메시지는 매일 바뀌는 것처럼 보이지만, 붉은 육류 및 가공 육류가 암과 관련이 있다는 사실은 확실합니다. 실제로, 전립선암, 결장암 및 간암을 포함한 12가지 이상의 암과 과도한 육류 섭취는 관련이 있습니다.[124,125] 기본적으로 매일 아침마다 베이컨을 먹거나 매일 밤 햄버거를 먹고 주말마다 스테이크를 먹는 경우 만성 염증의 환경을 조성할 수 있으며, 우리는 염증이 암의 성장을 촉진한다는 사실을 알고 있습니다.

2015년 국제 암 연구소IARC 및 세계 보건기구WHO는 가공 육류를 발암 물질로, 육류를 가능성이 높은 발암 물질로 분류했습니다.[124,126] 캠브리지 대학교의 연구자들은 만약 가공된 육류의 섭취를 반으로 줄인다면 결장암의 위험이 12% 줄어든다고 밝혔습니다.[124,126,127] 기타 연구들은 붉은 육류 섭취를 전립선암, 결장암 및 유방암 위험 증가와 연결시켰습니다.[127,128]

붉은 육류와 암을 연결하는 중요한 요인은 바로 조리과정에서 발암 물질이 방출된다는 것입니다. 이러한 화합물은 육류가 고온에서 조리되거나 탈 때 형성됩니다.[128-132] 불행히도, 육류가 튀김, 바베큐 또는 구이를 포함하여 적정 온도에서 조리될 때도 형성됩니다.[128-131]

육류의 피해를 증가시키는 또 다른 요소는 동물에게 지방 비율을 높이고 농가에 더 많은 이익을 가져다주기 위해 가축에게 주는 먹이입니다. 들판에서 풀을 먹으며 온종일 방목하는 소들에게는 오메가-6와 오메가-3 필수 지방산의 균형이 잘 맞습니다. 대략 4 대 1 또는 2 대 1 비율입니다. 그러나 사육장에서 사육되어 죽을 때까지 옥수수 그리고/또는 콩 사료를 먹는 소들은, 그들이 도살당할 때쯤이면 오메가-3는 결여된 상태입니다.[133] 사육장에서 자란 소는 결국에는 오메가-6만을 전달합니다. 오메가-6는 오메가-3 지방산과 함께 우리 몸에 꼭 필요한 필수 지방산이지만, 오메가-3와 적절한 균형을 유지해야 할 필요가 있습니다. 오메가-6 과량 섭취는 육류를 섭취하는 대다수의 사람에게 해당되며, 염증을 증가시켜 결국 암과 관련이 있게 됩니다.[134] 붉은 육류와 암을 관련짓는 다른 이론들도 있지만, 사람에게 적용되려면 좀 더 연구가 필요합니다.[135,136] 목초지에서 자란 육류를 먹을 경우 붉은 고기 섭취의 피해가 감소하는지에 대해서는 알려진 바가 거의 없습니다. 이론적으로 이 육류는 오메가-6 대 오메가-3 비율이 더 높습니다. 그러나 현재까지 상대적인 위험을 확인하기 위한 동물 또는 인간 연구는 진행된 바 없습니다.

선택권을 주어야 합니다

설탕과 붉은 육류 및 가공육의 잘 알려진 위험에도 불구하고, 대부분의 병원 식당은 이 모든 음식들을 과도하게 제공합니다. "선택권을 주어야 합니다."라고 말하면서요. 복도에서 환자와 가족은 바삭바삭한 사탕 토핑을 뿌린 소프트 아이스크림을 듬뿍 얹어 고지방, 발암성 음식을 즐길 수 있습니다. 도넛 기계는 더 이상 MD 앤더슨의 복도에서 암 생존자들과 병원 직원들을 튀김 반죽과 가루 설탕의 향으로 유혹하지는 않지만, 병원 문화는 일반적인 우리의 문화와 마찬가지로 당뇨병, 비만, 발암성 유혹 물질로 가득합니다.

제가 MD 앤더슨과 다른 여러 곳에서 반복적으로 직면한 합리화는, 만약 건강에 좋은 옵션(그리고 종종 하나만입니다)이 제공된다면, 건강에 해로운 아이템이 풍부하다는 것이 정당화가 된다는 것입니다. 메뉴에 샐러드 또는 스무디(생과일주스)가 있는 한, 건강한 음식이 있다고 안심한 다음 다양한 햄버거, 감자튀김 및 단 디저트를 제공한다는 것입니다. 저는 이것이 잘못된 선택이라고 생각합니다(건강한 선택과 건강하지 않은 선택 사이의 명백한 불균형은 말할 것도 없습니다). 나트륨, 설탕 및 지방이 많은 음식은 중독성이 있다는 사실에 대해 우리가 알면서도 그렇게 환자와 직원의 건강을 고갈시키는 식사를 제공해서는 안 됩니다.[137-139] 또는 타협하자면 한 가지의 건강에 해로운 선택과 나머지의 건강에 좋은 선택을 제공하는 것은 어떤가요? 사람들이 오직 건강에 좋은 음식들만을 원한다는 주장도 믿겨지지는 않습니다. 코네티컷주 뉴 밀포드New Milford 병원에 따르면, 건강식단 선택을 제공하면 환자와 직원들은 이에 대해 감사해 합니다. 요리사 케리 골드Kerry Gold는 "종종 환자가 퇴원하면서 점심을 먹고 갈 수 있는지를 묻곤합니다."라고 했습니다.[4] 얼마나 많은 병원이 이런 사실들을 자랑스러워할 수 있겠습니까? 우리는 너무도 오랫동안 잘못된 주장들에 의해 인질로 잡혀왔습니다.

흥미롭게도, 연구자들은 고도로 가공된 음식들이 마치 코카인이나 헤로인과 같은 영향을 뇌에 미친다는 사실을 발견했습니다. 2015년 미시간 대학교University of Michigan의 과학자들에 의한 연구에 따르면 건강에 해로운 음식을 폭식하는 성향은 그 음식이 얼마나 많이 가공되어 있는지와 직접적으로 관련이 있는 것으로 나타났습니다.[140] 피자, 아이스크림과 같이 고도로 가공된 식품들은 굶주림과 관련된 갈망과 생물학적 신호를 압도하는 능력이 있습니다(즉, 음식이 꽉 차더라도 계속 먹습니다).[141] 하지만 브로콜리나 연어 같은 건강한 음식은 뇌에서 그러한 반응을 유발하지 않습니다. 또 브뤼셀 콩나물이나 당근을 폭식하려는 유혹을 받는 사람은 없습니다. 이것들이 맛이 없기 때문이 아닙니다. 건강한 음식은 신경화학물질 반응 센터에서 이러한 반응을 유발하지 않기 때문입니다. 제가 학부 시절 직접 경험한 도리토스Doritos 나쵸칩 중독과, 요즘 겪고 있는 인공 버터로 맛을 낸 영화 볼 때 먹는 팝콘에 대한 갈망과 같은 음식 중독 경험은 농담이 아닙니다. 특정 음식이 중독성을 일으키고 있다는 사실을 깨닫고, 우리 중 대부분이 음식에 중독된 사람이거나 그 중독에서 벗어나려고 하는 사람이라면, 병원 식당이 피자를 제공하거나 의사 진료실에서 공짜 사탕을 제공한다는 사실에 더더욱 혼란스러워지게 됩니다.

체중과 암 연결관계

체중과 질병 사이의 연관성을 조사하는 연구들은 대부분 관찰연구였기 때문에, 오랫동안 의학계에서는 이 자료들을 알릴만한 가치가 있는 세분화된 특이성(및 더 중요한 재현성)이 결여된 것으로 여겼습니다. 그러나 시간이 지남에 따라 우리가 보아왔던 연결관계와 경향의 일관성은 단순히 부인만 할 수는 없게 되었습니다.

예를 들어, 서구 국가로 이주한 아시아 또는 아프리카 사람들의 암 발병률을 모니터링함으로써 식습관 변화가 질병에 대한 취약성에 어떤 영향을 미치는지를 추적할 수 있었습니다. 수십 년에 걸쳐 수집된 자료에 따르면, 이주하는 사람들에게 비만율이 증가하고 서양 식단(고지방, 고당, 가공된 음식)과 관련이 있는 질병의 급증이 관찰되었고, (이민 후 한 세대가 지난 후) 모국에서보다 새로운 가정에서 암 발병 비율이 훨씬 높아졌습니다.[142-144] 다시 말해, 이곳으로 이주하는 사람들은 항상 건강에 좋지 않은 방식으로 동화되고, 편리한 서구의 식단은 명백하게 건강에 해가 된다는 예 중 하나입니다.

앞서 언급한 바와 같이, 우리는 가공식품과 패스트푸드 식이를 다른 국가로 수출하는 데 상당히 성공했으며 서구와 마찬가지로 그 나라의 비만율도 증가하고 있습니다. 브라질과 같은 개발 도상국은, 얼마 전까지만 해도 빈곤으로 인해 충분한 칼로리를 얻지 못해 많은 사람들이 저체중 상태였습니다. 그러나 2011년 연구에 따르면 브라질 인구의 48%가 과체중이며, 이는 패스트푸드와 가공식품의 섭취 증가로 인한 것으로 생각됩니다. 영양이 부족한 음식들이죠. 오늘날 전 세계 수백만의 사람들과 마찬가지로, 브라질 사람들은 질이 안 좋은 음식을 섭취하기 때문에 과체중임에도 불구하고 영양이 부족할 수 있습니다.[83]

체질량 지수BMI와 질병을 직접적으로 연결하는 데에는 여러 가지 변수와 요인이 있지만,[145,146] 연구에 따르면 과체중 또는 비만은 다음과 같은 특징을 보인다고 밝혀졌습니다.

- 인슐린과 인슐린 성장인자 수준이 증가합니다. 암 증식에 기여하는 것으로 여겨지는 요소들입니다.
- 암 위험과 관련된 만성 염증을 촉진합니다.
- 지방 조직에서 에스트로겐 생성을 증가시킵니다(에스트로겐은 유방암 및 자궁내막증과 같은 일부 암의 확산을 유발하는 것으로 알려져 있음).
- 암 세포를 조절할 수 있는 과정에 영향을 미치는 것으로 보이는 지방 세포를 증가시킵니다.

출생 당시 체중이 높았거나, 성인이 되어 체중이 증가하였거나, 시간이 지남에 따라 반복적으로 체중이 증가 또는 감소한 경험이 있는 경우 이러한 대사 장애가 발생할 위험이 더 큽니다.[147-149] 나이가 들어감에 따라 대사 장애가 나타날 확률이 높아지고, 이에 대해 특별한 주의가 요구됩니다.

환자는 자신이 과체중이라는 것을 지적받았을 때, 지지받지 못한다는 감정을 느낍니다. 그러나 만약 우리가 환자들, 특히 암 환자들의 과도한 체중증가가 그들의 건강에 해를 끼치는 모든 이유를 공유한다면, 우리는 우리가 마땅히 해야 할 일을 잘하고 있을 뿐만 아니라 더 나은 결과를 보게 될 것입니다.

환자가 체중 감량을 통해 높았던 혈압이 낮아지게 될 것이라는 말을 듣거나, 인슐린에 의존하지 않고 살 수 있고(40대에 발병한 제2형 당뇨병으로 인해), 그리고 또는 암의 예후에 더 나은 결과를 얻을 수 있다는 말을 들으면 어떨까요? 환자가 이러한 말을 듣고 배운다면, 집중해서 들을 뿐만 아니라 자신의 몸을 돌보는 데 관심을 가질 가능성이 아주 큽니다. 만약 주치의가 한 걸음 더 나아가 식단을 쉽게 바꿀 수 있고 그렇게 할 때 환자의 몸과 더불어 삶의 모든 측면을 개선할 수 있다고 알려준다면, 환자는 완전한 영감을 받을 수 있습니다. 저는 환자가 행동을 실천하는 데 도움이 되는 정보를 제공했을 때 정말로 좋은 일이 일어나기 시작한다는 것을 경험상 알고 있습니다.

최근 MD 앤더슨의 동료인 아닐 수드Anil Sood로부터 놀라운 변화를 경험한 버나Verna G라는 환자에 대한 이야기를 들었습니다. 수드가 버나를 처음 만났을 때 그녀는 비만, 고혈압, 성인 당뇨병, 전이성 자궁내막암을 가지고 있었고, 그 암은 이미 몸의 다른 부위로 전이되어 있었습니다. 그녀의 상태는 아주 좋지 않아 당장 수술을 받을 수는 없었습니다. 의사의 첫 반응은 "이 사람은 1년 이상 살지 못할 것"이었다고 수드는 설명합니다.

버나는 항암 화학요법을 받았고 골반에 퍼진 암에 방사선을 조사했습니다. 수드는 그녀에게 생활방식을 바꾸는 것을 통해 삶의 질과 건강을 향상시킬 수 있다고 말했습니다. "내가 그녀의 마음의 무슨 스위치를 건드렸는지 알지는 못하지만, 그녀는 실제로 우리의 조언을 마음에 새겼다."라고 수드는 말합니다. 그녀는 살을 뺐고 혈압이 안정되었습니다. 혈압약은 더 이상 필요가 없어졌고 고혈압은 더 이상 재발하지 않았습니다. 8년 후에도 버나는 살아있고 건강합니다. "그녀는 모든 확률을 무시해버렸습니다."라고 수드는 설명했습니다. 모든 원인이 생활방식의 변화 때문이라고 말할 수 있을까요? 확신할 수는 없지만 확실히 비만으로 인해 생긴 다른 건강 문제를 위해 체중을 줄이고 자신을 치유하는 것은 그녀에게 환상적으로 긍정적인 결과를 가져다주었습니다.

체중이 높을수록 암 위험이 커집니다

"영양학의 아버지"라고 불리는 월터 윌렛Walter Willett은 하버드 의과대학과 하버드 보건대학원 역학 및 영양학 교수이며 식이요법에 대한 대규모 종단 역학 임상연구에서 수집한 데이터를 생성하고 분석하는 선구자 중 한 사람입니다. 우리는 그동안 체중과 건강의 관계를 가볍게 연결시키곤 했는데, 그가 과체중과 당뇨병 발병 사이의 연관성을 밝혀냄으로써 그 인식을 혁신적으로 바꿨습니다.[150] 2017년 7월 미국 질병통제예방센터CDC의 연구결과에 따르면 미국 성인의 1억 명이 당뇨를 가지고 있습니다.[151] 윌렛은 "미국인의 식단을 올바르게 바꾸는 것이 건강과 질병을 구분 짓는 요소가 될 것입니다."라고 말합니다. 체중을 당뇨병과 연결시킴으로써 윌렛과 다른 하버드 연구원들은 체질량이 암을 포함한 다른 질병에 어떤 영향을 미치는지를 연구했습니다. 실제로 많은 전문가들에 의해 앉아있는 것과 비만이 합쳐지게 되면 흡연보다 건강에 더 심각한 문제를 일으킨다는 것이 밝혀졌습니다.[152-154] 또한 당뇨병, 뼈 및 관절 문제, 호흡 및 수면 장애, 신진대사 증후군, 사회 및 정서적 문제 및 여러 유형의 암 등이 비만으로 인해 영향을 받습니다.[153,154]

연구자들은 전 세계적으로 진행된 연구에서 수집된 몇백만 명의 비만인 사람들의 방대한 양의 데이터를 보면서 신뢰할 만한 추론을 했습니다. 암의 발병에 관련해서, 과체중 또는 비만과 관련된 12종 이상의 암이 발견되었습니다. 다음은 과체중이 특정 암 발병 위험을 증가시키는 방법에 대한 몇 가지 예입니다.[82]

- **유방암**: 폐경기 여성의 경우(유방암에 가장 취약한 나이) 과체중은 유방암 발병률을 20~40% 증가시킵니다.
- **대장암**: 과체중의 사람들은 정상 체중 사람들보다 대장암 발병 위험이 30% 더 높습니다. 남성이 여성보다 좀 더 높은 확률을 가집니다.
- **자궁내막암**: 과체중 여성은 이 암 발병 위험이 2~4배 더 높으며, 비만 여성은 7배 더 위험합니다. 폐경기 증상 완화를 위해 호르몬 요법을 사용한 과체중 여성의 경우 위험이 훨씬 커집니다.
- **간암**: 과체중인 사람은 정상 체중보다 간암에 걸릴 확률이 두 배입니다. 결장직장암과 마찬가지로 비만 남성은 비만 여성보다 위험이 좀 더 큽니다.
- **췌장암**: 과체중인 경우 췌장암 발병률이 1.5배 증가합니다.
- **다발성골수종**: 과체중인 경우 다발성골수종 발병 위험이 10~20% 증가합니다.

비만은 남성에게 흔한 형태의 암(전립선, 신장, 결장 직장, 식도, 위, 췌장 및 간) 및 여성에게서 가장 흔한 형태의 암(직장, 난소, 유방, 자궁 경부, 신장, 자궁 내막)으로 인한 사망률 증가와 관련이 있습니다.[155-157] 흥미롭게도 이러한 관계는 비만과 별로 관련이 없다고 알려진 암에서도 마찬가지입니다. 예를 들면 폐경기 전의 과체중 여성이 유방암으로 진단을 받으면 사망률이 75% 더 높다는 것 등입니다. 한편, 비만인 남성은 보다 공격적인 전립선암 및 더욱 진행된 암으로 진단받을 가능성이 큽니다.

최신 연구에 따르면, 과체중이거나 비만인 사람들에게 더 유발되거나 더 억제됨으로써 암이 발병할 기회를 만들어내는 수많은 기전과 경로가 있으며 다음의 것들을 포함합니다:

- **만성 염증**: 비만인 사람들은 만성 염증을 겪는 경향이 있으며 시간이 지남에 따라 DNA를 손상시키고 암세포 성장을 촉진할 수 있습니다.[158]
- **과도한 에스트로겐 생성**: 지방(지방 조직)은 에스트로겐을 생성하고 유방암, 난소암, 자궁내막암 및 기타 암과 관련된 방식으로 평균보다 에스트로겐 수준을 높입니다.[159]
- **인슐린 저항성**: 제2형 당뇨병이 발생할 위험이 증가함에 따라 비만인 사람들은 특히 결장암, 신장암, 전립선암 및 자궁내막암과 관련된 높은 인슐린 수치를 보이는 경향이 있습니다.[159,160]
- **호르몬 방해**: 비만인은 세포성장 조절 및 심지어 세포 구조를 변화시킴으로써 암세포 증식을 촉진하는 호르몬을 생성할 위험이 더 큽니다.[159]
- **증식 신호 및 성장 억제인자 방해**: 지방세포는 지방에 의해 분비되는 세포 신호 단백질인 아디포카인을 분비합니다. 아디포카인 Adipokine은 세포 성장을 자극하거나 억제합니다. 지방세포는 또한 종양 성장 조절에 직·간접적인 영향을 줄 수 있습니다.[159]
- **면역반응 억제**: 비만인은 스트레스 호르몬을 더 많이 생성하여 질병에 대한 면역반응을 약화시키는 것으로 알려져 있습니다.[159]

- **산화 스트레스 증가**: 과도한 체지방은 산화제와 항산화제 사이의 불균형을 초래할 수 있으며, 이는 신체가 자유라디칼 또는 반응성이 높은 산소 부산물의 유해한 영향을 중화시키는 것을 방지합니다.[161] (산화 스트레스는 파킨슨병, 알츠하이머병, 심장병, 만성피로증후군, 암을 포함한 수많은 질병의 원인입니다.)[162]

다행히도 과체중은 가역적인 상태이며, 건강한 체중에 도달하거나 건강한 체중을 유지하려고 노력하는 것이 질병에 맞서 싸우는 데 도움이 된다는 사실을 이해하는 환자에게 있어서는, 이러한 모든 위험 요소가 현저히 감소되고 삶의 질이 회복되는 것을 볼 수 있습니다. 심지어 연구에 따르면 몇 킬로그램만 더 빼는 것도 차이를 만든다고 합니다. 여성건강연구소의 데이터에 따르면 3년에 걸친 체중 감소는 11년 후의 자궁내막암 위험 감소와 관련이 있다고 합니다.[163] 체중의 5% 이상을 감량한 여성은 자궁내막암 위험이 29% 감소했습니다. 의도적으로 체중을 감량한 비만 여성은 자궁내막암 발병 위험이 56% 감소했습니다. 불행히도 그 반대 또한 마찬가지였습니다. 3년 동안 10파운드(4.5kg) 이상 찐 여성은 자궁내막암 위험이 증가했습니다. 그리고 우리는 비만이 신체활동 목표를 방해하고 운동을 덜 하게 만드는 요소임을 알고 있습니다.

종합생활방식 참가자 중 한 사람인 넬라Nella. A는 2017년 봄 방사선 요법을 시작한 첫날 우리의 연구에 참여했습니다. 최근에 3기 호르몬 양성 유방암 진단을 받았으며 24개의 림프절을 제거하는 수술을 받았습니다(그 중 12개는 악성이었습니다). MD 앤더슨의 종양 전문의는 그녀의 암의 유형이 느리게 성장하는 유형이므로 우리 팀과 함께하도록 권장했으며, 체질량지수BMI를 낮추는 등 건강한 생활습관으로 바꾸는 데 집중하면 암의 진행이 더 느려질 수 있다고 했습니다. 그녀가 우리와 합류했을 때, 넬라는 그녀가 먹는 것들이 건강에 어떤 영향을 줄 수 있는지에 대해 깊이 생각하지는 않고 있었습니다. 그녀는 "내가 걱정한 것은 칼로리뿐이었어요. 그렇게 해서 나는 평생 체중을 줄이려고 했지만 별로 효과가 없었어요."라고 설명했습니다. 교육학 박사 학위를 가진 사람으로서 넬라는 고등교육을 받은 것에 자부심을 가지고 있었지만, 음식이 암에 미치는 영향에 대해 얼마나 자신이 모르고 있는지에 대해서는 충격을 받았습니다. 녹차를 마시는 것은 종양이 자라거나 퍼지는 데 필요한 새로운 혈관의 성장을 감소시킵니다. 브로콜리와 양배추는 전암세포가 종양으로 발전하는 것을 막을 수 있습니다. 딸기와 다크초콜릿은 종양의 성장을 잠재적으로 늦출 수 있습니다. 갑작스레 그녀의 식단은 칼로리에 대한 중요성은 줄어든 대신, 자신을 보호하고 몸에 암이 없는 상태를 유지하고 치유하는 데 필요한 물질을 주는 것에 더 집중되었습니다. 넬라는 "이제 나는 많은 양의 채소와 약간의 고기만 먹지 생선, 치즈, 유제품, 설탕, 소금, 기름은 먹지 않습니다."라고 말했습니다. 이상하게 들릴 수도 있지만, 새로운 식단으로 인해 오히려 더 다양한 음식을 즐기고 있습니다. 그리고 그 과정에서 넬라는 몇 파운드를 추가로 감량했습니다. 더 중요한 것은, 그녀의 새로운 식단이 그녀를 스스로의 몸과 긍정적인 관계를 맺도록 만들어 준 것입니다. 그리고 몸에 더 잘 맞고 이제 자신의 치료에 필요한 연료를 공급하고 있습니다. "나는 지금 내 몸과 조화를 이루며 일하고 있습니다. 몸과 싸우는 게 아닙니다. 공장에서 온 음식이 아니라 지구에서 온 음식을 주고 있습니다. 왜냐하면 나는 어떤 것이 진짜 음식인지 알기 때문입니다."라고 설명합니다. 이제 그녀의 몸은 식이요법에 의해 지탱되기 때문에, 넬라가 예상하지 못했던 방식으로 좋아졌습니다. "아직 갈 길이 멀지만, 내 몸은 아주 달라졌습니다. 전에는 빼기 너무 힘들었던 살들이 빠지고, 내가 얼마만큼 칼로리를 먹는지에 상관없이 엉덩이의 지방이 줄었습니다. 체지방의 비율은 내려가고 근육의 비율이 올라가는 것을 보았습니다. 마치 더 건강해지는 원리에 따라 몸을 재구성하는 것처럼 보입니다. 굉장히 놀랍습니다."

도로시와 게이브 카날스 등 다른 많은 사람들(앨리슨과 나 포함)과 마찬가지로 넬라는 편의를 위한 식사를 중단하고 건강을 위한 식사를 시작했습니다. 이것이 항암생활의 기초입니다.

하지만 내 체질량지수가 괜찮다면 어떻게 해야 합니까?

불행히도, 당신이 건강하게 먹는다고 해서 암에 걸리지 않을 것이라는 의미는 아닙니다. 2003년 애리조나 대학교 암센터 캐니언 랜치Canyon Ranch 예방 및 건강 증진 센터장인 신시아 톰슨Cynthia Thomson이 2003년 44세의 나이에 결장직장암 진단을 받았을 때 가

유방암 재발률과
많은 배추과 채소 및 다른 채소 섭취와의 관계

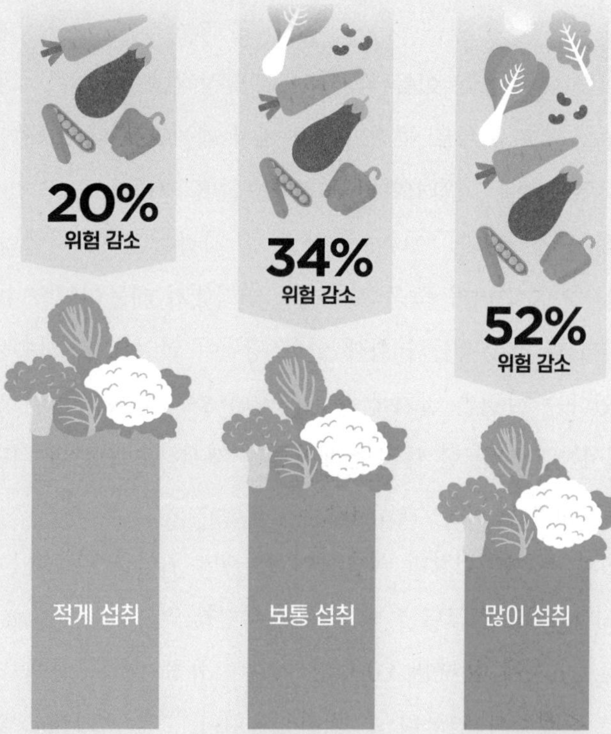

신시아 톰슨의 연구에 따르면 여성이 유방암 진단 후, 채소를 많이 섭취할수록 재발의 위험이 줄었습니다. 가장 많이 배추과 채소를 섭취한 그룹이 가장 큰 감소율을 보였습니다. 이 그래프가 보여주는 것은 배추과 채소를 최대로 많이 섭취하는 여성보다 다양한 다른 채소를 골고루 섭취하는 사람들의 재발 위험이 더 적다는 것입니다.

C. A. Thomson, C. L. Rock, B. J. Caan 등. "유방암 치료 후 식사요법 연구에 참여한 여성들의 배추과 채소섭취 증가" 영양과 암 57, no. 1 (May 2007): 11- 19. 로라 벡맨Laura Beckman 출판사와의 협력에 의해 인용

족 모두는 충격을 받았습니다. 톰슨은 운동도 하고 건강한 식생활을 하는 사람이었습니다. 그녀가 어떻게 암에 걸릴 수 있었을까요? 영양과 암의 관련성을 10년 동안 연구해온 톰슨은 그 상황을 다르게 이해했습니다. 그녀는 자신의 건강했던 생활이 더 나은 예후와 진단 후 생존할 수 있는 더 큰 기회를 줄 것이라는 사실을 깨달았고, 그녀는 15년 동안 이를 성공적으로 달성해냈습니다.

수술을 받고 꽃으로 둘러싸인 곳에서 깨어났을 때 그녀가 깨달은 또 다른 사실은, 그녀의 친구와 가족들은 그녀가 죽을 것이라고 생각했다는 것입니다. 그녀에게 꽃을 준 사람들은 암 진단의 의미가 필연적으로 그녀가 죽을 것이라고 염려했기 때문이었습니다. 톰슨은 여러 암 생존자들과 함께 일한 경험이 있었으며 그녀가 생존할 수 있다는 사실을 알기에 충분한 연구를 수행했습니다. 생존하기 위해서는 가능한 한 빨리 신체활동을 재개하고 건강한 식단으로 돌아가는 것이 필수적이었습니다.

톰슨의 연구는 건강한 식습관이 암 재발 위험을 낮춘다는 것을 보여줍니다. 2011년 그녀는 '여성 건강 식생활 연구Women's Healthy Eating and Living, WHEL'에 참여한 3,000명 이상의 유방암 생존자를 대상으로 하는 추적조사 연구의 주 저자였습니다.[164,165] WHEL 연구의 초기 결과는 매우 실망스러웠습니다. 왜냐하면 채소 섭취와 유방암 간의 재발 위험에 대해 명확한 연관성을 보여주지 않았기 때문입니다.[165,166]

하지만 톰슨과 그녀의 팀이 추가로 분석한 연구에 따르면, 가장 많이 채소를 섭취하는 사람을 가장 적게 섭취하는 사람과 비교했을

운동과 식단의 협업

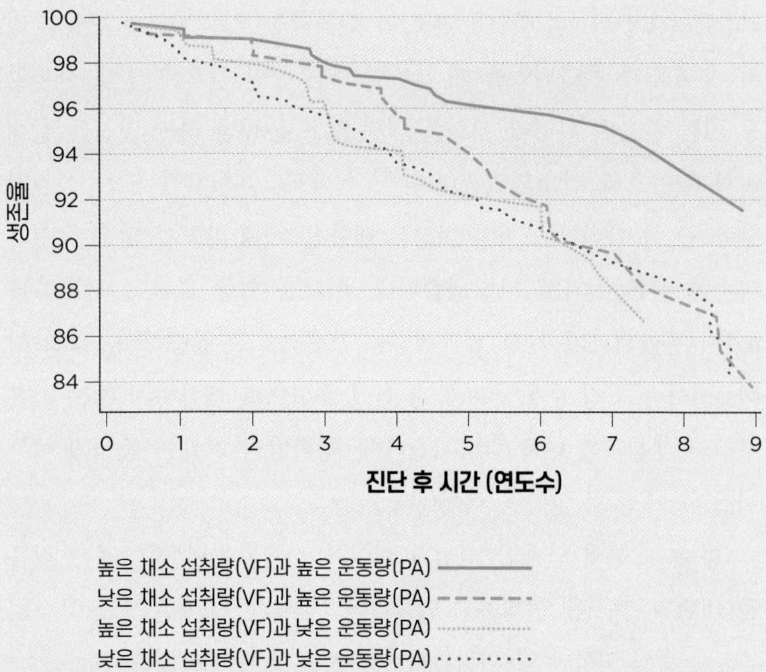

WHEL 연구에 참여한 여성들은 그 후 기간 동안 채소와 과일 섭취량을 VFVegetable and Fruit consumption로, 몸 움직임의 정도를 PAPhysical Activity로 표시했습니다. 둘 중 한 가지만 발전시킨 여성은 두 가지를 다 실천한 사람보다 더 오래 살지 못했습니다. 하지만 두가지 다 발전시킨 여성들은 다른 세 그룹보다 훨씬 오래 살았습니다.

재출간 승인. © 2007 미국 임상종양학회 승인. Pierce JP 등. "비만여부에 상관없이 많은 채소-과일 섭취와 육체적 활동을 함께한 여성의 높은 유방암 생존율" 임상종양학회지. 25(17) (2007): 2345- 51. 로라 벡맨Laura Beckman 출판사와의 협력에 의해 인용

때, 가장 많이 섭취하는 군의 질병 재발 위험은 31% 감소했습니다.[167] 또한 브로콜리와 같은 배추과 채소를 포함, 케일과 브뤼셀, 스프라우트 같은 다양한 채소를 섭취하고 타목시펜을 복용하는 여성의 경우 위험 감소율이 훨씬 컸습니다.[167] 건강한 식생활(하루에 최소한 5가지 이상의 과일과 채소)이 신체활동(주로 30분의 활발한 걷기, 주 6회)과 결합되었을 때, 그 후 11년 동안 암으로 인해 사망할 수 있는 확률이 과일과 채소를 먹지 않고 운동을 하지 않는 여성에 비해 절반으로 감소되었습니다.[168] 실제로, 식이요법 또는 신체적 활동 중 한 가지만 교정한 여성은 행동을 아예 바꾸지 않은 여성과 비슷한 생존 결과를 나타냈습니다. 이것은 협동 효과를 강조하는 6가지 통합치료가 가장 효과적임을 간접적으로 입증하며, 특정 식이요법이나 특정 운동이나 특정 심신 수련으로 제한하지 않는 것은 우리의 메시지를 더욱 강화시킵니다. 생활방식 변화는 동시에 이루어질 때 가장 큰 영향을 미칩니다.

톰슨은 현재 난소암 여성의 식이와 신체활동의 영향에 초점을 둔 대단위 연구를 진행하고 있습니다.[169] 또한 "고칼로리 음식energy dense foods"의 역할과 암 위험과의 상관성을 조사하고 있습니다.[170,171] 이상적인 암 식단을 찾는 연구에 있어 그녀는 전통적인 환원주의적 접근 방식은 영양이 작용하는 방식과 오히려 정반대라고 믿습니다.

그녀는 "모든 사람은 비타민 E, 베타카로틴 또는 커큐민* 등 마법의 총알을 찾고 있습니다."라고 말합니다. 또한 "이 접근 방식은

* 강황의 활성 성분

위험도를 개선하는 것으로 알려진 건강한 활동, 우리가 먹는 다른 음식과의 반응과 상호작용 등을 고려하지 않았기 때문에 실패할 수 밖에 없습니다. 식단은 2만 가지 저용량 혼합물로써 오랫동안 우리를 질병으로부터 보호해 주고 있습니다."

영양 시너지

우리는 이전 장에서 식이가 6가지 통합치료의 다른 영역에도 영향을 미치고 또 반대로도 영향을 준다는 사실을 언급했습니다. 밤늦게 식사를 하면, 몸은 여전히 심야의 음식물을 처리하고 있기 때문에 수면을 방해할 수 있습니다. 최근의 연구에 따르면 취침 시간에 너무 근접한 식사는 생체 시계의 수면주기를 방해하여 체중 증가로 이어집니다.[172] 카페인을 마시면 밤에 잠을 자지 못하고 이는 낮에 스트레스를 가중시킬 수 있습니다. 수면 부족은 또한 인슐린, 그렐린 및 렙틴 조절을 변화시켜 우리 몸의 신호를 방해하고, 언제 음식을 먹어야 하고 언제 배가 찼는지 알려주는 신호를 방해합니다.[173,174] 반대로, 건강한 식단을 섭취하는 것은 스트레스를 완화하고 숙면과 관련이 있습니다.[175-177] 시금치와 같은 잎이 많은 녹색은 엽산이 풍부하여 신체가 우리를 이완시키는 호르몬인 세로토닌과 도파민을 생성하도록 도와줍니다. 반대로, 수면부족과 같은 과도한 스트레스는 또한 비만과 그렐린 및 렙틴 신호의 조절장애와 관련되어 과식을 유발합니다.[178,179] 최근의 연구는 장에 세로토닌이 풍부하고 이 세로토닌의 방출이 우리의 장 건강, 즉 뇌-장 축에 의존하기 때문에, 마이크로바이옴*의 건강을 우리의 정신건강 및 스트레스 수준과 연결시킵니다.[180] 이것이 스트레스가 위장관의 건강을 유지하고 음식을 처리하는 방법 또는 건강에 해로운 음식 등의 조절을 방해할 수 있는 이유 중 하나일 것입니다. 운동 측면에서는, 올바른 음식을 섭취하면 온종일 에너지 수준을 높이고 신체활동을 통해 우리 몸을 유지할 수 있습니다.

영양 시너지Diet synergy라는 용어는 음식이 상호 작용하여 질병 예방을 강화하고 건강을 증진시키는 방법으로, 음식물의 각각 영양소를 개별적으로 섭취하는 것보다 함께 섭취할 때 더 잘 작용하는 것으로 나타났습니다. 최근 1,000명의 중국의 여성을 조사한 연구는, 버섯을 많이 섭취할수록 유방암의 위험이 줄어든다는 것을 밝혀냈습니다.[181] 녹차에서도 비슷한 효과를 발견했습니다. 그런데 녹차를 마시고 버섯을 먹으면 유방암 위험이 훨씬 줄어듭니다. 건강에 좋은 음식들 사이의 이러한 협업 효과는 채소를 다양하게 섭취하는 것에서도 발견됩니다. 최선의 건강에 좋은 식사를 위해 다양한 색상의 채소로 무지개색의 식단을 만드는 것이 이상적입니다. 다양한 채소 섭취는 암에 걸리기 쉬운 BRCA 돌연변이를 가지고 있는 경우에도 유방암 위험을 낮추는 것과 관련이 있습니다.[41,182-184]

---

* 인체에 사는 세균, 바이러스 등 각종 미생물을 총칭하여 말하는 것

항암생활 영양 가이드

음식 섭취는 매우 중요합니다. 이는 우리에게 영양을 공급하고 활력을 주거나 고갈되고 지친 느낌을 주기도 합니다. 우리는 먹고 마시는 것에 대해 쉽게 결정하지 말아야 합니다. 당신이 저녁 식사를 위해 무엇을 원하는지에 대해 생각하지 마십시오. 몸에 필요한 것을 생각하십시오. 식사와 함께 또는 식사 사이에 무엇을 마실 것인지에 대해서는 기본적으로 물을 마시세요. 즉각적인 욕구(및 중독 가능성)를 극복하고 건강을 유지하고 질병을 이기거나 극복할 수 있는 식이 선택을 고려하십시오.

모든 음식은 우리 건강에 긍정적 또는 부정적으로 기여할 수 있습니다. 저는 과학적인 근거를 바탕으로 우선순위를 정하고 저를 계속 관리할 수 있는 최선의 방법을 찾아냅니다. 저는 그런 면에서 괴

짜입니다. 당신에게 있어서 건강을 유지하거나 향상시키는 데 필요한 것은 이와 같은 방식으로 사는 것일 수도 있고, 언젠가는 하고 싶은(또는 보고 싶은) 어떤 것일 수도 있습니다. 넬라가 말했듯이, 그녀는 암에 어떠한 도움도 주고 싶지 않아 매일 이를 염두에 두고 식사를 합니다.

식이 평가

6가지 통합치료의 다른 영역과 마찬가지로 현재의 식이를 평가하는 것부터 시작하십시오. 종합생활방식 연구 설계를 처음 시작했을 때, 우리는 건강 관리 및 식품 산업을 독특하게 연결하는 혁신적인 회사인 풀 일드Full Yield, Inc.의 설립자이자 최고경영자CEO인 조에 핀치 토튼Zoe Finch Totten과 협력했습니다.[1] 우리의 관심은 하루 동안 먹고 마시는 모든 것을 100%라고 가정했을 때, 건강에 도움이 되는 음식과 음료는 몇 퍼센트를 차지하며 건강에 해가 되는 음식은 몇 퍼센트를 차지하는지를 물어보는 것이었습니다. 건강을 유지하는 음식 90%와 건강을 해치는 음식 10%가 이상적입니다(물론 100%의 비율이 건강에 좋겠지만, 90 대 10이 성취 가능한 목표이며 현실적이고 좋은 비율입니다).

건강 유지 및 해치는 음식 예

건강을 유지하는 음식	건강을 해치는 음식
채소	고혈당지수 식품 (흰 쌀, 흰 빵, 흰 감자 등)
과일	
식물성 단백질(두부 등)	가당 음식들
콩류 및 렌틸콩	붉은 고기와 정제된 고기들
자연산 생선	탄산 또는 설탕이 들어간 음료수
유기농/방목 닭고기나 칠면조	튀긴 음식들
견과류나 씨앗류	감자칩이나 다른 정제된 간식들, 과도한 첨가물이 들어간 과자들
통곡물	사탕
올리브 오일	쿠키나 다른 고당류, 과가공된 후식들

지시 사항

- 3~7일 동안 먹고 마시는 모든 것을 기록하십시오.
- 이 자체 평가가 끝나면 그중 건강에 좋은 음식과 건강에 해로운 음식이 뭐가 있는지 면밀히 살펴보십시오.

  설탕이 들어간 모든 것에 표시하세요.

  흰색(빵, 파스타 등)이거나 대부분이 흰색인 음식을 포함하는 모든 것을 표시하세요.

- 하루에 채소를 몇 번 섭취하십니까?

  하루 권장량은 5~6번 먹는 것입니다.

- 하루에 과일을 몇 번 섭취하십니까?

  하루 권장량은 2번입니다.

- 다시 돌아가서 건강에 좋은 음식과 나쁜 음식의 상대적인 비율을 살펴보십시오.

  당신이 실제로 먹는 것에 비해 과일과 채소의 양을 과대평가했나요?
  매일 섭취하는 건강에 해로운 음식의 양을 과소평가했나요?
  당신의 비율은 90 대 10 비율에 얼마나 가깝습니까?

첫 번째 단계는 식이에 항암생활 음식을 추가하는 것입니다. 다른 음식을 제한하거나 지금 먹는걸 없애는 게 아닙니다. 이 한 가지의 긍정적인 행동은 해로운 식품들을 서서히 없앨 것입니다. 식단을 재정비하는 데는 시간이 걸리지만 일단 긍정적인 발전을 보이면 중독성 있는 음식과 음료를 끊는 선택을 할 수 있고 당신의 식단은 보다 건강을 유지하는 방향으로 변화될 것입니다. 그리고 "중독"이 만족스럽게 줄어드는 것을 알 수 있을 것입니다. 또는 입맛이 더 민감해지면 이전에 중독되었던 음식을 먹어보았을 때 너무 달콤하거나 너무 짜다고 느껴질 수도 있습니다.

식단 다시 짜기

식물 중심 식단으로 전환했을 때 앨리슨과 저에게 가장 어려웠던 점은 다른 음식들이 중심이 되고 가운데에 고기(또는 파스타) 접시가 없는 저녁 식사를 상상하는 것이었습니다. 보통 우리는 주메뉴인 고기나 탄수화물 음식을 정하고 그 다음에 나머지 음식들에 대해 생각했습니다. 지금 우리의 차이점은 우리가 가지고 있는 2~3가지 채소와 식물 단백질에 대해 생각하고 그 주변에 음식을 배치한다는 것입니다. 이것이 바로 식물성 식사를 하는 것이죠. 식물 중심의 메뉴를 메인 요리로 둡니다. 채소 중심 식단을 먹는 것이 의미하는 바는 중앙의 채소를 놓은 접시를 주 요리entree로 재해석하는 것입니다. 채소가 단순히 조연 역할만이 아닌 프로그램의 주인공인 것입니다. 음식 그룹별 식사에 대한 자세한 내용은 부록 B를 참조하세요.

아침 식사부터 시작하세요: 하루 5~8번의 과일과 채소를 섭취하고, 과일보다 더 많은 채소를 섭취하는 것을 목표로 한다면(일본의 일일 음식 피라미드 모양은 5~6가지의 채소와 2가지의 과일, 3 대 1 비율로),[2] 아침 식사부터 시작하는 게 필수 사항입니다.

- 달걀이 있다면 파슬리와 애호박을 섞어 넣으십시오. 또한 소량의 케일이나 시금치도 건강에 좋고 달걀과 잘 어울립니다.
- 절단 귀리steel-cut oats가 먹고 싶은 날이라면, 과일과 채소를 곁들이세요. 절단 귀리는 압연 귀리보다 가공도 적게하고 통곡물로 분류됩니다. 하버드에서 78만6천 명의 사람을 대상으로 한 14건 이상

의 장기간 연구에서 얻은 데이터를 결합해 보았을 때 귀리, 현미, 보리, 호밀과 같은 곡물을 가장 많이 섭취한 사람들이 심장병으로 사망할 확률이 20%, 암으로 사망할 확률이 10% 줄었다는 사실을 발견했습니다.[3] 16g의 통곡물을 추가로 섭취할 때마다 심장 질병으로 사망할 확률이 9% 낮아지고, 암으로 사망할 위험이 5% 감소합니다.

- 과일을 메인 코스로 먹는다면 그래놀라granola 함유 견과류와 요거트(설탕이 많이 안 들어간 요거트를 고르세요)를 시도해보세요. 블루베리, 라즈베리, 사과 및 배에는 심장병, 암 및 당뇨병의 위험을 감소시키는 천연 성분인 플라보노이드가 함유되어 있습니다.[4] 과일 주스를 마시는 것보다는 과일 전체를 먹는 것이 훨씬 좋습니다. 과일주스에는 당이 많고 섬유질이 포함되어 있지 않습니다. 과일에 있는 당이 서서히 방출되도록 과일과 단백질이 항상 짝을 이루게 먹는 것도 중요합니다.[5]

식사 계획: 아침, 점심, 저녁 식단을 다시 구성하는 핵심 요소는 어떤 채소를 먹을건지를 미리 계획하는 것입니다. 채소에 집중해 보자면, 이를 준비하는 데 시간이 걸리고 일반적으로 사람들이 식사 계획시 시간이 한정되어 있고 칼로리도 낮기 때문에(시간 제약과 에너지 수준으로 인해) 간과하는 경우가 많습니다.

- 저녁 식사를 다 하고 설거지를 마친 다음 밤에 통곡물(현미, 퀴노아 등)과 콩을 요리해 놓습니다. 냄비를 올려놓고 가족과 함께 편안한 시간을 보내십시오. 다음 날 식사를 위해 준비된 냄비를 냉장고에 넣어 놓아도 됩니다.

채소의 장벽 극복하기

대부분의 어린이(및 성인)들은 스스로가 채소를 좋아하지 않는다고 생각합니다. 맛있게 요리해 본 적이 없기 때문입니다. 그들은 채소 장벽을 아직 극복하지 못했습니다.

우리 가족은 "세 입 먹기 규칙"을 실천합니다. 세 번 시도해보십시오. 그 후에도 여전히 마음에 들지 않으면 당신에 접시에서 다시 그 채소를 볼 수는 있지만, 똑같은 방식으로 요리되지는 않을 것입니다. 우리는 일단 아이들이 세 번 먹어 보면 채소를 다 먹기가 어렵지 않다는 것을 깨달았습니다. 또한 "그냥 채소를 다 먹어." 하는 생각은 우리가 음식과 상호 작용하려는 방식에는 맞지 않습니다. 영양이 풍부한 음식을 먹는 것은 단지 후식을 섭취하는 방법일 뿐만 아니라 우리 건강을 지키는 중요한 부분입니다. 좋은 음식(후식)을 섭취하기 위해 "맛이 없는 음식들(채소)"을 먹어야 한다는 개념은 궁극적으로 자신에게 패배하는 일입니다.

식이요법에 대한 항암 가이드는 이 개념을 거꾸로 뒤집습니다. 첫 번째로, 당신의 접시에 있는 것은 당신에게 유익한 것입니다. 두 번째로, 채소 및 채소 주 요리들이 메인 식사입니다. 우리는 채소 요리를 매력적으로 만들기 위해서 충분한 맛을 더하거나 무지개색으로 접시를 장식하는 등 다양한 방법을 시도해 봅니다. 어떻게 요리하느냐와 어떻게 접시에 내놓는지가 제일 중요합니다. 통조림에서 바로 나온 것처럼 보일 필요도 없고 그렇게 되서도 안 됩니다. 찐 채소도 신선한 허브로 장식하고 올리브 오일과 약간의 후춧가루를 뿌릴 수 있습니다.

우리는 또한 포기하기 전 15번이라는 규칙도 있습니다. 그것은 우리가 특정 채소 식단을 다양하게 15번 시도해본다는 의미입니다. 그 채소를 먹는 것을 포기하기 전에 다른 스타일, 다른 조리법으로 시도해 보는 것이죠.

- 아침엔 채소를 준비하십시오. 저녁에 그 채소로 요리할 수 있도록 씻고 잘라 준비해 둡니다.
- 가능하다면 TV를 보면서 브뤼셀 콩나물이나 다른 채소를 다듬는 데 가족들을 참여시키십시오.
- 과도한 외식을 피하기 위해 점심을 싸 가서 먹으십시오.
- 출근할 때는 작은 아몬드 팩 등 건강에 좋은 간식을 가져가십시오. 그러면 누군가가 휴게실에 항상 두는 도넛에 유혹을 받지 않습니다.

저녁식사 하기: 많은 가족에게 저녁은 중요한 사회적 시간입니다. 다른 기기나 텔레비전이 없이 가족끼리만 저녁 식사를 하며 사랑하는 사람들과 연결되는 시간을 가지는 것이 중요합니다. 채소에 중점을 둔 항암 식사들을 소개하는 훌륭한 장소입니다.

앨리슨과 저는 종종 요리하는 데 익숙하지 않은 채소가 첨가된 새로운 요리법을 찾기 위해 인터넷에 접속합니다. 여러분이 채소 중심의 요리에 익숙해질 때, 1주일에 한 가지씩 새로운 채소를 먹어보세요.

채소와 매일의 식단

매일 식사를 준비해야 하는 것은 힘들 수 있습니다. 채소 식단을 준비하는 데 도움이 되는 전략은 세 가지로 준비하는 것입니다: 미리 조리가 필요한 한 가지의 채소와 그럴 필요가 없는 다른 채소 두 가지를 먹는 것입니다. 많은 양을 준비해서 그대로 다음 날 아침

달걀을 곁들여 먹고, 점심에는 샐러드로, 저녁에는 타코로 먹을 수 있도록 준비하세요.

접시를 "무지개" 색상으로 구성하십시오. 매일 배추과 채소를 포함시키십시오.

- **브뤼셀 콩나물**: TV를 보며 다듬고 자르기 쉽습니다.
- **사탕무**: 아침에 준비하는 동안 사탕무를 끓이거나 구우십시오.
- **시금치**: 빠르게 할 수 있는 요리입니다. 올리브 오일과 마늘을 곁들여 볶을 수 있습니다.
- **아스파라거스**: 빠르게 할 수 있는 요리입니다. 삶거나 올리브 오일로 구울 수 있습니다.
- **당근**: 구이 또는 볶은 후 시금치와 병아리콩을 곁들여 마무리합니다.
- **붉은 양배추**: 얇게 썰어 생으로 먹거나, 양파와 마늘을 신선한 허브와 넣어 함께 볶습니다.
- **브로콜리**: 빠르게 할 수 있는 요리입니다. 삶거나 굽습니다.
- **콜리플라워**: 빠르게 할 수 있는 요리입니다. 삶거나 굽습니다.
- **케일**: 아침에 씻어서 줄기를 제거하고 샐러드로(소금을 살짝 곁들여) 먹거나 삶아 마늘과 올리브 오일과 함께 토스트에 발라먹습니다.

내면의 식단 지킴이 찾기

건강에 이롭게 장을 보지 않는다면 건강한 음식을 먹을 수 없습니다. 이것은 명백해 보일지 모르지만, 얼마나 많은 사람들이 자신의 식단을 바꾼다고 하면서도 식료품점에 가서 가공식품, 인스턴트 식사, 냉동 피자 등과 같이 평소의 구매목록으로 돌아가는 것에 놀라게 될 것입니다. 차에 타기 전에 필요한 모든 채소 목록을 작성하십시오. 향신료가 얼마나 있는지도 확인하십시오. 채소를 구입하면 꼭 빨리 먹어야 하며, 그렇지 않으면 상하게 될 것입니다. 이것은 재정적인 충당에도 도움이 됩니다. 당신이 채소를 구입했으면, 당신은 돈의 가치도 얻고 또한 그것들을 섭취해야만 합니다.

식료품 라벨을 읽는 사람이 되기

식료품점에 가서 정기적으로 사 먹었던 가공식품이나 음료의 유혹을 느낀다면 잠시 멈추고 라벨을 읽어보세요. 저는 식료품점에서 볼 수 있는 모든 품목에 들어 있는 설탕의 양에 대해 계속해서 놀라움을 금치 못합니다(이제 그만 할 때도 됐는데)(4g은 1티스푼과 같습니다). 전에 사곤 했던 음식의 라벨을 읽는 것 외에도 새롭게 색소, 지방 및 설탕 성분을 살펴보십시오. 구입하는 모든 병, 통조림, 포장의 라벨을 읽어보십시오.

외식하기

평균적으로 미국인들은 1주일에 4~5회 정도 외식을 합니다.[6] 우리는 레스토랑, 식당, 카페에서 음식을 구입할 때 음식이 어디에서 왔고 어떻게 요리됐는지 아는 것이 어렵다는 사실을 알고 있습니다. 음식과 음료에 첨가된 설탕, 소금 및 지방의 양을 측정하고 건강한 선택을 하는 것이 훨씬 더 어렵습니다. 미국 질병통제예방센터의 국립 건강통계센터National Center for Health Statistics에 따르면, 어린이의 30%는 매일 즉석식품으로 식사합니다.[7]

누군가를 축하하기 위해 항상 나가서 저녁 먹는 것이 필수가 될 필요도 없습니다. 먹는 음식에 무엇이 들어있는지 알고 설탕, 소금 및 지방의 양을 관리할 수 있기 때문에 외식보다는 소풍이 더 낫습니다.

설탕 피하기

요즘 설탕을 피하는 것은 생각만큼 쉽지 않으며 필요 이상으로 힘듭니다. 설탕, 사탕수수 결정, 사탕수수 설탕, 옥수수 감미료, 옥수수 시럽, 옥수수 시럽 고형물, 크리스탈 포도당, 증발시킨 사탕수수즙, 과당 감미료, 과일 주스 농축액, 과당 옥수수 시럽, 보리 맥아, 덱스트로스, 맥아당, 쌀 시럽을 포함하여 60가지 다른 이름들이 모두 설탕입니다.

가능한 한 모든 인공 성분을 피해야 합니다. 필요한 것에 대해 건강한 옵션이 있으면 그것을 선택하십시오. 건강한 옵션이 없으면 해당 항목의 대체품을 찾으십시오. 핵심은 항상 당신의 건강 및 가족의 건강에 대해 적극적으로 생각하는 것입니다.

암 치료를 받고 있는 사람들을 위해

항암 화학요법, 방사선 또는 수술로 몸의 시스템이 무너질 때, 체력을 유지하는 것이 더욱 중요해집니다. 현재 암 치료를 받고 있는 환자의 경우 하루에 단백질 섭취량을 1.2g/kg,[8] 치료 중이 아닐 때는 0.8g/kg으로 줄여 섭취하십시오.[9] 그래서, 130파운드(약 59kg)의 여성은 암 치료를 받으려면 하루에 약 70g의 단백질을 섭취해야 합니다(아몬드 1컵은 단백질 30g, 조리한 대두 1컵은 단백질 30g , 닭 가슴살 1컵은 단백질 43g). 치료받지 않을 때, 같은 몸무게의 여성은 약 47g의 단백질이 필요합니다. 현재 치료를 받고 있는 사람들은 종양학 전문가로 인증된 영양사와 식단 전문가와 협력하여 매일의 요구량을 충족시키는 식단을 먹는 것이 중요합니다.

설탕 대용품

우리는 설탕의 위험과 많은 설탕 대용품의 의문에 대해 자세하게 논의했습니다. 단 음식에 대한 식욕을 길들일 수 없으면, 꿀이나 메이플 시럽과 같은 소량의 천연 감미료를 사용하는 것이 좋습니다. 꿀은 항염증 및 항균성을 가지고 있으며 면역기능을 향상시키는 것으로 나타났습니다. 지난 5년간의 연구에 따르면 꿀은 동물 모델과 세포 배양에서 항암 효능을 가지고 있는 것으로 밝혀졌습니다.[10] 한편, 다른 연구에 따르면 메이플 시럽의 페놀 화합물은 혈당 수치를 낮추고 항암효과를 가지고 있을 수도 있다고 합니다.[11]

데이비드 세르반 슈라이버는 혈당 지수가 낮은 건강한 대체 감미료로 아가베시럽(용설란, 선인장)을 추천했지만, 최근 연구에 따르면 아가베에 대한 의문이 제기되었습니다. 아가베는 자연적인 것처럼 보이지만 사실 매우 정제된 음식입니다. 많은 당을 포함하고 있어 인슐린 저항성, 고혈압, 심장 질환과 관련이 있습니다.[12]

유제품

유제품은 염증을 유발합니다.[13] 암은 염증의 질병입니다. 높은 유제품 섭취율과 전립선암 발병을 연관시키는 역학조사도 있었습니다.[14] 유제품을 섭취할 때는 1~2달러를 더 주더라도 풀을 먹고 자란 동물에서 얻은 유기농을 사는 것이 좋습니다. 이렇게 하면 옥수수, 콩 및 곡물을 주식으로 먹인 동물의 제품보다 오메가-3와 오메가-6 불균형이 줄어듭니다. 콩, 아몬드, 호두, 캐슈너트 등과 같은 비유제품의 두유를 고려하는 것도 좋습니다.

콩과 암

콩은 암 위험 및 재발 위험을 줄이는 데 도움이 되는 것으로 입증되었습니다. 수년간 암 생존자, 특히 유방암 여성은 대두를 피하라는 경고를 받았습니다. 이 조언의 대부분은 동물실험에 기반을 둔 것이며, 다량의 대두 추출물이 쥐에서 유방암을 성장시키는 것으로 나타났습니다.[15] 그러나 일련의 대규모 역학 연구에 따르면 여

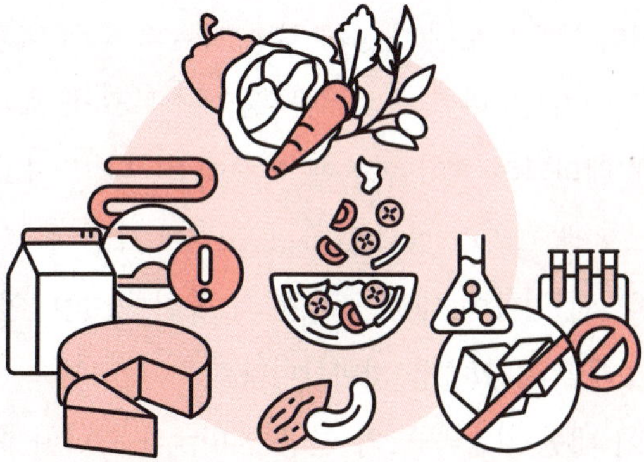

성이 대두를 섭취할 때 유방암 위험이 감소하고 결과가 개선되는 것으로 나타났습니다.[16] 미국과 중국에서 9천5백만 명 이상의 유방암 생존자를 분석한 2012년 연구에 따르면, 유방암에 걸릴 위험이 더 큰 유전적 돌연변이가 있더라도 최소 10mg(두유 1/3컵, 콩 1/4컵과 동일한 양)을 섭취한 여성은 재발을 겪을 확률이 25% 적었습니다.[16] 중국 여성에 대한 또 다른 연구에 따르면 대두를 가장 많이 섭취한 여성군이 폐암 진단 후 생존 확률이 높았습니다.[17]

콩은 식물성 에스트로겐이기 때문에 많은 전문가들과 암 생존자들은 대부분의 콩 제품 또는 식물성 에스트로겐이 호르몬에 민감한 암이 형성되고 성장하도록 자극할 것이라고 생각합니다. 그러나 인체에는 알파와 베타라는 두 가지 유형의 에스트로겐 수용체가 있음을 아는 것이 중요합니다.[18] 인체에서 자연적으로 발생하는 에스트로겐은 난소 및 심지어는 과도한 지방에서도 방출되는데, 우선적으로 유방조직의 에스트로겐 수용체 알파에 결합하고 유방 조직에서 에스트로겐 수용체 알파 자극은 세포 증식을 증가시키고 유방암의 위험인자로 작동합니다.[19] 그러나 에스트로겐 베타 활성화는 반대 효과를 가지며 에스트로겐 수용체 알파 자극의 증식 효과를 상쇄시키는 것으로 여겨집니다.[20] 콩의 식물성 에스트로겐 효과는 에스트로겐 수용체 베타와의 결합을 통해 이루어집니다.[21] 이것은 콩의 식물성 에스트로겐 효과가 실제로 유방 조직에 대한 몸 안의 에스트로겐의 부정적인 영향에 대항하고, 암의 특징 중 하나인 세포 증식의 감소를 초래할 수 있음을 의미합니다.

이 주제에 대한 가장 최근의 연구는 미국과 캐나다 유방암 가족

협회에 등록된 유방암 여성 6,235명을 대상으로 한 연구입니다. 그 여성들 중 가장 많은 양의 대두 이소플라본(하루 1.5mg, 하루에 단 몇 개의 풋콩edamame을 먹는 것과 같음)을 섭취한 여성군은 가장 적은 양의 콩을 먹은 군에 비해 모든 면에서 사망률이 21% 감소했음을 발견했습니다.[22] 이 연구는 호르몬 수용체 음성 유방암을 가진 환자와, 유방암 호르몬 치료를 받지 않은 여성을 대상으로 했습니다. 이것은 대두 이소플라본이 유방암에 대해 추가적 치료를 받지 않는 환자에게 특히 도움을 줄 수 있고 그리고 에스트로겐 양성 암 환자에게는 최소한 유해하지 않다는 점을 시사합니다.

미국암협회American Cancer Society는 건강 보조 식품이 아닌 건강식의 일부로 콩을 섭취할 것을 권장합니다.[23] 콩은 단백질과 섬유질의 좋은 공급원이며 암 위험을 줄이고 유방암 여성의 예후를 개선할 수 있습니다. 심사위원단은 비유전자변형non-GMO 대두와 유전자변형GMO의 장점에 대해 논의하고 있지만, 많은 사람들은 유기농을 구매하여 유전자변형이 아닌 콩을 먹는 것이 현명하다고 생각합니다.

알코올

알코올은 국가 독성학 프로그램에 의해 인체 발암 물질로 등재되어 있습니다.[24] 술은 많이 마실수록 머리와 목, 식도, 간, 위, 유방 및 결장 직장을 포함한 특정 유형의 암 발병 위험이 커집니다.[25,26]

술을 마셔야 한다면, 여성은 하루 한 잔 이하, 남성은 하루 두 잔 이하로 제한하십시오. 그러나 알코올은 발암 물질로 알려져 있기 때문에 이 위험인자를 제거하기 위해서는 한 방울도 마시지 않는 것이 좋습니다. 알코올 섭취와 함께 혈당수치가 치솟는 것을 막고 싶다면 빈속에 마시지 마세요. 식사와 함께 맥주, 칵테일 또는 와인을 한 잔만 드십시오.

조리 온도

고온에서 조리된 일부 기름은 암과 관련된 알데하이드라는 화학물질을 방출합니다.[27] 가장 위험한 기름은 옥수수와 해바라기 기름이며 특히 350도 이상의 열이 20분간 유지되면 정도는 심해집니다. 건강한 기름인 카놀라, 올리브, 코코넛, 호두는 건강에 좋습니다(비록 호두 기름은 비싸지만). 올리브유는 고온에서 요리하지 마십시오. 발연점이 낮기 때문에(오일이 연기를 내기 시작하는 지점) 산화되어 건강에 해로울 것입니다. 더욱 높은 온도에서 요리해도 건강에 좋은 오일은 카놀라와 아보카도입니다.[27]

암과 보충제

스스로 처방한 보충제는 안전하지 않고 위험할 수 있습니다. 비타민과 미네랄 결핍을 이해하고 있나요? 특정 비타민과 미네랄이 부족하다면, 음식을 통해 바꿀 수 있을까요? 비타민 D와 같은 경우에는 보충제를 섭취해야 할 수도 있습니다. 일부 비타민과 미네랄은 지용성이며 빈속이 아닌 음식과 함께 섭취해야 합니다. 보충제는 약물과 같은 것으로 간주해야 하며, 의사가 특정 결핍 또는 약을 복용해야 하는 특정 이유를 확인했을 때 필요한 약을 복용하십시오. 그렇지만 전체적인 음식과 균형 잡힌 식단을 통해 영양을 채우는 것이 더 나은 방법입니다.

암과 음료

식사 도중 마실 것을 선택할 때는 기본적으로 물을 고르세요. 소화관에 축적된 모든 독소가 내려가도록 도와줍니다.[28] 물은 소화에 사용되는 타액을 만들고 내막 표면의 적절한 수분 수준을 유지합니다. 또 세포의 성장, 생존 및 번식을 촉진하고, 노폐물을 내려가게 합니다(주로 소변 형태로).[28] 또한 뇌의 호르몬과 신경 전달 물질의 생성을 돕고, 땀과 호흡을 통해 체온을 조절하며 뇌와 척수의 구조적 완전성을 보호하고, 영양을 위해 음식을 변환하고 분해하며 전달합니다.[28]

물을 마실 수 있도록 권장하는 방법

- 레몬 또는 오렌지, 작은 레몬 잎 조각, 신선한 민트 가지 또는 오이 조각을 짜서 물에 넣으십시오.
- 스테인리스 스틸이나 유리병을 구입하여 하루를 시작할 때 함께 가져가십시오.
- 매일 물 한잔으로 시작하십시오.

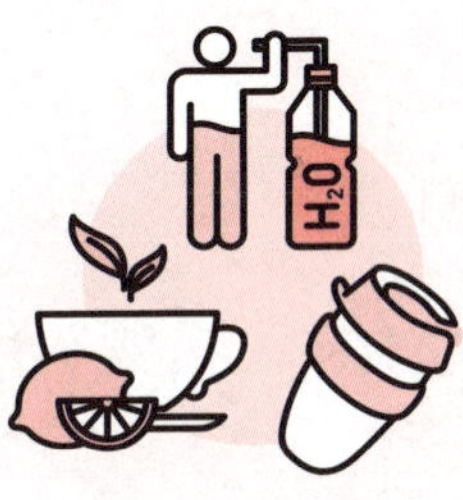

하루에 240mL의 물을 8번 이상 먹는 것이 기본 규칙입니다.[28] 하루에 어떻게 나누어 먹을지 생각해 보십시오. 몇 번이나 물병을 채워야 합니까? 의사는 또한 필요한

물 섭취량을 알아보는 더 좋은 방법을 추천합니다(오줌 색 관찰).[29] 이를 통해 너무 많은 양의 물(무색의 맑은 소변)과 너무 적은 양의 물(진한 노란 소변)에 대한 균형을 유지할 수 있습니다. 소변 색이 연한 노란색으로 투명하게 유지되면 적절히 수분공급이 유지되는 것입니다.

수돗물을 정화해서 먹어야 합니까? 이는 물을 받는 곳과 그 안에 있는 오염 물질에 따라 다릅니다. 환경걷기그룹Environmental Working Group은 전국 식수 데이터베이스*를 만들기 위해 여러 주State의 수백만 건의 수질 테스트 기록을 작성했습니다. 지역 수도기관에서 찾아보는 것도 좋은 시작입니다. 여러분이 마시는 물이 데이터베이스에 포함되어 있지 않은 경우 해당 지역의 수도 시설에 대한 최신 연간 수질 보고서를 요청할 수 있습니다(때로는 온라인으로도 가능합니다).

당신의 물에 무엇이 들어 있는지 알게 되면, 당신의 요구와 예산에 가장 잘 맞는 필터를 식별할 수 있습니다. 필터는 6가지 종류로 제공됩니다.

- 필터 주전자
- 수도꼭지 부착 필터
- 수도꼭지 일체형 필터
- 싱크대 필터
- 세면대 필터
- 집 전체 필터

* www.ewg/tapwater

이러한 다양한 스타일은 일반적으로 두 가지 주요 기술로 분류됩니다.

- 납과 같은 일반적인 오염 물질을 감소시키는 탄소 필터
- 역삼투압 시스템은 비용이 많이 들지만 탄소 필터가 못하는 비소와 같은 오염 물질을 제거합니다.

핵심은 수도꼭지를 통해 당신이 어떤 오염물질에 노출되어 있는지를 식별하고, 감당할 수 있는 가격 선에서 그 오염물질을 제거해 줄 수 있는 필터를 고르는 것입니다.

녹차

차에는 강력한 산화 방지제인 폴리페놀과 플라보노이드가 들어 있습니다. 녹차에는 홍차에 들어 있는 카테킨의 3배가 들어 있습니다. 카테킨은 항암 잠재물질로 연구되고 있는 플라보노이드입니다. 실험실 연구에서 녹차는 결장, 간, 유방 및 전립선 세포에서 암의 성장을 늦추거나 예방하는 것으로 나타났습니다.[30,31]

사람들의 식이를 추적하는 연구는 정기적인 녹차 섭취가 결장암, 방광암, 위암, 식도암 및 췌장암 위험을 낮춘다고 보고했습니다.[30] 병에 든 녹차를 구입할 경우는 카테킨 농도가 상품별로 크게 다르다는 점에 유의해야 합니다. 2010년 남성 건강 잡지의 한 연구에 따르면 EGCG(카테킨 종류)를 가장 많이 함유한 녹차도 병당 215mg 중 1mg에 불과한 것으로 나타났습니다.[32]

커피

최근의 연구에 따르면 커피는 암에 대해 나쁜 영향보다 좋은 영향이 있는 것으로 보입니다.[33] 란셋 종양학Lancet Oncology에 최근 발표된 2016년 보고서에 따르면 세계보건기구의 국제암연구소는 커피가 암을 유발할 가능성이 거의 없으며 정기적으로 커피를 마시면 자궁암과 간암을 예방할 수 있다고 결론지었습니다.[34] 이 결론에 이르기 위해, 연구 기관은 23명의 국제 과학자들을 모아 1,000건 이상의 연구 결과를 조사했으며, 커피를 마시는 것이 강력한 항산화 효과를 보이고 실험 연구에서 커피는 암세포의 사멸을 촉진시키는 것으로 나타났습니다.[34]

항암생활 가이드: 영양 요약

식품군별 식사에 대해서는 부록 B 참조

1. 1주일 동안 먹고 마시는 모든 것을 기록하십시오. 그 결과를 바탕으로 건강식품 섭취를 늘리면 건강에 해로운 음식이 없어지게 됩니다. 90%의 건강한 식단을 위해 노력하십시오.
2. 식사할 때마다 다양한 채소와 소량의 과일이 포함되도록 식단을 재구성하십시오. 메인 채소 메뉴와 다른 채소들이 식사의 중심이 되어야 합니다.
3. 건강식을 더 편리하게 만드십시오. 채소를 미리 준비하십시오. 요리량을 두 배로 늘려서 남은 음식을 한 주의 후반에 두 번째 식사로 먹을 수 있습니다.
4. 건강한 쇼핑객이 되십시오. 미리 레시피를 찾아보고 목록에 따라 쇼핑하십시오. 라벨을 읽고 첨가된 설탕에 대해 인식하십시오(4g이 1티스푼).

5. 음식이 아니라 활동으로 스스로를 축하해 주십시오. 음료수와 디저트를 보상으로 생각하지 마십시오. 대신 산책이나 좋아하는 스포츠를 통해 자신을 보상하십시오.
6. 감미료를 사용해야 하는 경우, 설탕이나 설탕 대체품 대신 꿀 또는 메이플 시럽을 사용해보십시오.
7. 유제품을 제한하십시오. 두유와 같은 식물성 제품 우유를 고려하십시오.
8. 알코올 섭취를 제한하십시오.
9. 음료의 경우 기본적으로 정수된 물을 마시십시오.
10. 좋아하는 유기농 녹차를 찾아서 자주 마시십시오. 하루에 세 잔씩 마시면 좋습니다.

12

환경과 건강을 위한 노력

이제 당신은 우리 개개인의 행동이 몸을 치유하는 능력에 엄청난 영향을 미친다는 사실을 제가 강하게 믿는다는 사실을 알고 있을 겁니다. 그러나 저는 또한 현실주의자입니다. 우리는 이제야 인간과 암의 관계에 대해 논의를 시작했고, 그리고 이는 이야기하기 싫지만 무시할 수 없는 주제입니다. 인류의 편리함을 위해, 그리고 선조들의 놀라운 지혜를 활용하기 보다는 과학을 실생활에 적용하기 위해, 우리는 공기를 오염시키고 물을 오염시키고 자원을 땅에서 발굴하여 산업화된 인프라를 구축했습니다. 보다 강력한 화학물질과 유독 물질을 사용하여 자연을 길들이고 통제하고 이익을 얻기 위해 경쟁했지만, 이는 결국 우리에게 독으로 돌아왔습니다.

우리는 오랜 세월 동안 화학물질에 의존하면서 힘겨운 삶을 살고 있습니다. 허리케인 하비와 같은 재난이 닥치기 전까지는 화학물질에 대한 인식이 부족했습니다. 하비는 2017년 9월부터 우리의 일상 건강에 영향을 주기 시작했습니다.[1] 그리고 우리가 마시는 물과 숨 쉬는 공기에 독소가 방출되면서 화학물질 노출이 주요 뉴스가 되었습니다. 1970년대 이후 50년 동안 87,000개 이상의 화학물질이 상업적 용도로 승인되었습니다.[2] 세계보건기구가 발표한 분석에 따르면, 우리가 세상에서 개발하고 배출한 수천 개의 화학물질 중 단 1천 개에 대해서만 발암 가능성에 대해 공식적으로 조사가 이루어졌고 등급이 매겨졌습니다.[3] 그중, 500개 정도만 조심해야 한다는 물질로 구분되었는데, 120개의 물질은 "알려진" 발암물질, 81개는 "가능성 있는" 발암물질, 그리고 또 다른 299개는 "가능한" 발암물질로 분류되었습니다.

하지만 우리가 마시고, 삼키고, 흡수하고 있는 다른 86,600개의 의미 있는 숫자의 혼합물들, 그리고 바람이 달라지는 방향에 따라 흩어지는 화학물질들에 대해서는 어떻게 알아낼 수 있을까요? 그런 자료는 어떻게 수집해야 하며, 보이지 않는 물질에 대해서는 어떻게 밝혀내서 지금 보유하고 있는 엄청나게 많은 발암물질 목록에 추가해야 할까요? 직접적인 발암물질이 아님에도 불구하고 생태계를 혼란시켜 암을 포함한 심각한 질병의 발병 역할을 할 수 있는 화학물질들은 어떻게 할까요?

우리는 단순히 인공 화학물질에 대한 노출을 피하고 있을 수만은 없습니다. 노출을 완화하기 위해 할 수 있는 일은 많이 있습니다. 대부분의 경우 우리가 호흡하는 공기, 마시는 물, 가정의 가구, 입는 옷, 그리고 사용하는 제품을 통해 노출되는 화학물질에 대해 인지하는 것은 우리 스스로의 몫입니다. 화학물질에 대한 일회성 노출은 종종 "안전한" 것으로 간주되지만, 이러한 많은 제품들은 매일 사용되며, 특히 다른 화학물질과 결합될 때의 장기간 노출에 대한 영향은 거의 연구되지 않았고 알려지지 않았습니다. 우리가 일단 가장 먼저 해야 할 일은 화학 제품으로 가득 찬 이 세상을 살아나가는 데 있어서 주의를 기울이는 것입니다. 우리 중 일부는 여기에만 머물지 않고 지역 또는 국가 차원으로 적극적으로 환경운동에 참여하여 활동할 수도 있습니다. 만일 수천 명의 사람들에게 영향을 미치는 엄청난 재난이 일어나게 된다면, 이는 우리가 이런 물질들과 함께 사는 방식에 실질적인 변화를 가져다줄 것이 확실합니다. 그것이 꼭 희망의 조짐이라고 보기는 어렵지만, 그러한 상황에 처해진 우리를 발견할 수도 있습니다.

화학물질로 가득찬 집

모든 유형의 가정용 청소 용품들에는 너무 많은 화학물질이 포함되어 있어서 이름을 다 나열하기도 힘듭니다. 강력 클렌저로 채워져 있는 모든 스프레이 병들은 소위 '상대적 독성relative toxicity'이라 불리는 문제가 있다고 알려진 화학물질들로 채워져 있습니다.[4,5] 클렌저의 거품들을 보면 얼마나 잘 닦이는지를 부정할 수 없지만, 실제 그들이 제공해주는 편리성이 어떤 가치가 있을지 질문해보는 것은 의미가 있습니다.

독성 화학물질은 싱크대 아래에서만 발견되는 것이 아니라 샴푸, 바디워시, 로션, 손 소독제, 향수, 면도 제품, 화장품, 심지어 치약과 구강 세정제에서까지 발견됩니다.[6] 간단히 말하자면 우리는 화학물질에서 벗어날 수가 없다는 것입니다. 성분을 파악하고 대안을 찾기 위해 의식적이고 지속적인 노력을 기울이지 않는 한 말이죠. 심지어 그렇게 할지라도 상황은 어려워질 수 있습니다. 화학 제품 제조 회사들이 우리의 "친환경적"인 제품을 원하는 심리를 파악해서, 제품이 실제 가지고 있는 독성보다 덜 유해한 것처럼 만들어버리기 때문입니다. 예를 들면, "향기용"이라는 라벨이 붙은 물질의 성분이 무엇인지 의심해본 적이 있는지요? 이것은 알고 보면 제조사가 공개하지 않아도 되는 화학물질로, 종종 내분비계를 교란시키는 성분들을 가지고 있어 시간이 지나면 우리의 호르몬에 영향을 줄 수 있는 물질들입니다.[7] "장식용으로만 사용가능"이라고 쓰여 있는 주방용품을 산 적이 있습니까? 그 주방용품에 발라진 페인트나 마

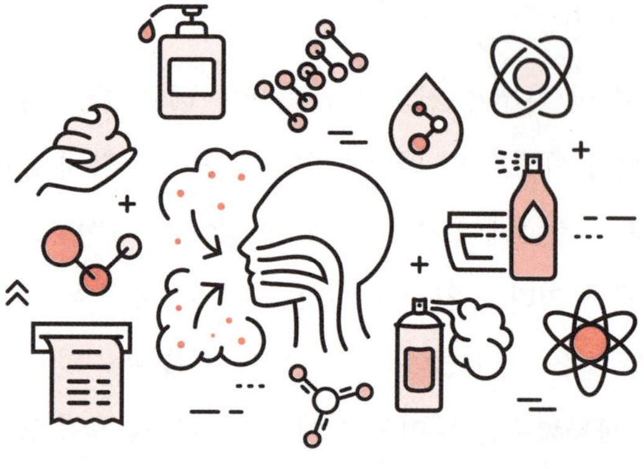

감재에는 납이나 다른 독성 물질이 포함되어 있을 가능성이 있으며, 그런 그릇이나 접시는 음식 보관이나 장식에 사용되어서는 안 됩니다.[8,9] 심지어 주머니에 무심코 찔러 넣은 영수증조차 안전하지 않으며, 내분비 방해 물질로 알려진 비스페놀 ABPA(인쇄 된 숫자가 종이에 부착되게 만드는 물질)로 가득 차 있습니다. 연구자들은 만약 영수증을 만진 다음 그 손으로 바로 얼굴을 만지거나 음식을 먹으면 인체 내 BPA 수치가 급증하게 된다고 합니다.[10,11]

분명 항암생활의 많은 부분은 사려 깊은 소비자가 되고, 힘들게 번 돈으로 독성물질의 수를 줄일 수 있는 제품과 농산물을 구매하고, 가족들이 매일 화학 제품에 적게 노출되도록 제품을 구매하는 것을 포함합니다. 다른 다섯 영역과 마찬가지로 작은 노력이 쌓여 독성 노출을 제한시킬 수 있습니다. 대부분의 경우 간단히 대체가 가능하고 비용도 적게 듭니다.

암은 산업화로 인한 질병입니까?

영국 맨체스터 대학교University of Manchester의 한 연구팀은 수천 년에 걸친 암 발생률을 조사하여 산업의 가속화와 암 관련 사망 사이의 인과적 연관성을 밝혀냈습니다. 로살리 데이비드Rosalie David 교수와 마이클 지멀먼Michael Zimmerman 교수는 2010년 〈네이처 리뷰 캔서Nature Review Cancer〉 학술지에 발표된 논문을 통해 암에 걸린 이집트 미라의 유골과 그 이후 수집된 데이터를 검토하였고, 암 발생률의

타임 라인을 연구했습니다.[12] 그들은 "고대의 물리적 유적에서 악성 종양이 희귀하다는 것은 암이 고대에는 드물었음을 나타내며, 따라서 현대의 사회환경 요인의 역할에 대한 의문이 제기됩니다." 다시 말하면, 암(또는 최소한 암의 발생률)은 산업발전 사회와 직접적인 연관이 있다는 이야기입니다. 이 연구는 통합 종양학 분야의 저와 다른 연구자들이 연구하고 우리가 살아가는 세상에 대해 권고를 할 때 반드시 지키는 개념을 내포하고 있습니다. 환경 독소는 우리 몸에 어떤 영향을 끼칩니까? 우리의 몸은 어떻게 질병을 방어합니까?

암과 산업화 사이의 연관성을 추적할 수 있었던 방법 중 하나는 암 집락cancer cluster을 관찰하여, 우리가 암과 같은 질병을 치료하거나 예방할 수 있는 능력을 약화시키고 있는 사회적 행위에 대해 배울 수 있는 점을 찾는 것입니다.

암의 지도화

암 집락은 질병통제예방센터에 의해 "제한된 시간 안에 지역 내에서 발생하는 예상보다 많은 수의 암 사례"로 정의됩니다.[13] 보통 일과 관련된 경우가 많습니다. 18세기 런던의 굴뚝 청소부에게서 발견된 음낭암 또는 20세기 초 미국의 3개의 다른 지역에 있는 공장에서 라듐이 들어간 빛이 나는 페인트로 시계의 숫자를 그리던 "라듐 걸스radium girls"* 사이에서 많이 발병된 골육종(뼈종양의 일종)이 대표적

* 라듐을 사용하는 공장에서 일하는 여성 근로자

입니다.[14,15] 미국 캘리포니아의 유명한 고소 사례이자, 힝클리Hinkley와 에린 브로코비치Erin Brockovich가 유명하게 만든, 사람들에 의해 발생한 것으로 의심되는 암도 있습니다. 에린 브로코비치는 PG&E 회사가 370갤런(약 1,400L) 이상의 크롬에 오염된 폐수를 연못에 방류했다는 사실을 발견했습니다.[16] 그 결과로 지하수는 녹을 방지하는 데 사용되는 화학물질인 크롬 6으로 포화되었습니다. 브로코비치와 그녀가 법률 서기로 일했던 로펌은 1993년에 PG&E를 고소했으며, 당시 기업 오염 재판 사례 중 최대의 승리를 얻었습니다. 향후 20년간, 이 수질 오염에 관한 제한된 과학적 데이터는, 다른 크롬 폐기와 관련된 암 및 기타 질병의 사례가 많이 기록되었음에도 불구하고 적법한 판례로 여겨졌습니다. 마침내, 2014년 이 크롬 6은 수돗물을 통해 수백 마일에 걸쳐 퍼졌고, 이 화학물질은 공식적으로 알려진 발암 물질로 인식되었습니다.[17] 오늘날 캘리포니아 힝클리는 가상의 유령 도시입니다.

최근에 더욱 유명해진 암 집락은 2001년 9월 11일 미국이 받은 공격 이후에 계속 늘어나고 있는 곳입니다. 2016년 6월, 질병통제예방센터의 세계무역센터 건강 프로그램은 911 사건의 여파로, 발암 물질과 오염 물질에 노출되어 암으로 진단된 것으로 추정되는 5,400명 이상의 사람들을 등록했습니다.[18] 시간이 지나면서 등록률은 급상승했습니다. 최신 등록 자료를 보면 2014년 1,822명의 등록된 암 환자 수와 비교했을 때 보다 세 배로 늘었습니다. 지난 3년 동안 1,500명 이상의 사람들이 매년 목록에 추가되었으며 이 숫자는 이 연방 보건 프로그램에 등록하기 위해 미리 절차를 밟은 사람들만을 포함합니다.[19] 가장 심하게 영향을 받은 그룹은 응급대원들이었으며 현재 4,692명이고 프로그램을 통해 건강 관리 및 의료 모니터링을 받고 있습니다. 다른 사람들은 세계무역센터 근처에서 살거나, 일하거나, 학교에 다니는 사람들입니다. 등록된 5,441명 중 거의 절반은 55세에서 64세 사이입니다.[18] 프로그램에 등록된 사람들 중 모두 6,378건의 암 발생이 보고되었는데, 이는 사람들이 석면, 납, 폴리염소화비페닐PCBs, 다염기성 탄화수소PAHs, 유리 섬유 및 다이옥신 등의 독소를 포함한 먼지에 노출된 후 한 가지 이상의 암으로 진단되었다고 보고되었습니다.[20]

이러한 질병 군집을 식별할 수 있는 장점 중 하나는 과학자들이 훼손된 환경과 암 질환의 발병 가능한 상관관계를 공식적으로 조사할 기회를 제공해 준다는 것입니다. 이로 인해 우리는 알려진 발암물질을 식별하고 입법 및 사회적 조치를 취할 수 있게 되었습니다. 암과 다른 질병을 예방하려는 노력에도 불구하고, 충분한 자금을 가지고 종종 공격적인 전략을 취하면서 과학적 조사를 무시하고 그들이 지구를 오염한다는 사실을 부정했던 화학 제조업체들이 존재함에도 불구하고 말이죠. 더 큰 문제는 우리가 호흡하고 있는 지구 전체 공기에 영향을 미치는 낮은 용량의 발암물질들입니다. 〈뉴잉글랜드 의학 학술지〉에 게재된 2017년 논문에 따르면, 현재 국가 표준보다 낮은 농도에서도 미국 대기 오염 수준이 사망률과 관련이 있는 것으로 나타났습니다.[5]

비록 1980년에서 2015년 사이에 미국의 암 사망률은 20% 이상 감소했지만, 국립 보건통계국의 기록을 기반으로 연구원들은 이러

한 추세와 맞지 않는 지역을 "지도화"할 수 있었습니다.[21]

예를 들면, 미시시피강 뉴올리언스와 루이지애나주 배턴 루지에는 85마일(약 137km) 길이의 긴 지역이 있습니다. 바로 "암 골목"이라고 불리는 곳입니다.[22] 이 취약한 지역에는 150개가 넘는 공장과 정유소, 그리고 암을 포함한 여러 가지 오염으로부터 유발된 질병이 존재합니다. 또 멕시코와 남부 텍사스 국경을 따라서는 높은 간암 발병률이 보이는데, 아직까지도 그 원인을 찾아낼 수 없었습니다.[23]

77개의 슈퍼펀드superfund*의 본거지이자 환경 오염 측면에서 미국 전역에서 6위를 차지하고 있는 플로리다는 2016년에 새로운 암 발병률 순위에서 2위를 차지할 것으로 예상됩니다.[24] 《통계 및 공공정책》지에 발표된 최근 연구에 따르면, 1986년부터 2010년까지 플로리다에서 암 발병률이 점차 증가했으며 이러한 독성 지역의 존재와 암 발생률 간에 강력한 연관성이 있음을 발견했습니다.[24]

환경보호에 대한 힘겨운 싸움들

환경을 위해 일하는 단체들은 대중에게 환경오염에 대해 조언하고, 화학물질이 인간에 미치는 영향을 계속 시험하고, 정부와 의원들에게 공중보건에 대한 제조업체의 책임을 강화해야 한다고 압박하고 있습니다. 미국 비영리 환경 연구 단체Environmental Working Group, EWG는 1992년 켄 쿡Ken Cook에 의해 설립되었으며, 지난 26년 동안 쿡

* 오염 물질을 배출하는 기업 등에 환경 정화 비용을 부담시키는 법

과 그의 직원들은 화합물 제조 회사에 대한 시민들의 관심에 맞춰 미국 정부에 압박을 가했습니다.[25] 환경에 대한 변화가 얼마나 천천히 일어나는지 보려면, 1976년의 독성물질관리법TSCA을 살펴보면 됩니다. 이 법은 새로운 화학물질의 도입을 규제하거나 기존 화학물질이 시장에 출시되기 전에 "안전한"지를 평가할 수 있도록 만들어졌었습니다. 그러나 1976년 법이 제정되었을 때, 기존의 모든 화학물질들은 사용하기에 안전한 것으로 간주되었고 그 기준이 그대로 지속되었습니다. 2016년이 되어서야 이 법이 개정되었는데, 40년이 지난 시점임에도 그 개정 정도는 미미했습니다. 켄 쿡은 2016년 5월에 발간한 기사에서 "암과 신경계 장애, 난임 장애, 면역계 기능 장애 및 기타 여러 가지 건강 문제"를 유발하는 화학물질로부터 미국인을 보호하기 위해 새로 개정된 법이 얼마나 소극적으로 대처하고 있는지를 지적했습니다.[26] 그는 우리가 얼마나 위험한지 알고 있는(몇몇 경우에는 몇십 년씩이나), 그리고 아직도 존재하는 "일곱 가지의 치명적인 독"을 특별히 지목했습니다.

그 독들은 다음과 같습니다.

- **석면**: 석면은 폐암과 다른 질병들 사이의 과학적으로 증명된 직접적인 연관성에도 불구하고, 여전히 미국에서는 합법화된 물질입니다. 다른 50개의 나라들에서는 금지됐음에도 불구하고 말이죠.[27] 지붕 및 비닐 소재, 브레이크 패드에서 석면이 발견되고 있습니다. 클러치와 같은 자동차 부품이나 크레용에서도 발견되었습니다.
- **포름알데히드**: 자연적으로 발생하는 이 물질은 양이 많아지면 발암물질로 작용하는데, 카펫, 나무 바닥, 헤어 매직 제품, 매니큐

어, 페인트 및 광택제, 가정용 청소 제품에서 발견됩니다. 포름알데히드는 DNA를 손상시킬 수 있습니다. 이는 저용량에서도 시간이 지남에 따라 암 위험도를 증가시키는 것으로 알려져 있습니다.[28]

- **과불화탄소(PFCs)**: 과불화 화학물질은 끈적거리지 않고 방수 및 방유 작용을 하며, 조리기구, 방수성 겉옷과 식품 포장에 사용됩니다. C8s(8은 탄소 원자의 수를 나타냄)로 알려진 화학물질은 더 이상 미국에서 제조되지 않지만 C6은 여전히 사용 중입니다. 이들은 다른 건강 문제 중에서도 암 및 갑상선 질환과 관련이 있습니다.[29]
- **난연제**: 염소 처리된 난연제는 가구와 어린이용 카시트를 포함한 많은 제품에 뿌려집니다. 암과 관련해서는 호르몬 대사를 방해하는 것으로 알려져 있습니다.[30]
- **염화 바이닐**: PVC 플라스틱과 샤워 커튼과 같은 많은 가정용 제품을 더 부드럽게 만드는 데 사용됩니다. 공기 중 PVC에 노출되면 신경계에 영향을 미치며 장기 노출로 인해 간이 손상될 수 있습니다.[31]
- **비스페놀 A(BPA)**: 이 화합물은 음식, 음료 용기 및 자궁 안에 있는 아기를 포함한 사람에게서 발견될 수 있습니다. 2015년 캘리포니아는 여성 생식독성 물질로 BPA를 등록했습니다.[32]
- **프탈레이트**: 이 화합물은 플라스틱을 더 유연하게 만들어 PVC 플라스틱, 솔벤트, 비닐 바닥재, 접착제와 세제에 사용됩니다. 이들은 내분비 교란 물질이며, 당뇨병, 비만, 생식 및 갑상선 문제와 관련이 있습니다.[33,34]

불행히도, 매일 노출되는 거대한 화학물질 부하를 줄이기 위해 우리는 너무도 적은 노력을 기울이고 있습니다. 《암이 없는 세상: 새로운 치료법과 예방에 관한 약속》[35]의 저자인 마거릿 쿠오모Margaret I. Cuomo, MD와 저는 이 분야에서 직면한 문제에 대해 이야기했습니다. 그녀는 인식을 하는 것이 첫 번째 단계이며, 정보를 접한 사람들이 변화를 위한 노력을 보다 잘할 수 있다고 말했습니다. "나는 만약 대중이 캘리포니아에서 페이스 크림이나 기타 개인위생 용품을 구매하는 것이 실제로는 코네티컷이나 뉴저지에서 구매한 유사 제품보다 안전하고 독성이 적은 제품인 사실을 안다면, 그들도 더 안전한 제품을 요구할 것이라고 생각합니다." 그녀는 계속해서 말했습니다. "그들은 분노할 것이며 회사에 가해지는 압박도 달라질 것이라고 확신합니다. 그러니 첫 번째 단계는 대중에게 알리는 것입니다." 쿠오모는 개인 건강관리 제품 및 식품의 환경 규제와 관련하여 우리가 여전히 1950년대 초반의 사고방식으로 살고 있다고 생각합니다. "일반적으로 소비자는 개인 관리 제품에서 많은 화학 성분의 유해성과 내분비 시스템, 출생 능력 및 비만에 미치는 모든 영향에 대해 알지 못합니다. 이것은 사소한 것이 아닌 매우 중요한 문제입니다."

환경 독소 및 내분비 장애

20년 만에 환경 독소가 내분비 또는 호르몬 장애를 일으키는 방법을 연구하는 새로운 분야가 생겨났습니다. 미국 환경보호국Environmental Protection Agency, EPA에 의해 확인된 알려진 54개의 발암

물질(예: 폐암과 폐암의 일종인 중피종의 발병과 직결된 석면)과 같이 특정 암의 발병에 직접 연결되는 것이 아닌 내분비 장애, 신진대사 규제를 모방 또는 강화하여 건강에 다른 방식으로 영향을 미치는 요소들을 대상으로 합니다.[36] 대부분의 사람들은 상대적으로 낮은 수준이지만 매일 지속적으로 이러한 환경 독소에 노출되어 있습니다. 내분비 교란 화학물질EDCs로 알려진 이러한 물질들은 식품, 환경 및 신체에 바르는 제품에서 찾을 수 있습니다. 이는 특히 장기적으로 호르몬과 신진대사를 방해하여 암과 기타 질병에 걸리기 쉬운 생물학적 조건을 만듭니다.[35,37,38]

내분비 교란 물질은 발암 물질처럼 작용하지는 않습니다. 대신, 그들은 우리의 내분비계(우리의 천연 호르몬 시스템)처럼 작동하지만, 매우 낮은 수준으로 삶의 각기 다른 시기에 신체의 생리에 영향을 미치고 정상적인 발달을 방해합니다. 발암 물질은 세포 손상 및 돌연변이를 만드는 반면에, 내분비 교란 물질은 전반적인 발달에 지속적 방해를 유발합니다. 예를 들어, 우리는 환경, 음식 또는 어린이들이 사용하는 제품에서 특정(종종 특이하거나 독창적으로 결합된) 내분비 교란에 노출될 때 남녀 아이들 모두에게서 성조숙증을 발견했습니다. 미국 질병통제예방센터의 연구에 따르면 변기 탈취제 및 공기 청정기 용제에 노출된 여자아이들은 노출 수준이 낮은 아이들보다 7개월 일찍 생리가 시작된 것으로 나타났습니다.[39,40] 그 2012년 연구는 환경적 정신 독소, 특히 호르몬을 모방한 독소들이 인간에게 변화를 일으킬 수 있다는 연구들이 누적된 결과였습니다. 이 연구의 대상 화학물질인 디클로로벤젠은 미국에서 시험해본 거

의 모든 사람들의 몸에 존재합니다.[41]

한편, 카이저 퍼머넌트의 로렌스 쿠시Lawrence Kushi가 이끄는 연구팀은 환경 화학물질에 노출되는 것이 조기 사춘기에 이르게 하는지를 알아보기 위해 1,200명 이상의 사춘기를 겪지 않은 소녀들을 대상으로 미국 3개의 도시(뉴욕, 신시내티, 오클랜드)에서 연구했습니다. 그와 그의 팀은 12년 동안 소녀들을 추적한 결과, 조기 유방 발달을 두 가지 화학물질과 관련지었습니다. 치약과 다른 많은 제품에 포함된 화학물질인 트리클로산, 그리고 살충제 및 염소 처리에 사용되는 화학물질인 2,5-디코로 페놀이었습니다.[42,43] 이 두 화학물질이 4~9개월 더 빨리 유방을 발달하게 했습니다. 쿠시는 그와 그의 팀이 지금까지 수집한 데이터는 "빙산의 일각일 뿐이다."라고 말했습니다. 추가적인 연구를 하기 위한 자금요청은 2016년 국립암연구소National Cancer Institute에 의해 거절당했습니다.

2011년과 2012년에 미국에서 나온 결과를 보면 남자아이들은 1970년대보다 6개월에서 2년가량 더 빨리 성숙하고 있었습니다.[44,45] 연구자들은 왜 이런 일이 일어나고 있는지 확신하지 못했습니다. 여자아이들의 경우에는 디클로로벤젠이나 BPA와 같은 에스트로겐과 같은 화학물질을 원인이라고 생각했습니다. 하지만 같은 화학물질에 노출된 남자아이들은 조기성숙에 반대되는 지체된 성 발달이 일어나야 합니다. 소년들의 조기 사춘기에 대한 한 가지 가능성은 비만율이 증가하여 신체의 호르몬 수치가 변할 수 있는 것입니다. 불행하게도, 유방암과 전립선암의 발병률은 조기 사춘기에 의해 증가합니다.[46-48]

다양한 환경 발암물질과 내분비 교란 화학물질들의 영향을 분리하는 것이 사실상 어려운 이유는, 실제적으로 우리 삶의 모든 부분에 자연스럽게 섞여서 들어와 있기 때문입니다. 바사 대학Vassar college의 신경과학 교수 자넷 그레이Janet Gray 박사는 지난 15년간 내분비 교란 물질을 연구해 왔습니다. 그녀는 천연 호르몬 시스템이 전신 호르몬 균형인 "항상성"을 유지하는데 도움이 된다고 설명합니다. 그러나 시간이 지남에 따라 호르몬을 모방한 내분비 교란 물질과 화학물질이 이런 섬세한 시스템에 불균형을 일으킬 수 있습니다.[37] 장기가 완전히 발달해 어른이 된 후에 이런 문제가 발생하면, 뇌 건강에 영향을 주어 암과 같은 질병의 발병에 영향을 줄 수 있습니다. 예를 들면 유방암 등 입니다. 그레이는 "내분비 장애가 자궁에서 발생하는 경우 장기적인 결과는 더욱 심각할 수 있다."고 설명했습니다. 또한 우리가 이러한 종류의 내분비 교란을 미래 세대에게 전가함으로써 새로운 후생 유전학 분야가 만들어지게 됩니다. 예컨대, 우리는 현재 유방암에 걸린 여성들과 그들의 여성 친척들이 디클로로디페닐트리클로로에탄DDT에 노출된 것과의 상관관계를 보여주는 많은 연구 결과들을 가지고 있습니다.

내분비 교란 화합물에 대한 연구를 살펴보면, 낮은 수준의 내분비 교란 물질임에도 불구하고 그 효과는 오랫동안 지속됩니다(발암 물질은 제거되면 피해가 상대적으로 빨리 사라짐).[49] 내분비 교란 화합물에 대한 노출은 실제로 미래의 유전자 발현에 변화를 각인시키는 것으로 보입니다(보통 발암물질에 영향을 주는 유전자 돌연변이와 반대로). 예를 들어, 2014년 시카고의 연구원들은 남자 태아가 비스페놀 A에 노출되었을 때, 화학물질이 발달 중인 전립선을 재프로그래밍하여 나중에 전립선 질환에 더 취약진다는 사실을 알아냈습니다.[50]

내분비 교란 물질의 영향에 대한 이러한 혁신적인 이해는 우리가 어떤 화학물질에 노출될 것인지 선택하는 데 더욱 주의를 기울이게 합니다. 특히 "감시 아래(저용량)" 있는 용량에서도 장기적으로 노출되었을 때 영향을 끼치는 걸 보면 말이죠.

2015년 환경 실무 그룹의 설문 조사에 따르면 성인은 평균 하루에 9종의 개인위생 제품을 사용하며 126개의 고유한 화학 성분을 사용했습니다.[51] 이 연구는 2,300명 이상을 대상으로 한 연구였는데, 성인 5명 중 1명꼴로 매일 7종의 암 발병 물질에 노출되는 것이 밝혀졌습니다. 그것들은 개인 위생용품에서 일반적으로 발견되며, (앞서 말한) 포름알데히드를 포함하는데 이는 국제 암 연구센터와 국제 독성학 프로그램 모두에서 발암물질로 정의된 화학물질입니다.[3] 이 연구에 따르면 여성은 매일 168종의 화학물에 스스로를 노출시키는데, 이는 남성에 비해 2배 많은 양입니다.[51] 평균 남성들은 매일 5~7가지 개인위생 용품을 사용했으며, 여기에는 탈취제, 치약, 샴푸, 헤어 젤, 면도 크림, 애프터세이브 스킨 및 로션이 포함됩니다. 보통 성인 여성은 9~12가지 제품을 사용하고, 10대 소녀들은 17가지를 사용합니다.[52]

14살짜리 딸의 부모인 제게 이러한 소식은 특히 불편합니다. 메이크업, 보습제 및 헤어 관리 제품과 같은 화장품에는 종종 내분비 교란을 유발하는 물질인 파라벤 또는 프탈레이트가 포함되어 있습니다. 프탈레이트는 유방암, 비만, 불임 및 천식과 관련이 있습니다.

2014년 미국 소비자제품 안전위원회는 수컷 쥐의 생식 기관의 이상이 프탈레이트의 노출과 관련되어 있다는 사실을 발견하여, 어린이 장난감에 다량의 프탈레이트 사용을 금지할 것을 권고했습니다. 그 관련성이 너무 확고하여 이와 관련한 장애를 "프탈레이트 증후군"이라고 합니다.[53]

한편, 미생물로부터 우리를 보호해주는 제품은 좋은 점보다는 오히려 해를 끼칠 수 있는 점이 많습니다. 여러 항균 비누, 손 소독제 및 세척 제품에는 트리클로산이 포함되어 있습니다. 따라서 몸이나 집에서 위험한 미생물을 제거해준다고 생각하지만, 사실은 혈액과 환경에 이종 에스트로겐을 더하고 있을 수도 있습니다. 2013년 한 연구에 따르면 트리클로산은 우리가 언급한 다른 화학물질과 마찬가지로, 에스트로겐을 모방하여 특정 유형의 유방암 성장을 유발할 수 있습니다.[54]

대부분은 이 사실을 알지 못하지만 우리는 이 부분에 대해 빠르게 이해하고 있습니다. 이제는 행동이 변해야 할 때입니다.

어두운 주제의 밝은 면

우리의 인식 증가와 오염물질 측정능력 개선 덕분에, 노출과 질병 사이의 직접적인 연관성을 높이는 데 도움이 되었으며, 환경 독소 및 이를 인식하고 피할 수 있는 능력에 변화가 생겼습니다. 예를 들어, 현재 대부분의 슈퍼 마켓(특히 보다 친환경적인 협동조합 및 식료품점)에서 거의 모든 청소 및 미용 제품에서 화학물질이 없는 제품을 찾을 수 있습니다. 무독성 메니큐어는 원래는 매우 독성이 강한 미용분야의 자연 대안책으로 떠오르고 있습니다. 드라이클리닝 화학물질의 위험성에 대한 대중의 인식이 높아짐에 따라 친환경적인 대안을 제시하는 "친환경적" 세탁소도 늘어나고 있습니다.

유기농 농업도 증가하고 있습니다. 유기농 농산물 판매량은 2015년에서 2016년까지 23% 증가해 76억 달러에 이르렀습니다.[55] 이는 우리의 환경과 우리 아이들에게 희소식입니다. 유기농 농업은 농업 수질 오염으로 인해 오염도가 가장 높았던 중서부 지역의 수질을 향상시키는 것으로 나타났습니다. 캘리포니아의 40명의 어린이들을 1주일 동안 유기농 식이로 전환시킨 2015년 연구에 따르면, 소변에서 살충제 수치가 거의 50% 감소한 것으로 나타났습니다.[56]

환경 위험과 관련된 조사에서도 시장에서 극적인 변화를 가져왔습니다. 2015년 '60분'* 에서 럼바 리퀴데이터Lumber Liquidator 회사의 라미네이트 바닥재에는 상당히 높은 수준의 포름알데히드가 포함되었다는 것을 발표했고, 수백만 달러의 형사 및 민사 소송이 제기됐습니다.[57]

2014년, 바니 하리Vani Hari라는 음식 블로거는 서브웨이(체인 샌드위치 가게)가 요가 매트에서 발견되는 화학물질을 표백제 및 빵 반죽 컨디셔너로 사용했다는 점을 지적했습니다. 대중의 항의로 인해 서브웨이는 아조디카본아미드azodicarbonamide의 사용을 점차 중단시켰습니다.[58] 한편 많은 연구들은 소다의 갈색 색소가 암 위험 증가와 관

* 미국의 사회적 문제를 다루는 인기 TV 프로그램

련이 있다는 결과를 발표했습니다. 많은 소다 제조업체들은 4-메틸리미다졸4-methylimidazole이 포함된 인공 색소를 점차 제외하기 시작했습니다. 2011년에 캘리포니아는 29밀리그램 이상의 4-메틸리미다졸이 포함된 음식 또는 음료에 경고 라벨을 포함하도록 요구했습니다.[59]

캘리포니아는 화학 성분과 노출에 대해 대중이 알 권리를 요구하는 소비자 보호 차원에서 가장 앞서있습니다. 2017년 10월 제리 브라운Jerry Brown 주지사는 캘리포니아 청소 제품에 대한 알 권리 법에 서명했으며, 소비자 및 산업용 청소 제품을 라벨과 온라인 모두에 순수하게 "향기"를 구성하는 성분을 포함하여 모든 성분을 나열하도록 요구했습니다.[60] 앤드류 쿠오모Andrew Cuomo 주지사는 뉴욕에서 클리닝 제품 제조업체가 온라인으로 재료를 공개해야 하는 가정용 클리닝 제품 정보 공개 프로그램을 추진하고 있습니다.[61]

일부 회사는 투명성을 높이기 위해 새로운 주 규정이 나오기까지 기다리지 않습니다. 2016년 SC 존슨SC Johnson은 "향기"를 포함한 제품을 만드는 데 사용한 모든 성분을 나열한 공기청정기 셀렉션을 내놓았습니다.[62] 유니레버Unilever는 구매자가 스마트 폰 앱을 통해 성분 정보를 볼 수 있게 해주는 스마트라벨 프로그램에 대한 계획을 발표했습니다.[63] 그리고 2017년 프록터 & 갬블Procter & Gamble은 웹사이트에 그들 제품에 담긴 모든 보존 물질을 공개했습니다.[64] 환경 연합의 압력에 대응하여, 캠벨 수프 컴퍼니는 2017년 중반까지 수프 캔에서 모든 비스페놀을 제거하는 목표를 달성했다고 발표했습니다.[65] 캠벨의 경우에 아직 해결되지 않은 질문은, 캔에서 비스페놀을 모두 제거하는 데 어떤 물질을 사용했냐 하는 것입니다.

할리팩스 프로젝트The HALIFAX PROJECT : 암 알기

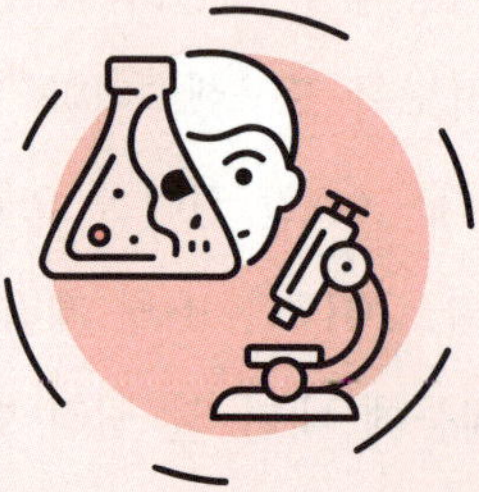

할리팩스 프로젝트는 캐나다의 교육자 레로이 로우Leroy Lowe로부터 시작된 전 세계적으로 이뤄지고 있는 공동 과학 조사인데, 저용량의 화학물질 조합이 인체에 미치는 영향에 대해 연구하고 있습니다. 로우는 과학자들에게 저용량으로 매일 노출되는 "무독성 화학물질"이 어떻게 발암성 과정과 관련되어 있는지, 그것이 여러 시스템에 누적되어 방해할 수 있는지 조사하도록 함으로써 이러한 내분비 교란 물질의 발암 가능성에 대해 다른 관점으로 생각하도록 요구했습니다.[66]

2012년부터 2015년 사이에 프로젝트가 이루어졌고, 31개국에서 온 350명 이상의 암 연구원과 과학자들이 참여했습니다.[67] 이 연구 결과는 환경과 암 사이의 관련성에 중요한 서광을 비추고 있습니다. 연구자들은 이런 결론을 내렸습니다: "우리의 분석은(발암물질이 아닌) 각각 다른 경로로 작용하는 화학물질들의 조합 그리고 다양하게 관련된 시스템, 장기, 조직, 세포들이 발암물질을 생성하도록 공조할 수 있다는 사실을 제시합니다."

낮은 양의 내분비 교란 물질 노출이 건강에 미치는 영향에 대한 연구는 암 연구자들이 환경을 바라보는 관점을 새롭게 바꾸었습니다. 이 프로젝트 덕분에 쓰여진 여러 논문들을 통해 암과 다른 질병에 영향을 미치는 요인인 환경 독소에 대한 인식을 높일 수 있었고, 대중을 위협적이지 않고도 행동 지향적인 방식으로 교육하는 데 도움이 되었습니다.

히스테리 줄이기

암 환자가 자신의 환경 중 무엇이 질병에 기여했는지 궁금해하지 않는 것은 거의 불가능합니다. 데이비드 세르반 슈라이버는 자신이 어릴 적 프랑스 노르망디 근처에 살 때 농사를 짓는 농약(특히 아트라진)의 영향을 받지는 않았는지 궁금해했습니다. 그의 두 사촌도 그곳에서 자라고 그 농장에서 생산된 음식을 먹었는데 성인이 되어 유방암이 생겼습니다. 아트라진은 수컷 개구리를 암컷 개구리로 바꾸는 것으로 밝혀졌습니다.[68] 이는 수도관을 통해 확산되며, 동물실험을 통해 사춘기를 늦추고, 전립선 염증을 만들고, 유방암을 발병시킨다는 것은 널리 알려진 사실입니다.[69,70] 연구자들은 아트라진과 전립선암의 연결고리를 발견했습니다. 하지만 직접적인 연관을 짓기 위해서는 추가적인 연구가 필요합니다.[71]

우리의 삶에 존재하는 모든 살충제, 독, EDC들 및 독소에 대해 아는 것은 모두에게 쉽지 않습니다. 메그 허쉬버그는 항암 생활방식 프로그램Anticancer Lifestyle Program에서 환경 독소에 대한 수업을 가르치는데, 참가자들은 농담으로 이것을 "젠장할" 클래스라고 부릅니다.[72] 우리가 주기적으로 노출되어 있는 화학물질에 대해 인식하는 것도 중요하지만, 호르몬을 방해하는 화학물질을 함유한 제품을 최소한으로 구매하고, 독소에 대한 노출을 제한하기 위해 생활을 적극적으로 변화시킴으로써 가정환경을 개선시키는 것도 중요합니다. "젠장할" 하는 감정적인 인식도 중요하지만 허쉬버그는 우리가 화학물질에 압도당하는 것이 핵심이 아니라는 것을 알고 있습니다.

그녀는 "우리는 매우 빠르게 실용적이고 힘 있는 정보를 제공하여 참가자들이 보다 나은 소비자가 될 수 있도록 돕고 있다."고 설명했습니다. "그것이 히스테리적인 반응을 막습니다."

항암생활과 환경 독소에 관해 우리가 바꿀 수 있는 것과 바꿀 수 없는 것에 대해 이해하는 것도 중요합니다. 우리는 공기, 물, 음식 및 기타 소비재(미용 제품, 의류, 주택 건축 자재 및 가정용품)에 포함되어 있는 독소에 대해 전혀 모릅니다.

예를 들어, 대부분의 사람들은 상수도에 무엇이 포함되어 있는지 전혀 모를 것입니다. 단순히 수도꼭지를 켜고 물을 마시는 것 뿐입니다. 하지만 전 국가적인 관심을 받은 몇몇 사건들 덕분에 우리는 이제야 이를 인식하기 시작했습니다. 미시간의 플린트 지역에서는 위험한 박테리아, 공장 유출품, 납으로 물 공급이 오염되었을 때의 물 위기가 국가적인 주목을 받았습니다.[73] 많은 사람들이 이것을 전 국가적 문제가 아닌 하나의 고립된 문제로도 생각할 수 있지만, 최근 EWG의 보고서에 따르면 화장품과 가정용 청소제품들에서도 발견되는 발암 물질인 공장 유출품들은 미국 45개 주의 9천만 명의 미국인이 사용하는 수도에서 발견되었습니다.[74]

깨끗한 물을 마실 수 있는 것은 우리 모두에게 당연해 보이지만 생각보다 쉽지 않은 일입니다. 플라스틱으로 만든 대부분의 물병은 비스페놀BPA과 같은 안전하지 않은 화학물질로 만들어지고 있습니다.[75] 많은 물병에는 BPA가 없기도 하지만요. 여러 회사들이 유해한 물질을 없앴지만, 비슷하거나 보다 위험한 물질로 대체했습니다. 예를 들면, BPA는 많은 제품에 의해 비스페놀 S로 대체되었는데,

BPA와 동일한 또는 더 유해한 작용을 합니다.[76] 갈베스톤 텍사스 대학교 의학 부서Texas University of Medical Branch at Galveston의 연구자인 체릴 왓슨Cheryl Watson의 2013년 연구에 따르면 소량의 비스페놀 S는 세포의 정상적인 기능을 방해할 수 있으며, 이는 잠재적으로 BPA의 내분비 교란 효과와 유사한 위험을 초래할 수 있습니다.[77]

글렌 사빈이 만성 림프구성 백혈병에 대해 일반적인 치료를 하지 않기로 결정한 후, 처음으로 생활습관을 변경한 것은 가정과 사무실에서 물 여과 시스템을 바꾸는 것이었습니다. "나는 집 전체에 연화 장치를 설치하여 대량의 염소와 다른 것들을 걸러 냈고, 역삼투 장치를 설치해 정수했습니다." 글렌은 깨끗하고 독소 없는 물을 마시는 것이, 항암 식단, 좋은 수면, 의미 있게 사는 것 등등과 함께 시너지 효과를 일으키므로, 그의 항암생활 중 중요한 부분으로 여기고 있습니다.

주의하며 살기

화학물질이 우리가 살고 있는 환경에 얼마나 널리 퍼져 있는지 알게 되면 편집증에 빠질 수 있습니다. 우리는 당신을 스트레스로 마비시키고 싶지는 않지만, 다양한 화학물질에 대한 장기 노출의 잠재적 영향이 당신의 건강에 미치는 영향에 대해 더 잘 알고 있기를 바랍니다. 대부분의 환경 독소는 암과 직접적으로 관련성을 보이지 않지만 목록은 계속 증가하고 있고, 우리가 화학물질 추적과 연구에 더 능숙해짐에 따라 인체에 미치는 영향을 더 자세히 알아낼 수 있을 것입니다.

화학물질에 대한 느슨한 규제와 정부 규제 기관의 수동적인 접근을 고려할 때, 화학물질 및 독성 물질에 대한 노출을 제한하기 위해 라벨을 읽고 건강한 선택을 하는 것은 소비자의 몫입니다. 우리 가족은 예방 원칙을 채택했습니다. 어떤 화학물질이 무해한 것으로 판명될 때까지 사용하지 않습니다. 개인위생 제품의 경우, 내분비 교란 물질일 가능성이 있는 "향기" 성분이 포함된 모든 품목은 다시 선반에 넣고 파라벤과 프탈레이트같이 우리 몸의 호르몬을 모방하는* 물질이 없는 제품을 찾습니다. 나중에 후회하기보다는 미리 안전한 방법을 선택하는 것만이 현재 규제되지 않는 환경에서 사는 우리가, 저녁에 휴식을 취하는 내화성 소파에서부터 매일 아침 사용하는 샴푸 및 기타 개인위생 용품의 내분비 교란 물질까지 모든 것에 존재하는 알려진 또는 의심되는 발암 물질과의 접촉을 줄일 수 있는 유일한 방법입니다.

환경독소 노출의 영향

환경독소 노출과 6가지 통합치료 사이에 아직 명확한 관련성은 없지만, 새로운 데이터들은 추가적인 연구들을 통해 보다 명확한

* 환경호르몬의 화학적 구조가 생체 호르몬과 비슷해 마치 천연 호르몬인 것처럼 작용하는 경우

관련성을 만들 수 있음을 제시합니다.

- **비만**: 2014년 연구에 따르면 플라스틱을 연화시키는 데 사용되는 화학물질에 노출된 어린이들은 비만과 당뇨병 위험이 높은 것으로 나타났습니다.[78] 뉴욕 대학교의 연구원들은 750명 이상의 청소년들의 소변과 혈액을 조사한 결과, 디에틸 헥실 프탈레이트DEHP 수치가 높은 10대에서 당뇨병의 전 단계인 인슐린 저항성의 증가를 발견했습니다.[79] 또한, 높은 수치의 BPA는 과체중 또는 비만과 관련이 있습니다. BPA 수치가 높은 그룹과 낮은 그룹을 비교했을 때 비만율은 2배로 높았습니다.[80] 연구원들은 BPA 수치가 높아지면 호르몬 균형을 잃고 신진대사를 방해할 수 있다고 추측하지만, 보다 직접적인 연결을 위해서는 추가적인 연구가 필요합니다.[81,82]
- **수면**: 2016년 연구에 따르면 BPA 수치와 수면 사이의 연관성이 발견되었습니다.[83] 연구자들은 국가 건강조사 기관과 영양조사 기관에서 2005년에서 2010년 사이에 수집된 데이터를 조사했습니다. 그들은 소변 샘플에서 측정된 높은 BPA 수치가 밤에 수면 시간이 6시간 미만이라고 응답한 설문 참가자와 일치한다는 것을 발견했습니다. 부족한 수면은 비만, 당뇨병, 대사 증후군, 심장병 및 암과 직접적으로 연결되어 있습니다.
- **운동**: 2015년 미주리 대학University of Missouri의 연구에 따르면 BPA 또는 피임약에 들어가 있는 에스트라디올에 노출된 암컷 쥐는 신체 활동이 적어진다는 사실을 발견했습니다.[84] 자궁 안에 있을 때 노출시키고 다시 젖을 통해 노출을 시켰는데, 일반적인 쥐들은 밤에 활동적이었지만 노출된 쥐들은 밤에 덜 활동적임을 발견했습니다.

노출된 쥐들은 더 천천히 움직이고 적게 물을 마시고 잠을 더 많이 잤습니다. 그들은 또한 지방보다 탄수화물을 더 많이 태웠는데, 많은 연구자들은 사용되지 않은 지방이 점차 체내에 축적되는 것이 인간의 비만의 원인 중 하나라고 생각합니다.

더욱 깨끗한 생활을 향하여

자신을 보호하는 것은 단순한 철학으로 귀결됩니다. 당신이 무엇을 통제할 수 있는지 알고, 최대한 노출을 제어하고, 환경적 오염이 더 알려지도록 지역사회에서 활발하게 활동하는 것입니다. 우리가 직면한 많은 환경오염 물질들은 이미 통제할 수 없거나, 새로운 법률 제정이 필요하거나, 많은 정치적 행동들이 필요합니다. 이런 것도 중요하다고 생각하지만 우선은 당신이 매일 선택할 수 있는 것부터 시작하기를 바랍니다. 당신의 샴푸와 욕조를 청소하는 클리너에는 무엇이 들어있나요? 당신이 사용하는 헤어젤과 매일 잠자리에 들기 전 사용하는 치약에는 무엇이 들어있나요? 간단한 것부터 시작하여 몸과 집을 깨끗하게 청소하세요. 항암 환경을 조성하는 것은 집으로부터 시작하며 또한 여러분이 자발적으로 무엇에 노출될 것인가를 결정하는 것으로부터 시작합니다.

환경 해독을 위한 항암생활 가이드

질병에 대한 예방보다 이익창출이 더 우선시되는 이 시대에, 소비자는 스스로 환경의 독소에 대한 노출을 감독, 모니터링 및 통제(가능한 경우)할 책임이 있습니다. 독소에 대한 모든 노출을 피하기는 쉽지 않지만, 다음 페이지에서는 화학물질에 대한 부담을 줄이기 위한 예방적 처방을 간략하게 설명할 것입니다. 화학물질 노출을 제한할 때, 예방 원칙이라는 것은 몸에 무엇을 노출하는지에 대해 인식을 하고 가정과 환경에서 독소에 불필요하게 노출되지 않도록 조치를 취하는 것을 의미합니다. 해로운지 아닌지 확실하지 않은 경우 위험을 감수하지 마세요. 우리는 머리 꼭대기에서 발끝까지의 독소 노출을 검사해야 합니다. 그런 다음에 방방마다 옮겨 다니면서 집 청소에 사용하는 제품들부터 앉은 의자와 잠자는 침대까지 우리가 접촉하는 모든 것을 살펴보세요. 위험한 화학물질의 노출로부터 몸과 집을 최대한 깨끗하게 하고, 계속해서 확대되는 독성 노출들로부터 최대한 자녀와 지역 사회를 보호하세요. 너무 많이 태양에 노출되는 것을 피하고, 담배를 피우거나 전자 담배를 사용해서는 안된다는 것은 말할 나위도 없습니다. 태양과 담배 연기는 암 발병에 기여하는 것으로 알려져 있으므로, 태양에 과다 노출되거나 담배 및 전자 담배의 화학물질에 노출되는 것을 피하세요.

항암 환경 구축을 위한 5개의 기둥

1. 가정용 화학물질 노출을 줄이세요.
2. 물을 여과하세요.
3. 몸에 바르는 독소를 줄이세요.
4. 몸 안에 넣는 독소를 줄이세요.
5. 더 큰 환경과 신중하게 상호 작용하세요.

정리 시작

많은 사람에게 집에서 방마다 옮겨 다니면서, 잠재적으로 위험한 제품을 제거하기는 쉽습니다. 또 다른 방법은 머리부터 발끝까지의 제품을 살펴보는 것이며, 집에서 시작하여 가까운 환경에서 마주치는 제품에 집중하는 것입니다.

집에서 화학물질을 피하세요

- 문에서 신발을 벗으세요. 거리와 잔디밭에는 살충제, 제초제, 기름, 구리스grease* 및 기타 독성 화학물질이 가득합니다.
- 문과 창문을 열어 집을 환기하세요. 새 주택은 독소가 잘 봉인되어 있어 독소가 쌓여갑니다.
- 집에서 독성 살충제를 사용하지 마세요.
- 세탁, 식기 세척기 비누 및 식기 세척기용 제품을 포함하여 독소가 없는 천연 세척제로 청소 제품을 교체하세요.
- 방마다 가서 집과 각 방에서 어떤 화학물질을 사용하고 있는지 살펴보세요.
- 고효율 미립자 공기HEPA 필터가 있는 진공청소기에 돈을 투자하세요. 1주일에 두 번 진공청소기로 독소를 운반할 수 있는 먼지와 때를 제거하세요.
- 관엽 식물은 자연 공기 필터 역할을 할 수 있습니다. 어떤 식물은 다른 식물보다 필터로서 더 효과적입니다. 애완동물이 있는 경우 특정 식물이 동물에 미칠 수 있는 독성에 대해 읽으세요. 미국 동물학대 방지 협회ASPCA에는 유독 식물에 대한 정보 페이지가 있습니다.
- 향기로운 양초는 향기와 왁스의 두 가지 방식으로 위험을 초래할 수 있습니다. 대부분의 양초에 사용되는 왁스인 파라핀은 벤젠 및 톨루엔과 같은 화학물질을 방출할 수 있습니다. 이 물질은 발암 물

---

* 기계의 마찰 부분에 쓰는 매우 끈적끈적한 윤활유

질로 알려져 있습니다.[1,2] 파라핀은 석유 폐기물입니다. 또한 많은 양초에는 납 심지가 있어 납을 공중으로 방출합니다. 가장 안전한 양초는 밀랍으로 만들어진 것입니다. 인공 향료를 사용하는 양초는 내분비 장애를 유발할 수 있습니다.[3]

- 낮은 휘발성 유기 화합물VOC 또는 제로 VOC 페인트를 사용하세요. VOCs는 페인트가 마르면서 공기 중으로 방출되는 용매입니다. 이는 두통 및 현기증을 포함한 급성 증상을 유발할 수 있습니다. 장기적인 영향은 확실하지 않지만, 미국 환경 보호국에 따르면 일부 VOCs는 발암 물질로 의심됩니다.[4]
- 가구에 난연제나 얼룩방지 화학물질을 쓰지 마세요. 발암물질로 구분됩니다.[5]
- 카펫을 깔아야 한다면, 며칠 동안 밖에서 환기하세요. 많은 카펫과 패드에는 과불화화합물Perfluorinated Chemicals, PFCs가 포함된 VOCs 및 얼룩 퇴치제가 포함되어 있습니다. VOCs와 PFCs를 포함하지 않는 카펫을 사는 것이 이상적입니다.
- 공기 청정제를 피하세요. 일반적으로, 이들은 내분비계 교란물질Endocrine Disrupting Chemicals, EDCs 및 프탈레이트와 같은 우려되는 화학물질로 채워져 있습니다.
- 다음에 매트리스와 베개를 살 때 이러한 제품을 독소(VOCs 및 난연제) 없는 제품으로 만드는 회사를 고려하세요. 이를 위해서는 정직하고 투명하게 운영하는 회사를 찾기 위해 약간의 조사와 비교를 통한 참조가 필요합니다.

수돗물 여과

- 미국 수돗물에서 발견되는 대부분의 화학물질들은 규제되지 않으므로, 물을 여과할 때 예방적인 태도로 해야 합니다. 염소 및 불화물 및 기타 독성 성분에서 화학물질(유출 및 제조 및 가정용, 희석 처방약 및 처방전 없이 구입할 수 있는 의약품)에 이르기까지 물에는 오염 물질이 너무 많기 때문에 항암생활 가정에서 여과가 필수적입니다(해당 지역의 수질에 대해서는 ewg.org/tapwater를 확인하세요).[6]
- 다양한 가격대에서 다양한 필터 옵션을 사용할 수 있습니다. 주문형 정수 필터 또는 싱크대 부착 정수 필터는 가격에 비해 효율적이며 사용하기 쉽습니다. 샤워 스프레이에서 에어로졸 화학물질의 호흡을 줄이기 위해 샤워 헤드에 필터를 추가하는 것을 잊지 마세요. 화학물질들은 폐로 들어가 혈액으로 전달됩니다. EWG.org에는 모든 옵션에 대한 정보가 있습니다.[7]
- 플라스틱병에 담긴 물을 마시지 마세요. 시장에 나와 있는 생수 대부분은 기본적으로 도시 수돗물입니다. 또한 플라스틱에서 나오는 BPA와 같은 화학물질은 물을 오염시킬 수 있습니다. 스테인리스나 유리병을 가지고 다니세요. 가방에 보관하세요. 알루미늄 병에는 내부에 BPA 코팅이 있을 수 있으므로 조사해본 뒤 가급적 유리와 스테인리스 병을 사용하세요.

당신의 몸에 들어가는 독소를 줄이세요

많은 회사들은 독소가 없는 제품에 대한 수요가 있다는 것을 알고 있습니다. 요즘은 내분비장애 물질이 없고 발암 물질이 없는 제품을 찾을 수 있습니다. 다음에 미용실이나 네일샵을 방문하면 그들이 "친환경" 제품을 사용하는지 물어보세요. 그런 다음 집에 가서 온라인으로 찾아 EWG(ewg.org/skindeep)와 같은 조직에서 그 제품에 대한 의견을 확인하세요.

다음은 남성과 여성이 매일 사용하는 일반적인 제품 목록입니다. 체크박스를 이용해 현재 사용하는 제품에 독소가 없는지 알아보세요. 완전히 건강에 좋은 제품을 찾지 못할 수도 있지만 라벨을 주의 깊게 읽고 가능한 경우 변경하여 독소에 대한 노출 부담을 줄일 수 있습니다.

밑에 있는 목록을 대신하기 위한 방법으로 수제 용액을 무시하지 마세요. 특히 빨래나 청소할 때 중요합니다. 수제 용액은 저렴하고 독성이 없고 효과적입니다.

라벨의 성분을 검토할 때 이 책에 있는 "피해야 할 화학물질" 목록을 참조하세요(ewg.org/healthy 제품 참조).

바디 제품

- ○ 샴푸
- ○ 컨디셔너
- ○ 헤어 제품
- ○ 비누
- ○ 항균 핸드 비누
- ○ 치약
- ○ 데오드란트
- ○ 클렌저
- ○ 토너
- ○ 보습 크림
- ○ 아이 크림
- ○ 핸드 크림
- ○ 바디 크림
- ○ 향수

메이크업

- ○ 메이크업 리무버
- ○ 아이 메이크업 리무버
- ○ 파운데이션
- ○ 프라이머
- ○ 파우더 컨실러
- ○ 아이섀도
- ○ 아이 라이너
- ○ 마스카라
- ○ 블러쉬
- ○ 브론징 파우더
- ○ 립 라이너
- ○ 립스틱 또는 립글로스

네일 케어

- ○ 매니큐어
- ○ 매니큐어 리무버
- ○ 큐티클크림

헤어 제품

- ○ 염색약
- ○ 헤어 스프레이
- ○ 스타일링 로션
- ○ 헤어 젤

세탁 제품

- ○ 세탁 세제
- ○ 표백 제품
- ○ 섬유 유연제
- ○ 양모 건조기
- ○ 섬유 연화 시트

여성 위생 제품

- ○ 위생 패드
- ○ 탐폰

선크림

- ○ 에어로졸이 없는 선크림을 사용하세요.
  에어로졸 스프레이는 폐로 들어갑니다.
- ○ 입술 보호 제품

벌레 퇴치 제품

- ○ 에어로졸 없는 벌레 퇴치 스프레이

가정용 제품

- ○ 화장지
- ○ 식기 세척기
- ○ 종이 타월
- ○ 공기 청정제
- ○ 다목적 세정제
- ○ 변기 세정제
- ○ 바닥 세정제

청소 제품

- ○ 물만 있으면 청소할 수 있는 극세사 천
- ○ 스폰지

가정용 청소 제품

- ○ 가정용 클리너
- ○ 공기청정제
- ○ 향이 있는 모든 제품

집 공사

- ○ VOC가 적은 제품 또는 제로 VOC 페인트 사용
- ○ 나무 바닥을 사용하거나, 작은 세척 가능한 카펫 사용
- ○ 얼룩 방지 또는 난연성 카펫이 포함되지 않은 가구 사용

몸에 섭취하는 독소 줄이기

유기농 섭취

○ 유기농 제품을 섭취하는 것은 특히 사과, 피망, 셀러리, 버찌, 포도, 상추, 천도복숭아, 복숭아, 배, 감자, 스피치, 딸기와 같은 농약 잔류물이 가장 많은 12가지 농산물에 대해 특히 중요합니다.[8]

식품 포장

○ 가능하면 캔, 플라스틱 봉지가 아닌 유리로 포장된 식품을 구입하세요.

식품 보관

○ 유리, 세라믹 또는 식품 등급의 스테인리스 스틸 식품 용기를 사용하세요.

○ 비닐 보관 봉투가 필요한 경우 음식을 종이백에 넣은 다음 포장된 음식을 비닐 봉투 안에 넣으세요.

조리기구

- 식품 등급의 스테인리스 스틸, 세라믹 및 주철 조리기구를 사용하세요.
- 대나무나 나무로 만든 도마를 찾으세요.
- 플라스틱이나 스티로폼을 전자레인지에 사용하지 마세요.

더 큰 환경과 신중하게 상호 작용하기

앞에서 언급했듯이 환경 독소와 관련하여 통제할 수 없는 것에 집착하기보다는 통제할 수 있는 것을 해야 합니다. 이것들이 우리의 큰 환경에서 발암물질 노출을 낮출 수 있는 단계들입니다.

핸드폰 사용시 주의 사항 무선 주파수 방사선 노출과 암에 대한 잠재적 연결은 논쟁거리가 많습니다. 2011년, 국제암연구기관International Agency for Research on Cancer은 핸드폰 사용 자체가 가능성 있는 발암물질이라고 결론지었습니다. 그러나 수많은 상반된 연구결과들이 섞여 있습니다.[9] 핸드폰 사용과 관련하여 데이비드 세르반 슈라이버의 책에서도 여전히 "조심하라"고 경고합니다. 전자기장에 노출되는 양을 늘리면 특정 유형의 암, 특히 면역 체계가 약화된 사람이나 유전적 소인이 있는 사람에게 암이 증가할 수 있습니다.[10,11] 우리의 뇌는 청소년기에 계속 발달하고 있기 때문에, 어린이와 청소년은 전자파의 위험에 더 취약할 수 있습니다.

"조심하라"라는 말이 내포하는 의미는 다음과 같습니다.

- 핸드폰과 몸 사이를 멀리 두려고 하세요. 통화할 때는 유선 이어폰을 사용하거나 스피커 기능을 사용하는 등 핸드폰을 신체에서 멀리 떨어뜨려 놓는 것을 의미합니다.
- 수신 상태가 약하거나 이동 중일 때 핸드폰 사용을 제한하세요. 신호가 약할 때 전자파 방출이 가장 강합니다. 또한 다른 신호를 잡을 때도 강합니다.

캘리포니아주는 안전한 핸드폰 사용을 위해 2014년에 경고 및 지침을 발행하는 것을 고려했지만, 복잡한 이유로 2017년까지는 일반인에게까지 알려지지 못했습니다.[12,13]

차량용 제품 차량 내부 청소용 친환경 제품을 구입하세요. 친환경 제품을 셀프서비스 세차장으로 가져가서 자신의 청소용 걸레를 사용하세요.

드라이클리닝 미국의 드라이클리너의 약 85%는 PERC(퍼클로로에틸렌 또는 테트라클로로에틸렌)를 사용합니다. PERC는 국제과학아카데미National Academy of Sciences에서 "가능성 있는 인간 발암 물질"로 표시된 물질이고 동물연구에서 암을 유발하는 것으로 나타났습니다.[14,15]

PERC의 독성이 사람에 미치는 영향은 여전히 불분명하지만, 건식 청소를 할 때는 다음 주의 사항을 준수하시기를 권장합니다.

- 집 또는 아파트 외부에서 드라이클리닝 백(비닐)을 제거하세요.
- 최소 2시간 동안 집 밖에 드라이 클리닝한 옷을 걸어 둡니다.
- 아파트에 거주하는 경우 집 가는 길에 비닐봉지를 제거하고 세탁물을 집으로 가져가세요.
- 비닐 봉투를 옷장 안에 두지 마세요.
- 차 안에 드라이 클리닝한 옷들을 두지 마세요. 차 안에 화합물이 쌓일 수 있습니다.

"친환경" 드라이클리너를 찾을 수도 있습니다. PERC를 사용하지 않고 옷을 청소하기 위해 개발된 여러 방법들은 다음과 같습니다.

- **CO_2 클리닝**: 이 방법은 퍼클로로에틸렌이나 PERC는 액체 CO_2로 대체됩니다. 이산화탄소의 가스 형태는 특수 기계에서 투명한 액체로 가압됩니다. 공정이 완료된 후, 액체 CO_2는 저장 탱크로 들어가서 재사용 될 수 있습니다. CO_2 세척은 EPA에 의해 승인되었습니다.[16,17]
- **실리콘 세척**: 이 방법은 기존의 드라이클리닝과 유사하지만 특허를 받은 실리콘 기반 용액을 사용하여 옷의 얼룩과 냄새를 제거합니다. EPA는 여전히 실록산 D5 용액이 인체 건강에 잠재적인 위험을 초래하는지 평가하고 있습니다.
- **습식 세척**: 드라이클리닝의 대안은 첨단 장비에서 의류를 물과 특수 세제로 세척하는 무용제 세탁 방법입니다. EPA는 유해 화학물질을 사용하지 않거나 화학 폐기물 또는 대기 오염을 발생시키지 않기 때문에 이 방법을 승인했습니다. 생물 분해성이며 환경에 안전하다고 합니다.[18]
- **System K4**: 이 독일 기술은 아세탈 기반 용매를 사용하고, 생분해성이며 환경적으로 안전하다고 보고되었습니다.

항암생활 가이드
환경 요약

집에서의 독성제거

- 방에 가서 위험한 제품을 제거하세요.
- 집에 들어올 때 신발을 벗으세요.
- 관엽 식물을 자연 공기 필터로 사용하세요.
- 카펫 대신 나무 바닥이나 빨 수 있는 깔개가 적합합니다.
- 얼룩 방지 또는 난연제가 없는 가구를 구입하세요.
- 휘발성 유기 화합물 없는 페인트를 사용하세요.
- 독소가 없는 베개와 매트리스를 구입하세요.
- 식수를 여과하세요.
- 자연 무독성 세척제를 사용하세요(식초와 물을 혼합한 것이 이상적임).
- 향기가 나는 제품은 피하세요.

몸에 묻는 독소를 줄이세요

- 샴푸, 컨디셔너, 치약 및 탈취제와 같은 모든 바디 제품의 성분을 확인하세요. 점차적으로 저독성 제품으로 전환하세요.
- 유해 화학물질이 없는 제품으로 화장품을 바꾸세요.
- 머리카락에 화학물질이 함유된 염색약 및 인공 제품의 사용을 줄이세요.
- 독소가 없는 세탁 세제, 식기 세척기 세제 및 식기 비누를 구입하세요.

몸 안의 독소를 줄이세요

- 유기농 음식을 섭취하세요.
- 음식을 플라스틱이 아닌 유리에 보관하세요.
- 식품 등급의 스테인리스 스틸 또는 주철 조리기구를 사용하세요.
- 목재 도마를 사용하세요.
- 샤워 헤드에 필터를 장착하세요.
- 플라스틱에 든 음식을 전자레인지에 데우지 마세요.

외부 세계와 신중하게 상호 작용

- 핸드폰을 신체에서 멀리 떨어뜨려 놓으세요.
- 차를 청소하기 위해 천연 무독성 제품을 사용하세요.

- 새 옷을 집이나 옷장에 넣기 전에 드라이클리닝 하세요.
- 대체 친환경 기술을 사용하는 드라이클리너를 찾으세요.

책을 마치며

데이비드 세르반 슈라이버를 처음 만난지 1년이 지난 후에, 그를 대신해 강의할 수 있는 영광을 누렸습니다. 데이비드는 매년 휴스턴의 MD 앤더슨에서 열리는 생존 환자들의 모임인 앤더슨 네트워크 컨퍼런스에서 주 강연자를 맡았습니다. 그런데 그해 여름에 데이비드는 암이 재발하면서 고생하고 있었습니다. 그는 파리에서 회의 주최 측에게 전화를 걸어, 올 수 없다고 말했습니다. 이동하기에는 몸이 너무 안 좋았던거죠. 마감이 촉박했던 주최 측에서는 제가 데이비드의 발표를 대신 할 수 있는지 물었습니다. 저는 그의 강의를 두 번 들은 적이 있었지만, 제가 직접 대신 발표하는 것은 또 다른 문제였습니다.

그 주에 데이비드와 저는 계속 연락을 주고받았습니다. 그는 자기 슬라이드를 공유하고 우리는 최신 연구결과로 정보들을 업데이트했으며 전화로 주요 포인트에 대해 토의했습니다. 우리는 유명세를 얻고 있는 종합생활방식 연구를 설계하고 자금을 얻기 위해 함께 일하며 더 친해졌으며, 이 임상연구를 다양한 방면의 생활습관 변화를 한번에 측정하는 흔치않는 연구로 만들기 위해 노력했습니다. 그 시점에 데이비드의 주장은 우리의 과정 중 핵심이었습니다. 좀 더 개인적인 차원에서, 저는 데이비드를 생활방식이 진짜 의료가 될 수 있다는 저의 열정을 믿어주는 친구로 여겼습니다. 저는 그의 메시지를 존중했고 그것을 제 발표에 담고 싶었습니다.

회의 개막일, 회의장이 가득 차 있었습니다. 저는 암 생존자들로 가득 찬 회의장에 강력하고 흥미롭고 희망적인 메시지를 전했던 활기 넘치는 느낌을 생생하게 기억합니다. 그들 스스로는 건강증진을 위한 적극적인 역할을 할 수 있습니다. 그들의 삶은 끝나지 않았습니다. 그들은 자신의 습관과 행동을 바꿈으로 인해 그 순간부터 시작할 수 있으며, 삶의 질을 향상시키는 동시에 생존 가능성을 크게 향상시킬 수 있습니다. 그날 신체의 자연 방어시스템이 질병을 치유할 수 있음을 전달하는 데이비드의 이야기는 저의 일부가 되었습니다. 그날 밤 이후로, 암과 생활방식 요소 사이의 관련성에 대해 수백 번의 강의를 했지만, 데이비드의 입장에서 진행한 첫 발표는 저로써는 전환점이 되었습니다.

그 이후로 많은 변화가 있었습니다. 지난 10년 동안, 우리는 드디어 암의 예방과 관리 측면에서 제가 생각하는 가장 중요한 부분에 대해 의논하기 시작했습니다. 거의 매일 생물학적 시너지에 대해 우리가 얼마나 통제할 수 있느냐에 대한 연구결과가 발표됩니다. 종양학 분야에 대한 우리의 생각은 이제 마침내 진화하고 있습니다. 인간 유전자 지도화라는 엄청난 발전과, 인간 행동이 실제로 우리의 유전자 이야기를 어떻게 작성하는지에 대한 새로운 이해 덕분에 마침내 진화를 하는 중입니다.

우리는 이제 조상들의 유전자 변이만이 우리를 구성하는 모든 것이 아니라는 사실을 알고 있습니다. 질병의 존재와 상관없이, 우리의 삶의 모든 단계에서 건강의 궤도에 긍정적인 영향을 줄 수 있는 이러한 지식은(빠르게 성장하는 과학적 근거와 결합되어) 암과의 대화를 변화시키고 있습니다. 암 치료에 대한 접근법에는 기존의 치료와 함께 예방적 접근법이 포함되어야 하며, 따라서 우리는 우선적으로 암을 예방하기 위해 노력해야만 합니다.

우리는 적어도 예측 가능한 미래에 암이 우리 삶의 일부가 될 것임을 확실히 알고 있습니다. 그러나 모든 암의 50% 이상을 예방할 수 있는 것도 사실입니다.[1] 실제로, 그것은 과소 평가된 것일 수도 있습니다. 우리가 알고 있는 실천해야 하는 것들을 실천하고 항암생활 지침을 따라 자신과 가족을 더 건강하게 만든다면 암의 3분의 2와 대부분의 심장병, 뇌졸중 및 당뇨병을 피할 수 있습니다. 연구들은 이것을 증명해주고 있고 실제로 암 발병률을 낮출 수 있게 될 것이라는 희망을 줍니다. 또한 한때 측정하기에는 "너무 미미하다"고 생각했던 생활방식 변화의 효능을 측정하기 위한 도구들을 개발 중입니다. 인구 기반 역학 연구를 시각적으로 도표화하고, 생활습관의 변화가 질병의 특정 생체 표지자에게 주는 영향을 측정하기 위한 기술 및 디지털 이미징 기술이 발전되고 있습니다. 생활습관 수정의 결과로 유전자 행동이 변할 때 유전자 열 지도가 깜박이고, 단백질 부하의 미세한 변화를 감지할 수 있는 간단한 혈액 검사를 사용하여 암이나 다른 질병의 존재에 대한 예민한 지표를 측정할 수 있습니다. 이러한 전통적인 과학연구의 도구들은 현재 서면 또는 구두 발표시 함께 사용되어 우리가 항상 궁금해 온 것들, 즉, 항암 생활의 영향을 확인하는데 사용되고 있습니다. 항암 생활방식이 중요하다는 사실 말입니다. 제 동료가 최근에 "암은 복잡합니다. 하지만 예방하는 것은 복잡하지 않습니다."라고 말한 것도 일맥상통합니다.

점점 더 확실해지는 것은 우리가 암의 유행에서 도망치는 것은 불가능하다는 것입니다. 몇백만 불의 돈이 암 정복Cancer Moonshot* 사업의 일환으로서 암 정밀치료와 조기 발견에 쓰이고 있습니다. 하지만 생활방식 변화를 통해 암을 예방하는 것은 가장 저렴하고 효과적으로 결과를 개선시키는 방법입니다. 항암생활과 정밀의학의 진정한 파트너십은 암 치료의 미래이며, 이제는 질병 관리 모델에서 진정한 건강 관리법으로 전환할 시점입니다.

---

* 조 바이든이 부통령 시절 시작한 중요한 암 퇴치 운동

건강을 위해 살기

사람들이 변화하도록 동기를 부여하는 것은 복잡합니다. 하지만 우리는 암에 걸리게 되면 쉽게 가르칠 수 있고 억지로라도 행동시킬 수 있음을 압니다. 우리가 일찍 죽을 수도 있다는 사실을 직면하는 것은 분명한 깨우침이 될 수 있습니다. 대부분은 우리가 지구상에서 유한한 존재라는 사실을 알고 있습니다. 하지만 마음은 평소에는 우리가 자신의 죽음이 현실에서 조금 떨어져 있다고 생각하며, 나이가 들었을 때 또는 질병에 걸리거나 질병으로 진단을 받을 때가 되어야만 비로소 우리의 생물학적 균형, 완전성 및 건강이 영원히 지속되지 않을 것이라는 사실을 깨닫게 됩니다. 이러한 인식은 우리를 다시 우리 몸에 집중하게 하고, 이러한 명료한 순간이 바로 변화의 시작점이 됩니다.

꼭 두려움 때문에 떠밀려 그제야 의미 있는 변화들을 실천할 필요는 없습니다. 암은 복잡하지만 더 이상 우리에게 수수께끼가 아닙니다. 우리는 이제 삶의 방식을 바꿔서 암을 포함한 노화의 질병을 막을 수 있다는 충분한 과학에 기반한 정보를 가지고 있습니다. 지난 10년 동안, 그리고 《항암》 책이 처음 출판된 이래로, 우리는 암 생물학에 대한 퍼즐을 보다 많이 이해하기 시작했으며, 암이 성장하고 번성할 수 있게 만드는 해로운 작용을 시작하게 하는 기전도 이해하기 시작했습니다. 더 많이 알수록 우리가 할 수 있는 것은 더 많아집니다.

어디서부터 시작할 것인가

우리의 삶은 복잡하고 바쁘고 끊임없이 변화하고 있습니다. 우리의 항암생활 전략은 이를 반영하고 가능한 한 유동적이고 유연해야 합니다. 우리는 가장 중요한 시작점이 사회적 지지라고 믿습니다. 우리가 살아가는 색다른 방법을 인식하고 "저건 나도 할 수 있겠는데"라고 생각할 때, 부정적이고 건강에 해로운 패턴을 피하고 더 많은 것을 해보려고 노력할 수 있습니다. 혼자만의 노력이 힘들어질 때, 지원 네트워크를 통해서 다시 한 번 긍정적인 변화를 찾도록 노력할 수 있습니다. 지원 네트워크가 확립되어 있다면, 우리의 삶과 삶의 목적에 대한 사고방식 변화를 진정으로 시작할 수 있습니다. 우리가 인터뷰한 종합생활방식 환자들과 장기 암 생존자들은 이러한 정신적 변화가 식이요법이나 운동보다 새로운 삶의 방식에서 훨씬 더 중요한 요소라고 보고 있습니다. 많은 사람들에게는 치유되는 것이 매일의 삶의 유일한 목표가 됩니다. 하지만 그들이 매일 선택하는 것이 건강과 삶의 질에 실질적이고 측정 가능한 영향을 미쳤음을 인식하는 전환이 없다면 시작할 수 없었을 것입니다.

우리의 몸은 절제 및 차분함, 그리고 일관성 있는 상태에서 제일 건강합니다. 불필요하거나 반복적이고 만성적인 스트레스는 다른 어떤 것보다 더 빠르고 극적으로 이러한 상태를 방해합니다. 이것이 우리가 일단 지원 시스템을 갖추고 다이어트, 운동 및 수면 등의 행동양식을 바꾸기 전에 스트레스를 먼저 관리해야 하는 이유입니다. 과도한 스트레스는 항암생활의 다른 영역에서의 건강한 행동양식들을 축적함으로써 달성하고자 하는 시너지를 창출할 수 없게 끔 합니다. 또한 스트레스로부터 자신을 자유롭게 만들면, 우리 몸이 보다 회복기능을 갖추고 암 성장을 억제한다는 명백한 근거들이 있습니다.

자신을 먼저 돌보는 것

종합생활방식 연구에 참여하기 위해 지금까지 등록한 대부분의 여성들은 이 제목이 연구 프로토콜의 가장 어려운 부분이라는 점을 발견합니다. 그들은 아이들, 배우자, 상사, 노부모를 자신보다 먼저 돌보는 데 익숙합니다. 브루셋Brucett M.은 최근 다른 종합생활방식에 참여한 여성들과 함께 수련회에 참석하여 건강한 선택을 하는데 다시 집중할 수 있었습니다. 그녀는 자신의 옛 방식으로 돌아가서 다른 사람들의 요구를 자신의 요구보다 우선시하고 잠까지 줄이면서 너무 열심히 일했다고 고백했습니다. 그러나 이 항암 커뮤니티는 가장 중요한 것을 다시 가져다주었습니다. 그것은 바로 자신을 돌보는 것입니다. "서로가 진정으로 이해하고 격려하고 있는 느낌이 가장 기억에 남았습니다." 그녀는 수련회 후에 이렇게 회고했습니다. "우리가 방금 만났든 아니든 간에 상관이 없었습니다. 우리 모두 건강하고 오래 사는 것을 서로 원하기 때문에, 격려가 진정 마음으로부터 오는 것임을 알 수 있었습니다."

자신의 건강을 최우선으로 하는 법을 배우는 것은 대부분의 사람들에게 쉽지 않습니다. 특히 다른 사람의 필요를 먼저 챙기도록 배우며 자란 여자들에게 있어서는 더욱 어렵습니다. 우리 자신을 돌보는 최선의 방법을 알게 되면, 다른 사람들을 돌보는 것도 더 잘할 수 있다는 걸 알게 됩니다.

행동에서 목적으로

건강을 위해 사는 것은 매우 계획적이고, 실용적이고, 현실적으로 사는 것을 의미합니다. 제가 만난 거의 모든 암 환자는, 현실에서 어쩌면 처음으로 질병을 부인할 수 없다는 사실을 인정했습니다. 이전에 문제라고 생각했던 것들은 사라지고, 가장 중요한 것들에 선명하게 초점을 맞춥니다. 삶은 새로운 의미를 갖습니다. 몸은 새로운 의미를 새깁니다. 명성, 성공 또는 기타 무형의 것들이 아닌 건강과 집중된 목적을 가지는 것이 목표가 됩니다.

우리 자신을 치유하는 데 집중할 때, 우리는 종종 놀라운 방법으로 진정한 잠재력을 발휘하게 하는 길로 인도합니다. 앨리슨과 저는 암 생존자들과 그들을 대변하는 사람들로부터 이러한 이야기들을 반복해서 들었습니다. 6~18개월의 삶을 선고받은 몰리Molly는 18년 6개월 동안 공격적인 뇌종양을 가지고 살아남았습니다. 처음에 그녀는 자신을 "물리적, 정서적, 인지적으로 망가졌다."라고 묘사했습니다. 그녀는 몸 전반이 마비되어 있었고, 전신 발작으로 괴로워했으며, 기억력이 사라졌고, 문장을 이해하거나 구사할 수 없었으며, 극단적인 감정에 빠지곤 했습니다. 몰리는 신경가소성neuroplasticity

이론이 알려지기 훨씬 전에 의사에게 그녀가 "뇌를 재정비할 것"이라고 말했습니다. 그 치료를 하기 위해 그녀는 필요한 모든 것을 했습니다. 놀랍게도, 그녀의 뇌종양은 더 이상 MRI 촬영에서 보이지 않았습니다. 그녀는 자신의 건강을 돌보는 시간을 제외하고 나머지 시간에는 건강한 생활을 옹호하고, 나쁜 인자들을 없애고, 격려와 위안을 얻기 위해 그녀를 찾는 교모세포종 환자들을 지지했습니다. 그녀의 삶은 그녀가 원하는 대로 흘러가지는 않았지만, 현재 상상도 할 수 없었던 방식으로 보람차게 살아갑니다. 메그 허쉬버그의 경우 의료진의 안내 부족으로 암 발병 확률을 낮출 수 있는 생활습관 변화에 대한 지식을 추가하지 못했습니다. 이에 영감을 받아 그녀는 재단을 설립하여 암 환자들이나 암을 예방하는 데 관심이 있는 사람들에게 대면 또는 온라인으로 필요한 정보와 도구를 제공합니다. 수잔 라프테는 암 치료를 받는 젊은 여성들에게 정서적 지원을 제공하고 전이성 암 환자들을 위한 지지 그룹을 만들었습니다. 게이브 카날레스는 생활방식 변화가 놀랍게도 암의 진행을 늦추거나 처음부터 형성되는 것을 막을 수 있는 놀라운 가능성을 깨닫게 되었을 때 블루큐어 재단BlueCure Foundation을 설립하여 소년과 남성들에게 그들의 생활방식을 수정하여 전립선암의 유병률과 예방 또는 통제를 위해 할 수 있는 내용들을 교육했습니다.

우리는 모든 암 생존자가 비슷한 진단을 받은 다른 사람들을 돕기 위해 자신의 삶을 바쳐야 한다거나, 암 예방을 지원하기 위해 재단을 만들어야 한다고 말하는 것은 아닙니다. 다만 우리는 스스로 변화를 만들기 시작하고 다른 사람들과 그 메시지를 공유해야만 한다는 사실을 알고 있습니다. 우리는 암이 있든지 없든지 간에 사람들이 전문적인 방식으로 또는 가족과 친구들 사이에서 개인적인 방식으로 항암 생활방식을 전파할 수 있음을 보았습니다. 앨리슨과 저는 이 메시지의 힘과 그것이 사람들과 지역 사회에 미치는 영향을 경험하며 끊임없이 경외심과 겸손을 느끼고 있습니다.

이상에서 언급한대로, 이들 생존자들에게 있어서 암이 자신의 작은 부분일 뿐이라는 사실을 인정하는 것이 중요합니다. 그들은 암이 몸 안에 있다는 사실을 알고도, 말 그대로 풍부하고 의미 있는 삶을 살아갑니다. 확률적으로는 그들이 이미 죽었어야 했음에도 말이죠. 7장에서 만난 불치의 신경내분비암으로 진단된 조쉬를 추적 관리했을 때, 그는 암 환자의 건강 관리에 대해 이런 뉘앙스로 이야기했습니다. "너무 많은 환자가 삶을 즐기지 않고 단지 삶을 연장하는 데 집중하고 있습니다. 내게 '암을 통한 초기화'는 삶의 질이 의미하는 바를 정의하고 그것을 추구하기 시작할 기회를 주었습니다. 나는 이것에 초점을 맞추어야 한다고 생각합니다. 당신의 삶을 깊은 의미에서 업그레이드시킬 수 있는 치유의 종류를 찾는 것입니다. 비록 당신이 완치될 수 없을지라도요."

또 다른 역설은 식이요법이나 생활 환경을 단순화하는 과정(예를 들면, 스트레스를 주는 직업을 그만두거나, 식단이나 생활 환경을 혁신적으로 바꾸는 것)이 어떻게 보다 큰 의미를 가져오는가 하는 것입니다. 인생에서 가장 의미 있는 것들에 대해 감사하게 되고 가족, 친구, 음악, 예술, 자연 또는 인생 자체에도 감사하게 됩니다.

대화 바꾸기

마지막 장에서 만난 마거릿 쿠오모는 최근 저비용의 생활방식 변화가 얼마나 쉽고 건강에 막대한 예방 효과를 줄 수 있는지에 대한 인식을 높이는 데 난관을 겪고 있다고 말합니다. 의약품처럼 저작권을 가지거나 수익을 창출할 수 있지 않은 상황에서 메시지를 전달하는 것은 어렵습니다. 그럼에도 불구하고 그녀는 희망을 갖고 사람들의 대화를 바꾸는 데 최선을 다하고 있습니다. “나는 사람들이 자신과 미래 세대, 자녀와 손자들을 위해 가장 건강하고, 활기차고, 가장 생산적인 상태이기를 원합니다. 우리는 대중에게 더 많은 정보를 제공할수록 더 많은 것을 변화시킬 수 있다고 확신하며, 회사는 소비자에게 해를 끼치지 않는 제품을 개발하게끔 강요될 것입니다.”

그녀의 긴장감은 우리 자녀세대들이 우리처럼 오래 살지 못하는 첫 세대가 될지도 모른다는 그녀의 공포를 반영한 것입니다. 미국 문화뿐만 아니라 다른 여러 문화에 있어서 번영과 발전의 징조는 자녀들을 보다 건강하고, 키가 크고, 똑똑하고, 풍족하며, 더 오래 살게 하는 것입니다. 하지만 우리는 아이들에게 이러한 것들을 남겨주지 못할지도 모릅니다. 최소한 전반적 건강과 장수의 관점에서는 말이죠. 우리는 이것을 해결해야 할 사회적 책임이 있습니다. 이것이 항암 생활방식에 대한 메시지를 계속 전해야 하는 이유입니다.

한 번에 한 발자국씩

항암생활은 고정된 프로그램이 아닙니다. 사실, 그것은 프로그램이라기보다는 삶의 방식이고, 당신과 마찬가지로 시간이 지나면서 진화하고 변화할 것입니다. 그러나 신체가 병을 치료하고 건강을 증진시키는 타고난 능력을 지원하기 위해 당신이 하는 모든 점진적 변화는 당신 삶의 모든 측면에 영향을 미칠 것입니다.[2]

당신이 하는 행동방식에 당신의 삶이 달려있다고 믿고 사세요. 왜냐면 정말 그게 사실이니까요. 이런 종류의 자기 관리를 시작하면 삶이 더 활기차게 연결되고 보다 다양한 삶을 누리게 됩니다. 한 환자가 저에게 말한 것처럼요. "이것은 일이 아니에요, 로렌조! 이건 삶이에요!"

하지만 이는 실용적이며 과학에 근거합니다. 당신의 건강을 개선하는 것은 기적적이거나 갑자기 일어나는 일이 아닙니다. 모든 것이 원인과 결과를 가집니다. 당신의 선택, 행동, 당신의 건강, 이 지구의 건강 말입니다. 모든 것이 서로 연결되어 있습니다.

항암 생활방식의 진정한 놀라운 영향 중 하나는 이것이 다른 사람들에게 영감을 줄 수 있는 방법이라는 점입니다. 앨리슨과 저는 성장하는 우리 세 자녀의 친구들과 친구들 사이에서 지속적으로 항암생활에 대한 인식이 높아지는 것을 보게 됩니다. 지난 7년 동안 데이비드를 대신해 연례 MD 앤더슨 네트워크 회의에서 강연을 진행하였고, 지난달에 저는 컨퍼런스를 시작하기 위한 기조연설을 했습니다. 그때 저는 11장에서 소개한 종합생활방식 환자 중 한 명인 넬라와 함께 항암생활의 단계와 메시지를 공유키로 했습니다. 처음 연구에 참여하기 시작했을 때, 스스로의 건강과 영양에 대해 알고 있었다고 생각했습니다. 그러나 이후 그녀는 종합생활방식에서 배운 것과 항암생활에서 우리가 공유하는 내용의 단지 10%만 알고 있었다는 사실을 청중들 앞에서 인정했습니다. 체중 감량이 필요하다는 것을 알았지만, 체중감량 방법은 알지 못했습니다. 하지만 지금은 살을 뺐고 이를 유지하고 있습니다. 그녀는 이전에는 과체중이 해로운 이유 및 몸에서 지방이 에스트로겐 양성 유방암에 공급되는 에스트로겐을 생성한다는 것을 알지 못했습니다. 샐러드를 먹는 것이 햄버거를 먹는 것보다 낫다는 것을 알았지만 녹차를 마시는 것이 종양이 자라고 퍼지는 데 필요한 신생혈관의 성장을 감소시킬 수 있다는 것을 알지 못했습니다. 채식이 좋다는 것은 알았지만 브로콜리가 전암세포가 악성 종양으로 발전하는 것을 막을 수 있다는 것을 알지 못했습니다.

넬라에게 일어난 가장 놀라운 변화는 그녀에게 두려움이 없어졌다는 것이었습니다. 그녀는 자신의 암 치료에 적극적으로 참여한다고 느꼈기 때문에 더 이상 재발이나 암 확산을 두려워하지 않았습니다. 그녀는 "이런 적은 처음이다."며 "암이 더 이상 내게 있다고 생각하지 않는다."고 말했습니다. 그녀는 자신의 몸과의 새로운 관계를 스릴 넘치는 방식으로 설명했습니다. "나는 내 스스로 내 몸을 더 많이 돌보고 있음을 느낍니다. 내가 내 몸을 올바르게 대하면 내 몸이 나를 올바르게 대할 것이라는 생각을 하면서 적극적으로 내 몸과 관계를 맺고 있습니다. 내 몸과 나는 단합하여 일하고 있으며,

몸이 바르게 일할 수 있게끔 올바른 연료를 공급하고 있습니다."

심신 수련에 대해 배우는 것이 얼마나 중요한지를 이야기하고, 개인용품을 살 때 라벨을 읽는 것이 얼마나 중요하고, 수면의 질을 높이기 위해 운동하는 것에 관해 이야기하는 넬라를 보면서 그녀가 제가 믿는 것처럼 항암생활에 대해 완전히 깨우쳤음을 확인했습니다. 데이비드는 7년 전 제가 그를 대신해 연설했을 때 그의 횃불을 제게 넘겼습니다. 이제는 이 횃불을 넬라와 매일 이 치료법에 따라 생활하는 많은 사람들에게 전달해야 합니다. 넬라가 그날 청중에게 말했듯이, 많은 사람들이 자신의 생활방식 선택이 건강에 얼마나 영향을 미치는지 알지 못한 채로 암 치료를 받는 것은 공평치 않습니다. 마찬가지로, 아직 암을 앓고 있지 않은 사람들이 우리의 생활방식 선택이 오늘날의 삶의 질과 미래의 질병 위험에 영향을 미친다는 것을 깨닫지 못하는 것도 불공평합니다.

넬라는 그녀의 이야기를 마치면서 말했습니다. "의사들도 서로 배울 수 있도록 통합의학을 치료 계획의 일부로 만들어야 할 것입니다. 하지만 우리 모두가 노력해야 가능한 일입니다. 우리가 할 수 있을까요?" 그리고 청중들은 한마음으로 소리쳤습니다. "네!"

부 록 A

암의 특징들 요약

인간 유전체의 성공적인 시스템 분석이 완료됨에 따라 더글러스 하나한Douglas Hanahan과 로버트 웨인버그Robert Weinberge는 2000년에 암세포가 어떻게 생기고 발전하는지에 대해 놀랍고도 명료한 논문을 발표했습니다.[1] 기존의 이론에서, 하나한과 웨인버그는 암(악명높고 복잡한 세포 질환)을 만드는 여섯 가지 유전자 과정이 있다고 발표했습니다. 그들은 그 논문을 "암의 특징들Hallmarks of Cancer"이라고 명명했고, ❶ 증식신호 유지 ❷ 암 성장억제인자 차단 ❸ 세포 사멸 저항 ❹ 무한 세포분열 ❺ 신생혈관 형성 ❻ 침윤과 전이 활성을 암을 만드는 주요 과정이라고 기술했습니다. 몇 년 후, 하나한과 웨인버그는 암의 두 가지 추가적인 특징인 에너지대사 재프로그램화와 면역 시스템의 암세포 파괴 회피, 그리고 두 가지 떠오르는 특징인

유전자 불안정 및 돌연변이와 종양촉진 염증반응을 추가했습니다.[2]

생존을 위한 암의 움직임

암의 증식신호proliferative signaling라는 용어는 마치 교통위반 딱지처럼 들리지만, 이 용어가 본질적으로 의미하는 것은 암이 자신의 정상페이스를 유지하면서 계속해서 확산될 수 있는 능력입니다. 이것은 암의 본질적인 요소이고, 통제되지 않는 세포의 성장과 분열을 의미합니다. 정상 세포들은 몸에서 세포의 성장과 분열을 조절하여 비정상적으로 커지지 않게 하는 다양한 시스템에 의해 통제됩니다. 정상 세포들은 세포가 성장하거나 성장하지 못하게 하는 성장인자에 대해 반응합니다. 성장인자는 세포 표면에 결합하고, 성장신호는 세포 내로 전달되어 세포성장과 분열을 촉진하는 연속적인 생화학적 신호로 바뀌어 세포성장과 분열을 촉발합니다. 암세포는 이러한 정상적인 신호경로를 낚아채 한번에 모든 과정을 활성화시킵니다. 이렇게 되면 세포는 더 이상 정상적인 활동신호(켜지고)와 억제신호(꺼지고)의 조절을 벗어나 감시받지 않고 계속 자라고 분열합니다.

암의 비밀스러운 움직임

암세포는 자신의 성장을 촉진하기 위해 신체의 자원을 활용하는 동시에, 종양 억제 유전자를 포함한 세포증식을 막는 과정(성장인자 차단 피하기)을 피해야만 합니다. 신체는 성장억제인자, 종양세포를 중화시킬 수 있는 유전자(암세포의 돌연변이 유전자), 건강한 세포 성장을 유지하는 요인 사이의 복잡한 균형을 유지합니다. 종양 억제 유전자의 기능과 신호가 손실되면 세포가 성장을 멈추라는 메시지를 "듣지 못한다"는 의미입니다. 결과적으로, 암이 계속 성장하게 되고 경보시스템도 멈춰버립니다. 그리고 몸은 암이 진행되는 동안 그것을 알지 못하는 상태로 있게 되는 것입니다.

좀비 뱀파이어 같은 암

데이비드 세르반 슈라이버는 뇌종양이 상당히 진행되었을 때, 잠이 들 때마다 뱀파이어에게 공격당할까 봐 무서워했습니다. 그는 죽지 않는 야행성 몬스터들이 자신을 죽일 것 같아서 두려웠습니다. 데이비드의 꿈속 뱀파이어는 물론 상상이었지만, 암과 뱀파이어를 비교하는 것은 적절한 비유라 할 수 있습니다. 밤에 도시의 거리를 배회하는 뱀파이어와 좀비처럼, 암세포는 신체의 세포파괴 시스템을 우회하는 방법을 찾아 세포 죽음에 저항하고 불멸의 상태가 되어 무한한 돌연변이를 일으킵니다.

세포자살Cell Suicide 우리 몸의 시스템이 세포 성장을 조절하거나 부적절한 세포 성장을 막는 방법 중 하나는 세포자살apoptosis, 즉 세포가 죽임을 당하거나 스스로 죽는 것입니다. 세포 안의 요소들과 세포 밖의 신호들이 이런 죽음의 과정을 유도합니다. 세포자살이 시작되면, 세포는 점점 분해되고 주변에 있는 포식성(세포를 먹는) 세포에 의해 잡아 먹힙니다(팩맨Pac-Man* 에게 잡아먹히는 것처럼 말이죠). 물론 종양세포는 세포자살을 피해서 무한대로 자라려고 노력합니다. 항-세포자살 단백질을 강화하거나 활성화함으로써, 세포는 내부 및 외부 과정이 세포사멸을 활성화하기 위한 신호를 보내더라도 세포사멸을 피할 수 있습니다.

세포폭발Cell Explosion 비정상적인 세포성장을 제어하는 두 번째 방법은 괴사입니다. 세포사멸과 달리 괴사는 부풀어 오르고 폭발합니다. 세포가 시스템에 의해 "소화"되는 대신 폭발하면, 세포사멸로 인한 특정 단백질이 주변 조직으로 방출됩니다. 여기에는 본질적으로 염증을 일으킬 수 있는 단백질이 포함되며 면역계의 염증 세포를 불러모아 세포폭발 부위로 와서 괴사성 파편을 제거합니다. 이것은 응급요원들이 사건 현장으로 달려가는 것과 같은 좋은 과정인 것처럼 들리지만, 최근 연구들은 면역 염증세포들이 적극적으로 종양을 생성하고 신생혈관 생성(새로운 혈관 생성)을 촉진할 수 있다고 합니다. 사실상 과도한 양의 세포가 괴사하는 것은 암의 위험 요인이 될 수 있습니다.

---

* 비디오게임 캐릭터

영원한 삶을 위한 암의 노력

건강하고 정상적인 세포들은 한정된 성장과 분열 주기를 가지고 있습니다. 하지만 암세포들은 무한한 세포분열 특징을 가지고 있습니다. 보통 연속적인 복제와 분열 후에 세포의 성장을 막는 것은 세포가 나이가 들어 분열할 능력을 잃는 노화senescence 또는 세포의 죽음을 포함한 세포 위기cell crisis(세포사멸 또는 다른 방법을 통한)입니다. 만약 세포가 노화하지 않는다면, 일반적으로 위기 상태로 인지해 죽어버립니다. 하지만 암세포는 이 과정을 모두 피할 뿐만 아니라 무한 반복을 할 수 있는 능력이 있습니다. 이 변화를 세포불멸화cell immortalization라고 합니다.

세포의 안정성을 유지하는 데 도움이 되는 세포 내의 구성 요소 중 하나는 텔로미어입니다. 텔로미어는 23개의 염색체의 각 쌍 끝에 있는 보호마개이며, 일반적으로 나이가 들어감에 따라 짧아집니다. 샌프란시스코 캘리포니아 대학교University of California San Francisco의 심리학 교수이자 《텔로미어 효과The Telomere Effect》의 공동저자 엘리사 에펠Elissa Epel은 생활방식의 선택들이 텔로미어의 길이와 관련되어 있고, 병과 장수의 예측 변수가 될 수 있다는 사실을 찾아냈습니다. 세포가 분열할 때마다 텔로미어의 길이는 짧아집니다. 그래서 어느 지점에서는 텔로미어가 계속 분열되기 너무 짧아서 노화(분열하기에 너무 늙은)되어 버립니다. 하지만 그런 환경은 암에게 좋은 상태입니다. 에펠은 "세포가 너무 늙고 노화해버리면 염증이 쉽게 생겨 암이 자라기 쉬운 환경을 만들어줍니다."라고 설명합니다. 그녀의 연구에서 만성 스트레스는 텔로미어를 짧아지게 한다는 것을 발견했습니다. 텔로미어가 짧아지고 세포가 계속 분열되면 염색체 불안정성과 손상이 유발되는데, 이들이 바로 돌연변이를 만드는 위험 요소들입니다. 그래서 항상 스트레스가 있는 사람들은 "나이 든 세포들"을 가지며, "어린 세포들"을 가진 사람들보다 더 병에 걸리기 쉬워집니다. 하지만 앞에서 살펴보았듯이, 건강한 생활방식은 텔로미어가 짧아지는 것을 더디게 할 수 있으며, 스트레스가 텔로미어에 미친 영향을 다시 되돌릴 수 있습니다.

세포 핵 안에 있는 효소인 텔로머라제는 텔로미어의 안정성 유지를 도와줍니다. 비록 정상 세포 내에서는 적은 양이 발견되지만, 암세포와 불멸화된 세포들은 비정상적으로 높은 양의 텔로머라제를 가지고 있습니다. 한편, 텔로머라제의 양이 적고 텔로미어가 충분히 짧아진 상태에서도 분열에 성공한다면 염색체 이상이 생길 수 있습니다. 이 상태에서는 만약 세포들이 위기상황에 처하거나 세포사멸하지 않는다면, 종양 생성이 시작되는 것입니다. 비정상적인 텔로머라제의 양과 세포증식 관련 문제들을 통해 세포가 불멸화 될 수 있는 것입니다. 이 과정을 통해 암세포가 주요 항암 방어제인 노화와 세포죽음을 피하도록 합니다. 이것이 바로 암이 불멸의 삶을 살 수 있는 방식인 것입니다.

암세포에 지속적인 혈액 공급

정상 조직과 종양은 영양분과 산소를 공급받고 이산화탄소화 폐기물들을 처리하기 위해 건강한 혈액을 필요로 합니다. 배아 초기 형성기와 태아기의 발달 과정 중 새로운 내피세포가 모여 튜브 모양을 형성할 때(혈관형성) 혈관 구조가 발달됩니다. 그리고 기존 혈관에서 새로운 혈관(튜브)이 생겨납니다. 이 과정을 신생혈관 형성 angiogenesis이라고 합니다. 일단 형성되면 혈관계는 몸을 계속 지지해 줍니다. 어른의 몸에서 혈관 신생은 상처 치유와 여성의 생식 주기에 맞추어 작동됩니다. 하지만 이런 일들은 주기가 짧고 언젠가는 중지됩니다. 종양 생성과 발달 과정 중에는 "신생혈관 스위치"가 켜진 상태로 지속되고, 종양 성장을 계속하도록 도와주는 새로운 혈관이 생성됩니다. 이것은 암이 어떻게 정상적으로 균형 잡힌 몸의 시스템을 속이며, 켜고 끌 수 있는 스위치를 계속 켜두고, 지속적으로 성장, 복제 또는 이런 경우처럼 혈액을 공급하여 암세포들이 영양분을 얻을 수 있도록 하게 하는지에 대한 예시 중 하나입니다.

새로운 집을 찾는 암

암이 원발부위에서 다른 부위로 옮겨가며 퍼지는 성질은 암을 침윤 및 전이가 가능한 치명적인 존재로 만듭니다. 암이 일찍 발견되고 몸의 한 부위에 한정되어 있을 때 치료를 시작하는 것이 가장 성공 가능성이 높습니다. 암이 전이된 후 암을 통제하는 방법에 대하여 많이 발전해왔지만, 이 영역은 여전히 엄청난 도전을 요구하고 암 관련 사망의 주요 원인이 되어집니다. 침윤과 전이는 여러 단계의 과정입니다. 이는 암세포가 근처 혈관과 림프절에 침략하는 것으로 시작됩니다. 다음으로 암세포가 이런 수송 시스템을 통해 다른 조직으로 이동하여, 현미경으로 봐야만 볼 수 있을 만큼 작은 암의 뿌리를 형성하기 시작합니다. 결국에는 그 암세포는 자라서 영상에서 발견될 수 있을 만큼 큰 종양이 됩니다. 이러한 단계를 "집락화colonization"라고 합니다.

보통 세포들은 세포외기질extracellular matrix이라는 발판에 붙어 있습니다. 만약 세포가 분리되면, 세포 죽음의 과정인 아노이키스anoikis라는 과정을 겪어야 합니다. 종양세포들은 아노이키스를 피할 방법을 찾고, 이동할 수 있게 되고, 몸에서 돌아다닙니다. 또한 줄기세포의 특성을 따라하기 시작하는데, 새로운 조직들 근처로 이동하여 적응할 수 있게 됩니다.

일단 암세포가 몸이 자연스럽게 세포를 죽이는 과정을 피해 자유롭게 움직이고 변화할 수 있게 되면, "집락화"할 새로운 집을 찾아다니게 됩니다. 초기의 암세포들은 새롭게 이동한 미세환경에 바로 적응하지는 못합니다. 그 세포들이 자라고 성장하기 위해 몇백 가지의 다른 집락화 과정이 필요할 수도 있습니다. 이 상황에서 그들은 또다시 씨를 뿌리고 원발 부위로부터 떨어진 곳에서 추가적으로 집락을 만듭니다.

항암 생활방식을 받아들인다면, 당신은 종양 미세환경에서 암을 자라지 못하게 하도록 가능한 모든 노력을 다 하고 있는 것입니다. 이렇게 하면 집락화하는 암세포들이 정착하고 새 집을 찾기 어렵게 만드는 것입니다.

암은 당신의 연료탱크를 빨아들입니다

암세포는 일반 세포보다 더 빠르게 복제하기 때문에, 성장과 분열을 유지하기 위해서는 그만한 "연료"가 필요합니다. 암은 에너지 대사를 바꾸어 버림으로써 연료를 얻습니다. 포도당은 세포 성장을 유지하는 데 필요한 주요 연료입니다. 1931년에 노벨의학상을 받은 오토 와버그Otto Warburg는 암세포의 특이한 점을 발견했습니다. 비록 산소가 존재하더라도 암은 포도당 분해를 통해 생성되는 에너지 생산을 제한하는 방법으로 에너지 생산을 재배열하여 호기성 해당aerobic glycolysis이라고 불리는 과정을 이끌어낸다는 것입니다.

포도당 분해를 통해 생성되는 에너지는 세포를 위해 생성되는 에너지보다 효율성이 떨어집니다. 암세포가 이런 에너지 생산의 비효율을 메꾸기 위해서는 포도당 수송자들을 늘려야 합니다. 빠르게 자라는 종양세포들의 당화과정속도glycolic rate는 정상 세포보다 200배 높습니다. 산소가 충분해도 이런 일이 일어납니다. 많은 종류의 종양들이 산소가 부족한 미세환경(혈중 산소부족 상태)에서도 잘 자라고, 포도당 분해를 통해 효과적으로 에너지를 전달하는 것은 세포로 들어가는 포도당의 양을 늘려줍니다. 성장하고 있는 종양은 건설현장과 비슷하다고 생각할 수 있습니다. 오늘날의 연구자들이 설명하듯이, 와버그 효과Warburg Effect가 더 많은 트럭이 건축자재(포도당 분자 형태)를 전달하기 위한 문을 열어준다고 합니다.

비밀리에 활동하는 암

지난 5년 동안 많은 관심을 받은 새롭게 떠오른 암의 특징은 바로 암세포가 면역 파괴를 피할 수 있는 능력입니다. 우리는 면역계의 요소들이 너무 오랫동안 과도하게 활동하면(염증), 이 상태가 암의 특징들을 자극한다는 것을 알고 있습니다. 하지만 면역계는 또한 암이 자라지 못하게 하는 역할 또한 하고 있습니다. T세포들은 백혈구의 종류 중 하나로 몸을 돌아다니면서 암세포로 전환된 세포를 찾아다닙니다. T세포가 있다는 사실은 암 환자들에게는 좋은 소식입니다. 예를 들면, 결장암과 난소암 환자들의 경우 면역세포가 종양 미세환경에 대해 더 많은 침투율을 가진 환자들의 예후가 더 좋습니다. 반대로, 오랫동안 면역 질환을 앓은 환자들(장기이식 또는 에이즈HIV/AIDS 환자들)은 특정 암에 걸릴 확률이 높습니다. 이런 사실을 통해 면역력을 높이는 치료법이 발전되었습니다.

하지만 인체의 다른 감시과정들처럼, 암도 이러한 면역 반응을 무효화시키는 법을 찾았습니다. 암세포들은 활성화된 T세포 수용체에 결합하여 활동을 못하게 하는 능력이 있습니다. 암세포가 본질적으로 면역시스템에 제동장치를 걸 수 있다는 발견은, 우리가 관문 억제제checkpoint inhibitor라고 부르는 면역요법이라는 새로운 치료법을 개발하도록 했습니다. 이 약물은 암세포가 면역시스템을 꺼버리는 것을 방지합니다. 관문 억제제는 암 치료 생태계를 바꾸어 놓았고 일부 환자들에게는 놀라운 효과를 보였습니다.

암 성장을 허락하는 것

위에서 나열한 여러 가지의 암 특징들에 의해 지원을 받는 종양 생성의 다단계 과정(암세포가 생존하고, 증식하고, 몸을 돌아다니고)은 두 가지 특징들에 의해 가능해집니다. 가장 중요한 것은 유전자 불안정성인데, 돌연변이를 늘리고 암의 특징들이 활동하도록 합니다. 두 번째 특징은 전암 및 악성 세포의 염증 상태입니다. 이 염증상태는 종양 성장과 진행을 도와줄 수 있습니다.

유전자 불안정성과 변이: 암은 어떻게 생기는가

변이 또는 다른 유전적 이상은 암의 특징들을 활성화하고 특징에 관여하는데 필수적인 첫 번째 과정입니다. 암은 비정상 유전자들이 발현하는 질병입니다. 또한 종양 형성을 시작하는 유전자 변화입니다. 이 과정은 표현형 유전자inherited genetic phenotype 때문에 일어날 수도 있습니다. 하지만 우리가 알다시피, 비정상 유전자들은 암 발병의 5~10%만을 차지하고 있습니다. 더 많은 경우는 삶을 살아가면서(담배 연기 같은 발암물질로부터) 또는 생활습관 요인에 의해 영향을 받은 원래는 돌연변이가 아니었던 유전자들의 발현입니다.

비록 암을 유발하는 자발적인 돌연변이들은 몸 안에서 만들어지지만, 유전체 유지 시스템genome maintenance system이 이러한 돌연변이들의 발생을 최대한 낮은 정도로 유지되도록 확인하고 있습니다. 유전체 유지 시스템이 꺼지면 결국 돌연변이들이 암을 생성하고 자라게 하는 것입니다. 암세포들도 돌연변이가 일어나는 비율을 높이고, 유전체 유지 시스템의 활동을 억누를 수 있습니다.

유전체의 "관리인"이라고 불리는 DNA 유지 관리장치는 온전한 DNA를 유지하여 돌연변이의 지속성을 줄이는 데 도움이 되는 일련의 유전자입니다. 이 유전자들의 결점은 돌연변이들이 활성화되도록 허락하고 종양 생성과정을 시작하게 됩니다. 만약 DNA 복구, 노화 또는 세포사멸을 담당하는 유전자가 돌연변이 시점에 활성화되지 않으면, 세포들은 제어되지 않고 계속 활동하거나 종양 생성과정이 시작됩니다.

이제 유전자의 결함 복구 및 유지는 종양 생성과정을 가능케 하는 가장 중요한 첫 번째 단계로 인식됩니다. 대부분의 종양은 암 발생의 첫 번째 단계로서 유전자의 불안정성과 또다시 연관지을 수 있습니다. 2부에서 이야기한 것처럼, 다양한 생활방식들이 이러한 종양 생성을 가능하게 하는 요소들과 연관이 있다는 것을 알 수 있는 것입니다. DNA의 구조적 완전함을 유지하고 돌연변이 유발과정을 줄이는 것이 우리 몸에 암이 생기지 못하고 자라지 못하게 할 수 있는 첫 번째 단계입니다.

염증: 암의 특별 소스

염증은 대부분의 암에서 종양 형성과정에 필수 단계로 인식됩니다. 거의 모든 암세포는 면역세포를 가지고 있습니다. 면역세포를 포함한다는 것은 면역력이 종양을 조절하려고 노력하고 있다는 의미이므로 반가운 소식입니다. 하지만 다른 면역세포들은 염증을 초래하여 종양을 촉진할 수도 있습니다. 염증이 있으면 면역세포들은 암의 특징들을 자극하는 분자들을 방출하는데, 증식 신호를 유지할 수 있게 만드는 성장인자, 세포사멸에 저항하는 생존인자, 신생혈관을 형성하고 침윤 및 전이를 촉진하고 증가시키는 것들, 그리고 암세포가 몸에서 돌아다닐 수 있도록 해주는 것들입니다. 또한 염증 세포들은 악성 과정을 촉진시키는 돌연변이를 만드는 화학물질을 방출할 수도 있는데, 염증은 종양 생성과정 중 가장 초기에 볼 수 있고 초기 악성세포를 완전한 암으로 만들 수도 있습니다.

치유되지 않는 상처

위에 언급된 암 특징들과 그 특징에 힘을 더해주는 요소에 대한 논의에서 각 영역은 다른 영역과 다소 분리되어 있는 것 같이 보입니다. 하지만 모든 영역 사이에서 상호작용이 있으며 종양 미세환경에서 그 상호작용이 이루어집니다. 종양 미세환경은 다양한 세포들과 암의 성장을 촉진하거나 또는 적대적일 수 있는 단백질로 구성됩니다.

종양 미세환경 내에는 암 줄기세포가 있습니다. 이 세포들이 종양의 근원으로 여겨지고, 다른 암세포들보다 치료에 저항력이 강하며, 암이 원발부위를 떠나 멀리 있는 장기까지 이동하여 전이될 수 있도록 도와줍니다. 종양 미세환경에는 또한 혈관을 형성할 수 있는 내피세포가 있습니다. 이 세포들은 혈관을 형성하는 데 필수적이고 새로운 혈관구조 생성과 혈액공급을 통해 종양을 자라게 합니다.

이제 우리는 염증이 양날의 칼이라는 사실을 알고 있습니다. 염증이 만성화되면 종양을 조절하던 인자들이 종양을 생성하는 인자가 됩니다. 예를 들면 섬유아세포는 상처 치유에 중요한 세포들인데, 이는 종양 부위에 많이 분포해 있는 것으로 보입니다. 암과 관련된 섬유아세포는 혈관 신생, 침입 및 전이, 세포증식에 중요한 역할을 하는 것으로 알려져 있습니다.

이러한 종양 미세환경에 있는 세포와 체내에 침투하여 순환하는 세포들 사이의 복잡한 의사소통을 통해, 암세포가 번성하고 생존하든지 방해를 받고 죽든지 하게 됩니다. 흥미로운 것은, 암이 자라는데 필요한 몇 가지 중요한 과정이 상처 치유에 필요한 과정(염증반응, 섬유아세포 모으기, 신생혈관 생성 증가)이라는 점입니다. 이러한 사실은 사람들에게 종양이 치료되지 않는 상처일는지도 모른다는 인식을 가지게 하였습니다. 상처를 치료하기 위한 염증반응은 짧은 시간 안에 끝나면 건강한 과정이지만 만성화되면 해로울 수 있습니다.

부록 B

새로운 패턴:
종류별로 음식 먹기

우리 대부분은 충분한 단백질과 탄수화물을 섭취합니다. 그리고 채소, 견과류, 씨앗류, 콩류와 과일은 아주 적게 또는 아예 섭취하지 않습니다. 마음자세를 바꾸어 채소를 식사의 중심으로 만드는 첫 번째 단계는 계획하고 장을 보는 것입니다. 우리는 신선한 허브와 뿌리식물 그리고 약간의 올리브유가 포함된 레시피들을 찾습니다.

채소 그룹

파속식물 마늘, 양파, 리크*, 파, 샬롯**, 쪽파

* 큰 부추같이 생긴 채소

** 작은 양파의 일종

이런 맛을 좋아하는 사람들은 맛을 즐기면서 먹으면 됩니다. 이런 맛을 싫어하는 사람들은 다른 식단에 곁들여 먹음으로써 맛을 많이 느끼지 않아도 됩니다. 식물화학물질phytochemical을 보존하면서 마늘과 양파의 강한 맛을 줄이려면 요리하기 전 뿌리채소를 썰어서 물에 20분 정도 담가두면 됩니다.

- 리크는 수프 요리의 육수로 적절합니다.
- 양파와 다른 채소들을 구우면 아주 맛있어집니다. 그리고 굽는 과정을 통해 더 달아집니다.
- 마늘은 두부와 콩, 생선과 살코기 그리고 다른 채소들을 먹을 때 쉽게 곁들일 수 있습니다.

뿌리채소는 역학 연구와 실험 연구에서 여러 종류의 암의 위험을 줄일 수 있다는 것이 밝혀졌습니다.[1-3] 뿌리채소에 함유되어 있는 유기황화합물organosulfur은 암 성장을 예방하는 역할을 할 수 있습니다. 중국의 한 연구에서 마늘과 양파를 가장 많이 섭취한(하루 10g 이상) 남성들이 가장 마늘과 양파를 적게 섭취한(하루 2.2g 이하) 남성들에 비해 전립선암에 걸릴 확률이 50% 낮다고 밝혔습니다.[4] 다른 연구들은 식도암, 장암, 위암, 췌장암, 결장암, 유방암의 위험이 낮아진다고도 밝혔습니다.[3]

십자화과 채소 양배추, 방울양배추, 콜리플라워, 브로콜리, 루꼴라, 청경채, 케일과 케일종류채소, 겨잣잎, 무, 순무, 미나리

십자화과 채소들을 먹는 것은 암의 위험과 진행을 줄여준다는

연구결과가 있습니다.[5] 연구자들은 십자화과 채소의 화합물 설포라판sulforaphane이 암 성장을 더디게 하고 예방하는 역할을 한다고 믿습니다.[2,6,7]

낮은 당부하지수를 가진 뿌리채소 고구마, 순무, 파스닙*, 당근, 비트

뿌리채소는 중요하지만 종종 중요하지 않다고 여겨지곤 합니다. 뿌리채소는 비타민 B 함유량이 높아 DNA를 보호해주고 암 위험을 낮춰줍니다.[8-10]

순무는 뿌리채소이기도 하고 십자화과 채소이기도 합니다. 순무는 설포라판도 포함하고 있다는 의미입니다. 또한 뿌리채소는 저렴하고 다른 채소들보다 보관하기가 쉽고, 40분에서 1시간 정도 올리브유 조금, 로즈마리나 백리향, 마늘을 추가하여(거의 굽기가 끝날 때 넣기) 함께 굽기만 하면 요리도 쉽습니다.

버섯 표고버섯, 잎새버섯, 느타리버섯, 양송이버섯

버섯은 천 년 넘게 아시아 지역에서 치료 목적으로 쓰여왔습니다. 버섯에는 항염증, 면역증강 효과가 있습니다. 중국의 남동부 지방에서 100명이 넘는 여성을 대상으로 실시된 환자대조군 연구에 따르면, 버섯 섭취는 갱년기 전후 여성들의 유방암 위험을 줄여주었습니다.[11] 이제 버섯은 항암역할을 할 수 있는 물질로 널리 연구되

---

* 설탕당근

고 있고, 버섯추출액은 가능성 있는 항종양약으로서 연구되고 있습니다.[12] 운지버섯Trametes versicolor(구름버섯, 터키테일버섯이라고도 불림), 영지버섯Ganoderma lucidum, 차가버섯Inonotus obliquus, 동충하초Cordyceps 그리고 흰들버섯Agaricus blazei 같은 버섯들의 항암 성분 또한 연구되고 있습니다. 이 버섯들은 일반적으로 슈퍼 마켓에서 전체 식품으로 구할 수 없으며 보충제로만 찾을 수 있습니다. 하지만 저는 몇 년 전 여름, 오후에 몰리의 오두막에서 카누를 타고 있을 때 그녀가 차가버섯으로 차를 내려 마시는 것을 보았습니다. 그전에는 차가버섯을 직접 보지는 못했습니다. 차가버섯은 짙은 색의 석화된 나무나 먼지 덩어리처럼 생겼습니다. 몰리는 주전자에 몇 조각을 넣고 20분 동안 끓였습니다. 약간 흙 맛이 나긴 하지만 매우 만족스러웠습니다. 세포 전임상연구와 동물실험을 통해 차가버섯이 면역력을 높여주고, 염증을 줄여주고, 손상된 DNA를 회복시키고, 세포사멸을 유도한다고 밝혀졌습니다.[13] 하지만 섭취하기 안전한 용량에 대한 연구는 거의 없었습니다. 우리가 연구를 통해 좀 더 알아내기 전까지는 보충제보다는 버섯을 음식으로 섭취하는 게 좋을 것 같습니다. 일단, 양송이버섯 등 흔하게 찾을 수 있는 버섯보다는 면역증강의 효과가 있는 표고버섯과 잎새버섯(잎새버섯이 슈퍼 마켓에서 찾기 더 힘듭니다)을 먹는 게 더 좋습니다.

베리류 블루베리, 블랙베리, 딸기, 라즈베리

미국암연구협회American Institute for Cancer Research에 따르면, 베리는 암 예방에 가장 효과가 좋은 과일입니다.[14] 항산화물질을 포함하고 있어 암이 진행되기 전에 일어나는 세포손상을 예방하고 염증과 암 성장에 관련된 유전자를 막아줍니다. 위스콘신 의과대학Medical College of Wisconsin의 개리 스토너Dr. Gary Stoner 박사는 암 예방 측면에서 베리의 역할을 20년 이상 연구했습니다.[15] 그는 동결건조된 블랙베리와 딸기로 구성된 식단이 쥐의 식도암 발생률을 30~60%까지 줄이고, 결장암 발생률을 80%까지 줄인다는 사실을 알아냈습니다.

연구자들은 또한 블루베리와 딸기를 많이 먹는 여성들은 혈압이 낮고 심장마비 위험이 낮다는 사실을 밝혀냈습니다.[16] 유기농 베리는 가격이 비싸고 특히 신선한 상태로 판매할 때 더 비싸지만, 신선한 냉동베리는 많은 영양분을 가지고 있으며 가격도 더 저렴합니다. 많은 식물영양소를 함유하고 있고 특히 항산화물질이 가득합니다.

과일 사과, 배, 망고, 오렌지, 자몽, 체리, 복숭아, 살구

건조된 과일들도 저렴하게 구매할 수 있지만, 예를 들어 신선한 살구 다섯 개를 한번에 먹지 않는 것처럼 건조된 살구 다섯 개도 한번에 먹지 않아야 한다는 것을 기억하세요. 건조된 과일은 수분이 제거되었기 때문에 과다섭취하기 쉽지만, 신선한 과일을 먹는 것과 당분 섭취량은 같고 농축되어 있다는 걸 기억해야 합니다.

견과류 호두, 피칸, 땅콩, 아몬드, 브라질너트

모든 견과류가 항암식단에 포함되지만,[17,18] 특히 호두는 암 예방 측면에서 가장 많이 연구되었습니다. 호두에는 다량의 강력한 항산화제이자 식물 화학물질인 폴리페놀이 함유되어 있습니다.[19] 또한 호

두는 오메가-3와 오메가-6의 균형을 유지하는 데 도움이 되는 오메가-3 지방을 충분히 포함하고 있습니다. 오메가-3는 다른 견과류들을 쉽게 상하게 만듭니다. 이것이 바로 견과류 믹스에서 호두를 쉽게 찾아 볼 수 없는 이유입니다.

견과류와 씨앗류는 간식으로 아주 좋습니다. 휴대가 간편할수록 또 냉장보관이 필요없을수록 더 좋습니다. 견과류와 씨앗류를 간식에 포함하도록 노력해보세요.

아몬드와 아몬드 관련 음식을 구매할 때는 유기농 제품을 구매하는 것을 추천합니다. 미국에서 판매되는 대부분의 아몬드가 발암물질로 알려진 프로필렌옥사이드 가스로 처리된다는 사실이 최근에 밝혀졌기 때문입니다.[20] 이 "안전조치"는 10년 전 캘리포니아의 아몬드에서 살모넬라균이 다량 발견된 후 도입되었습니다.[21] 유기농 아몬드는 알맹이를 200도로 가열하는 비발암성 공정으로 처리됩니다.

씨앗류 - 스무디에 넣거나 음식 위에 뿌리는 용으로 아마씨, 헴프씨, 해바라기씨, 호박씨, 치아씨, 참깨, 커큐민, 석류

아마씨가 유방암, 전립선암, 자궁내막암 등 호르몬 관련 암을 예방하고 조절하는 데 도움을 주는지에 대해 전문가들의 의견은 분분합니다.[22,23] 아마씨 안에 있는 식물성 에스트로겐 리그난Lignan은 여성호르몬 대사를 변화시킬 수 있습니다. 폐경 이후 여성에게 활성 에스트로겐 감소는 유방암 위험을 줄일 수 있습니다. 동물연구에 따르면 리그난은 유방암의 성장을 감소시킬 수 있고 에스트로겐 수용체 양성 유방암에서도 암 성장을 줄일 수 있다고 밝혀졌습니다.[24]

이러한 결과들은 아마씨가 유익하다고 말하고 있지만, 적당히 섭취했을 때만 그렇습니다. 아마씨는 오메가-3의 훌륭한 식물성 공급원이기도 합니다. 균형 잡힌 식단에 아마씨를 곁들인다면(하루 3스푼 이하) 섬유질과 건강한 미세영양소를 섭취할 수 있습니다.

맛 조합

- 아몬드와 무가당 말린 살구
- 대추와 피스타치오
- 호두, 구기자, 카카오 함유량 70% 이상인 초콜릿 조각(항산화 및 염증을 방지하는 폴리페놀이 풍부함)
- 무가당 코코넛 잎과 호두
- 피칸, 주스 가당된 크렌베리

통곡물 아마란스(씨앗이지만 곡물로 요리), 퀴노아(씨앗이지만 곡물로 요리), 통보리, 카무트쌀, 스펠트밀, 오트밀, 테프(볏과의 한해살이풀), 기장, 메밀

2015년의 하버드 공중보건학교의 연구에서는 하루에 퀴노아 한 그릇을 먹는 것이 암 사망 위험을 15% 줄일 수 있다는 사실을 발견했습니다. 연구원들은 미국 8개 주에서 36만7천 명 이상 사람들을 조사했는데, 1,000칼로리당 통곡물을 최소 1.2온스(약 35g) 이상 섭취하는 사람들은 조기사망 위험이 적어지는 것으로 밝혀졌습니다. 암에 의한 죽음뿐만 아니라 심장병, 호흡기 질환, 당뇨에도 해당됩니다.[25,26] 연구자들은 통곡물이 항염증 효과가 있다고 믿고 있습니다.[27]

식물성 단백질 콩, 렌틸콩, 콩과 작물(콩과 식물에 속하는 식용 종자-콩깍지 안에서 자람), 두부

1인분의 콩류는 하루 권장량의 엽산과 섬유를 충분히 포함하고 있습니다. 식이성 섬유는 여러 가지 경로로 암 위험을 줄일 수 있는데, 몸무게 조절도 그중 한 경로입니다. 장내 박테리아는 섬유질을 먹고 자라는데, 결장세포 보호에 도움을 줄 수 있습니다. 한편 엽산은 세포성장 조절을 유지하는 것을 도와줍니다.[28] 콩류는 또한 항암 효과로 연구되고 있는 식물성 화학물질도 포함하고 있습니다.[29]

프리바이오틱스 치커리뿌리, 돼지감자, 민들레 채소, 생마늘, 대파, 생양파와 조리된 양파, 생히카마[*]

항암 화학요법은 장내 박테리아 즉 장내 미생물총의 균형을 방해할 수 있습니다. 프리바이오틱스는 비피도박테리아 및 락토바실러스 같은 프로바이오틱 박테리아를 회복시킴을 통해 이 균형을 재정비할 수 있습니다.[30] 프리바이오틱스는 장내 미생물총을 개선하여 암세포형성을 억제하는 데 도움이 될 수 있습니다.[31,32] 또한 결장 내의 pH를 낮춰주어 몸이 세포사멸과 관련된 지방산인 뷰티레이트 butyrate를 생성하는 것을 도와줍니다.[33] 당신이 기억하듯이, 암의 특징 중 하나는 이 과정을 방해하여 죽어야 하는 세포들이 살아남고 계속해서 돌연변이를 일으키고 성장하도록 하는 것입니다.

---

* 멕시코 감자

프로바이오틱스 요거트, 소금에 절인 양배추, 기타 발효채소, 다크초콜릿, 미세조류, 된장, 피클, 템페(콩발효식품), 김치, 콤부차*

프리바이오틱스 음식들처럼, 프로바이오틱스들도 장내에 좋은 박테리아를 보충하고 미생물총의 균형을 회복하는 데 도움이 됩니다. 2013년 중국의 연구에 따르면 결장암의 전 단계인 결장직장 선종 말기 환자들의 장내에는 항상 건강한 박테리아 수가 적다는 것이 밝혀졌습니다.[34] 프로바이오틱스 음식은 살아 있는 박테리아를 포함하고 있는데, 장내 박테리아 균형을 다시 살려낼 수 있는 존재들입니다. 대신, 장내 미생물총은 음식을 더 잘 소화하기 위해 일할 것이고 비타민과 영양분을 전환하여 몸이 잘 흡수하고 사용할 수 있도록 할 것입니다.[35] 또한, 우리는 장내 미생물총을 다양하게 유지하는 것이 다양한 질병의 위험을 감소시키고, 염증을 줄이고, 호르몬 균형을 조절하고, 건강한 면역력을 유지할 수 있다는 것을 압니다.[36] 발효되거나 절인 채소는 적은 양만 조미료로 먹어야 합니다. 과도한 섭취는 위암과 관련이 있기 때문입니다. 장내 미생물총에 대해 제가 가장 좋아하는 얘기 중 하나는 "당신의 장을 배수로가 아니라 정원처럼 관리하세요."입니다. 우리는 종종 입에 뭐든지 넣어버립니다. 몸에 좋지 않다는 것을 알고 먹지 않아야 한다는 걸 알면서도 음식들을 우리의 입에 넣어버립니다. 하지만 어떻게 위의 장내 미생물총을 정원처럼 유지할 수 있을까를 생각해보면, 무엇을 먹고 그 음식들이 장내 박테리아에 어떻게 영향을 미칠지에 대해 인지할 수 있습니다.

---

* 설탕을 넣은 녹차나 홍차에 유익균을 넣어 발효시킨 음료

(호중구 감소성 식단을 섭취해야 하는 암 환자들은 발효식품을 먹기 전에 의사와 상의해야 합니다.)

항염증 허브와 향신료 강황, 생강, 계피, 로즈마리, 세이지**, 오레가노***, 고춧가루, 바질, 백리향, 고수, 카르다몸****, 후추, 정향

강황의 노란 색소인 커큐민의 항산화 및 항염증 효과에 대한 많은 연구가 있습니다.[37] 강황 추출액은 관상동맥 우회술을 받은 환자들의 심장마비를 예방하는 데 도움이 되는 것으로 나타났습니다. 또한 알츠하이머 질병 치료제로도 연구되고 있습니다.[38] 암에 관해서는, 많은 동물연구에서 강황이 암의 성장을 조절한다는 결과를 보여주었습니다. 2011년에 UCLA 존슨 종합 암센터Jonsson Comprehensive Cancer Center에서 수행한 연구에 따르면, 강황이 두경부암의 성장을 촉진하는 세포신호경로를 억제한다는 것을 발견했습니다. 연구원들은 또한 그 신호를 억제함으로써 강황이 시험 참가자들의 타액에 존재하는 전염증성 사이토카인의 양을 줄인다는 것을 밝혀냈습니다.[39] 이러한 모든 향신료에 대한 광범위한 연구들은 그 향신료들이 강력한 항염증제임을 발견했습니다.[40,41]

다시 말하지만, 영양제로 섭취하라고 전문의료인이 처방하지 않은 이상, 영양제보다는 음식으로 섭취하는 것이 좋습니다.

** 꿀풀과의 여러해살이풀로 요리재료로 가장 많이 쓰이는 종으로 향이 좋음

*** 요리에 향신료로 쓰이는 꿀풀과의 여러해살이풀

**** 생강과에 속하는 식물의 종자에서 채취한 향신료

부 록 C

없애버려야 할 환경독소들 목록

이 목록에 포함된 많은 화학물질을 우리가 매일 사용하는 제품들에서 쉽게 찾아볼 수 있습니다. 라벨을 읽고 위험한 재료들을 알아볼 수 있도록 훈련하세요. 이 목록을 보관하여 온라인 쇼핑을 하거나 가게에 갈 때 참고하세요.

내분비 혼란 물질

아트라진Atrazine 아트라진은 널리 사용되는 제초제로서 수컷 개구리를 암컷으로 바꿀 수 있는 것으로 밝혀졌습니다.[1] 아트라진은 수도물 공급과정에서 쉽게 찾아볼 수 있는데, 사춘기 지연과 관련이 있고, 동물연구에서는 전립선염과 유방암과의 관련성을 찾아냈습니다.[2] 연구원들은 아트라진과 전립선암 사이의 관련성을 찾아냈지만, 직접적인 연결점을 찾기 위해서는 추가적인 연구가 필요합니다.[3,4]

BPA 비스페놀 A BPA는 플라스틱 생산에 자주 사용되는 화학물질입니다. 물병, 식품저장용기, 장난감, 젖병, 의료기기, 콤팩트디스크 CD에서 발견됩니다. BPA는 병뚜껑, 음식 캔, 급수관을 코팅하는 에폭시 수지로도 사용됩니다. BPA는 의료용 에스트로겐으로 발명되었기 때문에 BPA 노출은 인간 호르몬 항상성에 영향을 미칠 가능성이 있습니다. 연구결과에 따르면 BPA에 노출되는 것은 혈압을 급등시키고 비만을 유발합니다.[5] BPA 노출은 암 위험, 뇌 손상, 호르몬 문제, 아이들과 성장하는 태아의 내분비 문제와도 연관되어 있습니다. "BPA free(BPA가 없는)"가 해결책이 아닐 수도 있습니다. 연구에 따르면 BPA의 대체화학물인 비스페놀 S BPS는 내분비계에 비슷한 영향을 미친다는 것이 밝혀졌습니다.[6]

DDT 디클로로디페닐트리클로로에탄 DDT은 1940년대에 합성살충제로 개발되어 민간인과 군인의 말라리아와 다른 해충 관련 병들과 싸우는 데 널리 사용되었습니다. DDT는 미국에서 1970년대 이후에 사용이 제한되었는데 말라리아 위험이 큰 국가에서는 계속 사용되고 있습니다. DDT는 생식 문제를 일으키는 것으로 여겨지고 동물 연구를 통해 간에 종양을 생성할 수 있다고 밝혀졌습니다.[7,8]

다이옥신Dioxin 다이옥신은 종이 펄프의 표백, 제련 및 특정 제초제의 제조와 같은 산업 공정의 부산물입니다. 다이옥신은 잔류성 유기 오염물질로 분류됩니다. 보통 육류, 유제품, 생선 및 어패류를 통해 몸에 들어가면 발달문제, 면역체계 손상, 호르몬 교란 그리고 암을 유발할 수 있습니다.[9]

에티닐 에스트라디올 합성 에스트로센 에티닐 에스트라디올은 대부분의 경구 피임약에 포함되어 있습니다. 간호사의 건강 연구Nurses' Health Study에 따르면 에스트로겐 대체요법을 받는 여성에게는 유방암의 위험이 커집니다.[10] 다른 연구들은 에티닐 에스트라디올과 유방암 사이에 연관성을 찾지 못했거나 결론을 내지 못했습니다.[11]

향기/향수 Fragrance/ Perfume 향기라고 표시되는 수천 가지 화학물질이 대부분 독성테스트를 거치지 않았습니다.[12,13] 향기 제품들은 화장품, 데오트란트, 세제, 섬유유연제, 청소제품 전체에서 찾을 수 있습니다.[14]

유기인산염Organophosphate 유기인산염은 인산과 알코올 사이의 반응에 의해 생성된 물질입니다. 원래 살충제로 사용되었지만 제2차 세계대전 중 독일군에 의해 신경독소로 채택되었습니다. 그 뒤로, 다양한 브랜드 이름 뒤에 숨겨져 정원 스프레이 용도로 사용되었습니다. 비록 더 많은 연구가 필요하지만, 이러한 화학물질은 어린아이들에게 잠재적으로 해를 끼칠 수 있습니다.[15] 과학자들은 유기인산염의 낮은 농도의 노출이 장기적으로 사람의 건강에 어떤 영향을 미칠지 계속하여 연구하고 있습니다.

파라벤Parabens 파라벤은 화장품, 음식, 의약품에 박테리아가 자라지 못하게 일반적으로 사용되는 방부제입니다. 치약, 샴푸, 탈취제와 다른 물건들에도 추가됩니다. 2014년 연구에 따르면 파라벤은 낮은 수준의 노출일지라도 특정 유방암세포를 증가시킨다고 밝혀졌습니다.[16]

과염소산염Perchorate 로켓연료에서 발견되는 이 화합물은 우유와 유제품의 오염물질로 밝혀졌습니다. 사람 몸에 들어간다면 요오드와 상충하여 갑상선의 기능을 방해합니다.[17] 과염소산염을 너무 많이 섭취하면 갑상선의 호르몬 균형이 바뀌어 신진대사를 조절하고 영유아의 장기와 뇌 발달에 영향을 미칩니다.[17]

과불화화합물Perfluorinated chemicals 과불화화합물은 붙지 않는 프라이팬, 방수의류, 얼룩방지 소파 및 카펫을 만드는 데 사용됩니다. 과불화화합물 코팅이 된 조리 도구를 사용해 요리를 하면, 화학물질이 나와 음식으로 들어가고 몸에 쌓이게 됩니다. 농도의 화합물이 몸에 미치는 영향에 대해서는 지속적으로 연구가 이루어지고 있는데, 동물 연구와 임상연구 결과에 따르면 과불화화합물이 성장하는 태아와 어린아이들에게 생식능력 감소, 콜레스테롤 수치 증가, 면역력 문제, 암의 위험을 높이는 것과 같은 영향을 미친다고 밝혀졌습니다.[18,19]

프탈레이트Phtalates 프탈레이트는 플라스틱을 내구성 있고 유연하게 만드는 화학물질입니다. 비닐 바닥재, 자동차, 우비 등 다양한 제품에서 발견됩니다. 프탈레이트는 매니큐어, 샴푸, 비누, 헤어 스프레이와 같은 제품들 안에도 들어 있습니다. 미시간 공중보건 대학교University of Michigan School of Public Health 연구원들은 2014년 연구에서 매일 사용하는 제품들에 포함된 프탈레이트에 노출되면 테스토스테론 수치가 낮아질 수 있다는 사실을 밝혀냈지만, 추가적인 연구가 필요합니다.[20]

PBDE 폴리브롬화디에틸에테르Polybrominated diethyl는 건축 자재 및 전자 제품에서 플라스틱, 타일 및 폼에 이르기까지 모든 분야에서 난연제로 사용됩니다. 이 물질은 갑상샘 기능장애, 학습장애, 사춘기 지연, 태아 기형 등 다양한 건강문제와 관련이 있습니다.[21,22] 동물 연구에서는 낮은 수준의 PBDE에 노출되면 어른보다 태아와 유아에게 더 큰 영향을 미친다고 밝혔습니다.[23,24]

트리클로산Triclosan 손 소독제, 탈취제 및 치약을 포함한 여러 항균 제품의 성분입니다. 2014년 동물 연구에 따르면 트리클로산은 신체에서 화학물질을 배출하는 데 도움이 되는 단백질을 방해하여 시간이 지남에 따라 간암을 유발할 수 있습니다.[25]

피해야 하는 다른 독성물질들

비소Arsenic 비소는 국제암연구기관International Agency for Research on Cancer과 미국 국립독성학프로그램U.S. National Toxicology Program에 의해 알려진 인체 발암물질로 세계에서 가장 독성이 강한 원소 중의 하나입니다. 우리가 사용하는 것들의 재료로 포함되어있지 않기를 바라지만, 예전부터 목재 처리 및 살충제에 사용되었으며 석탄 화력 발전소, 제련 및 채광 과정에서 생성되는 부산물입니다. 깊은 우물에서도 높은 수준의 비소가 발견되었습니다.[26]

콜타르Coal Tar 콜타르는 탄소와 석탄가스로 구성된 고체연료인 코크스의 부산물입니다. 콜타르는 방부제 또는 방부제로 사용되는 크레오소트를 만드는 데 사용됩니다. 질병통제예방센터Center for Disease Control and Prevention에 따르면 콜타르 크레오소트는 미국에서 가장 널리 사용되는 목재 방부제입니다. 콜타르 제품들은 건선과 같은 피부질환을 치료하는 데 사용되며 살충제, 농약, 살균제 및 동물소독 목욕animal dip(양, 개 등 동물들의 털과 피부를 해충으로부터 보호하기 위한 화학물질로 목욕시키는 것)에 사용됩니다. 직업과 관련한 콜타르 노출은 피부, 폐, 방광, 신장 및 소화관 암의 위험을 증가시킨다는 것이 밝혀졌습니다.[26]

DEA/TEA/MEA 에탄올아민화합물Ethanolamine compounds은 샴푸, 비누, 염색약, 로션, 면도크림, 왁스, 아이라이너, 마스카라, 볼터치, 메이크업 파운데이션 및 헤어 컨디셔너를 포함한 다양한 개인위생용품에 포함되어 있습니다.[27] 유럽위원회The European Commission는 화장품 제조에 DEA를 사용하지 못하도록 하였습니다. 에탄올아민 화합물은 간종양과 연관 있음이 밝혀졌습니다.[28]

에톡시레이이티드 계면활성제와 1,4 다이옥산 Ethoxylated surfactants and 1,4- Dixane 이 물질들은 발암물질이라고 알려진 에틸렌옥사이드를 사용하여 다른 화학물질들을 유화하기 위해 사용됩니다.[29]

포름알데히드Formaldehyde 인체발암물질로 알려진 포름알데히드는 용매, 결합제 및 접착제 생산에 사용됩니다. 포름알데히드는 합판 및 파티클 보드와 같은 압축 목재 및 발포 단열재에서 발견됩니다. 포름알데히드에 장기간 노출되면 백혈병과 뇌암의 위험이 증가합니다.[26]

하이드로퀴논Hydroquinone 하이드로퀴논은 피부 미백을 위한 화합물에서 발견되며 잠재적인 발암물질입니다.[30] 하이드로퀴논은 벤젠 유도체입니다.

납Lead 납에 대한 노출은 신장, 뇌 및 폐의 종양과 관련이 있습니다.[26] 오래된 페인트에서 발견될 수 있으며, 페인트를 바르거나 없애기 전에 검사를 해야 합니다. 납은 수개월 및 수년에 걸쳐 체내에 축적될 수 있습니다. 사람들은 또한 음식, 공기, 물, 토양 및 페인트, 가솔린, 땜납 및 다른 제품들을 통해 납에 노출될 수 있습니다.

수은Mercury 뇌 발달을 방해하고 자폐증, 알츠하이머, 근위축성 측생 경화증 및 다발성경화증과 관련된 신경독입니다.[31] 수은은 암과 직접적으로 관련이 없지만 면역계를 포함한 다량의 장기에 해를 끼치는 것으로 밝혀졌습니다.[31,32] 수은은 안약과 마스카라에서도 발견되었습니다.

미네랄 오일 Mineral Oil 석유부산물인 미네랄 오일은 스타일링 젤, 보습제 및 베이비 오일에서 발견됩니다. 이 오일들은 고도로 정제되어 있는데 덜 정제된 미네랄 오일에 대한 직업적 노출은 피부암과 관련되어 있습니다.[33] 화장품에 사용되는 정제된 오일들은 암과 관련이 없지만 피부에 막을 형성하고 독소 방출을 막습니다.

옥시벤존Oxybenzone 벤조페논 계열의 일부인 이 유기화합물은 다양한 유형의 자외선 차단제, 보습제, 립밤, 노화방지크림, 컨디셔너 및 립스틱에 포함되어 있습니다. 알레르기, 세포손상 및 호르몬 불균형과 관련이 있습니다.[34]

파라페닐렌디아민Paraphenylenediamine 이 화학물질은 염색약에 널리 사용됩니다. 파라페닐렌디아민PPD이 암과 직접적으로 관련이 있는 것은 아니지만, 지난 40년 동안 시행된 여러 연구는 장기적인 모발 염색약 사용과 유방암 사이의 연관성을 보여주었습니다.[35]

폴리염화비페닐Polychlorinated biphenyls 폴리염화비페닐PBC은 전기장비 및 난연제에서 페인트에 이르기까지 모든 것에 사용되는 화학물질들 그룹을 뜻합니다. 1970~80년대에 사용이 금지되었지만, 이 화학물질은 아직까지도 환경에 존재하고 공기, 물 및 토양에 남아있습니다. 폴리염화비페닐은 잠재적인 발암물질로 등재되어 있습니다.[26]

폴리에틸렌글리콜Polyethylene Glycol 컨디셔너, 세정제, 유화제 및 계면활성제에 사용되는 이러한 화합물에는 종종 발암물질로 여겨지는 에틸렌옥사이드 및 1,4-다이옥산과 같은 불순물이 포함되어있습니다.[36-38]

실리콘유래연화제Silicon-Derived Emollients 디메티콘코폴리올dimethicone copolyol, 사이클로메티콘cyclomethicone, 디메티콘dimethicone을 포함한 이러한 화학물질은 피부를 코팅하고 독소 방출을 방해합니다. 일부 보습제는 종양성장과 관련이 있으며 간과 림프절에 축적되는 것으로 밝혀졌습니다.[39]

로릴 황산나트륨 Sodium Lauryl Sulfate(Sodium Lauryl Ether Sulfate) 이 화학제품은 샴푸, 치약, 컨디셔너, 비누, 화장품, 집 청소용품 등에서 거품을 내기 위해 사용됩니다. 로릴 황산나트륨은 암과 직접적인 관계가 있다고 밝혀지지는 않았지만, 피부와 눈 염증 원인임이 밝혀졌습니다.[40]

활석Talc 활석 분말은 활석에서 만들어지며 베이비파우더, 얼굴용 파우더 그리고 기타 제품에 널리 사용됩니다. 여러 연구들이 어느 정도의 시간 동안 여성 생식기 주변에 사용된 활석 분말과 난소암 사이의 연관성을 조사했는데 복합적인 결과를 발견했습니다.[41]

톨루엔Toluene 투명하고 무색인 용해로 원유에서 자연적으로 발생하며 매니큐어, 광택제, 접착제, 고무, 페인트 및 페인트 희석제를 만드는 데 사용됩니다. 또한 옥탄가를 높이기 위해 가솔린에 첨가됩니다. 톨루엔은 신경계에 영향을 주지만 아직까지 암을 유발하는 것으로 밝혀지지는 않았습니다.[42]

부록 D

행동변화를 위해 극복해야 하는 장애물들

정확히 무엇을 바꾸고 싶은지 그리고 왜 변화해야 하는지 아는 것은 새롭고 건강하고 성공적인 길로 방향을 바꾸는 첫 번째 단계입니다. 제가 가장 좋아하는 말 중 하나는 "에너지는 우리가 의도한 바를 따라간다Energy follows intention"입니다. 우리가 원하는 것과 그 이유에 대한 명확한 의도를 확립하여야만 에너지가 모여 목표를 이루기 위해 집중할 수 있습니다.

하지만 실천하는 것이 쉬웠다면 이미 우리는 잘 실천하고 있었을 것입니다. 그렇다고 생활방식을 바꾸는 것이 엄청나게 힘들다는 의미는 아닙니다. 단지 건강에 해로운 틀에서 벗어나 새로운 길로 나아가기 전에 생각을 해보고 준비를 해야 한다는 뜻입니다. 당신은 당신이 되고 싶은 모습으로 첫발을 내딛기 전에 스스로의 모습을 해체하고 또 분석하여 현재 위치를 파악해야 합니다. 생활방식 변화를 위한 지속적이고 유지할 수 있는 전략을 만들기 위해서는 일단 이 변화를 가능하게 하지 못하는 장애물이 무엇인지 인지하고 이해하여야 합니다.

생각의 재구성

생각의 재구성이란 생각이 부정에서 긍정으로 옮겨가는 것을 말합니다. 많은 연구에 따르면 긍정적이고 낙관적인 태도는 단순한 마음 상태 이상의 의미를 담고 있다고 합니다. 우울함과 불안함을 줄이는 심리적인 효과 외에도 긍정적인 태도는 건강에 영향을 미치며 질병을 피하고 극복할 수 있는 능력에까지 영향을 줄 수 있습니다. 2016년 예일공중보건대학교Yale School of Public Health 연구진은 노화에 대해 긍정적인 태도를 가지고 있는 50세 이상 사람들에게 있어서 염증 지표이자 암을 포함한 만성질환과 관련이 있는 C 반응성 단백질C-reactive protein의 수치가 낮다는 것을 알아냈습니다. 이 연구는 4천 명 이상을 조사했고, 이런 긍정적인 전망을 가지고 있는 사람들이 확실히 오래 살았다는 사실도 발견했습니다.

'할 수 없다'에서 '할 수 있다'로 옮겨가기

할 수 없는 것들 말고 성취할 수 있는 것들에 초점을 맞추세요.

생활방식 변화는 양자택일이 아니라는 것을 기억하세요. 한 번에 많이 바꾸기 어렵다면 사소한 것부터 해보세요. 예를 들면 "오늘은 30분 동안 운동할 수 없으니 아예 안 할래"보다는 "오늘은 20분 동안 운동할 수 있고 다음 주는 30분을 운동해야지"로 바꾸는 것입니다. 아니면 부정적인 생각이나 결론들에 저항해보세요. 정말 30분도 운동할 시간이 없을까요? 오늘 해야 할 다른 일들과 운동을 합쳐 본다면요? 사실 운동을 하고 싶지 않은 게 아닐까요? 산책하러 가거나 아이들 또는 가족들과 활동적인 행동을 해본다면요? 운동을 더 흥미로운 것으로 만들기 위해 무슨 노력을 할 수 있을까요?

부정적인 생각을 잘 살펴보면 대부분의 경우 이런 질문에 흔들리게 됩니다. 생활방식을 변화시키고 발전시킬 수 있도록 긍정적인 생각으로 대체해보세요.

생각 재구성하기 연습

6가지 통합치료의 영역: 사회적 지지, 스트레스 관리, 수면의 질, 신체활동, 건강한 식단, 환경독소 피하기 중 나를 방해하는 장애물을 골라보세요.

장애물

그 장애물에 대한 생각을 어떻게 재구성할 수 있을까요?

혜택에 집중하기

6가지 통합치료 각각의 영역의 혜택을 3개씩 나열해보세요.

사회적 지지 늘리기

스트레스 관리하기

수면의 질 향상시키기

신체활동 늘리기

건강한 음식 먹기

환경독소 피하기

왜 이러한 변화를 만들어야 하는지 스스로 상기시켜줘야 합니다. 그렇게 하면 현재 그리고 미래에 건강한 선택들을 유지하는 것에 도움이 될 것입니다.

고위험 사건들과 촉발점

더 건강한 삶으로 가는 길에 좌절, 실수와 재발을 경험할 것이라는 사실은 의심의 여지가 없습니다.

부정적인 감정은 당신을 정당화시켜 예전처럼 되돌려 놓을 수 있기 때문에, 이러한 실수들에 대해 죄책감을 가지고 수치심을 느끼지 않는 것이 중요합니다. '이것봐, 나는 못할 줄 알았어. 아이스크림 한입을 이미 먹었는데 한 통 다 먹지뭐.' 조금 실수했다고 해서 그날의 목표와 앞으로의 발전을 포기하지 마세요.

당신의 실패를 최소화하고 관리하기 위해 과식, 심신단련 훈련 빠지기, 충분히 자지 않기 등 건강하지 않은 행동을 초래하게 되는 일들을 피하세요.

당신의 기존 생활을 방해하는 것들은 항암생활도 방해할 확률이 높습니다. 휴가, 파티들, 집에 손님 초대하기, 소소한 질병 등은 당신이 실패하게 할 가능성을 높입니다. 심지어 작업 스케줄 변화나 매일 아침저녁으로 아이를 데려다주고 데려와야 하는 것 등의 새로운 활동은 건강한 습관을 방해할 수 있습니다. 특히 변화 초창기에는 더 그렇습니다.

당신의 삶에서 이러한 고위험 사건들은 어떤 것이 있을까요?

이런 방해를 최소화하기 위해 무엇을 할 수 있을까요? 만약 피할 수 없는 일들이라면 영향력을 최소화하기 위해 무엇을 할 수 있을까요?

촉발점

고위험 사건들은 당신을 예전 방식으로 돌아가게 할 수 있지만, 촉발점은 완화나 반작용을 통해 건강에 해로운 행동을 하도록 만드는 상황, 사람 또는 만남입니다.

촉발점은 어디에나 있으며 때때로 피하는 것이 불가능합니다. 시각, 소리, 냄새 또는 다른 지극들은 예상치 못하게 당신을 파괴적으로 이끄는 깊은 심리적, 정서적 반응을 이끌어 낼 수 있습니다. 우리는 우리의 경험과 종합생활방식 연구Complife study 참여를 통해 가족 행사와 모임들이 촉발점(그리고 고위험사건들)이 될 수 있다는 것을 알아냈습니다. 이러한 순간들을 인지하고, 실수할 수 있으며, 세상이 망하는 것이 아니고, 더 잘 대처할 수 있도록 스스로를 준비시키세요. 촉발점은 보통 좌절, 화, 외로움, 불안, 두려움, 후회 같은 감정들을 만들어내곤 합니다. 기념행사들과 축하행사들은 건강에 안 좋은 음식을 먹게 하고, 과음하게 하고, 평소의 건강한 습관들을 무시하게 만듭니다.

당신의 촉발점은 무엇인가요?

앞으로 다가올 장애물과 촉발점을 예상해보세요. 몇 주 또는 며칠 안에 다가올 그런 일들을 더 잘 대처하기 위해 준비할 수 있는 것은 무엇이 있을까요?

만약 당신이 할 수 있는 것들에 대해 생각해보고 계획을 세워둔다면, 당신은 아예 포기해버리는 것 대신 다른 촉발점과 고위험 사건들을 잘 대처할 수 있을 것입니다.

당신이 장애물, 고위험 사건, 촉발점에 직면한다면 다음 목록들을 실천해보세요.

- 생각을 재구성하세요: 부정적으로 생각하지 않도록 노력하세요.
- 문제 해결: 그 사건이 발생하거나 촉발점이 자극되기 전 또는 사건을 겪는 동안 건강에 해로운 음식을 먹으려는 유혹을 이기거나, 심신단련 훈련이나 운동을 지속하기 위해 무엇을 할 수 있을까요?
- 가족들과 친구들 같은 당신을 지지해주는 시스템을 의지하세요.
- 장점에 집중하세요: 당신의 건강한 생활 계획에서 이탈하고 싶은 유혹이 올 때, 당신이 건강한 선택들을 했을 때 찾아올 장점들에 집중하세요. 더 나은 선택을 하고 자극을 유지하는데 도움을 줄 것입니다.
- 목표를 정하고 스스로를 칭찬해주세요.

휴가 기간 또는 집에 손님을 초대할 때

여행을 하거나 집에 손님을 초대하는 두 가지의 행위는 항암 생활방식을 유지하는데 특별한 도전을 요구합니다. 일 때문이든 휴가 때문이든 여행을 하는 것은 일상을 유지하기 힘들게 만듭니다. 여행 중 우리는 심신단련 훈련을 하지 않는 경향이 있고, 그렇게 되면 여행의 스트레스가 더 크게 다가옵니다. 운동은 보통 우선순위의 뒤로 밀려나고, 늦게까지 잠을 안 자고, 바뀐 침대에서 자는 것은 그렇게 편하진 않으며, 식당에서 먹는 밥은 우리가 원하는 만큼 건강하지 않습니다. 우리는 또한 환경 노출에 대한 통제를 제대로 할 수 없게 됩니다. 항암생활을 유지하기 위해서 미리 계획하는 것은 필수적입니다. 집에 손님이 오는 것도 우리의 일상을 유지하기 힘들게 만듭니다. 친구들과 가족들을 많이 사랑하지만, 우리 집이나 아파트에 그들이 방문하는 것은 매일의 일상에 방해가 됩니다. 우리가 좋아하는 조용한 시간들이 다른 사람들의 목소리와 소음으로 가득 차게 됩니다. 외식을 하게 되고 손님들의 입맛에 맞춘 음식을 먹게 되고 운동할 시간도 줄어듭니다. 요약하자면, 휴가나 집에 손님이 오는 상황들에서도 건강한 습관을 유지하려면 계획과 준비가 필요합니다.

- 걷는 것을 포함한 활동을 찾으세요. 공원이나 기념관을 산책하는 것 등입니다.
- 변화하는 스케줄 속에서 변함없이 실천할 수 있도록 운동이나 심신수련을 이른 아침 시간에 하세요.
- 식사를 할 때 채소를 먼저 드세요.
- 물을 자주 마시고 목마름을 배고픔으로 착각하지 마세요.
- 여행 중 또는 집에 오는 손님을 위해 건강한 간식을 준비해두세요.
- "속임수 날cheating day"* 을 계획하고 이를 하루나 한 끼로 제한하세요.
- 저녁을 먹은 후에 집에 온 손님들과 함께 산책하거나 명상하도록 초대해보세요.
- 건강에 도움이 되는 수면 스케줄을 유지하십시오.

* '(몸을) 속인다' 라는 뜻의 'Cheating'과 '날(日)'이라는 뜻의 'Day'가 합성되어 만들어진 용어로, 식단 조절 중 부족했던 탄수화물을 보충하기 위해 1~2주에 한 번 정도 먹고 싶었던 음식을 먹는 날을 뜻하는 말

발생하기 전에 해결하고 싶은 고위험 사건이나 촉발점을 무엇입니까?

사건/촉발점 ______________________________

생각 재구성하기 ______________________________

문제 해결 ______________________________

이점에 집중하기 ______________________________

지원을 요청하기 ______________________________

목표설정 ______________________________

실수와 회귀

실수란 너무 늦게 자지 않기, 충분히 잠자기, 피자 과식하지 않기 등 내가 바꾸려고 하는 행동이 일시적으로 실패하는 것입니다. 실수할 수 있습니다. 너무 스스로를 자책하지 마세요. 변화하고 있다는 사실을 기억하세요. 한 번 실수하는 것은 완전 실패하는 것이 아닙니다. 단지 잠깐 미끄러졌을 뿐입니다. 실수를 하면 신체적으로 또 감정적으로 어떤 감정이 드는지를 기억하세요. 그 부정적인 감정을 기억함으로써 다음에는 실수하지 않을 수 있다는 걸 기억하세요.

회귀는 한 번이 아니라 시간이 지남에 따라 오래된 습관으로 돌아갈 때 발생합니다. 예를 들면 매일 밤 9시에 달콤한 군것질거리를 먹는 예전 습관에 다시 빠지는 것입니다. 실수처럼 회귀도 극복할 수 있습니다. 우리가 언급한 대로 중요한 것은 회귀의 이유를 파악하고 다시 정상궤도로 돌아가기 위해 무엇을 할 수 있는지 알아내야 합니다. 회귀를 예방하기 위해 충분하고 올바른 지원을 받고 있는지 시간을 내서 생각해보세요. 그리고 그 지원에 집중하여 앞으로 나아가세요. 긍정적으로 생각하세요. 죄책감과 부끄러움은 스스로를 패배하게 만드는 감정입니다. 스스로를 칭찬하고 격려하고 약속하세요. 당신이 사랑하는 사람을 대하는 것처럼 스스로를 대하세요. 그들이 또다시 실수했다고 탓하지는 않을 것입니다. 그들이 등을 두드려주고 계속 지속하게끔 격려해줄 것입니다.

실수와 회귀에 대해 기억해야 할 것들

- 모 아니면 도all-or-none thinking와 같은 인지적 왜곡은 자주 실수하게 만들고 실수를 반복하게 합니다. 그러므로 실수가 일어났을 때 스스로를 점검하는 것이 중요합니다.
- 부정적인 생각과 자기비판은 단지 상황을 안 좋게만 만듭니다.
- 실수를 인식하고 미래에 비슷한 실수를 하지 않도록 긍정적인 해결책을 만드세요.
- 실수에 대해 핑계를 만들지 마세요(휴가 중이었으니까 괜찮아). 실수를 인정하고 건강한 삶으로 돌아와야 합니다.
- 스스로 격려하는 것을 연습하세요.

- 항암생활은 완벽하게 사는 것이 아닙니다. 모든 사람이 잘했다가 못했다가 합니다.
- 실수와 회귀에 대해 스스로 어떻게 생각하고 있는지 인지하세요.
- 실수하게 만드는 심리적인 요인을 찾아 다시 정상궤도에 오르도록 노력하세요.
- 새롭게 시작하고 건강한 삶을 살겠다는 다짐을 다시 계획해보세요. 한 번의 실수가 아닌 회귀 후에는 30일 동안 실수 없이 건강하게 살아보겠다는 도전을 해보세요. 어려운 도전으로 들리지만, 다시 건강한 삶의 궤도에 오르고, 유지하기 좋은 방법이 될 수 있습니다.
- 회귀의 원인을 찾는 것은 미래에 그런 상황에 주의할 수 있도록 해주고, 미리 계획하고 준비하도록 도와줍니다.

계획 만들기 연습

모든 사람에게 건강한 습관을 유지하지 못하는 때가 옵니다. 고위험 사건, 미래의 실수나 회귀에 대해 계획을 한다면 다시 정상궤도에 오르는 것이 쉬워질 것입니다.

당신이 미래에 실수나 회귀 할 가능성이 있는 상황을 생각해보세요.

(예 휴가 중일 때)

실수나 회귀 중 무슨 생각이 들 것 같나요?

이런 생각들을 다른 관점에서 바라볼 수 있을까요?

이런 실수나 회귀를 피할 수 있는 전략이 있을까요?

부록 E

여행 중 건강 지키기

여행은 종합생활방식 변화를 유지하는 것을 힘들게 만듭니다. 일단, 당신의 평소 정해진 일정들은 무조건 다양한 방면에서 방해받습니다. 내 침대가 아닌 다른 침대에서 자야 하고, 소리, 온도, 불빛도 다릅니다. 어색한 장소에서 일어나 평소 하던 일들과 심신단련을 연습해야 한다는 것도 잊어버리고 다른 일정을 소화하게 됩니다. 밥을 먹을 때, 거의 외식을 하거나 누군가의 집에서 손님으로서 식사를 대접받게 됩니다. 평소에 당신이 함께 운동하려고 만나던 사람들이나 산책을 해달라고 하는 애완견도 없고, 다니던 체육관이나 산책로도 멀리 있습니다. 마지막으로, 외부환경에서 어떤 물질들에 노출되어 있는지 검사해보기도 어렵습니다. 휴가를 갔던지, 친척들을 방문하던지, 일 때문에 출장을 갔던지 상관없이 여행한다는 것은 끊임없고 집중적인 관심을 요구합니다.

미리 계획하기

당신이 여행을 하게 될 것이라는 걸 알게 된다면 그때 할 수 있는 가장 중요한 것은 필요한 것을 예상해보고, 건강한 습관들에 대한 방해를 최소화하기 위해 최선을 다해 준비하는 것입니다. 여행 중 건강한 습관을 가장 지키기 힘들 것 같은 순간들을 고려해보세요. 여행하는 도중 무엇을 먹어야 하는지 결정해야 하는 순간일 수도 있고, 호텔에서 하는 회의에 참여할 때 운동할 공간을 찾는 것일 수도 있고, 해변으로 휴가를 가거나 친척 또는 친한 친구 집에 방문했을 때일 수도 있습니다.

사회적 지지

다른 사람들과 함께 여행하거나 가족이나 친구들을 방문한다면, 같이 여행하는 사람들을 당신의 건강생활 계획에 참여시키세요. 만약 누군가 참여할 의향이 있다고 하면, 그것은 당신이 건강한 생활습관 궤도에서 빠져나오지 않도록 유지하는 데 도움이 될 것이고, 함께하는 사람과 앞으로도 깊은 유대감을 형성할 수 있을지도 모릅니다. 그 사람도 자신의 습관을 돌아보고 집에 돌아가서도 건강한 생활방식을 갖게 될지 어떻게 아나요? 주변 사람의 변화를 이끄는 존재가 되어보세요.

강한 사회적 지지를 유지하고 스스로의 건강을 우선순위로 둘 수 있는 효과적인 방법 중 하나는 가족들과 친구들을 방문할 때 그들을 도와주는 것입니다. 간단하지만 깊은 감사를 보여주는 이런 행동들은 당신이 아끼는 사람들을 도와줄 뿐만 아니라 당신을 활동적으로 만들고 과식하거나 과음하지 않도록 도와줄 것입니다. 당신의 시간을 내어 사회적 활동들과 에우다이모니아 행동eudiamonic behavior을 실천하는 것은 건강에 긍정적인 영향을 미친다고 밝혀졌습니다. 다른 사람들을 위해 요리를 하면, 책임감을 가지고 건강한 요리를 할 수 있게 됩니다. 식사 후 또는 낮에 청소를 도와주거나, 하루를 보내며 가족구성원들이 미루고 있던 일들을 해주는 특별 프로젝트를 맡겠다고 하면, 당신이 사랑하는 사람들을 지지할 수 있을 뿐만 아니라 당신에게도 목표가 생깁니다(휴가 중 충분히 움직일 수도 있고 말이죠).

당신의 주변 사람들과 진정으로 교감하도록 노력하세요. 기차나 비행기에서 처음 만난 사람이나 가까운 친구들, 가족들을 포함해서 말입니다. 세상에 대해 열린 마음을 가지고 당신과 마주치는 사람들에 공감하는 것은 삶의 의미를 더해주고 만족감과 안정감을 줄 것입니다.

심신단련

어디서든 명상할 수 있습니다. 하지만 당신이 하루나 이틀 이상 같은 장소에 머무를 거라면 명상할 장소를 정해두는 것이 좋습니다. 명상 장소를 갖는 것은 매일 명상할 수 있도록 도와주고 하루 빠지더라도 시각적으로 명상을 해야 한다고 상기시켜주어 다시 앉아서 숨을 쉬고 차분해지도록 도와줍니다.

여행하면서 실천할 수 있는 또 다른 명상 방법은 마음챙김 걷기 mindful walking입니다. 이건 어디서나 실천할 수 있고 비행기를 갈아탈 때 공항에서도 할 수 있습니다. 또한 비행시간이 길어지거나 비행기가 지연될 때 계속해서 앉아만 있는 것을 방지해주기도 합니다. 사람들이 모두 앉아 항공사 직원의 탑승 안내를 기다릴 때, 저는 마음챙김걷기 명상을 합니다.

요가는 준비물이나 특별한 준비가 필요 없는 아주 좋은 명상방법입니다. 특히 카펫이 깔린 방에 있다면 말이죠. 저는 공항에서 비행기를 기다리거나, 비행기를 갈아타기를 기다리는 시간, 심지어 비행시간이 길다면 비행기 복도에서도 짧은 스트레칭과 요가 동작들을 합니다(복도에서 어슬렁거리면 안 되는 걸 알지만요).

수면

여행 중 잠을 자는 것은 어렵습니다. 특히 매일 다른 곳으로 이동해서 잠을 자야 한다면 말이죠. 브라운대학교Brown University의 연구원들은 새로운 장소에서 자는 첫날 밤, 뇌의 일정 부분이 활동적임을 발견했습니다. 당신은 안전하다고 느낄지 몰라도 뇌는 확신하지 않는 것입니다. 구석기 시대의 조상들에게서 물려받은 본능 같은 것이죠. 그래서 뇌의 한쪽 반구가 잠들었을 때 혹시 모를 상황에 대비해 나머지 한쪽은 깨어 있습니다. 따라서 새로운 장소에서의 첫날밤 우리는 피곤하고 푹 쉬지는 못하는 것입니다. 하지만 휴가나 여행을 좀 더 편하게 만들기 위해 기울일 수 있는 노력들이 있습니다.

귀마개, 안대, 접착테이프를 가지고 여행하세요(두껍게 한 통 다 가져가지 말고 펜이나 연필에 조금 붙여서 가져가세요). 호텔방이나 TV, 에어컨, 알람시계 같은 곳에서 나오는 LED 빛을 가리는 데 사용하세요. 이런 기계들은 꽤 많은 양의 빛을 내뿜는데, 잠에 방해될 수 있습니다.

신체활동

여행 중 운동을 하는 것은 약간의 계획과 굳은 의지가 필요합니다. 스스로 얼마나 많이 앉아있는지를 인지한다면, 일어난 상태에서도 얼마나 많은 일을 할 수 있는지 찾을 수 있습니다. 여행을 계획할 때 운동복을 챙기는 것을 잊지 마세요. 최소한 편한 운동화를 챙겨 여행 여정의 일환으로 산책 또는 하이킹을 할 수 있도록 하세요.

여행 중 신체활동을 하도록 노력하세요. 일반적으로는, 비행기 시간에 늦었거나 빨리 갈아타야 하지 않는 이상 에스컬레이터를 타거나 무빙워크에 올라가지 말고 계단을 이용하세요. 우리는 기다리는데 꽤 많은 시간을 보낼 수 있습니다. 비행기를 기다리는 동안, 앉아있기보다는 가볍게라도 걸으세요. 비행기에서 저는 복도 자리에 앉으려고 노력하고 원활한 혈액순환을 위해 1시간에 한 번씩 일어나서 복도를 돌아다니려고 노력합니다.

목적지에 도착하면, 덜 앉아 있고 더 움직일 방법을 찾으세요. 소수의 사람들과 만난다면, 근처 공원이나 자연이 있는 곳에서 걸으면서 회의할 수 있는지 물어보세요. 처음엔 사람들이 이상하다고 생각할지도 모르지만 당신은 보다 나은 회의를 하게 될 것이고 사람들은 몸을 움직이면서 더 기억을 잘할 겁니다. 걸으면서 회의를 할 수 없다면 회의 중에 회의실 뒤에 서 있을 수도 있습니다. 가족들, 친구들, 그리도 동료들과 함께 산책하세요. 특히 식사 후에 하면 좋습니다.

컴퓨터를 올려놓고 서서 일할 수 있는 책상을 마련하세요. 호텔 방에서는 저는 플라스틱 쓰레기통을 책상 위에 두고 그 위에 컴퓨터를 올려놓습니다. 이렇게 하면 저한테는 완벽한 높이가 됩니다. 누군가의 집에 방문하게 된다면 커피 테이블에 올려져 있는 책들을 이용하거나 부엌조리대에 서 있을 수도 있습니다.

식단

여행 중 식사는 확실히 어렵습니다. 당신이 먹으면 안 되는 음식이 가득 차 있는 식탁을 마주하게 되기도 하고, 지키고 있던 식단에서 벗어나는 요리를 대접받기도 합니다. 항상 미리 계획하고 조심하고, 당신을 초대하는 사람에게 당신의 제한된 식단에 대해 미리 알려주라고 조언하지만, 당신이 하루 한 번 실수했다고 세상이 망하는 것은 아닙니다. 당신을 위해 요리해준 사람의 감정을 상하게 하거나 식단을 실수하거나 둘 중 하나를 선택해야 한다면, 그냥 먹는 것이 나을 수도 있습니다. 두 번 세 번까지 먹어도 된다는 말은 아닙니다. 하지만 여행 중 특히 사람들과 함께 식사할 때는 식단을 고수하는 것이 어려울 수 있습니다.

여행이나 휴가를 시작할 때, 당신이 챙겨갈 수 있는 건강한 간식들을 준비하세요. 단백질(견과류과 씨앗류), 건조된 과일, 한 끼마다 먹을 수 있는 분량의 땅콩버터, 건조된 채소(케일 등), 그리고 최소한으로 공정된 탄수화물(팝콘, 현미 떡 같은 것) 등을 챙겨 균형을 유지하세요.

식당에서는 메뉴에서 볼 수 있는 재료들에 대해 창의적으로 생각해보고 그것들을 주문하는데 너무 제한적으로 생각하지 마세요. 이미 만들어진 메뉴를 주문하는 것을 편하게 생각해도 됩니다. 제가 고기 중심의 식당에 간다면 스테이크에 곁들여 나오는 케일, 치킨과 함께 나오는 콩들, 생선과 함께 배치된 윤기가 도는 당근들의 조합을 요청하여 저만의 채식주의자 식단을 만듭니다. 가끔 식당

직원들이 쉐프에게 물어봐야 한다고 하지만, 보통은 그렇게 만들어 줍니다. 참고로 저는 팁을 후하게 주면서 메뉴에 없는 걸 시키며 귀찮게 하는 것을 양해 부탁드리곤 합니다.

공항에서는, 활용 가능한 재료들을 살펴보고 채식 중심의 한 끼를 만들어보세요. 체인점을 찾아보는 것이 더 쉬울 수도 있습니다. 예를 들면, 멕시칸 음식은 콩과 채소를 포함하는 경우가 많습니다. 밥의 양을 줄이거나 현미밥으로 내신할 수 있느냐고도 물어보세요. 한 번은 제가 공항에서 너무 배가 고팠는데 가장 채식과 가까운 식단을 가지고 있는 곳이 바로 피자 체인점이었습니다. 피자를 원한 게 아니라 추가할 수 있는 채소 종류가 많다는 점을 깨달았습니다. 또한 은박지 호일이 있다는 사실도 발견했습니다. 그래서 저는 은박지 위에 채소를 잔뜩 올리고 올리브유 약간을 추가해 오븐에 몇 분간 구워낸 피자를 주문할 수 있느냐고 물어보았습니다. 결국 저는 놀랍게도 맛있고 영양가 있는 식사를 할 수 있었습니다. 비록 피자를 판매하는 직원이 각각으로는 팔아보지 못한 재료들을 합친 식사를 얼마로 팔아야 하는지 헷갈려 하긴 했지만, 제 주문에 즐거워했고 은박지에 쌓인 채소 피자를 보고 같이 웃었습니다. 저는 여행할 때 항상 견과류를 챙겨서 충분한 단백질 섭취를 합니다. 견과류는 공항에서도 언제나 구입할 수 있지만 추가적으로 설탕이나 콩기름 같은 해로운 기름을 포함할 수 있으니 재료목록을 잘 읽어야 합니다. 저는 종종 여행 기간을 금식 기간으로 활용하기도 합니다. 금식은 수천 년 전부터 지속된 모든 사회와 문화의 일부이며 건강상 많은 이점을 가지고 있습니다. 24시간 금식을 위해 계획하고 충분히 물을 마시는 것도 중요합니다. 안전한 스테리인스 물통을 가지고 여행하면서 충분한 물을 마시세요. 금식을 하고 있든 아니든 상관 없습니다.

환경

당신이 호텔처럼 잘 모르는 장소에서 지낼 때, 어떤 화학물질에 노출될지 확신할 수 없습니다. 저는 때때로 호텔에 들어가면 아주 강한 청소용품 냄새를 맡곤 하는데 너무 심할 때도 있습니다. 그렇기 때문에 저는 창문을 열 수 있는 방을 찾으려고 노력합니다. 종종 환풍기를 켜고, 창문을 열고 밖에 몇 시간 정도 나갔다 들어오곤 합니다. 추워진(또는 더워진) 호텔방에 돌아오게 될지는 몰라도, 환풍기를 켜면 보통 쌓여있는 화학물질을 없애줍니다. 당신이 컨트롤 할 수 있는 유일한 환경은 몸에, 머리에, 겨드랑이에 무엇을 바를 것인지 입니다. 세면용품을 챙겨서 여행하세요. 비누, 샴푸 등등입니다. 여행할 때 독성이 없는 손 세정제를 사용하고 손을 자주 씻으세요. 아침에 뷔페에서 과일을 챙겨 먹을 거라면 유기농 과일이 아니라는 가정을 하고 아주 깨끗이 씻으세요. 또한 여행 중이라도 식품재료 목록을 계속 파악하세요. 여행 중 일이나 집으로부터 멀어져 휴식을 취할 수 있을지는 몰라도, 당신의 몸은 당신이 먹고 바르는 것을 흡수하고 처리하고 있습니다. 우리 몸도 쉬게 해주어야 합니다.

감사의 글

항암생활은 사회적 지지와 함께 시작합니다. 이 책을 쓰는 것도 그랬습니다. "항암생활 팀"이라고 알려진 우리 팀을 만드는 데 2년이 걸렸고, 이 과정을 계속 구축하고, 배우고 실수하고 고쳐갔지만, 우리의 궁극적이고 중심적인 메시지를 전한다는 목표에 집중하여 프로젝트를 진행했습니다. 지금 당신이 손에 쥐고 있는 결과인 이 책은 우리가 《암을 극복하는 항암생활Anticancer Living》 책을 다듬고 메시지를 전달하는 데 도움이 되는 전문 지식을 가진 놀라운 팀 덕분에 가능했습니다.

무엇보다 먼저 우리는 암과 생활방식 분야에서 선구자로서 우리를 이끌어준 데이비드 세르반 슈라이버David Servan-Schreiber에게 빚을 졌습니다. 그 자신의 이야기와 다양한 전문 분야들의 이야기를 공유해줌에, 그리고 힘든 상황에서도 그의 열정, 헌신, 인내로 변화를 이끌어냈음에 감사를 드립니다. 그는 계속해서 우리 모두에게 영감을 주고 있습니다.

우리의 편집자인 바이킹 출판사의 캐롤 데산티Carole Desanti는 처음부터 우리들 중 챔피언이었습니다. 여러모로 한 과정의 마무리와 다른 과정의 시작을 책임져주었습니다. 캐롤은 처음 출판 일을 시작했을 때 제 부모님과 함께 일했습니다. 그래서 데이비드와 《항암Anticancer》 책을 출판했었고, 이번에는 우리가 그녀를 협업자 및 가이드로서 모실 수 있었습니다. 그녀의 사려 깊은 전문지식과 함께, 캐롤은 우리가 혼란에서 벗어나 진실되고 분명한 목소리를 전달하도록 도와주었습니다. 그리고 우리 책을 믿어주고 모든 과정에서 열심히 작업을 해 준 바이킹 출판사에 감사합니다. 그중 특히 크리스토퍼 러셀Christopher Russell 그리고 에밀리 누버거Emily Neuberger, 에이미 선Amy Sun, 루이스 브라버만Louise Braverman, 린지 프리벳Linsay Prevette, 줄리안(줄리) 바바토Julianne(Juli) Barbato, 안드레아 슐츠Andrea Schultz, 그리고 브라이언 타르트Brain Tart에게 감사를 표합니다.

아이디어 건축가들Idea of Architects* 의 더글라스Douglas가 우리를 위해 해준 일들은 말로 감사를 다 표현할 수 없습니다. 더글라스는 불확실하고 어려운 이 과정 중 우리의 옹호자와 가이드가 되어 주었습니다. 그는 그가 하는 모든 일에 전문가이고 기적을 일으키는 사람입니다. 또한 그의 재능 있는 팀원들인 라라 러브Lara Love와 켈시

---

* 회사이름

쉐로나스Kelsey Sheronas 그리고 그가 항상 "믿을 수 있는 조언자들"인 창의적인 작가들과 아이디어 건축가들에서 혁신적으로 문제를 해결해주었던 분들에게도 감사합니다. 또한 《암을 극복하는 항암생활》의 국제 권리 대리인으로서 많은 일들을 해준 챈들러 크라우포드 에이전시Chandler Crawford Agency의 챈들러 크라우포드Chandler Crawford와 조 그로스맨Jo Grossman 그리고 마쉬 에이전시Marsh Agency의 수지 니클린Susie Nicklin, 카밀라 페리에Camilla Ferrier, 젬마 맥도나그Jemma McDonagh에게 감사를 표합니다.

두 명의 공동 저자가 들인 시간과 재능 덕분에 우리의 메시지는 더 명확하고, 밝고, 설득력 있어졌습니다. 재능 있는 작가인 스테판 호위Stephen Howie는 진정한 파트너이자 친구입니다. 그의 재주 덕분에 이 복잡하고 압도적인 주제를 접근 가능하고 매력적으로 만들 수 있었습니다. 그의 능력 덕분에 우리의 생각들을 잘 모아 이 메시지를 진실성 있게 전달할 수 있었습니다. 그의 유머, 인내심, 긍정적인 태도는 우리의 노력들을 지지해주었습니다. 또한 스테판의 부인 마리아 맥레오드Maria McLeod에게도 항상 우리를 응원해주고 스테판이 긴 시간 동안 투입되게 해줌에 감사를 드립니다. 그리고 또 다른 재능있는 작가인 에밀리 헥맨Emily Heckman에게도 감사를 표합니다. 작가 팀으로서 에밀리는 사랑스럽게 균형을 맞춰주었고 이 책에 매력적인 목소리를 더해주었습니다. 그녀는 우리의 메시지가 집중되고 생생할 수 있도록 하기위해 지칠 줄 모르고 일해주었습니다. 우리는 스테판과 에밀리의 유연성과 항암생활Anticancer Living에 대한 헌신에 평생 감사할 것입니다.

우리는 시간을 내어 각자의 분야의 구체적인 부분들을 이해하도록 도와주고 우리가 잘 이해했는지 까지 확인해준 과학계를 이끄는 리더 과학자들에게도 진심으로 감사를 표합니다. 인터뷰에 이름을 공개해주고, 이메일을 계속 주고받고, 책의 일부를 읽고 편집하는 부분에서 너무나 관대하게 대해주어 감사합니다. 책에 등장한 순서대로 이름을 나열하겠습니다. 스티브 콜Steve Cole, 엘리사 에펠Elissa Epel, 딘 오니쉬Dean Ornish, 바바라 앤더슨Barbara Andersen, 데이비드 카츠David Katz, 수잔 루젠도프Susan Lutgendorf, 데이비드 스피에겔David Spiegel, 마이클 레너Michael Lerner, 스캇 모리스Scott Morris, 마티카(티카) 홀Martica(Tica) Hall, 마이클 어윈Michael Irwin, 소니아 앙콜리-이스라엘Sonia Ancoli-Israel, 아닐 수드Anil Sood, 마이크 안토니Mike Antoni, 케리 코네야Kerry Courneya, 리 존스Lee Jones, 월터 윌렛Walter Willett, 신시아(신디) 톰슨Cynthia(Cindi) Thomson, 켄 쿡Ken Cook, 자넷 그레이Janet Gray, 로렌스(래리) 쿠쉬Lawrence(Larry) Kushi, 그리고 마가렛 쿠오모Margaret Cuomo 입니다. 그리고 존 피어스John Pierce, 알리 밀러Ali Miller, 그리고 로리 실버Laurie Silver에게 특별한 감사를 전합니다.

또한 우리 프로젝트를 믿어주고 처음부터 책을 지지해주신 분들께 감사드립니다. 알파벳 순서대로 나열하겠습니다. 닐 버나드Neal Barnard, 데팍 초파라Deepak Chopra, 마가렛 쿠오모Margaret Cuomo, 패트리샤 간즈Patricia Ganz, 게리 허쉬버그Gary Hirshberg, 메그 허쉬버그Meg Hirshberg, 데이비드 카츠David Katz, 수잔 러브Susan Love, 준 마오Jun Mao, 존 멘델슨John Mendelsohn, 딘 오니쉬Dean Ornish, 켄트 오쉬본Kent Osborne, 피터 피스터Peter Pisters, 데이비드 로센탈David Rosenthal, 프랭클린 세르반 슈라이버Franklin Servan-Schreiber, 그리고 앤드류 웨일Andrew Weil입니다. 또한 외국에서도 우리를 지지해준 동료들 이란 벤-아리Eran Ben-Arye, 크리스찬 보카람Christian Boukaram, 구스타브 도보스Gustav Dobos, 파비오 피렌주올리Fabio Firenzuoli, R.K. 그로버R. K. Grover, 시아오마오 구오Xiaomao Guo, 존 헌터Jon Hunter, 미쉘 콘Michelle Kohn, 시니치 니타Shinichi Nitta, H.R. 나젠드라H. R. Nagendra, 요기리쉬 스와미 람데브Yogrishi Swami Ramdev, 바샬 사드Bashar Saad, 플로리안 스코테Florian Scotte, 파울 데 탈소 리씨에리 데 리마Paulo de Tarso Ricieri de Lima 그리고 클라우디아 위트Claudia Witt입니다.

또한 두 명의 재능 있는 아티스트들에게 감사합니다. 라라 크로우Lara Crow는 출산을 앞둔 시기임에도 불구하고 좋은 아이디어와 생각이 나오도록 도와주었고 시간을 관대하고 유연하게 써주어 감사합니다. 또한 짧은 시간 내에도 대단한 에너지와 능력으로 삽화를 만들어준 로라 베크맨Laura Beckman과 함께 일할 수 있어 행운이었습니다.

데이비드 세르반 슈라이버와 제가 함께 만들어내고 현재 제가 이끌고 있는 MD 앤더슨 암센터MD Anderson Cancer Center의 종합생활연구는 최고의 의사들, 과학자들, 의료진들, 스텝들로 구성되어있습니다. 바누 아런Banu Arun, 타일러 오스틴Taylor Austin, 길디 바비에라Gildy Babiera, 캐런 베이슨-잉퀴스트Karen Basen-Engquist, 신디 칼맥Cindy Carmack, 알레한드로 카울Alejandro Chaoul, 리사 코넬리Lisa Connelly, 로빈 헤데드Robin Haddad, 캐롤 해리슨Carol Harrison, 이셩 리Yisheng Li, 스미따 말라이야Smitha Mallaiah, 라그허람 나가따나Raghuram Nagarathna,

패트리샤 파커Patricia Parker, 조지 퍼킨스George Perkins, 제임스 레우번James Reuben, 티나 쉬Tina Shih, 에이미 스펠맨Amy Spelman, 아닐 수드Anil Sood, 페이잉 양Peiying Yang 그리고 사이칭 영Sai-ching Yeung이 있습니다.

우리는 연구 대상자들과 직접적으로 일하며 삶을 변화시키는 생생한 현장에서 일하는 종합생활연구팀인 로빈 헤데드Robin Haddad, 타일러 오스틴Talyor Austin, 리사 코넬리Lisa Connelly, 스미따 말라이야Smitha Mallaiah, 수 톰슨Sue Thompson(그리고 이전의 영양학자 알리 밀러Ali Miller, 디마 시맨Deema Simaan, 그리고 조셉 콘잘레스Joseph Gonzales), 그리고 코트니 웨스트Courtney West로부터 영감을 받습니다.

우리는 모든 주석들을 다는 과정이 매우 복잡하고 엄청난 노력이 필요하다는 걸 알고 있었습니다. 리차드 와그너Richard Wagner와 라리사 간Laurissa Gann 같은 슈퍼스타들 덕분에 과학 주석을 다는 것을 마무리 할 수 있었습니다. 이 일을 도와주신 마리 앨런Mary Allem, 아이미 앤더슨Aimee Anderson, 타일러 오스틴Taylor Austin, 커티스 챔프만Curtiss Champman, 미쉘 첸Michelle Chen, 데이비드 파리스David Farris, 마티카 홀Martica Hall, 요셉 리Yoseph Lee, 즈웰 오카오Jewel Ochoa, 아니나 세일러Annina Seiler에게 감사합니다.

종합생활연구에 참가하고 우리의 인터뷰에 응하여 귀한 경험들을 나누어주신 모든 암 환자들에게 감사드립니다: 넬라 배 앤더슨Nella Bea Anderson, 잔 치즘Jan Chism, 하시맨 에펜디Hashmat Effendi, 미쉘린 홈스Michelene Holmes, 자나 리Jana Lee, 브렌다 맥칼브Branda McCalb, 브루셋 모자이Brucett Mojay, 아나 로드리구에즈Ana Rodriguez, 단 호와드Dawn Howard, 캐런 레더스-콕렐Karan Redus-Cockrell입니다.

우리가 인터뷰한 모든 암 환자들, 우리 책에 나오는 분들, 당신들의 놀라운 지식들, 의지들, 경험들이 우리의 미래를 만들어갑니다. 당신들의 놀라운 이야기를 공유해주어 감사합니다: 몰리 뮬로이 Molly Mulloy, 다이애나 린지Diana Lindsay 조쉬 메일맨Josh Mailman, 글렌 사빈Glenn Sabin, 메그 허쉬버그Meg Hirshberg, 수잔 라프테Susan Rafte, 도로시 패터슨Dorothy Paterson, 게이브 카날레스Gabe Canales, 데보라 코한 Deborah Cohan, 엘레인 워터스Elaine Walters, 로우데스 허난데즈Lourdes Hernandez, 짐 로즈보러그Jim Robsborough, 메그 위트모어Meg Whittmore, 다나 쿠웨테Donna Kuethe, 스테판 모셔Stephen Mosher, 젠 벌즈키Jen Burzycki, 쉐넌 맨Shannon Mann, 쉐리 아틀라스Sherri Atlas, 카를로스 가르시아 Carlos Garcia, 캐터린 파워스-제임스Catherine Powers-James, 그리고 마지막으로 빌 바운Bill Baun입니다. 이 놀라운 사람들의 실제 이야기들이 이 책의 심장과 영혼이 되어 주었습니다.

우리는 각자의 생활방식을 개선시키려고 적극적으로 노력하는 사람들과 이야기를 나누고 인터뷰를 했습니다. 모두가 우리의 메시지를 다듬어주었고 주춧돌이 되어주었습니다. 치아라 코헨Chiara Cohen, 캐티 크라타Cathy Crath, 데보라 그레밀리언Deborah Gremillion, 엠마 맨 Emma Mann, 나오미 로스버러그Naomi Rosborough, 앤토니 스텀Anthony Sturm, 알버타 토즈Alberta Totz 그리고 애나 트레비노-갓프레이Ana Trevino-Godfrey입니다.

우리는 종합생활연구를 지지해주시는 분들에게 감사를 표현하고 싶습니다. 이 연구는 던칸가 단체Duncan Family Institute의 개인적인 기부와 젠과 댄 던칸Jan and Dan Duncan, 보사그가 재단Bosarge Family

Foundation, 톤버그 재단Thornburge Foundation, 신디와 롭 시트론Cindy and Rob Citrone, 레스터가 재단Lester Family Foundation, 토트가 자선재단Todd Family Charitable Foundation, 메그와 게리 허쉬버그Meg and Gary Hirshberg, S3 파트너스 LLCS3 partners LLC, 리즈와 로버트 슬론Liz and Robert Sloan, 리차도 모라 선생님Mr. Ricardo Mora, 마힐라 칸 여사Ms. Mliha Khan, 앤드류와 릴리안 A. 포시 재단Andrew & Lillian A. Posey Foundation, 오로라 투자 관리LLCAurora Investment Management LLC, CF글로벌 무역 LLCCF Global Trading LLC, 단순히 그저 그런 암 모금 단체가 아님Not Just Another Cancer Fundraiser 단체를 통해 도와주신 린다 아리몬드 여사Ms. Lynda Arimond와 그녀의 가족들, 벤 라탐 선생Mr. Ben Latham, 그리고 라이징 타이드 재단Rising Tide Foundation 덕분에 가능했습니다.

기타 10달러부터 5천 달러까지 대중에게 연구의 중요성을 알리는 개방형 자선 사이트로부터 받은 수많은 기부들도 있었습니다. 휴스턴 커뮤니티Huston Community의 멤버들도 함께 자금을 모아주었고, 카사 아르젠티나Casa Argentina 콘서트를 통해 자금을 모으기도 했습니다.

우리의 에이전트 더그 아브라함스Doug Abrams를 만나게 해준 엘리사 에펠Elissa Epel에게 감사를 표합니다. 정말 핵심적인 사건이었습니다. 그녀는 우리 프로젝트의 챔피언이 되어주었으며 이 과정 중 많은 훌륭한 조언들을 해주었습니다. 또한 이 프로젝트를 시작할 때 "책 출간 기초수업Book Publishing 101"을 해준 엘리엇 스크래퍼Eliot Schrefer와 그의 지지자 에릭 자힐러Eric Zahler에게 감사드립니다. 심신 단련에 대해 알려주고 지금까지 소중한 우정을 유지해주는 우리의 친구이자 동료인 알레한드로 카울Alejandro Chaoul에게 특별한 감사를 표하고 싶습니다. 우리의 친구이자 동료인 티카 홀, 그녀의 진정한 열정과 삶에 대한 헌신은 우리에게 영감을 줍니다. 그녀의 조건 없는 사랑, 지지, 우정에 감사함을 표하고 싶습니다. 프랭클린 세르반 슈라이버, 파스칼린 세르반 슈라이버Pascaline Servan-Shreiber와 그 가족들은 우리의 프로젝트를 넓은 마음으로 지지해주었고 글을 쓰고 출판하는 과정에서 많은 도움을 주심에 감사드립니다.

우리의 생각과 원고들에 귀중한 피드백을 주신 켄 쿡, 새라 코테즈Sarah Cortez, 제니퍼 맥쿠에드Jennifer Mc-Quade, 마샤(티카) 홀, 메그 허쉬버그, 사라 레위스Sarah Lewis, 존 멘델슨, 케런 머스티안Karen Mustian, 아닐 수드, 스티브 콜, 수잔 루젠도프, 리차드 와그너, 수잔 제프리스Susan Jefferies, K. 조이 오덴K. Joy Oden, 마우라 오도우드Maura O'Dowd, 캐시 크라스, 미스티 마틴Misty Matin 그리고 줄리아 바인Julia Vine에게 감사드립니다.

롭 하워드Rob Howard와 리사 하워드Lisa Howard의 변함없는 우정에 감사합니다. 아름다운 자켓사진과 홍보 사진을 찍어주어 감사합니다. 우리가 상상한 이상으로 잘 나오도록 만들어주었습니다.

우리 생각이 진화되고 항암생활을 지속할 수 있었던 이유 중 큰 부분이 바로 이런 친구들 덕분입니다. 우리에게 변화하고, 헌신적이고, 다른 사람들에게 이 메시지를 전하도록 영감을 준 새넌Shannon, 제이미Jamie, 젠Jan, 에마 맨Emma Mann, 캐시Cathy, 랜디Randy, 제이크Jake, 애나Anna, 그리고 케이트 크래스Cate Crath에게 감사합니다. 추가적으로 마우라 오도우드, 필립 힐더Philip Hilder 아나 트레비노-갓프레이Ana Trevino-Godfrey 그리고 조나단 갓프레이Jonathan Godfrey에게 감사를 전하고 싶습니다. 특별히 함께 나눈 흥미로운 대화들을 통해《암을 극복하는 항암생활》을 집필하도록 영감을 준 우리의 친구들과 동료들, 휴스턴, 캐나다의 토론토, 몬테리얼, 조지안베이 커뮤니티에게 감사하고 싶습니다.

글을 쓰는 기간 동안 해변가 집에서 머물도록 허락해준 가브리엘 로페즈Gabriel Lopez에게 감사하고 멋진 대화와 우정을 나누고 비치리조트에서 머물며 수영장을 이용하게 허락해주었던 클리프 크라우스Cliff Krauss와 파올라 카이로Paola Cairo에게 감사하다고 말하고 싶습니다.

우리의 프로젝트에 조건 없는 사랑과 지지를 보여준 우리의 가족들에게도 감사를 표합니다. 파올라Paola 그리고 존 코헨Jon Cohen, 수잔Susan, 로버트 제프리스Robert Jefferies, 마크 존스Mark Jones, 몰리 존스Molly Jons, 케이트 존스Kate Jons, 데이비드 코헨David Cohen, 할레아 자케쉬Haleh Zarkesh, 루비나즈 코헨Rubinaz Cohen입니다. 또한 친척들의 응원과 지지에 감사합니다. 매리언Marion, 존 햄린John Hamlin, 로크 가족Locke, 뎀시 가족Dempsey, 맥팔랜드 가족McFarland, 그리고 스카라벨리Scaravelli와 파시글리Passigli의 모든 이탈리아 친척들에게 감사합니다. 우리의 아이들에게도 감사합니다. 알레산드로Alessandro, 루카Luca 그리고 치아라Chiara입니다. 착한 마음을 가지고 항암생활을 함께해주고 "실험"을 같이 해준 그들의 사랑과 지지에 감사합니다. 마지막으로 항암생활을 하도록 영감을 준 반다 스카라벨리Vanda Scaravelli(저희 할머니)에게 감사드립니다.

번역을 마치며

"선생님 저는 앞으로 음식관리를 어떻게 해야하나요?"

암 환자분들을 진료하면서 많이 받게 되는 질문 중 하나이다.

수술, 항암, 방사선…. 통상적인 치료는 끝났지만 '그냥 잘 먹고 열심히 운동하세요.'라는 얘기만 들었지 구체적인 생활관리에 대한 안내는 받지 못했다는 것이다. 알다시피 암은 전이, 재발율이 높기에 암 환자분들은 통상적인 암치료 후 생활관리에 대한 관심이 많다.

처음 유화승 병원장님께서 이 책의 공동 번역을 제안하셨을 때, MD 앤더슨 암센터 통합의학부서의 로렌조 코헨 박사가 그의 부인과 함께 저술한 책이라 읽고 싶었지만, 우리가 익히 알고 있는 건강한 생활습관을 좀 체계적으로 하라는 내용 정도이지 않을까 생각했다. 하지만 자세하게 책을 읽어보니 건강한 생활습관에 대해 다양한 논문과 경험을 근거로 한 책의 내용에 신선함을 느꼈다. 그동안 암 환자분들에게 약간은 막연하게 제안했던 건강한 생활습관에 대해 스스로 명확히 정리되었다. 또한 통상치료와 통합의학 치료를 결합한 표준치료 모델 제시를 위한 노력을 보며 이를 암 환자분들에게 꼭 전해주고 싶다는 동기부여가 되었다.

의학의 발달로 암의 조기진단과 생명연장이 가능해졌다. 따라서 생활관리를 잘하면서 건강하게 살 수 있는 시간이 훨씬 더 많아진 것이다. 의료계는 점점 근거중심의학Evidence based Medicine을 기반으로 한 개별맞춤의학Personalized Medicine으로 변화하고 있다. 환자의 치료에 있어서도 환자의 개인적인 특성을 고려하는 것은 매우 중요하다. 개인의 건강, 성격, 생활패턴이 각기 다르므로 생활관리에 있어서도 개인의 특성을 고려하여 설계하는 것이 중요하다. 이 책에서도 음식, 운동, 수면 등에 있어서 개인적인 특성 고려의 중요성을 강조하고 있다. 이런 의료계의 흐름에 따라 기존의 통상적인 암치료의 한계점을 보완하는 통합의학적 접근모델은 더욱 발전할 것으로 생각한다.

간혹 암 환자분들중에서 '내가 잘못 살아와서….' 라고 자책을 하시는 분들이 계시지만, 절대 그렇지 않다고 말씀드리고 싶다. 많은 암 환자를 진료하면서 그분들 중에서는 누군가를 위해 열심히 살아내느라, 팍팍한 현실에서 인내하면서 살아내느라 몸을 돌보지 못한 분들이 많았다. 암의 발병 확률을 높이는 유전적, 환경적 요인들이 있기는 하지만 그것이 모두 암을 일으키지는 않는다. 암이 있든 없든 우리 모두는 암에 노출되어 있다. 우리가 바꿀 수 없는 환경적인 요소들보다는 우리가 바꿀 수 있는 요소들에 집중하는 것이 중요하다.

스스로를 가장 잘 아는 사람은 자기 자신이다. 그러므로 자신에게 애정을 가지고 아껴줘야 한다. 자신에게 좋은 음식과 좋은 생각을 심어주면서 스스로를 아끼는 생활을 하는 것이 필요하다. 건강한 생활습관에 있어서 중요한 마음가짐은 '자책하지 않는 것'이다. 오늘 건강한 식습관을 지키지 못했다면 내일 걷기를 좀 더 할 수도 있고, 운동량이 적은 날은 음식을 조절할 수도 있다. 이렇게 즐겁고 여유있는 마음으로 건강한 생활습관을 갖는 것이 중요하다. 긍정적인 자기확신이야말로 건강한 생활습관의 기반이기 때문이다. 암이라는 질병을 받아들임에 있어서 내몸을 좀 더 살펴봐달라는 신호로 생각하고 온전히 내 자신에게 집중하며 주어진 하루를 즐거운 마음으로 살아갔으면 한다. 암이라는 장벽 앞에 선 답답한 심정의 환자분들에게 이 책을 통한 통합암치료가 생활의 길잡이와 '희망'이 되었으면 하는 바램이다.

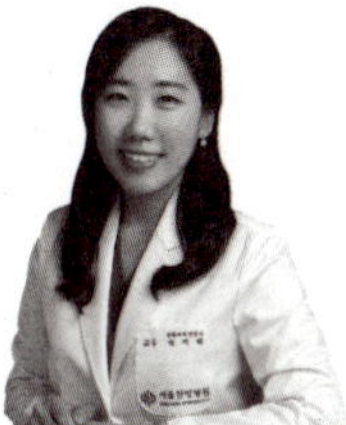

공동역자 박지혜

암을 극복하는 항암생활

6가지 통합치료로 당신의 삶과 건강을 변화시키기

초판 1쇄 2021년 6월 17일
초판 3쇄 2023년 10월 2일
저자 로렌조 코헨, 앨리슨 제프리스
역자 유화승, 박지혜
발행인 유성권
편집장 이재선
기획 신선희
마케팅 임태완, 김호철, 최성규, 김진형, 정명한, 한태수, 박만근, 김모란, 박소영, 김지현, 김채환, 김현정
판형 150mm × 214mm

펴낸곳 범문에듀케이션
서울시 양천구 목동서로 211 범문빌딩 (우) 07995
전화 02) 2654-5131 / **팩스** 02) 2652-1500
웹사이트 www.medicalplus.co.kr

출판등록 2011년 1월 3일 제2011-000001호
ISBN 979-11-5943-269-9 (13510)

※ 역자와 합의 하에 인지를 생략합니다.
※ 잘못된 책은 교환하여 드립니다.

아침사과는 (주)범문에듀케이션의 건강 실용서 브랜드입니다.